L'INFECTION PURULENTE

OU

PYOHÉMIE

DU MÊME AUTEUR

ARSENAL DU DIAGNOSTIC MÉDICAL

MODE D'EMPLOI ET APPRÉCIATION

DES PROCÉDÉS ET DES INSTRUMENTS D'EXPLORATION

EMPLOYÉS EN SÉMÉIOLOGIE ET EN THÉRAPEUTIQUE

AVEC LES APPLICATIONS AU LIT DU MALADE

1877, in-8° xv-439 pages, avec 262 figures intercalées dans le texte.

Ouvrage de M. J. JEANNEL, chez les mêmes libraires

Formulaire officinal et magistral, international, comprenant environ 4000 formules tirées des Pharmacopées légales de la France et de l'étranger ou empruntées à la pratique des thérapeutistes et des pharmacologistes, avec les indications thérapeutiques, les doses des substances simples et composées, le mode d'administration, l'emploi des médicaments nouveaux, etc., suivi d'un mémorial thérapeutique, par J. JEANNEL, pharmacien-inspecteur, membre du Conseil de santé des armées. Deuxième édition. Paris, 1876, 1 vol. in-18 de XXXVI-966 pages, cartonné. . 6 fr.

PARIS. — IMPRIMERIE ÉMILE MARTINET, RUE MIGNON, 2.

L'INFECTION PURULENTE

OU

PYOHÉMIE

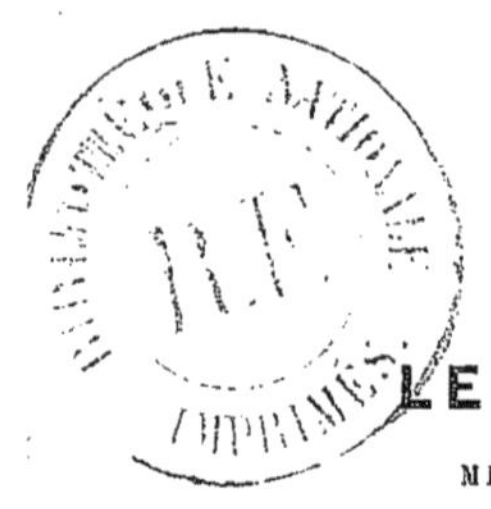

PAR

LE Dr MAURICE JEANNEL

MÉDECIN AIDE-MAJOR DE 1re CLASSE

OUVRAGE COURONNÉ PAR LA SOCIÉTÉ DE CHIRURGIE

(PRIX GERDY)

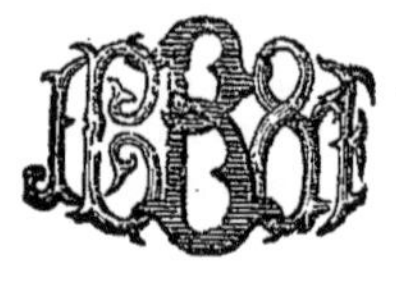

PARIS

LIBRAIRIE J.-B. BAILLIÈRE ET FILS

Rue Hautefeuille, 19, près du boulevard Saint-Germain.

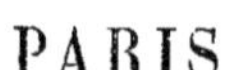

1880

HISTOIRE

DES

DOCTRINES RELATIVES A LA PYOHÉMIE

OU

INFECTION PURULENTE

> « Le progrès scientifique a trois moteurs principaux d'égale puissance : l'érudition, l'observation, l'expérimentation. »
>
> M. le professeur Verneuil, introduction au *Traité de la Gastro-stomie* de M. H. Petit, Paris, 1879.

Le présent travail a été écrit en réponse à la question suivante, posée par la Société de chirurgie pour le concours du prix Gerdy à décerner en 1880 : « Histoire des doctrines relatives à la pyohémie ou infection purulente. » C'était là un vaste sujet, car la question de la pyohémie a eu le privilège d'exciter la curiosité scientifique des chirurgiens de toutes les époques, depuis que la chirurgie s'est dégagée des obscurités de l'empirisme.

Dès la découverte de l'infection purulente, on en a recherché l'essence et la raison, comprenant du premier coup qu'il s'agissait d'une maladie avec laquelle la thérapeutique n'avait rien à faire, mais dont la cure avait au contraire tout à attendre de la prophylaxie. Or, si la thérapeutique peut à la rigueur s'appuyer sur l'empirisme, la prophylaxie ne peut s'asseoir que sur une doctrine dont elle s'inspire et dont elle constitue même le seul contrôle positif. C'est pourquoi l'histoire des doctrines relatives à la pyohémie avait un intérêt et une importance pratique considérables. Quelle lumière devait en effet projeter sur la connaissance de la pyohémie l'étude, poursuivie pas à pas dans les temps passés, de la marche et des progrès de chacune des théories qui en ont été données! En science l'erreur peut naître, mais elle n'est pas viable; la vérité au contraire, une fois née, peut-être méconnue et contredite, mais elle survit toujours et arrive sûrement à s'emparer des convictions. Le but et l'intérêt de l'histoire des doctrines relatives à l'infection purulente, c'était la recherche de la vérité au sujet de cette maladie.

Mais à côté de la question scientifique est la question historique; l'historien des doctrines relatives à la pyohémie était obligé à un scrupuleux respect de la chronologie, afin d'attribuer à qui de droit la priorité des recherches utiles et des découvertes. Fallait-il cependant se borner à énumérer et à analyser les différents travaux, les uns après les autres, à la date de leur publication, sans les classer par doctrine? Assurément non; une pareille accumulation de faits et d'expériences non comparables entre eux eût été d'une lecture absolument indigeste et sans aucun profit. Aussi, et malgré l'importance réelle des questions d'historique pur, ai-je cru préférable de classer méthodiquement les doctrines, les divisant d'après les différents points dont la pyohémie soulève l'étude, mais respectant la chronologie pour les travaux spéciaux à chacune des divisions.

On pouvait se demander si l'histoire des théories n'eût pas été utilement précédée de la définition et de l'histoire clinique de la pyohémie. Je ne l'ai pas pensé; j'ai voulu me contenter de savoir que la pyohémie est une complication des plaies à allures typhoïdes qui survient dans les premiers jours du traumatisme et qui se caractérise anatomiquement par des abcès et des suppurations viscérales multiples. Quant au reste, j'ai voulu l'ignorer: c'est à l'histoire de me l'apprendre. Je n'ai pas cru d'ailleurs devoir donner une monographie que tous les traités de pathologie externe contiennent; j'ai donc supposé connu dans l'anatomie pathologique et dans la symptomatologie tout ce qui est affaire de constatation matérielle et d'observation pure.

Au surplus, le programme suivant, que je me propose de remplir et dont je vais essayer de justifier les divisions, donne une idée suffisante de la façon dont j'ai compris la question.

J'ai divisé les doctrines relatives à l'infection purulente ou pyohémie en :

1re DIVISION : Doctrines relatives à l'origine de l'infection purulente ;

2e DIVISION : Doctrines relatives à la pathogénie des abcès secondaires.

La légitimité de ces deux premières divisions ressort des considérations suivantes : Si les auteurs des doctrines relatives à l'origine diffèrent essentiellement dans leur interprétation de la genèse de la pyohémie elle-même, plusieurs d'entre eux s'accordent dans leur manière de comprendre et d'expliquer le développement des abcès secondaires. Les partisans de la phlébite ne comprennent point l'origine de la maladie comme les partisans de la résorption purulente ; mais, s'agit-il des lésions secondaires, l'accord se fait entre plusieurs pour les rapporter à l'embolie, par exemple.

L'origine de la pyohémie et la pathogénie des lésions secondaires sont donc deux points de doctrine indépendants, dont l'histoire doit être séparée.

Ces deux questions d'origine et de pathogénie des accidents généraux et locaux ont eu néanmoins pour conclusion commune l'intervention d'un agent toxique. L'histoire des doctrines relatives à la nature de cet agent exigeait une troisième division :

3e Division : Doctrines relatives à l'agent toxique de la pyohémie.

Cela étant posé, l'analyse mûrement réfléchie des différentes recherches et des diverses théories relatives à l'origine de l'infection purulente, démontre clairement que ces recherches et ces théories ont successivement été inspirées et dominées par trois grandes idées :

1° Dès le principe on s'est surtout préoccupé de découvrir la cause générale de la maladie en question, de constater anatomiquement et de démontrer expérimentalement que le mélange du pus et du sang en était la condition indispensable ;

2° En même temps, ou un peu plus tard, ce fut particulièrement le mécanisme de la pénétration du pus dans les vaisseaux qui constitua l'aliment principal des discussions ;

3° Enfin, sans négliger les deux questions précédentes, on a cherché à pénétrer plus avant dans l'intimité du processus morbide, on a poursuivi l'étude du mode d'action du pus sur l'organisme, et l'on a été amené à rechercher si le pus était le seul et le véritable agent de l'infection pyohémique.

Ces trois subdivisions ne sont naturellement pas nettes dans l'histoire doctrinale de l'infection purulente. Les expérimentateurs et les anatomo-pathologistes sont aussi bien rebelles à tout programme ainsi méthodiquement défini. Guidées par le hasard et par l'inspiration, leurs recherches sont vagabondes, et ce n'est qu'*a posteriori* qu'on peut ainsi les grouper et les classer comme je l'ai fait.

Donc, après avoir consacré un chapitre aux doctrines préliminaires ou de la période de découverte, dénomination sous laquelle je comprends toutes les doctrines plus ou moins fantaisistes qui ont marqué cette période, mais qui n'ont aucun rapport avec les doctrines modernes, j'ai divisé les doctrines relatives à l'origine de l'infection purulente en trois parties :

La *première partie* renferme l'histoire générale du dogme du mélange du pus et du sang. C'est la relation des travaux anatomiques et expérimentaux dont le but était la constatation et la démonstration matérielle de l'origine purulente de la pyohémie.

La *seconde partie* contient l'histoire spéciale de chacune des doctrines proposées pour expliquer le mode de pénétration du pus dans le torrent circulatoire. Elle est subdivisée en deux sections : la première section comprenant les doctrines qui invoquent un phénomène mécanique ou un processus inflammatoire pour expliquer l'introduction du pus dans le sang; et la deuxième section, les théories vitalistes ou de l'origine spontanée du pus.

La *troisième partie* est consacrée à l'histoire des doctrines proposées pour expliquer l'infection de l'organisme, que l'agent de l'infection soit du pus ou tout autre élément. Ce sont les doctrines toxémiques; au nombre de trois, elles sont étudiées en quatre chapitres.

La deuxième division qui comprend l'histoire des doctrines relatives à la pathogénie des lésions secondaires, contient six chapitres.

La troisième division enfin comprend l'histoire du poison putride chimique et de la théorie des germes.

Tel est le plan que je me suis tracé.

Je veux être le premier à y signaler un défaut : ce sont les redites et les répétitions auxquelles il m'expose. Certains travaux, certaines expériences ont en effet des conclusions multiples, chacune afférente à des points traités en différents chapitres; j'ai dû plusieurs fois rappeler ces travaux et ces expériences. C'est un défaut, je le confesse; je n'ai pourtant pas hésité à en braver le reproche, persuadé que la clarté de la discussion et l'intérêt du récit devaient y trouver une large compensation.

Il est encore une critique que je veux prévenir ; c'est celle d'avoir été incomplet. Si l'abondance des documents que la bibliographie médicale livre à la curiosité des chercheurs rend à la vérité historique d'incontestables services, il faut convenir en revanche qu'elle ne facilite pas la tâche de l'historien. Sans compter le surcroît de travail que lui impose la quantité toujours croissante des travaux de fraîche date, quelque soin qu'il mette à tout connaître, à vérifier l'authenticité des matériaux connus ou à déterrer dans les rayons des bibliothèques des documents oubliés, il est impossible que rien ne lui échappe et que quelque pièce même importante du procès qu'il débat ne reste cachée à ses laborieuses recherches. Si donc quelque critique érudit découvre des omissions dans mon œuvre, qu'il veuille bien en apprécier la valeur avant de me condamner. Peut-être en effet n'ai-je pas parlé absolument de tout ce qui a été dit ou écrit ; mais je crois avoir raconté tout ce qui a été dit ou écrit de considérable au sujet des doctrine de pyohémie ; je crois aussi avoir retracé l'histoire des discussions de façon à permettre au lecteur non seulement d'en suivre avec intérêt les progrès et le développement, mais encore d'en tirer des conclusions qui guident sa pratique.

Paris, 23 mai 1880.

M. JEANNEL.

TABLE ALPHABÉTIQUE DES AUTEURS

FIN DE LA TABLE ALPHABÉTIQUE DES AUTEURS

INFECTION PURULENTE

OU

PYOHÉMIE

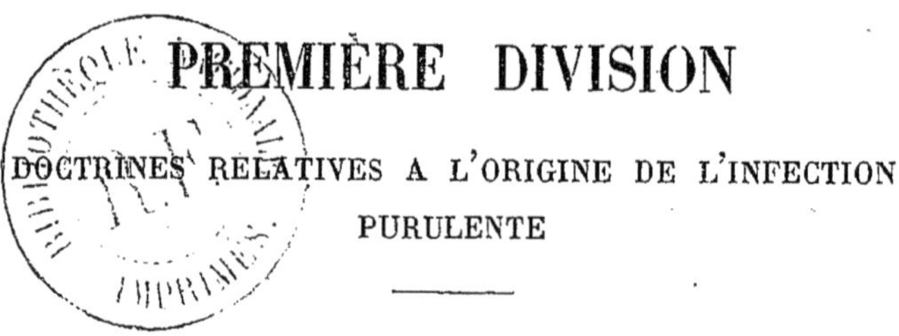

PREMIÈRE DIVISION

DOCTRINES RELATIVES A L'ORIGINE DE L'INFECTION PURULENTE

Doctrines préliminaires

Les doctrines préliminaires n'ont qu'un intérêt purement historique : sans fondement clinique ni expérimental et dès lors infructueuses, elles n'ont eu d'autre raison d'être que le besoin absolu, qui saisit tout homme mis en face d'un problème, de substituer une affirmation à une négation et de tout expliquer, même sans connaissance de cause suffisante. Stériles et éphémères, elles n'ont servi de base à aucune des grandes discussions qui ont agité et agitent encore la science. Elles marquent les premiers efforts de l'esprit scientifique aux prises avec la grande question chirurgicale qui venait de naître et de surgir, mais n'ouvrent pourtant pas absolument l'histoire doctrinale de la pyohémie.

En effet les chirurgiens, qui les premiers découvrirent l'infection purulente, formulèrent aussitôt, par un éclair de génie, des idées sérieuses où la vérité était entrevue ou devinée. Quelques-uns de leurs élèves les suivirent dans la voie qu'ils avaient tracée, mais un bon nombre s'égarèrent dans le domaine de l'hypothèse et s'y perdirent. C'est l'histoire de ces hypothèses que je retracerai dans ce chapitre en respectant l'ordre chronologique de leur apparition.

Nicolas Massa (1), en 1559, avait cité un cas d'abcès du poumon consécutif à une plaie de tête sans édifier à ce sujet aucune théorie. En 1561, Ambroise Paré (2), toujours à propos des plaies de tête, avait signalé nettement et dogmatiquement les abcès secondaires, comme complication des plaies et des blessures, et avait énoncé à ce sujet une théorie qui sera développée plus loin. Puis des chirurgiens militaires avaient, avec Pigraï (3) (1612), accusé la malignité de la poudre à canon, soupçonné l'empoisonnement des boulets, invoqué les lois de la pesanteur et l'influence nerveuse. Marchetti (4) (1665) avait soutenu que le pus tombait de la tête dans le foie et la rate après avoir rongé les poumons et les plèvres. Stalpart van der Wiel (5) (1687) avait défendu la thèse du passage du pus à travers les pores des tissus. Schenckius (6) (1600), Valsalva (7) (1707) et plusieurs autres avaient rapporté sans commentaires nombre de cas d'abcès des viscères thoraciques et abdominaux compliquant les plaies de tête. Boerhaave (8) (1720), Heister (9) (1739), Quesnay (10) (1749) avaient avancé et soutenu

(1) Nicolas Massa, Anatomiæ liber introductorius, Venetiis, etc., 1559, cap XXXVI, p. 77.

(2) Ambroise Paré, Opera, 1561. Édition Malgaigne, 1840, liv. VIII, p. 31.

(3) Pigraï, Épitome des préceptes de chirurgie et de médecine, 1612, liv. IV, cap. VIII.

(4) Marchetti, Observationes médicæ et chir. Amstelod, 1665, p. 35.

(5) Stalpart van der Wiel, Observations rares de médecine, de chirurgie et d'anatomie. Obs. 3 et 4. Lugd. Batav., 1687, t. II, p. 25.

(6) Schenckius, Observationes medicæ, 1600, liv. III, p. 411.

(7) Valsalva, Épistolæ anatomicæ, 1707. N° 15 in fin.

(8) Boerhaave, Aphorismi, etc., etc., 1720, aph. 406.

(9) Heister, Institutiones chirurgicæ. Amstelodami, 1739, liv. IV, p. 280.

(10) Quesnay, Traité de la suppuration, 1749, p. 327.

l'idée de la résorption du pus par les orifices des veines béantes dans la plaie.

1° *Doctrine mécanique de Bertrandi.* — C'est alors que Bertrandi (1) (1757) vint à l'Académie de chirurgie lire son « Mémoire sur les abcès du foie qui se forment à l'occasion des plaies de tête ». Contestant l'influence sympathique au nom de l'anatomie, n'admettant pas la constance du reflux de la matière purulente et de la métastase, Bertrandi imagina une théorie mécanique aussi bizarre qu'antiphysiologique. Il fit remarquer que les abcès étaient surtout à craindre lorsque les malades vomissent, ont des convulsions, des épistaxis, etc., etc. « Or n'est-il pas visible que dans ce cas le mouvement du sang dans le cerveau est dérangé? » Il se produit une congestion encéphalique, par conséquent le mouvement de descente du sang dans la veine cave supérieure est activé. Dès lors, « si l'on considère que les rameaux hépatiques sortent d'un viscère considérable et sans action, qu'ils se réunissent pour se rendre par plusieurs ouvertures dans la veine cave ascendante; » si, dit Bertrandi, on considère ces choses, « on verra que le sang qui revient par cette veine avec les dispositions vicieuses que nous avons exposées, doit agir, d'abord dans ce confluent, sur le sang qui revient de la veine cave ascendante et qu'il ralentit son mouvement. En voilà assez pour produire une stase, laquelle donnera lieu à une inflammation qui doit se terminer par gangrène ou par suppuration ; cette seconde terminaison est la plus ordinaire. » La même explication s'applique aux abcès de tous les viscères desservis par la veine cave inférieure. Malgré l'hérésie pathologique d'où elle part (les symptômes de la maladie, vomissements, convulsions, épis-

(1) Bertrandi, Mémoire sur les abcès du foie qui se forment à l'occasion des plaies de tête. (Mémoires de l'Académie royale de chirurgie, 1757, t. II, p. 370.)

taxis y sont considérés comme la cause des lésions), malgré l'erreur physiologique qu'elle consacre (dépendance ou influence réciproque des deux circulations veineuses supérieure et inférieure), cette doctrine fut cependant accueillie sans protestation; Andouillé (1) (1757) vint même y apporter un contingent de preuves. Les idées de Bertrandi ne trouvèrent toutefois dans la suite aucun défenseur.

2° *Doctrine de l'influence nerveuse ou sympathique.* — L'idée de rapporter les abcès multiples à l'influence sympathique avait été vaguement émise par quelques chirurgiens, entre autres par Pigraï (2) (1612) ; mais personne avant Goursaud n'avait insisté sur cette hypothèse. Goursaud (3), en 1759, attribua ces abcès à une action nerveuse paralysant les vaisseaux et y produisant une stase d'où résultait une obstruction bientôt suivie d'inflammation ; la résorption du pus était, pour lui, consécutive. Mais ce fut surtout Desault qui se fit l'éditeur de cette théorie. Desault (4), en 1794, peu convaincu par les considérations et la large anatomie de Bertrandi, n'admettait pas la résorption de Boerhaave ; il ignorait d'ailleurs l'existence, ou ne jugeait pas la portée des travaux que Hunter venait de publier en 1793; la doctrine de l'influence sympathique le séduisit par sa simplicité, il l'adopta. Rien de plus simple, en effet : l'inflammation, l'irritation de la plaie, quelle qu'en soit l'origine, a pour écho des inflammations sympathiques aboutissant à suppuration dans les viscères et dans les séreuses. Gueyrard (5) (1803) soutint l'opinion de

(1) Andouillé, Mémoires de l'Académie royale de chirurgie, 1757, t. II, p. 379.

(2) Pigraï, Épitome, etc., etc. 1612, liv. IV, cap. VIII.

(3) Goursaud, Prix de l'Académie de chirurgie, 1759, t. VI, n° 1.

(4) Desault, Œuvres chirurgicales de P.-J. Desault, 1794, publiées par X. Bichat, 1830, 3e édition.

(5) Gueyrard, sur les Abcès du foie à la suite des plaies de tête. Thèse de Strasbourg, 18 fructidor an XI, 1803.

Desault. Larrey (1), en 1812, la reprit, mais il y ajouta. Sous le nom de *fièvre jaune*, dénomination qu'il abandonna plus tard, il donna d'abord une exacte description clinique de l'infection purulente aiguë et chronique, qu'il regarda comme contagieuse. En 1817 (2) il rapporta bien la formation des abcès secondaires à une irritation sympathique du foie et des poumons ; mais ce n'est que plus tard, en 1829, dans sa clinique chirurgicale (3), qu'il insista sur cette opinion, soutenant l'hypothèse de l'irritation sympathique augmentée d'une influence bizarre des membranes fibreuses. Il pensait d'ailleurs que les abcès concouraient à la terminaison fatale; que le foie n'était pas le seul organe où on les rencontre; que les plaies de tête n'étaient pas les seules blessures qui les occasionnent.

Peu après Larrey, ou en même temps que lui, en 1817, Ch. Bell (4) adopta aussi l'opinion de Desault; mais il admit la possibilité de lésions viscérales latentes auxquelles l'irritation réflexe donnerait un coup de fouet. Travers, en 1818 (5), tout en se déclarant partisan de la

(1) Larrey, la Fièvre jaune, 1812, p. 19 et suiv.

(2) Larrey, Relation de la campagne d'Égypte de l'année 1800; 1817, t. IV, p. 229.

(3) « Quelques auteurs, dit Larrey, et particulièrement Desault, ont pressenti ces causes (celles des abcès du foie à la suite des plaies de tête) sans les avoir développées. Depuis longtemps nous avons eu l'occasion d'observer que les appareils pulmonaire et bilieux, surtout ce dernier, étaient troublés dans leurs fonctions et recevaient une influence marquée par les phlegmasies des membranes fibreuses de la tête et des membres, particulièrement de ceux qui correspondent avec les organes situés de leur côté. Il paraît que l'irritation établie dans quelque portion des membranes fibreuses se propage rapidement, par affection sympathique, vers le centre des viscères animés par les nerfs de la vie intérieure; le foie, comme l'organe le plus compliqué, celui où la circulation capillaire est la moins active et où les filets nerveux du nerf intercostal sont plus nombreux, paraît être le plus disposé à recevoir les effets de cette irritation. Les propriétés vitales sont bientôt troublées ; l'inflammation s'établit avec plus ou moins de promptitude et d'intensité, l'abcès se forme et parcourt ses périodes. » Larrey, Clinique chirurgicale, 1829, t. I, p. 281.

(4) Ch. Bell, Surgical Observations. London, 1817, p. 241-252.

(5) B. Travers, Essay on Wounds and Ligatures of Veins ; in Cooper and

phlébite, expliqua les symptômes par une lésion du système nerveux. Il combattit en effet la résorption purulente et ne considéra pas le mélange du pus et du sang comme l'origine de la maladie. Il distingua les cas où l'inflammation de la veine aboutit à suppuration et les cas où elle se termine par un dépôt de matières adhésives. Le premier cas est un état d'irritation prolongée; le second un état typhoïde fatal. Mais, en tous cas, la phlébite constitue pour ainsi dire le mécanisme de l'irritation sympathique constitutionnelle dont les abcès sont les effets : le pus sécrété par la veine ne joue aucun rôle pathogénique.

Bégin (1) (1821), Sabatier (2) (1822), Boissat (3) (1822), accordèrent aussi une part d'action à la sympathie directe ou indirecte. En 1828, Rose (4) écrivit qu'« on doit classer les symptômes de la pyohémie parmi les effets de l'irritation générale provenant d'une lésion locale, » et que « ce sont certainement des exemples frappants du fonctionnement irrégulier du système musculaire auquel cette irritation donne lieu ». En 1834, A. Boyer (5) admit pour certains cas, à la suite d'opérations majeures, l'idée d'un retentissement sympathique produisant de vives inflammations viscérales. Copland (6) (1844) et Brodie (7) (1858), soutinrent encore la théorie de l'influence nerveuse, que le premier attribuait à l'action du système

Travers' surgical Essays. London, 1818, 3e éd., t. I, p. 286. — A further Inquiry concerning constitutionnal Irritation and the Pathology of the nervous System, 1835, p. 13 et p. 286.

(1) Bégin, Physiologie pathologique, 1821, p. 257.

(2) Sabatier, Médecine opératoire, 1822, t. II, p. 24.

(3) Boissat, thèses de Paris, 1822, nº 96.

(4) Rose, Observations on the Disposition of Pus and Lumph occuring in the Lungs and other Viscera after Injuries of different Parts of the Body, 1828, t. XIV, p. 263.

(5) A. Boyer, Mémoire sur les résorptions purulentes (Gaz. méd. de Paris 1834, p. 396).

(6) Copland, Copland's Dictionary of practice Medicine, 1844, t. I, p. 298.

(7) Brodie, Medical Times and Gazette, 1858, t. XXXVII, p. 642.

ganglionnaire et le second à une lésion du système cérébro-spinal. Enfin, même en 1866, Bristowe (1) croyait encore à une pyohémie « dont le point de départ est dans le système nerveux ».

La doctrine de l'influence sympathique a donc, on le voit, compté de nombreux défenseurs. Elle n'en est pas plus solide pour cela, et trouve d'ailleurs une réfutation suffisante dans toutes les recherches dont on lira plus loin l'histoire.

3° *Doctrine des lésions simultanées.* — En 1821, Richerand (2) rompit avec la théorie de Desault, alors régnante, et émit une doctrine nouvelle. « La formation des abcès du foie dans les plaies de tête, dit-il, paraît dépendre de la commotion générale à laquelle cet organe participe, et si l'on réfléchit un moment au volume du foie, à sa pesanteur, à la manière dont il est formé dans le lieu qu'il occupe, à la nature de son tissu parenchymateux, il ne sera pas difficile de découvrir pourquoi cet effet s'attache si spécialement à cet organe, pourquoi les autres ne l'éprouvent pas également. » Richerand méconnaissait donc la fréquence des abcès multiples des autres viscères, à la suite des blessures, et ne considérait que les plaies de tête et les abcès du foie. Mais il n'admit en aucune façon l'influence nerveuse et soutint exclusivement la doctrine des lésions simultanées, d'après laquelle tous les organes qui étaient le siège d'abcès avaient été lésés soit directement, soit par contre-coup lors du traumatisme, s'il s'agissait d'un traumatisme accidentel; quant aux accidents qui surviennent à la suite d'une opération secondaire ou pathologique, il n'en était pas question. A l'appui de sa thèse il cita des expériences faites sur le cadavre pour confirmer la connexion

(1) Bristowe, in Reynold's System of Medicine, 1866, t. I, p. 207.

(2) Richerand, Nosographie et thérapeutique chirurgicales. Paris, 1821, t. II p. 220; t. III. p. 68 et 70.

du cerveau et du foie, et dans lesquelles il produisit simultanément une contusion du foie et un traumatisme du crâne : ce qui n'était guère concluant. Richerand cita encore et interpréta des observations cliniques; mais il est aisé de voir qu'il étudiait comme pyohémiques des lésions qui ne l'étaient nullement. Quoi qu'il en soit, l'opinion de Richerand eut longtemps la faveur, si bien qu'en 1829 Larrey l'envisagea comme la seule qui fût digne de sa critique.

La doctrine des lésions simultanées ne donna cependant pas lieu à de nombreux travaux; je ne trouve en effet qu'un seul auteur qui s'en soit déclaré partisan, auteur assez obscur, du reste : c'est Gama (1) qui, même en 1838, vit encore dans les abcès du foie consécutifs aux plaies de tête le résultat d'un même traumatisme.

4° Doctrine des tubercules préexistants. — A côté de la théorie des lésions simultanées se place tout naturellement celle des tubercules préexistants.

Cette doctrine est la négation de l'infection purulente. Pour ses partisans la maladie connue sous ce nom n'existe pas. Les abcès multiples ne sont que des tubercules évolués et suppurés sous l'influence de la fièvre traumatique; les symptômes sont ceux de la phtisie et de la fièvre traumatique. Morgagni (2) (1761) avait bien employé le mot *tubercula*, mais il ne pensait pas à la tuberculose des opérés, que Boyer admit en 1814 (3).

Ce n'est qu'en 1817 qu'une véritable doctrine fut ébauchée sur ce sujet par Ch. Bell (4). « S'il existe dans les poumons, avait dit Bell, une tendance morbide quoique tout à fait latente avant la blessure, elle se manifeste et, en venant se joindre au trouble général, met la vie du

(1) Gama, Traité de l'encéphalite et des plaies de tête, 1835; 2me édition. Paris, 1838, p. 348.

(2) Morgagni, de Sedibus et causis morborum, 1761, lettre 51, § 23.

(3) Ph. Boyer, Traité des maladies chirurgicales, 1814, 1re édit., p. 316.

(4) Ch. Bell, Surgical Observations; London, 1817, p. 257.

patient en péril. Il paraît aussi que, de même que les traumatismes, par leur inflammation subite et violente, viennent engendrer dans les poumons des manifestations aiguës, de même, par leur inflammation peu intense, mais longue, ils engendrent souvent la phtisie. Nous sommes bien portés à dire d'un malade qui meurt après une opération grave qu'il a succombé à un abcès du poumon, sans accorder une part suffisante à l'influence qu'a eue le couteau dans la production de l'accident. »

Cette doctrine fut bientôt généralement admise. Elle était professée par Dupuytren et par Delpech (de Montpellier) vers 1820. Blandin, dans sa thèse inaugurale en 1824 (1), s'en déclara partisan. Il décrivit des abcès multiples, plus ou moins volumineux et à différents degrés de ramollissement, et termina en disant : « C'est là un bel exemple de tubercules développés sous l'influence de l'inflammation. » Cependant Blandin établissait déjà une différence entre les tubercules vrais de la tuberculose et les tubercules de la pyohémie ; il montrait que leur siège n'était pas le même et notait dans la pyohémie des noyaux de pneumonie lobulaire. Cruveilhier lui-même, en 1833 (2), admit dans certains cas l'évolution de tubercules préexistants. « Si la théorie du développement des tubercules, dit-il en effet, ne doit pas être adoptée d'une manière générale, elle ne doit cependant pas non plus être repoussée dans tous les cas, car elle répond à un certain nombre de faits ; ainsi les chirurgiens des hôpitaux civils qui pratiquent, la plupart, des amputations pour des maladies chroniques, pour des tumeurs blanches par exemple, ont dû souvent rencontrer des tubercules à divers degrés dans tous les

(1) Blandin, Recherches sur quelques points d'anatomie ; thèses de Paris, 1824, n° 216.

(2) Cruveilhier, Anatomie pathologique avec planches, 1833, XIe livraison p. 1, § 3.

organes, souvent même des tubercules en même temps que des abcès. »

Encore en 1834, Dupuytren (1), bien qu'ébranlé dans l'opinion exclusive qu'il professait en 1820, ne répudiait cependant pas absolument son ancienne théorie. « D'abord, dit-il, il est hors de doute que dans certains cas des lésions organiques ont précédé et ont préparé ces suppurations internes. Comment, à moins de se refuser à toute évidence, pourrait-on nier qu'il en soit ainsi, lorsque, à la suite des grandes opérations nécessitées par des affections scrofuleuses ou cancéreuses externes, on trouve à l'autopsie du sujet des tubercules scrofuleux actuellement en suppuration? » Ce fut là d'ailleurs la dernière mention de la doctrine en question, qui succomba bientôt en face des recherches expérimentales nombreuses qui furent entreprises.

Tout n'était pas au surplus également faux dans cette théorie. Des hommes tels que Dupuytren, Delpech, Blandin, Cruveilhier étaient des observateurs et des cliniciens trop éclairés pour que tout fût erreur dans leurs jugements. Est-ce à dire qu'il soit juste de considérer les abcès multiples comme des tubercules évolués? Certainement non. Dupuytren et Delpech ont vu la pyohémie là où elle n'était pas et où il n'y avait qu'une tuberculose véritable activée par le traumatisme, ou bien encore une pyohémie entée sur une tuberculose. Voyant des abcès et des tubercules à côté les uns des autres, ils ont tout rapporté aux tubercules : c'était faussement interpréter et généraliser un fait anatomique; mais en revanche ils ont, les premiers peut-être, si-

(1) Dupuytren, Traité théorique et pratique des blessures par armes de guerre, rédigé d'après les leçons cliniques de M. le baron Dupuytren et publié sous sa direction par MM. les Drs Paillard et Marx; Paris, 1834. Des suppurations éloignées et des abcès viscéraux considérés comme complications des blessures par armes de guerre, t. II, p. 90.

gnalé l'influence du traumatisme sur la diathèse tuberculeuse : c'était révéler un grand fait pathologique.

5° *Doctrine de la suppression de la suppuration.* — La suppression de la suppuration fut aussi pendant longtemps considérée comme une des origines des abcès multiples. C'était la doctrine pure de la métastase : le pus supprimé, ou plutôt le travail de la suppuration, supprimé dans la plaie, se porterait dans les viscères. Déjà Quesnay, en 1749 (1), s'était cru obligé de distinguer la suppression et la résorption du pus. Suivant lui, le pus se formant dans les vaisseaux, la suppression de sa sécrétion n'avait pas d'effet sensible : le pus n'ayant pas eu de contact avec l'air, « les abcès intérieurs ne sont pas causés par elle, ils en sont la cause ». Quoi qu'il en soit, telle n'était pas l'opinion générale, et d'aucuns pensaient encore que le tarissement de la suppuration causait tous les accidents. Encore en 1814, Ph. Boyer (2) protestait en effet contre cette interprétation. « Les accidents qu'on attribue à la suppression de la suppuration, dit-il, paraissent plutôt en être la cause, surtout ceux qu'elle ne précède point. En effet, comment concevoir qu'un pus qui n'a éprouvé aucune altération, puisqu'il n'est pas sorti des vaisseaux où il s'est formé, puisse, en refluant dans l'économie animale, donner lieu à des accidents aussi fâcheux que ceux qui accompagnent la suppression de la suppuration, et surtout produire des abcès intérieurs, comme on en trouve quelquefois dans ceux qui périssent deux ou trois jours après des suppressions de suppuration?.... Ces mêmes abcès, qui sans doute sont la cause de la mort du malade, doivent être aussi la cause de la suppression de la suppuration et de tous les accidents qui l'accompagnent. » Cependant Dupuytren

(1) Quesnay, Traité de la suppuration, 1749, p. 327.

(2) Ph. Boyer, Traité des maladies chirurgicales, 1814, 1re édition; t. I, p. 316-317.

lui-même, en 1834 (1), accordait encore un rôle à la suppression de la suppuration : « Parmi les causes des suppurations internes, disait-il, nous trouvons encore les suppressions subites des suppurations externes abondantes et anciennes que déterminent les amputations pratiquées soit à l'occasion des caries scrofuleuses, des fractures comminutives, des ulcères vastes et anciens qui entretiennent une sécrétion considérable de pus. Le changement brusque qu'apporte dans la circulation la soustraction d'un membre et qui oblige le sang à refluer vers les parties du corps qui ont été conservées, est encore une cause probable de ces dérangements intérieurs auxquels prédispose également la constitution pléthorique et sanguine de tous les individus. » Ce n'était plus la suppression du pus dans la plaie qu'invoquait donc Dupuytren, mais la suppression d'une plaie suppurante, d'un émonctoire accidentel, d'une fonction nouvelle dont les matériaux se trouvaient brusquement dérivés. Dupuytren ne tenait d'ailleurs aucun compte de ce fait que l'établissement de la suppuration dans la plaie d'amputation était bien suffisant pour remplacer l'émonctoire supprimé. Il n'eut d'ailleurs pas le dernier mot sur cette doctrine : en 1847, Finger (2) la renouvelait sous une autre forme. Il supposa qu'il existait dans le sang des matériaux sans action nuisible pour les organes auxquels ils étaient destinés; ces matériaux restaient-ils sans emploi ? s'ils n'étaient rejetés par les émonctoires, ils agissaient comme irritants locaux sur les autres organes et devenaient ainsi la cause des lésions. C'est ainsi que les matériaux destinés à un membre amputé devenaient, s'ils n'étaient éliminés, la cause des abcès multiples. La doctrine de la suppression de la

(1) Dupuytren, Traité théorique et pratique des blessures par armes de guerre, etc., etc.; 1834, t. II, p. 93.

(2) Finger, Prager Vierteljahrschrift, 1847, n° 14.

suppuration invoquait une métastase purulente; Finger invoquait une métastase nutritive.

Telles sont les doctrines préliminaires de la période de découverte de l'infection purulente : doctrines hors cadre, dont il ne reste aujourd'hui que le souvenir; vaines tentatives d'esprits souvent éminents, mais illusionnés, et qui pour la plupart ne connaissaient que fort incomplètement la maladie qu'ils voulaient expliquer.

PREMIÈRE PARTIE

Histoire générale du dogme du mélange du pus et du sang.

Pendant que Bertrandi, Desault, Larrey, etc., se perdaient dans leurs hypothèses sur l'origine des abcès du foie consécutifs aux plaies de tête, des observateurs plus sagaces avaient soutenu que le pus des plaies pouvait pénétrer dans les vaisseaux et se mélanger au sang; ils avaient même entrevu un rapport entre cet accident et les maladies fébriles des blessés caractérisées par la production d'abcès dans les viscères.

L'idée de rapporter ces maladies à une infection du sang date d'Ambroise Paré (1561) ; mais c'est Boerhaave, en 1720 (1), qui le premier accusa formellement le mélange du pus et du sang d'altérer ce liquide et de produire les collections les plus fâcheuses dans les organes. Sous la forme sententieuse d'un aphorisme, Boerhaave se contenta d'affirmer le fait, dédaignant d'apporter à l'appui aucune observation ni aucune autopsie. Il est cependant probable que le professeur de Leyde avait cherché sur le cadavre un contrôle à son opinion. Le passage suivant est d'ailleurs incontestablement net : « Vel denique, dit-il, venis lymphaticis aut sanguiferis per eroso osculo impressum absorbetur (pus) *cruori miscetur*, hunc inquinat et collectum in visceris, pessimis collectionibus ea corrumpit. » Le Dran (2) (1731), Heïster (3) (1739), se

(1) Boerhaave, Aphorismi de cognoscendis et curandis morbis in usum doctrinæ domesticæ digesti; 1720, Aph. 406.

(2) Le Dran, Plaies d'armes à feu, 1731, t. I, p. 64.

(3) Heïster, Institutiones chirurgicæ; Amstelod, 1739, liv. IV, p. 280.

rangèrent à l'opinion de Boerhaave; de même Quesnay (1) (1749), qui prétendit même que le pus pouvait se former dans les vaisseaux aux dépens des éléments du sang. Ce fut d'ailleurs alors une théorie assez généralement admise, s'il faut du moins en croire Foubert (2) (1757), Morgagni (3) (1761), Cheston (4) (1766), de Haen (5) (1771), Van Swieten (6) (1771). Morgagni, en 1761, avait même relaté plusieurs observations où l'autopsie avait révélé du pus dans les veines et des abcès dans les viscères. Percy (7) (1770) avait signalé un fait bizarre d'évacuation de pus par la veine jugulaire. J.-L. Petit (8) (1790) n'était pas éloigné de croire à la préexistence du pus dans le sang. « Ces dépôts, dit-il, en effet se forment en très peu de temps et avant qu'on ait eu aucun indice de suppuration, ce qui vient peut-être de ce que le pus, qui est dans le sang, se trouve tout formé et qu'il ne change presque pas de nature. » Mais chez la plupart de ces auteurs la croyance à l'altération du sang par le pus résultait d'une impression clinique et d'une induction hypothétique plutôt que de recherches anatomo-pathologiques précises et nombreuses. Sauf Morgagni, en effet, la plupart se bornent à des affirmations; la coexistence d'une plaie dont la suppuration se tarit et d'abcès multiples leur suffit pour donner la valeur d'un axiome à la supposition du mélange du pus et du sang.

Avec Hunter, en 1784, commence au contraire une

(1) Quesnay, Traité de la suppuration, 1749, p. 327.

(2) Foubert, Mém. sur les grands abcès du fondement; réflexions post obs. III. (Mém. Académie royale de chirurgie, 1757, t. II, p. 465.)

(3) Morgagni, de Sedibus, etc.; 1761, 51e lettre, § 22 et § 23

(4) Cheston, Pathological Observations and Inquirics in Surgery; Gloucester, 1796, p. 38.

(5) De Haen, Ratio medendi, 1771, t. I, p. 102 à 126.

(6) Van Swieten, Commentarii in aphoris. Boerhaave; 1771, aph. 406, t. I, p. 706.

(7) Percy, in Legallois, Journal hebdomadaire; 1829, 25 avril, p. 166.

(8) J.-L. Petit, Traité des maladies chirurgicales et des opérations; des plaies en général; 1790, éd., Bibliothèque médicale; 1837, p. 314.

ère de recherches anatomiques qui, tout en ayant la phlébite pour objet principal, n'en poursuivaient pas moins la solution du problème de l'infection purulente. John Hunter, en 1784, affirme le passage du pus sécrété par une veine enflammée dans la circulation et double son affirmation de pièces anatomiques démonstratives. Il ne disait pas, à la vérité, que la pénétration du pus dans le sang eût pour résultat la formation d'abcès dans les viscères; c'était simplement pour lui la cause de la terminaison fatale dans la phlébite (1).

Quelque temps après Jacquemin (2) (1803) s'évertuait à démontrer la réalité de la théorie de Boerhaave en citant à l'appui des observations suivies d'autopsies. Home (3) (1810) reprit ensuite l'idée de Quesnay et soutint que les globules du sang pouvaient se transformer en globules de pus. Puis Monteggia (4) (1813) et Boyer (5) (1814) apportèrent l'appui de leur opinion à la doctrine, mais sans preuves nouvelles. Mais alors les travaux importants s'accumulent. Hunter, mieux étudié, est mieux compris. Hodgson (6), en 1815, et plus tard, en 1819, son traducteur Breschet (7), dans leurs études sur la phlébite, rapportent avec détail une série d'obser-

(1) « Examinant, dit-il, le bras d'un homme mort à l'hôpital St-Georges des suites d'une saignée, je trouvai les veines enflammées et adhérentes en différents points. Mais au delà de l'aisselle, où la veine avait suppuré, il ne s'était pas formé d'adhérences, de sorte que le pus avait eu libre passage dans la circulation générale; et c'était probablement cette circonstance qui avait causé la mort. » Hunter, Observations on the Inflammation of the internal Coats of Veins, lu en 1784 et publié en 1793 in Transactions of a Society for the Improvement of medical and chirurgical Knowledge, p. 18; ou Œuvres complètes de J. Hunter, trad. Richelot. Paris, 1840, t. III, p. 643.

(2) Jacquemin, thèse de Strasbourg, 20 floréal an XI, 1803.

(3) Home, the Philosophical Transactions, 1810, p. 75.

(4) Monteggia, Istituzioni chirurgiche, 1813, p. 86.

(5) Boyer, Traité des maladies chirurgicales, 1814, p. 316.

(6) Hodgson, a Treatise on the Disease of Arteries and Veins, 1815, p. 419.

(7) Breschet, Journal complémentaire du Dictionnaire des sciences médicales. Paris; 1819, t. II et III.

vations où l'anatomie pathologique avait péremptoirement prouvé la présence du pus dans les vaisseaux. Ribes, en 1816, démontre la présence du pus dans les veines de femmes mortes d'accidents puerpéraux, évidemment pyohémiques, bien qu'il ne les qualifie pas ainsi. Mais s'il attribue nettement la cause des accidents et de la mort au mélange du pus et du sang, il ne parle cependant pas encore d'abcès viscéraux (1).

Peu après, Carmichaël (2), en 1818, à propos, cette fois, de la mort rapide des opérés, accusa aussi le mélange du pus et du sang qui succède à l'inflammation des veines avoisinant la plaie.

Ce fut aussi pour expliquer des abcès pulmonaires consécutifs à une inflammation des veines que Palletta (3) (1820) invoqua l'entrée en circulation du pus veineux.

Puis Breschet et Villermé (4) et Montfalcon (5), en

(1) « J'ai rencontré, dit Ribes, du pus et une véritable sanie dans les veines enflammées qui entouraient les érésipèles gangréneux; la même chose se remarque dans la péritonite. Dernièrement, j'ai fait l'ouverture d'une femme morte d'une inflammation du bas-ventre quelques jours après sa couche. Elle avait presque toutes les veines de l'abdomen remplies de sanie purulente. M. Chaussier, qui a de fréquentes occasions de faire ces sortes d'ouvertures, trouve souvent de la suppuration sanieuse dans les veines des viscères de l'abdomen chez les femmes mortes à la suite de couches et avec inflammation du péritoine. D'après ces observations et la disposition des veines abdominales relativement à la matrice, ne pourrait-on pas penser que c'est pour cela que les maladies de l'utérus, chez les femmes qui viennent d'accoucher, sont si promptement mortelles. Le désordre qui a lieu dans toutes les parties de l'abdomen, dans le cas de péritonite, suffirait aisément pour causer la mort; mais l'on conçoit que, toutes les branches de la veine porte ventrale se trouvant remplies de pus, la circulation ne peut continuer sans faire rapidement périr. » Ribes, Exposé sommaire de quelques recherches anatomiques, physiologiques et pathologiques (Mémoires de la Société médicale d'émulation, 1816, t. VIII, p. 622).

(2) Carmichaël, Observations on Varix and Venous Inflammation. (Transactions of the King's and Queen's College of Phys. in Ireland; Dublin, 1818, t. II, p. 368.)

(3) Palletta, Exercitationes pathologicæ; 1820, ch. III, p. 20-21.

(4) Breschet et Villermé, art. PHLÉBITE du Dictionnaire des sciences médicales; Paris, 1820, p. 347-350.

(5) Montfalcon, art. PYOGÉNIE du Dictionnaire des sciences médicales; Paris, 1820, t. XLVI, p. 326-329.

comme de cause à effet entre la présence du pus dans ces vaisseaux et les abcès.

En 1826, Breschet (1), convaincu des dangers de la pénétration du pus dans la circulation, proposa, pour la prévenir, d'appliquer un bandage compressif sur les veines variqueuses liées ou excisées. En même temps Gendrin (2) (1826) attirait l'attention sur le rapport à reconnaître entre les suppurations viscérales et la résorption du pus par les veines.

Velpeau rentra alors en lice (1826) et développa ses idées dans un très important mémoire, où il s'efforçait de démontrer que la viciation du sang par le pus était la seule cause des lésions; il rejetait toute inflammation primitive du solide dans la genèse des abcès viscéraux et voyait dans la sécrétion purulente de la plaie la source unique où était puisé le pus, pour infecter le sang et l'économie tout entière. Quant à des preuves, il arguait de l'identité de nature du pus trouvé dans le sang, dans les caillots fibrineux du cœur et dans les viscères, avec le pus de la plaie (3).

Également en 1826, Trousseau et Dupuy (4) firent une

(1 Breschet, art. PHLÉBITE du Dictionnaire de médecine; Paris, 1826.

(2 Gendrin, Considérations sur les causes de la phlébite et observations sur l'inflammation des veines encéphaliques (Revue médicale, 1826, t. II, p. 28).

(3) « Comment, disait Velpeau, se refuser à l'évidence quand une foule d'organes sont imbibés de pus sans offrir la moindre trace de travail inflammatoire; quand on voit, pour ainsi dire, les vaisseaux prendre ce fluide dans son foyer principal et le transporter combiné avec d'autres liquides dans le reste de l'économie ; quand on le retrouve dans ces mêmes vaisseaux avec tous ses caractères; quand on le rencontre jusqu'au centre des concrétions fibrineuses du cœur; enfin, quand le sang avait été si complètement décomposé, qu'il n'eût assurément pas été possible d'en trouver quatre onces dans tout le cadavre? Peut-on nier raisonnablement que les fluides aient rempli le principal rôle et que leur altération ait été la source des accidents et de la mort? » Velpeau, Recherches sur les altérations du sang dans les maladies (Revue médicale, 1826, t. II, 440).

(4) Trousseau et Dupuy, Expériences et observations sur les altérations du sang (Archives générales de médecine, 1826, t. XI, p. 373).

injection de pus dans la jugulaire d'un cheval, mais sans qu'il fût possible d'en rien conclure au point de vue du sujet qui nous occupe.

Bientôt après sir Astley Cooper (1) et Duncan (2), en 1827, attribuèrent les symptômes généraux des accidents fébriles qui compliquent les plaies à la pénétration du pus dans la circulation. Puis Maréchal (3) soutint sa thèse en 1828, affirmant que le vide produit dans la poitrine pendant l'inspiration avait pour effet l'aspiration du pus dans les vaisseaux béants à la surface de la plaie. Alors Piorry (4) (1828) prétendit que le sang pouvait s'enflammer (hémitis) et même suppurer, et donna à la maladie qui résulte de cette suppuration le nom de *pyohémie*. D'autre part, Dance (5) (1828-1829) vint, par une série de plus de 20 observations suivies d'autopsies, démontrer la pénétration du pus dans le sang consécutivement à la phlébite. Il invoqua d'ailleurs l'inflammation veineuse comme origine constante des complications qui surviennent chez les opérés et qui sont anatomiquement caractérisées par la présence d'abcès multiples dans les viscères. « Le pus se mêle quelquefois au sang, dit-il, en pénétrant dans le torrent circulatoire; il y manifeste sa présence par des désordres tels qu'ils ne peuvent être attribués qu'à une cause de cette nature. » Puis il ajoutait comme conclusion, après une remarquable description clinique et anatomo-

(1) Sir Astley Cooper, Lectures on the Principles and Practice of Surgery; London, 1827, t. III, p. 205.

(2) Duncan, Transactions med. chir. of Society Edinburgh; 1827, t. I, p. 418.

(3) Maréchal, Recherches sur certaines altérations qui se développent au sein des principaux viscères à la suite des blessures et des opérations; thèse de Paris, 1828, n° 43.

(4) Piorry, Dissertation sur cette question : Quelle part a l'inflammation dans la production des maladies organiques? Paris, 1828.

(5) Dance, de la Phlébite en général et de la phlébite utérine en particulier; Nouvelle bibliothèque médicale. (Bulletin de la Soc. anat., 1828, juillet, t. III, p. 57. — Arch. gén. de méd., décembre 1828 et février 1829.)

pathologique de l'infection purulente : « Si maintenant on réfléchit que : 1° toutes ces lésions surviennent promptement et dans le cours d'une phlébite ; 2° qu'elles parviennent en peu de jours à l'infiltration et à la collection purulentes ; 3° qu'elles présentent des caractères spéciaux, tels que jamais inflammation franche et ordinaire n'en développe dans les poumons ; 4° qu'à côté du tissu altéré on trouve un tissu entièrement sain ; 5° que ces mêmes lésions peuvent être observées dans les mêmes organes à la suite d'une phlébite extérieure ; 6° qu'enfin les symptômes graves dont elles sont accompagnées offrent la plus grande ressemblance avec ceux qui annoncent une infection miasmatique des fluides, tels que le typhus, etc., on conviendra que si le mélange du pus et du sang dans le cours de la phlébite n'est pas matériellement démontré (l'analyse chimique ne pouvant encore à cet égard être d'une grande utilité), cette opinion offre les plus grandes probabilités. »

En même temps Reynaud (de Pelisanne) soutint en 1828 (1) sa thèse sur l'introduction du pus dans les voies circulatoires. Il insista sur l'altération que ce mélange inflige au fluide sanguin et s'efforça de concilier l'humorisme et le solidisme en attribuant les lésions du solide à la dyscrasie purulente des liquides.

Larrey lui-même, en 1829 (2), oubliant sa théorie de l'influence nerveuse et de l'irritation des membranes fibreuses, et cherchant à démontrer la non-réalité de la phlébite, admit que les veines pouvaient pomper dans les foyers de suppuration des liquides hétérogènes et les porter dans les viscères.

Le dogme de l'infection purulente devint d'ailleurs,

(1) Reynaud (de Pelisanne), Quelques considérations sur l'introduction du pus dans les voies circulatoires ; thèse de Paris, 1828, n° 232.

(2) Larrey, Clinique chirurgicale observée dans les camps et les hôpitaux militaires de l'année 1800 à l'année 1829 ; Paris, 1829, t. III, p. 487.

en 1829, tous les jours mieux accepté par les chirurgiens. Blandin (1) (1829) sacrifia son ancienne doctrine des tubercules préexistants, qu'il déclara entièrement controuvée, et se rangea franchement sous le drapeau de l'infection purulente et de la phlébite, dont il devint un des plus ardents avocats. Legallois (2) (1829) relata plusieurs observations originales où « il trouva de la manière la plus évidente du pus dans le système vasculaire, dans le parenchyme des organes et dans la trame intime des tissus ». Il prétendit, du reste, que le mélange de pus ne change en rien les caractères physiques du sang : « J'ai pris du pus, dit-il, et, à mesure que le sang coulait d'une veine ouverte, j'ai mêlé intimement les deux liquides. La proportion était de 1 partie de pus pour 2 de sang. Après vingt-quatre heures de repos, j'ai examiné le mélange et, si je n'eusse connu d'avance qu'il contenait du pus, il m'eût été impossible d'en soupçonner la présence. » Legallois fit encore avec Dance l'expérience suivante : il injecta une once de pus dans la veine d'un chien; l'animal mourut 12 heures après l'opération. Le sang était partout noir et granuleux sans qu'il fût possible d'y découvrir le pus.

En même temps Arnott (3) (1829) reprit et commenta les observations de Dance, et soutint que la présence du pus dans les veines est la cause principale, mais non pas unique, des abcès que l'on trouve dans les viscères et des accidents généraux; il se dispensa d'ailleurs d'indiquer quelle autre cause peut intervenir; mais il laissa deviner qu'il avait en vue une infection particulière de l'organisme.

Quelque temps après, Piorry (4) (1831), poursuivant

(1) Blandin, Mémoire sur quelques accidents très fréquents à la suite des amputations, Journal hebdomadaire, 1829, t. II, p. 579. 21 mars.

(2) Legallois, des Maladies occasionnées par la résorption du pus (Journal hebdomadaire, 1829, t. III, p. 166, 21 avril et p. 321, 30 mai.)

(3) Arnott, a Pathological Inquiry into secundary Effects of Inflammation of the Veins (Méd. chir. Transactions, 1829, t. XV.)

(4) Piorry, des Altérations du sang, pyohémie, 1831, p. 19.

les idées qu'il professait en 1828, admit l'altération du sang par le pus dans trois cas : 1° à la suite d'hémitis ; 2° consécutivement à la présence du pus dans un organe très vasculaire ; 3° consécutivement à l'ouverture d'un abcès dans une veine ou à une phlébite. Il ajouta qu'il y aurait lieu de différencier deux grandes classes de pyohémie : 1° celle où le pus qui pénètre dans le sang est altéré et putréfié ; 2° celle où le pus absorbé est pur et non décomposé à la suite de son contact avec l'air. Piorry considérait comme anatomiquement démontrée la présence du pus dans le sang. Il envisageait comme formées par du pus, des granulations qu'il voyait dans l'épaisseur de la couenne, plus près du caillot que de la surface de celle-ci, granulations grisâtres, plus foncées au centre qu'à la périphérie, se confondant par nuances insensibles avec la couche où elles sont déposées, d'un volume variant entre celui d'une graine de pavot et celui d'un grain de chènevis.

Disons tout de suite que Donné (1) (1836) montra que ces granulations apparaissaient sous le microscope comme formées par de très petits caillots emprisonnés dans de la couenne ; et que d'ailleurs Piorry lui-même (2) reconnut ultérieurement son erreur (1842).

En 1832 M. Sédillot (3) et en 1833 Cruveilhier (4) confirmèrent chacun pour leur part le dogme du mélange du pus et du sang ; mais ils s'occupèrent plus spécialement du mécanisme par lequel s'opère la pénétration.

En 1834 A. Boyer (5) revint à la méthode expéri-

(1) Donné, Mémoire sur les caractères distinctifs du pus. (Archives gén. de médecine, 1836, t. XI, 449. — Cours de microscopie, Paris, 1844.)

(2) Piorry et Lhéritier, Traité de chimie pathologique, 1842, p. 320.

(3) Sédillot, Phlébite traumatique ; thèse d'agrégation, 1832.

(4) Cruveilhier, Anatomie pathologique du corps humain, liv. XI, 1833. — Art. PHLÉBITE du Dictionnaire de médecine et de chirurgie pratiques en 15 volumes, 1834.

(5) A. Boyer, Mémoire sur les résorptions purulentes (Gazette médicale de Paris, 29 mars 1834).

mentale. Il démontra que la disparition des globules sanguins dans un mélange de pus et de sang était simplement causée par la décomposition putride. « L'action d'un liquide purulent fétide, dit-il, est des plus remarquables; si l'on mélange des globules de ce pus avec des globules sanguins, l'œil armé du microscope voit aussitôt la matière colorante de ces derniers se détacher et se dissoudre entièrement dans la sérosité, à laquelle elle communique une teinte uniformément rouge..... Le même phénomène n'a pas lieu si l'on opère avec un pus louable, crémeux, sans odeur. »

A Boyer fit en outre des injections intraveineuses de pus sur des chiens et montra la nécessité de l'altération putride préalable du pus pour engendrer des symptômes et des lésions pyohémiques. (Voy. Doctrines toxémiques ch. I.)

En la même année 1834, Günther (1) (de Hanovre) publia une importante série d'expériences d'injections dans les veines jugulaires de pus filtré sur une flanelle, pratiquées en particulier dans le but d'étudier les accidents secondaires (abcès viscéraux) de la phlébite. Vingt-deux fois sur vingt-trois essais il réussit, sur le cheval, à provoquer dans les poumons des foyers inflammatoires et purulents, analogues à ceux de la pyohémie. Les symptômes généraux simulèrent ceux de l'infection purulente, avec les différences apportées nécessairement par la constitution propre des animaux. Je n'entrerai pas dans le détail des expériences de Günther, bien qu'elles soient peu connues, même en Allemagne; il me suffira de dire qu'elles ont été faites

(1) Günther (de Hanovre), Wie lange Zeit bedurfen Entzundungsknoten und Eiterheede in den Lungen (sogennante Lungenknoten) zu ihrer Erzeugung? Ermittelt und begrundet durch Versuche an Pferden mit direct in die Venen infundirtem Eiter; nebst beilaufigen Hendeutungen auf die secundaren Erscheinungen die Phlebitis. Magazin für die gesammte Heilkunde von Rust, 1834, t. 42, p. 332.

en général avec du pus qui avait subi le contact de l'air, et par conséquent avec du pus altéré, mais soigneusement filtré et ne contenant point de grumeaux capables d'obstruer les vaisseaux. Les résultats positifs ont été la production d'abcès dans un délai de quelques jours, 4 ou 5 au moins, surtout lorsque les injections avaient été faites à plusieurs reprises par doses de 2 à 8 grammes environ. Il est légitime d'en conclure que l'injection de pus dans les veines, le mélange artificiel du pus et du sang, opéré avec précaution et douceur, aboutit à la production des lésions qui caractérisent en général l'infection purulente.

En 1836 Donné reprit la question de l'action du pus sur le sang et de la transformation des globules rouges du sang en globules de pus. Il soutint que le caillot fourni par du sang mélangé de pus à sa sortie de la veine devient diffluent et se dissout plus vite que le caillot fourni par du sang pur. Mais il n'osa pas affirmer la transformation des globules rouges en globules de pus et il ne tint aucun compte de la putridité du pus mélangé (1).

En la même année 1836, Donné (2) rechercha encore les moyens de reconnaître la présence du pus dans les liquides, et en particulier dans le sang auquel il se trouve mélangé. Il proposa d'abord, mais avec réserves, l'agitation avec l'ammoniaque, qui dissoudrait les

(1) « En observant du sang mêlé de pus au microscope, dit Donné, on voit, dès la sixième heure environ après le mélange opéré, les globules du sang se déformer, pâlir, perdre peu à peu la netteté de leurs contours, et le lendemain, quand le sang est tout à fait liquéfié, on ne trouve plus absolument que des globules purulents. La dissolution des globules sanguins s'est-elle réellement opérée comme par un agent chimique, ou bien les globules ont-ils subi une altération, une espèce de transformation purulente? Je ne puis encore me prononcer, mais je suis porté à admettre cette dernière opinion. » Donné, Action du pus sur le sang fraîchement tiré des veines: extrait d'une lettre à M. Dumas; C. R. de l'Académie des sciences, 1836, 1er semestre, p. 53.

(2) Donné, Mémoire sur les caractères distinctifs du pus. (Archives générales de médecine, 1836, t. XI, p. 453 et 459. — Cours de microscopie, Paris, 1844.)

globules rouges du sang en respectant les globules du pus et permettrait ainsi l'examen microscopique. Puis il renonça à ce procédé, dont il reconnut l'insuffisance, et lui substitua le suivant, qu'il n'appliqua qu'à l'examen du sang à sa sortie de la veine : On défibrine le sang et on le laisse reposer dans un verre à expériences. Le liquide se sépare en trois couches : sérum à la surface, globules rouges au fond, globules de pus au milieu. Si la couche intermédiaire constituée par le pus est assez considérable, on la recueille ; l'ammoniaque la transforme en une matière filante et glaireuse. Inutile de faire ressortir l'infidélité de ce procédé, qui dévoile uniquement la présence des leucocytes normaux du sang. C'est d'ailleurs ce que démontra Mandl en 1837 (1), réfutant en même temps la théorie de la transformation des hématies qui « disparaissent sans se métamorphoser ». Mandl (2) (1838) indiqua du reste un nouveau procédé qu'il prétendit infaillible pour découvrir le pus dans le sang : « On bat le sang au sortir de la veine avec une baguette de verre pour en séparer la fibrine. S'il est pur, il se forme sur la baguette une membrane élastique continue sans lambeaux ni filaments. Si au contraire il existe une petite quantité de pus dans le sang, un soixantième environ, il se forme, non plus une membrane, mais une accumulation de lambeaux filamenteux sans élasticité et d'autant plus mous que la quantité de pus mélangé est plus grande. Si la quantité de pus est plus considérable, il ne se forme ni lambeaux, ni membrane. » Ce procédé bizarre fut bientôt jugé à sa juste valeur.

Cependant Tessier (3) (1838), n'acceptant comme dé-

(1) Mandl, C. R. Académie des sciences ; 1837, 21 février et septembre.

(2) Mandl, Recherches sur la nature et l'origine du pus, son action sur le sang (l'Expérience, 1838, t. II, p. 245).

(3) Tessier, Exposé et examen critique des doctrines de la phlébite et de l'infection purulente (l'Expérience, 1838, t. I, p. 1).

montrée ni l'absorption ni la résorption du pus, nia la possibilité du passage du pus dans la circulation à la suite de la phlébite et se refusa par conséquent à admettre la doctrine de l'infection purulente, à laquelle il substitua la diathèse purulente.

Velpeau, en revanche, dans une leçon orale professée en 1839, affirma de nouveau, en s'appuyant sur une série nombreuse de faits péremptoires, le dogme de la dyscrasie purulente, et soutint la démonstration anatomique de cette dyscrasie (1).

En 1840 Gibert (2) passa en revue les différents moyens proposés pour révéler la présence du pus dans le sang et fut obligé d'en confesser l'insuffisance.

En la même année, Renault et Bouley (3), à propos de leurs études sur la morve aiguë, firent une injection de pus morveux dans la jugulaire d'une jument; les lésions qu'ils obtinrent furent naturellement plutôt celles de la morve que celles de la pyohémie.

Le mélange du pus et du sang était à cette époque la doctrine régnante au sujet de la pyohémie, malgré l'opposition de Tessier, qui d'ailleurs s'adressait principalement aux mécanismes invoqués pour engendrer l'infection. Mais la méthode expérimentale devait encore fournir une nouvelle série de preuves d'où sortirait la

(1) « Les grumeaux que le sang présente, dit-il, renferment quelquefois des globules de pus reconnaissables à l'œil nu; il n'est même pas rare de reconnaître de véritables foyers purulents dans l'épaisseur des caillots veineux un peu volumineux contenus dans le cœur et les gros vaisseaux...; du côté de la plaie rien n'est plus commun que de voir les veines enflammées, en pleine suppuration, soit à l'intérieur, soit à l'extérieur, et cela dans une étendue extrêmement variable; mais de telle sorte cependant que les deux veines caves restent à peu près intactes. » Velpeau, Leçons orales de clinique chirurgicale rédigées par le Dr Pavillon, 1839-1841, t. III, p. 6.

(2) Gibert, Mémoire sur les altérations du sang (Revue médicale, 1840, t. I, p. 37 et 180).

(3) Renault et Bouley, Archives générales de médecine, 1840, t. VIII, 3me série, p. 337.

conclusion définitive de l'efficacité du mélange artificiellement provoqué.

En 1842, d'Arcet (1) rapporta, entre autres expériences, que onze ou douze fois il avait injecté dans les veines, à des animaux, du pus en nature liquide et non altéré : deux fois seulement des collections purulentes analogues à celles de la pyohémie furent obtenues; dans tous les autres essais il se produisit seulement des ecchymoses viscérales. Quant aux symptômes, ce furent ceux de l'infection purulente; d'Arcet ne donna d'ailleurs aucun détail précis sur ces expériences, dont je me borne à constater les résultats imparfaits.

Encore en 1842, Aran fit aussi des injections de pus; mais il ne fournit non plus aucun détail, se contentant de noter leur insuccès sans même parler des symptômes (2). Il signala, il est vrai, l'existence d'ecchymoses pulmonaires chez les animaux sacrifiés deux ou trois jours après l'injection; mais est-il sûr que ces ecchymoses eussent abouti à des abcès?

Bouchut, en 1844 (3), à propos d'une épidémie de fièvre puerpérale où les accidents furent ceux de la pyohémie, affirma encore, en s'appuyant sur les autopsies qu'il avait pratiquées, la présence du pus dans les vaisseaux.

En même temps Donné (1844), après avoir insisté de nouveau sur les caractères du caillot fourni par le

(1) D'Arcet, Recherches sur les abcès multiples et sur les accidents qu'amène la présence du pus dans le système vasculaire; thèse de Paris, 11 mai 1842, p. 32 et 33.

(2) « Nous fîmes des expériences, dit Aran; mais quel fut notre désappointement! Jamais, avec du pus de bonne nature, quelle qu'en fût d'ailleurs la quantité, nous ne pûmes obtenir d'abcès dans le tissu pulmonaire. Les animaux se rétablissaient parfaitement, et lorsque nous les sacrifiions, deux ou trois jours après, nous ne trouvions que des ecchymoses sur les poumons sans aucune trace d'inflammation pulmonaire. » Aran, Mémoire sur les abcès du poumon; 2me partie, Abcès diathésiques (Gazette médicale de Paris, 8 octobre 1842, p. 643).

(3) Bouchut, Mémoire sur une épidémie de fièvre puerpérale (Gazette médicale de Paris, 1844, p. 85).

sang altéré par le pus, confessa l'incapacité du microscope à reconnaître les globules de pus dans le sang en raison de leur identité de forme et de volume avec les leucocytes (1).

L'année suivante, en 1845, Lebert (2) publia une nouvelle série d'expériences, dont six furent faites avec du pus sur des lapins et sur des chiens. Ce fut tantôt dans une veine, tantôt dans une artère que l'injection fut poussée en une seule fois à la dose de $0^{gr},12$ à 9 grammes. Dans tous les cas la mort survint spontanément. L'autopsie révéla des altérations du sang, des ecchymoses viscérales, mais point d'abcès métastatiques. J'insisterai plus loin sur l'interprétation que Lebert donna à ses expériences. (Voy. Doct. toxémiques, p. 233.)

Peu après, Castelnau et Ducrest (3) (1846), convaincus de la vérité du dogme du mélange du pus et du sang, mais jugeant que les expériences entreprises pour en fournir la démonstration n'avaient été ni bien conduites, ni sévèrement exécutées (ils ignoraient celles de Günther), entreprirent de nouvelles injections de pus en se plaçant dans les meilleures conditions possibles pour obtenir des abcès viscéraux, signes certains de la pyohémie.

1. « Les globules blancs du sang, dit Donné, ont une structure, une composition et des caractères physiques et chimiques tellement semblables aux caractères physiques et chimiques des globules purulents, qu'il me paraît impossible de les distinguer les uns des autres. Ce problème est d'autant plus difficile, si ce n'est insoluble, que les globules blancs du sang, indépendamment de leur similitude avec les globules du pus, peuvent se présenter en si grand nombre, par suite de certains phénomènes morbides, qu'il semblerait que des globules étrangers se sont introduits dans le sang et que l'on ne saurait attribuer leur présence à une autre cause qu'au mélange du pus. » On voit que Donné avait au moins un soupçon des phénomènes de la leucocytose. Donné, Cours de microscopie complémentaire des études médicales. Paris, 1844, p. 192.

(2) Lebert, Physiologie pathologique; Paris, 1845, t. I, p. 313-324.

(3) Castelnau et Ducrest, Recherches sur les cas où l'on observe des abcès multiples (Mémoires de l'Académie royale de médecine, 1846).

Ces expériences furent au nombre de sept. L'injection fut toujours poussée, sur des chiens, dans la veine saphène à la partie externe du jarret. Le pus employé, plus ou moins récent, fut toujours filtré. Dans les premières expériences, la quantité déterminée de pus fut injectée en une seule fois; la mort survint en 32 heures au plus tard. Une méthode plus comparable au procédé supposé de la nature fut adoptée deux fois; ce fut la méthode des injections fractionnées et successives déjà mise en usage par Gaspard, Trousseau et Dupuy, et Günther. Les animaux n'ont jamais été sacrifiés, sauf une fois, où la mort fut hâtée par l'injection de plus de 300 grammes d'eau distillée mêlée à du pus et d'un assez grand volume d'air.

Cinq des animaux succombèrent, deux guérirent. Dans les cinq expériences positives, la quantité de pus a varié entre 4 et 45 grammes. Les résultats ont été soit des ecchymoses pulmonaires (une fois), soit des abcès multiples bien formés (quatre fois). Ce fut dans les muscles et le tissu cellulaire que les abcès furent les plus nombreux et les plus fréquents; il y en eut aussi dans les poumons, dans les reins et la rate et dans les articulations (deux fois).

La fièvre fut expressément constatée par Castelnau et Ducrest, ainsi que le frisson, dans toutes les expériences. Les symptômes offrirent en général une ressemblance frappante, eu égard à la nature particulière des animaux, avec les symptômes observés chez les blessés atteints de pyohémie. La qualité putride ou non du pus injecté n'était pas positivement indiquée; mais d'un côté les phénomènes d'adynamie offerts par les animaux injectés, d'un autre côté la viciation rapide du pus au contact de l'air ne permettent pas de douter qu'il ne se soit agi de pus déjà altéré. Les conclusions tirées de ces expériences étaient confirmatives du dogme du mélange du pus et du sang comme origine de l'infection purulente; les auteurs pensaient avoir démontré et avaient démontré positivement que le pus introduit dans le sang avait pour effet de provoquer une intoxication d'où résultaient *la fièvre* et les abcès viscéraux.

En 1847, Monneret et Fleury (1), puis Glœsel (2), n'admirent pas d'autre définition de l'infection purulente que celle de « maladie constituée par la présence d'une quantité plus ou moins considérable de pus circulant avec le sang ; présence que démontre ordinairement l'anatomie pathologique, l'examen du sang et l'existence d'abcès métastatiques ». Mais ils n'apportèrent d'ailleurs aucune preuve nouvelle à l'appui de leur théorie. Cependant Monneret et Fleury s'attachèrent à plusieurs reprises à démontrer que le globule de pus n'est pas la caractéristique de ce liquide (3). Et l'on verra plus loin qu'ils se fondaient sur cette considération pour admettre l'absorption endosmotique comme mécanisme de la pénétration du pus dans la circulation, affirmant ainsi leur conviction sur la puissance infectieuse complète du sérum du pus.

En 1849, M. Sédillot (4) s'adressa à la fois à la méthode expérimentale et à la cliniqne. Il fit 45 expériences

(1) Monneret et Fleury, art. PYOHÉMIE, Compendium de médecine pratique ; Paris, 1847, — Fleury, Essai sur l'infection purulente ; Paris, 1844.

(2) Glœsel, de l'Infection purulente considérée sous le point de vue étiologique et du mode de développement des abcès métastatiques ; thèse de Paris, 1847, 31 mars.

(3) Le passage suivant, choisi entre plusieurs autres, ne laisse aucun doute à ce sujet et indique clairement que les auteurs du Compendium de 1847 estimaient que la sérosité purulente suffisait pour engendrer la pyohémie. « Nous pensons avec MM. Andral et Gavarret, disaient Monneret et Fleury, que le microscope et l'ammoniaque permettent souvent de reconnaître avec une certitude presque complète la présence des globules purulents dans le sang. Il faut se demander toutefois, dans l'état actuel de la science, si le globule est la caractéristique du pus ; si la sérosité tenant en suspension des granules purulents ne suffit point pour constituer un véritable pus ; si la présence dans le sang des granules purulents ne donne pas lieu à tous les phénomènes que détermine celle des globules. »

(4) Sédillot, de l'Infection purulente ou pyohémie ; Paris, 1849.

comparatives, dont 25 injections intraveineuses de pus en nature, putride ou non, 4 de globules de pus et 7 de sérosité purulente filtrée. Il arriva à la conclusion que le mélange du pus et du sang caractérise la pyohémie et que dans le pus les globules seuls sont actifs. Je reviendrai plus loin sur cet important travail, qui contenait des conclusions plus étendues et qui trouveront ailleurs une meilleure place.

Enfin, en 1850, H. Lee (1) mélangea encore une fois du pus avec une certaine quantité de sang parfaitement pur et récemment tiré de la veine. Il crut constater une coagulation plus rapide qu'à l'ordinaire et un caillot plus ferme et plus solide. Rapprochant cette observation du fait de l'obstruction fréquente par un caillot des veines enflammées, il conclut que la coagulation du sang sous l'influence du pus devait être le premier anneau de la chaîne morbide dans la pyohémie. La présence du pus aurait pour effet d'*épaissir* le sang, qui, devenu incapable de poursuivre son cours à travers les capillaires, adhérerait à leurs parois et les transformerait ainsi en autant de centres inflammatoires et de dépôts purulents.

Telle est la dernière expérience de mélange de pus et de sang hors de l'économie. Ce genre d'investigation n'aboutit en réalité à aucun résultat, et il n'en pouvait être autrement. Le sang, dès sa sortie de la veine, ne subit-il pas, en effet, en dehors de la coagulation, une transformation complète, qui en fait un liquide nouveau, n'ayant avec le sang vivant des vaisseaux que des rapports physiques? On pouvait, il est vrai, arriver ainsi à des conclusions sur l'état anatomique du sang pyohémique ; mais alors une autopsie bien faite valait bien davantage.

Quant à la doctrine de Lee, qui a joui longtemps d'une certaine faveur tant en Angleterre qu'en Amérique,

(1) H. Lee, on Inflammation of the Veins; London, 1850, p. 45-48.

elle pèche par la base. L'expérience sur laquelle elle s'appuie n'est en effet rien moins que certaine, et n'est pas confirmée par les injections faites sur les animaux. L'augmentation de la coagulabilité du sang mélangé de pus, déjà fort hypothétique, ne signifie d'ailleurs nullement que le sang soit épaissi et moins fluide. Il suffit pour s'en convaincre d'étudier les causes de la coagulation et par conséquent de la coagulabilité. Que l'on admette, en effet, soit les idées de Denis (de Commercy) et de Schmidt (1), qui considèrent la coagulation comme résultant d'un phénomène de dédoublement de la plasmine en fibrine concrète et fibrine dissoute; soit la théorie d'A. Gautier (2), qui soutient que la coagulation est due à une réaction produite par la paraglobuline exsudée des hématies; soit l'opinion de Mathieu et Urbain (3), qui pensent que c'est l'acide carbonique qui, en se portant sur la fibrine dissoute dans le plasma, la transforme en fibrine coagulée; ou bien enfin que, convaincu par les belles expériences de Glénard (4), on croie à l'influence de la membrane interne des vaisseaux pour la formation du caillot et à l'action coagulatrice de la paroi du vase qui contient le sang, on sera obligé de conclure que la plus ou moins grande coagulabilité du sang n'en modifie en rien la fluidité : la coagulation commencée ne s'arrête plus et l'épaississement du sang est une pure fantaisie.

Quoi qu'il en soit, en 1850, le mélange du pus et du sang était partout reconnu comme la condition étiologique indispensable à la genèse de la pyohémie. L'anatomie pathologique et l'expérimentation semblaient concourir à cette conclusion exclusive, que plusieurs auteurs

(1) Denis de Commercy, Mémoire sur le sang; Paris, 1859. — Schmidt, Nouvelles recherches sur la coagulation de la fibrine. (Pflüger's Arch. 1872, p. 413.)

(2) Gautier, Chimie appliquée à la physiologie, etc.; 1874, p. 509.

(3) Mathieu et Urbain, C. R. de l'Académie des sciences, 1874, 14 septembre.

(4) Glénard, Contributions à l'étude de la coagulation spontanée du sang à son issue de l'organisme; thèse de Paris, 1875.

tendaient même à considérer comme un fait sur lequel la discussion ne devait plus s'attarder.

Cependant Bennett (1) (1851-52) vit une grande ressemblance entre la pyohémie et la leucocythémie. S'appuyant sur l'identité de forme et de constitution existant entre les globules de pus et les globules blancs du sang, identité sur laquelle Donné (2) avait en 1844 attiré l'attention, sur laquelle il avait lui-même insisté en 1845 (3) en même temps que Virchow (4), et que M. Sédillot avait injustement contestée en 1849 (5), Bennett considéra comme produit par une accumulation de leucocytes l'aspect du sang que l'on avait rapporté à la présence du pus.

En la même année 1852, Beck (6) publia une série de quatorze expériences d'injection intraveineuse de pus liquide provenant le plus souvent d'abcès froids, et qui n'aboutirent pas une seule fois à la production d'abcès métastatiques.

En revanche, Gamgee (7) (1853) publia les conclusions d'expériences entreprises dans le laboratoire de M. Chauveau, à Lyon. Ces conclusions peuvent être résumées comme il suit :

1° Une seule injection de 8 à 10 grammes de pus dans la jugulaire du cheval produit tantôt une conges-

(1) Bennett, Series of Papers 1851. — Separate Work, 1852. Monthly Journal of med. sc., avril 1852, p. 337.

(2) Donné, Cours de microscopie complémentaire des études médicales; Paris, 1844, p. 192.

(3) H. Bennett, Edinburgh med. and surg. Journal, septembre 1845.

(4) Virchow, Froriep's Notizen, novembre 1845.

(5) Sédillot, de l'Infection purulente ou Pyohémie, 1849,

(6) Beck, Anatomische Forschungen und physiologische Versuche über der Einfluss der Eiters, der Jauche und anderer Flussigkeiten auf den Organismus bei Einspritzungen in die venoesen Gefasse. Untersuchungen und Studien im Gebiete der Anatomie, Physiologie und Chirurgie, 1852, s. 36-79.

(7) Gamgee, on Pyœmia (Association med. Journal, 1853, p. 187 et p. 1079). — Expériences sur l'injection de pus dans les vaisseaux sanguins (Gaz. méd. de Lyon, 1855, n° 1, et Journal de médecine vétérinaire, t. IX, p. 28.)

tion pulmonaire quelquefois assez intense pour tuer presque subitement le patient, tantôt des abcès;

2° Chez le chien, on n'obtient sûrement des abcès pulmonaires que grâce à des injections répétées cinq ou six jours de suite. Alors ces abcès ont la plus grande similitude avec les abcès pyohémiques.

Des résultats identiques sont obtenus dans le foie si l'injection est poussée dans une veine mésaraïque.

Passant ensuite à des expériences pratiquées en collaboration avec J. Faivre et consistant en injections de pus dans les artères, Gamgee signalait la constance des accidents et des lésions pyohémiques obtenus de cette façon chez le cheval et chez le chien.

Quant aux injections dans les lymphatiques, toutes restèrent sans résultats; le pus fut constamment arrêté par un ganglion.

Gamgee n'indiquait d'ailleurs pas la nature putride ou non du pus qu'il avait injecté; il est à présumer cependant qu'il s'agissait de pus non putréfié, mais ayant subi le contact de l'air. En tous cas le pus avait été filtré et débarrassé de toutes les parties solides agglomérées et capables d'obstruer les vaisseaux. Dans de telles conditions la production des lésions pyohémiques à la suite de l'introduction artificielle du pus dans le sang était donc encore la conclusion légitime des expériences de Gamgee.

Cependant, tandis que Bonnet de Lyon (1) en 1855, se ralliant à cette conclusion absolue, affirmait que la pénétration des globules de pus dans le sang était un des trois facteurs indispensables de la pyohémie, M. Gosselin (2) (1855), moins absolu, soutenait que « si le pus

(1) Bonnet (de Lyon), Mémoire sur la nature et le traitement de l'infection purulente, lu à la Société de médecine de Lyon (Gazette médicale de Lyon, 1855, n° 1, p. 3).

(2) Gosselin, sur les Fractures en V et sur les phénomènes toxiques graves

sert de poison dans certains cas d'infection purulente, la matière toxique est différente dans certains autres, et en particulier dans ceux où l'on ne trouve point de phlébite suppurée. »

Les travaux de Virchow relativement à la pyohémie datent de 1846. J'ai cru cependant qu'il y aurait bénéfice, pour la compréhension des idées de ce savant, à me départir un instant de mon respect pour la chronologie et à réunir l'exposé de ces travaux à la date où Virchow lui-même les a condensés et complétés.

Virchow s'attacha à démontrer que l'infection purulente, dans le sens littéral du mot, n'existe pas. Dès 1846 (1) il avait prétendu que le caillot veineux des veines enflammées ne devenait pas purulent, mais puriforme; qu'il n'était pas envahi par une sécrétion de pus provenant de la paroi de la veine, mais qu'il subissait une transformation chimique, une sorte de digestion et de ramollissement, comme en subit la fibrine coagulée dans un verre à expériences; que, par conséquent, l'on avait pris pour du pus, dans le sang coagulé, ce qui n'en était pas.

Encore en 1846 et en 1847 (2), passant à l'examen du sang pyohémique liquide et en circulation, et se fondant sur l'identité des leucocytes avec les globules du pus, il avait attribué à une accumulation de leucocytes, ou à une leucocytose, l'aspect du sang décrit comme pyohémique.

Puis, en 1847 et en 1854 (3), il avait démontré, en empruntant, en partie au moins, les arguments de Cru-

qui les accompagnent. Mémoire lu à la Société de chirurgie en 1855 publié in Mémoires de la Société de chirurgie, t. V, p. 147, en 1863.

(1) Virchow, Zeitschrift für rationelle Medicin, 1846, Band V, seite 226.

(2) Virchow, Froriep's Notizen, 1846, und Archiv fur pathologische Anatomie, 1847, Band I, s. 242.

(3) Virchow, Archiv für pathologische Anatomie, 1847, Band I, s. 175-181, und Handbuch der speciellen Pathologie und Therapie, 1854, B. I, s. 282.

veilhier, que l'absorption du pus en entier avec ses globules intacts est une impossibilité (voy. Doctrine de l'absorption), et qu'il n'y avait qu'un seul mode possible de pénétration du pus dans le sang, à savoir, l'intravasation ou résorption, c'est-à-dire l'introduction par un vaisseau ouvert.

Enfin, en 1856 (1) et plus tard en 1859 (2), Virchow condensa en les complétant ses précédents travaux et formula la théorie suivante :

Dans les veines l'intravasation du pus est rare et a pour résultat la mort par embolie ou obstruction vasculaire; dans les lymphatiques elle est au contraire constante. Que le pus soit intravasé ou qu'il soit formé dans le canal du lymphatique, il est arrêté par le premier ganglion, de même que tout corpuscule de bleu de Prusse ou de cinabre dans les tatouages ; il ne peut donc arriver dans la circulation et provoquer la véritable pyohémie, vu l'imperméabilité absolue du ganglion aux corpuscules solides. Mais ce ganglion, sous l'influence du contact du globule de pus, s'irrite et s'enflamme. Or, d'après les recherches de Virchow lui-même, toute irritation ganglionnaire a pour conséquence immédiate une augmentation des globules blancs du sang, soit une leucocytose symptomatique. C'est cette leucocytose qui donne au sang l'aspect purulent faussement rapporté par tout le monde à la présence réelle du pus.

Virchow n'entraîna d'ailleurs pas la conviction dans tous les esprits. Callender (3) (1860) se rangea, il est vrai, à son avis et adopta sa théorie en entier. De même Panum en 1862 (4).

(1) Virchow, Gesammelte Abhandlungen zur wissenschaftlichen Medicin; Frankfurt, 1856, s. 219-729.

(2) Virchow, Cellularpathologie in ihrer Begrundung auf physiologische und pathologische Gewebelehre; Berlin, 1859-1860-1866. Trad. Picard.

(3) Callender, in Holme's Surgery; 1860, t. I, art. PYŒMIA, p. 266.

(4) Panum, Experimentelle Beïtrage zur Lehre von der Embolie (Virchow's Archiv für pathol. Anatomie, 1862, B. XXV, s. 308-338, und 433-530.).

Mais en France, Batailhé (1) et Alexopoulo (2) (1863) injectèrent de nouveau du pus putride dans les veines à des animaux et produisirent des lésions et des accidents pyohémiques.

Puis O. Weber, en Allemagne (3) (1864-1865), entreprit et publia une série d'expériences surtout destinées, il est vrai, à l'étude de la pyrétologie chirurgicale, mais où il étudia avec détail les conditions de production de la pyohémie consécutivement à la pénétration du pus dans le sang. O. Weber prétendit même que le pus pur et de bonne nature jouissait de toutes les qualités nécessaires pour engendrer la pyohémie. (Voy. Doctrines toxémiques, ch. III.)

En même temps Billroth (4) (1864-1865) pratiquait aussi des injections de pus dans les veines, et tout en reconnaissant l'activité du pus putride, il concluait que la pyohémie naissait d'ordinaire à la suite de la résorption du pus non altéré. (Voy. Doct. toxémiques ch. III.). O. Weber, Billroth et Batailhé étaient donc, à l'encontre de Virchow, partisans de la doctrine de l'infection purulente, laquelle comptait d'ailleurs de nombreux adeptes, entre autres Gross (de Philadelphie) 1864 (5), Savory (1866-67) (6), Bristowe (1866) (7), qui, de même que Batailhé, crurent à la nécessité de la putridité du pus.

(1) Batailhé, Note sur l'infection purulente. (C. R. Acad. des sc., 1863, 2e semestre, t. LVIII, p. 491.)

(2) Alexopoulo, de l'Infection purulente, ou de l'Infection putride aiguë (septicémie aiguë); thèse de Paris, 1863, n° 151.

(3) O. Weber, Experimentelle Studien uber Pyämie, Septikämie und Fieber (Deutsche Klinik, 1864, nr 48-51, — 1865, nr 2-5 7-8).

(4) Billroth, Beobachtungsstudien über Wundfieber und accidentelles Wundkrankheiten. (Archiv für klinische Chirurgie, 1864-1865, B. II, s. 325-511; B. VI, s. 372; B. VIII, s. 52-168. Traduit en français par le Dr Culmann in Arch. gén. de médecine, 1865, 6e série, t. VI, et 1867, 6e série, t. VII.)

(5) Gross, System of Surgery; Philadelphie, 1864, art. PYŒMIA, t. I, p. 145.

(6) Savory, on Pyœmia with Statistics. St-Bartholomew's Hospital Report, 1866, t. II, p. 46; 1867, t. III, p. 19-72.

(7) Bristowe, in Reynold's System of Surgery, 1866, t. I, p. 207.

Cependant Braidwood (1868) (1) ne trouva matière à conviction nulle part, pas même dans les expériences qu'il avait lui-même pratiquées. Ces expériences, au nombre de quatre, consistèrent en deux injections de levûre de bière, une injection de sable et une injection de pus à dose massive. Braidwood n'obtint aucun effet concluant. Il protesta d'ailleurs que les expériences faites sur les animaux ne pouvaient avoir la valeur qu'on leur attribuait, parce que la fièvre suppurative ou pyohémique est une maladie *sui generis* inpossible à provoquer.

En 1869, Hueter (2) soutint et développa la théorie d'O. Weber et de Billroth, et affirma encore une fois que la fièvre pyohémique dépendait de l'introduction dans le sang des éléments du pus. Il avoua d'ailleurs qu'il était la plupart du temps impossible de démontrer anatomiquement la présence du pus dans le sang; mais il considéra la doctrine comme irréfutablement démontrée par O. Weber et Billroth, refusant d'accorder toute créance aux expériences pratiquées avant ces deux chirurgiens. Il faut croire d'ailleurs que Hueter connaissait bien peu l'histoire expérimentale de l'infection purulente, car il attribuait à Dupuytren et même à Cruveilhier des expériences que ces savants n'ont jamais entreprises. Cruveilhier, en effet, avait bien injecté du mercure, mais jamais de pus : « Le pus ne pouvant que difficilement être reconnu dans le sang, dit-il lui-même, on y substitua le mercure. » Quant à Dupuytren, il n'a jamais, que je sache, essayé n'importe quelle injection au sujet de la pyohémie. Il est vrai qu'en revanche Hueter ne citait ni d'Arcet, ni Lebert, ni Castelnau et Ducrest, et ne disait qu'un mot de Gamgee et de M. Sédillot.

(1) Braidwood, on Pyœmia or suppuratio Feber, 1868; traduit en français par Edw. Alling. Paris, 1870, p. 238 et suiv.

(2) Hueter, Handbuch der allgemeinen und speciellen Chirurgie von Pitha und Billroth; die Pyämischen Fieber, Erlangen, 1869; B. I, Abth. II, Heft. I, s. 56-60-70.

D'autre part, M. Sédillot (1) déclara encore, en 1870, que « la pénétration des éléments solides du pus dans le sang est la cause de l'infection purulente », prétendant en avoir fondé la démonstration sur quatre ordres de preuves : « 1° La préexistence constante d'un foyer de suppuration; 2° la relation observée entre la formation du pus dans les veines, le passage de ce liquide dans le sang et le développement de la pyohémie; 3° la présence constatée du pus dans le sang; 4° les résultats des injections de pus dans les veines des animaux, qui présentent les mêmes symptômes et les mêmes lésions anatomo-pathologiques que nos blessés. »

Enfin, à l'Académie de médecine de Paris, lors de la discussion qui eut lieu en 1869-1871, personne, sauf MM. A. Guérin et Chauffard, ne contesta le fait de l'origine purulente de la pyohémie; la discussion porta principalement sur l'exclusivisme de cette origine et sur le mode d'action et les qualités du pus introduit dans la circulation.

En résumé, malgré l'opposition de Virchow, le dogme du mélange du pus et du sang, toutes réserves faites sur la nature putride ou non du pus, demeure anatomiquement et expérimentalement démontré comme l'une des origines possibles de l'infection purulente. Virchow, qui seul a essayé d'élever contre cette doctrine un faisceau de preuves anatomiques, mais aussi théoriques, a réussi, il est vrai, à montrer, comme on le verra plus loin, que la pyohémie peut résulter de l'introduction dans le sang d'une substance ichoreuse autre que le pus; mais il s'est absolument trompé en répudiant l'infection purulente dans le sens littéral du mot. Quelque fondées que fussent ses déductions, comment Virchow pouvait-il d'ailleurs expliquer le succès des expériences d'injection

(1) Sédillot et Legouest, Traité de médecine opératoire, 1870, p. 31.

intraveineuse de pus si habilement pratiquées par Günther, Castelnau et Ducrest, Lebert, M. Sédillot et Gamgee, pour ne parler que de celles qui furent faites avant la publication de ses travaux, en 1856. Il ne pouvait en nier les résultats positifs! Et s'il pouvait répondre que le pus n'avait agi qu'à la manière des embolies fournies par une thrombose veineuse, il n'en reconnaissait pas moins ainsi la capacité pyohémigène de ce liquide. Restaient donc seulement les objections mécaniques, c'est-à-dire concernant les voies et moyens de pénétration du pus dans les vaisseaux; l'histoire va nous les faire connaître et nous permettre d'en apprécier la valeur. Le pus introduit dans le sang peut causer la pyohémie; mais comment peut-il s'y introduire?

DEUXIÈME PARTIE

DEUXIÈME PARTIE

Du mode de pénétration du pus dans le sang.

Les doctrines proposées pour expliquer le mode de pénétration et la présence du pus dans le sang sont au nombre de trois, ce sont : 1° la Résorption du pus par les orifices des veines et des lymphatiques béants dans la plaie ; 2° l'Absorption endosmotique du pus à travers les parois vasculaires ; 3° la Phlegmasie suppurative d'un point quelconque du système vasculaire : veines, artères, ou lymphatiques ; Phlébite, Artérite et Lymphangite. Les deux premières empruntent le pus de la plaie pour le porter dans la circulation et dans les viscères ; la troisième invoque une sécrétion intravasculaire de pus développée sous l'influence du traumatisme.

A côté de ces trois doctrines il en est d'autres qui admettent que le pus ne pénètre pas, mais qu'il se forme spontanément dans le sang et les viscères : 1° sous l'influence de la constitution et des conditions hygiéniques : Diathèse purulente de Tessier ; 2° sous l'influence d'une cause extérieure venant rompre l'équilibre des forces vitales mises en œuvre pour la réparation de la blessure : Doctrine de Chauffard. Ces deux dernières théories invoquent un processus vital, par opposition aux trois premières, où l'infection du sang est purement mécanique.

PREMIÈRE SECTION

DOCTRINES DE L'INFECTION PAR UN PROCÉDÉ MÉCANIQUE

CHAPITRE PREMIER

Résorption purulente.

C'est la plus ancienne théorie qui ait été proposée pour expliquer le mode de pénétration du pus dans le sang. Le pus est introduit dans la circulation par les forces de la circulation elle-même; il est puisé dans la plaie qui le sécrète par la lumière béante de vaisseaux incisés, déchirés ou ulcérés. Boerhaave, en 1720 (1), est le premier qui ait énoncé cette théorie : « Vel denique (pus) venis lymphaticis aut sanguiferis per eroso osculo impressum absorbetur. » Le Dran, en 1731 (2), Heister, en 1739 (3), partagèrent l'opinion de Boerhaave, mais ne la développèrent pas davantage.

Quesnay, en 1749 (4), employa bien le mot résorption purulente, mais il ne définit ce qu'il entendait par là qu'en disant qu'il ne fallait pas confondre la résorption purulente avec la suppression de la suppuration.

De même Foubert (1757) (5) dit que « la résorption

(1) Boerhaave, Aphorismi, etc., 1720, aph. 406,

(2) Le Dran, Plaies d'armes à feu, 1731, t. I, p. 64.

(2) Heister, Institutiones chirurgicæ, etc., 1739, liv. IV, p. 280.

(4) Quesnay, Traité de la suppuration, 1749, p. 327.

(5) Foubert, Mém. de l'Acad. roy. de chir., 1757, t. II, p, 365.

des matières purulentes produit des dépôts sur les poumons et sur d'autres viscères, etc. »; mais rien, il est vrai, n'indique positivement qu'il comprît par ce mot de « résorption » la pénétration dans le sang par les orifices des vaisseaux coupés ou ulcérés. Il est cependant permis de croire que Quesnay et Foubert s'en tenaient à l'opinion de Boerhaave et croyaient à la pénétration du pus « per eroso osculo ».

Morgagni, en 1761 (1), professa la même théorie, mais il s'occupa principalement de prouver que la métastase pure et simple ne suffisait pas pour expliquer les abcès.

Van Swieten (1771) eut plus particulièrement en vue la résorption putride; toutefois, en parlant de la cachexie purulente et des abcès multiples qui suivent les blessures, il traita des suppurations viscérales et admit que le pus pénétrait par les veines (2). Il ne parla pas, il est vrai, de l'érosion de la paroi vasculaire spécifiée par Boerhaave; mais son silence même à ce sujet, alors qu'il commentait l'aphorisme 406, trahit sa conviction.

J.-L. Petit (1790) (3) fut plus explicite : il crut au reflux des matières purulentes et y reconnut des causes multiples. « Enfin, dit-il, à toutes ces causes de reflux de la suppuration que nous venons de parcourir, il faut ajouter la disposition où se trouvent les vaisseaux de la plaie dans le temps qu'elle commence à suppurer. Si alors l'inflammation cesse, si la tension diminue, si, tout étant relâché, les vaisseaux se trouvent moins comprimés et que la circulation soit rétablie ; si, dis-je, dans cette disposition il survient quelqu'une des causes que

(1) Morgagni, de Sedibus, etc., 1761, 51e lettre, § 22 et 23;

(2) « Venosis osculis contiguis, dit-il, resorptum pus cacochymia purulenta sanguinem inficiet, unde febris hectica et phthysis sequi poterunt. Pus autem in loco cavo corporis collectum resorberi, sic posse venosis osculis sanguini miscere, docent observata plurima. » Van Swieten, Commentarii in Aphorismi Boerhaave, Aph. 406, t. I, p. 706-708, 1771.

(3) J.-L. Petit, Traité des maladies chir., etc, 1790, édit. 1837, p. 312.

nous venons d'alléguer et que le pus se trouve obligé de séjourner, il refluera dans le sang avec d'autant plus de facilité que tous les vaisseaux se trouvent libres. » Ainsi, les vaisseaux ouverts dans la plaie avaient d'abord leurs orifices bouchés par le fait du gonflement inflammatoire et devenaient aptes à l'absorption lorsque l'inflammation avait cessé !

De 1790 à 1826, Jacquemin, en 1803 (1), Monteggia, en 1813 (2), Boyer, en 1814 (3), et Charmeil, en 1821 (4), furent les seuls qui acceptèrent positivement la théorie de Boerhaave.

En 1826, Velpeau (5), tout en soutenant l'idée de l'absorption endosmotique, n'en admettait pas moins la résorption : « Les veines, dit-il, auront reçu de la matière purulente, soit par les lymphatiques qui s'y ouvrent, soit par les nombreuses bouches qui devaient rester ouvertes dans la plaie. » Et ce n'est pas le seul passage de son mémoire où se trouve invoquée la béance des vaisseaux dans la plaie comme source du pus dans le sang.

Mais ce fut surtout Maréchal, en 1828 (6), qui, après avoir rejeté la phlébite comme incapable d'expliquer tous les cas, rapporta presque exclusivement les collections purulentes, « véritables abcès métastatiques, » à la résorption du pus opérée par les veines ouvertes. Il en vit la preuve dans ce fait que les abcès multiples se développent à la suite de tous les traumatismes chirurgicaux ou accidentels où de grosses veines ont été incisées, et que, d'ailleurs, on ne les observe pas chez les malades qui

(1) Jacquemin, thèse de Strasbourg, 1803 (20 Floréal an XI).

(2) Monteggia, Istituzioni chirurgiche, 1813, t. II, p. 86.

(3) Boyer, Traité des maladies chirurgicales, 1814, t. I, p. 316.

(4) Charmeil, Recherches sur les métastases; Metz, 1821.

(5) Velpeau, Revue médicale, etc., 1826, t. II, p. 447.

(6) Maréchal, Recherches sur certaines altérations qui se développent au sein des principaux viscères à la suite des blessures et des opérations; thèse de Paris, 1828, nº 43, p. 14-19 et suiv., p. 26.

succombent avant l'établissement de la suppuration. « Cette absorption est surtout des plus faciles, dit-il, quand une ou plusieurs veines sont ou largement ouvertes ou coupées en travers. » Haller (1), Lamure (2), Lory (3), puis Magendie (4), Breschet et Milne Edwards (5) avaient prouvé, par expérience, l'influence du vide thoracique produit par l'inspiration sur la circulation veineuse et sur l'aspiration des liquides dans lesquels sont plongés les vaisseaux ouverts. Maréchal invoqua les expériences et les conclusions de ces physiologistes ; mais il ne limita pas aux gros vaisseaux la zone de l'aspiration, il l'étendit, au contraire, jusqu'aux radicules veineuses béantes dans la plaie. A côté de la résorption, il laissait d'ailleurs une place à l'absorption endosmotique pure et simple.

Cruveilhier était, en compagnie de Dupuytren, juge de la thèse soutenue par Maréchal ; ni l'un ni l'autre n'admirent ce système. Cruveilhier objecta que la lumière des vaisseaux blessés devait nécessairement être oblitérée par un caillot, immédiatement après le traumatisme, sans quoi une hémorragie veineuse devrait infailliblement se produire, et que, d'ailleurs, ce caillot devait déjà être solide lors de l'établissement de la suppuration (6). Dupuytren émit une opinion différente : il soutint que le pus était formé aux dépens du sang lui-même, et qu'il n'était par conséquent pas besoin d'imaginer ni de rechercher des voies de pénétration mécanique.

En la même année, Reynaud (de Pelisanne) (1828) (7), sans proscrire la phlébite, reconnut cependant que

(1) Haller, Éléments de physiologie, 1766, t. II.

(2) Lamure, C. R. Académie des sciences, 1749.

(3) Lory, Savants étrangers, t. III.

(4) Magendie, Journal de Magendie, 1821, p. 132.

(5) Breschet et Milne Edwards, Répertoire général d'anatomie et de physiologie, 1826, n° 3.

(6) Cruveilhier, Traité d'anatomie pathologique générale, 1849, t. I, p 167.

(7) Reynaud (de Pelisanne), thèse de Paris, 1828, n° 232, p. 17.

« lorsque les vaisseaux sont rompus, ouverts d'une manière quelconque, le pus qui se trouve en présence de leur orifice monte tout aussi bien dans les veines que dans les lymphatiques, et cela par les seules forces physiques ». Il ajouta que, dans ces conditions, on observe les phénomènes de la dernière période de la phlébite, bien que cette inflammation puisse ne pas exister.

Pourtant la doctrine de Maréchal fit peu de partisans, ou tout au moins n'inspira pas de bien nombreux travaux.

De 1828 à 1840 je n'en trouve aucune nouvelle mention ; c'était d'ailleurs la période active de la discussion sur la phlébite et sur la diathèse purulente.

En 1840, Bérard et Denonvilliers (1), après avoir constaté l'existence de la phlébite dans bon nombre de cas et combattu l'opinion de Velpeau sur l'absorption du pus, admirent cependant que quelquefois une veine volumineuse peut demeurer béante à la surface de la plaie, « ce que permettent, dans certaines régions, les rapports de ces vaisseaux avec les plans aponévrotiques qu'ils traversent et auxquels ils adhèrent ». Cette veine est naturellement prête pour la résorption du pus, et, quant aux caillots objectés par Cruveilhier, « ils se forment assurément dans la cavité des veines, mais au moment où la suppuration s'établit à la surface de la plaie, ces caillots sont fondus et dissous par le pus et deviennent eux-mêmes du pus ».

Mais Bérard aîné (1842) (2) s'éleva, au contraire, de toutes ses forces contre la prétendue aspiration que les radicules veineuses béantes exerceraient sur le pus. L'action aspirante des mouvements thoraciques ne s'étendait pas, selon lui, jusqu'aux veines des membres, et, s'y étendît-elle, que ce serait d'abord de l'air qu'elle introduirait dans la circulation, attendu que les extrémités

(1) Bérard et Denonvilliers, Compendium de chir. prat., 1840, t. I, p. 383.
(2) Bérard aîné, art. Pus du Dict. en 30 volumes, 1842., p. 479.

des veines ouvertes sont directement exposées à l'air pendant tout le temps qui sépare le moment du traumatisme du moment de la suppuration. La mort surviendrait donc par pénétration de l'air dans les veines bien avant l'introduction du pus. Tout ce que l'on peut concéder, ajoutait Bérard, c'est que cette béance des veines divisées est une porte ouverte à la phlébite. Quant au caillot oblitérateur, en supposant même qu'il n'existe pas ou bien qu'il soit fondu par la suppuration, la pression atmosphérique ne se chargerait-elle pas, en accolant l'une contre l'autre les parois veineuses, de l'oblitération automatique de la lumière du vaisseau incisé, dès que l'aspiration se ferait sentir?

Néanmoins M. Sédillot, en 1842 (1), puis en 1843 (2), sans s'inquiéter de la possibilité physique du phénomène, adopta exclusivement la théorie de la résorption par les veines intéressées lors du traumatisme. Mais, en 1846, Castelnau et Ducrest (3) soutinrent, au contraire, l'impossibilité matérielle de la pénétration du pus par ce mécanisme, la formation d'un caillot oblitérateur leur semblant indiscutable sous peine d'hémorragie. Répondant à Bérard et Denonvilliers, ils alléguèrent que, si ce caillot disparaît, il ne le peut que de trois manières : 1° il est absorbé molécule à molécule : dans ce cas les parois vasculaires le suivent nécessairement dans son retrait et obturent le canal veineux en adhérant entre elles lorsque le caillot est résorbé; 2° il est dissous et fondu : cela ne peut arriver que par le fait de l'inflammation; or dans ce cas il est bien inutile d'aller chercher dans la résorption la cause des accidents, que l'on trouve dans la veine elle-même ; 3° enfin, si le caillot est déta-

(1) Sédillot, Blessure de la carotide externe; ligature de la carotide primitive; infection purulente (Gazette médicale de Paris, 1842, p. 567).

(2) Sédillot, de l'Infection purulente (Annales de chirurgie française et étrangère, 1843, t. VII, p. 129).

(3) Castelnau et Ducrest, Mémoire cité in Mém. de l'Acad. Roy. de méd., 1846, p. 133.

ché, dans quel sens se dirigera-t-il? sera-ce vers l'extérieur ou vers l'intérieur? Évidemment, puisqu'on admet une force aspirante dans les veines, il sera entraîné vers le cœur et produira alors des symptômes graves et presque certainement mortels d'obstruction des vaisseaux pulmonaires, bien avant que les abcès multiples résultant de la résorption du pus aient pu se développer.

La première proposition était assurément juste; la seconde admettait comme démontrée la sécrétion du pus dans le canal veineux lors de la phlébite, ce qui était contesté même en 1846. Enfin, en formulant la troisième hypothèse, Castelnau et Ducrest passaient pour ainsi dire à côté de la vérité. Le déplacement et le morcellement de caillots veineux ou thrombus imbibés de pus septique ne sont-ils pas, en effet, aujourd'hui presque universellement considérés comme l'une des origines de la pyohémie?

Quoi qu'il en soit, Quénot (1) et Glœsel (2), élèves de M. Sédillot, ne tenant pas compte des objections de Bérard et de Castelnau et Ducrest, invoquèrent encore, en 1847, la doctrine de Maréchal, à l'appui de laquelle Glœsel apporta des preuves mécaniques et géométriques, mais peu physiologiques.

Au contraire Monneret et Fleury (3) (1847) rejetèrent entièrement cette doctrine pour les raisons alléguées par Cruveilhier, Bérard et Castelnau et Ducrest.

D'autre part M. Sédillot, en 1849 (4), se montrant moins absolu qu'en 1842, n'admit la résorption du pus que dans les cas exceptionnels où l'on ne trouvait pas de phlébite.

Bonnet de Lyon (5) (1855) crut cependant à la ré-

(1) Quénot, thèse de Strasbourg, 1847, n° 172.

(2) Glœsel, de l'Infection purulente considérée sous le point de vue étiologique et du mode de développement des abcès métastatiques (thèse de Paris, 1847, 31 mars).

(3) Monneret et Fleury, art. PYOHÉMIE du Compendium, 1847.

(4) Sédillot, de l'Infection purulente ou pyohémie, 1849, p. 423.

(5) Bonnet (de Lyon), Mémoire sur la nature et le traitement de l'infection purulente (Gazette médicale de Lyon, 1855, n° 1, p. 8).

sorption et établit le premier une corrélation entre ce procédé de pénétration du pus et les phénomènes putrides dont la plaie est le siège. « La raison en est simple, dit-il : partout où les plaies sont baignées de liquides putrides, partout où les tissus présentent cet élément de la gangrène, il ne se forme point d'inflammation adhésive, les réunions immédiates échouent; les veines et les vaisseaux capillaires ne s'oblitèrent point, et le coagulum qui a pu se former dans leur cavité s'altère et se dissout. Une voie facile par défaut d'oblitération est donc ouverte au pus. »

En 1856, Virchow (1), après avoir insisté sur les conditions de l'absorption endosmotique du pus et montré que la phlébite ne pouvait expliquer la pénétration du pus dans le sang, s'occupa de la résorption purulente, qu'il qualifia du nom d'*intravasation*. Il n'admit l'intravasation du pus dans les veines que dans le cas d'ouverture directe d'un abcès dans un de ces vaisseaux, cas dans lequel la mort survient par embolies multiples; quant aux veines béantes dans une plaie, il en nia catégoriquement l'existence. Mais à côté de l'intravasation dans les veines il indiqua l'intravasation dans les lymphatiques, dont il admit la possibilité, sans l'affirmer. Il démontra d'ailleurs que ce ne pouvait être un procédé pour le passage du pus dans la circulation, en raison de la présence des ganglions lymphatiques, qui constituent des filtres impénétrables aux globules purulents.

D'ailleurs le mode d'action du pus sur le sang et sur les viscères préoccupait surtout à cette époque.

Pourtant Labat, en 1867 (2), considéra encore la résorption par les vaisseaux incisés comme la source unique

(1) Virchow, Gesammelte Abhandlungen (1856). — Cellularpathologie, 1859, p. 151.

(2) Labat, Résorption purulente, mémoire analysé et critiqué par Labbé, Société de chirurgie (Gazette des hôpitaux, 1867, nº 2).

du pus; mais M. Labbé fit sur cette théorie des réserves expresses devant la Société de chirurgie.

D'autre part, O. Weber (1) (1864-65), Billroth (2), (1864-65 et 1868) Hueter (3) (1869), pour qui d'ailleurs la partie liquide du pus était seule douée des propriétés toxiques génératrices de la pyohémie, affirmèrent que les veines intéressées par le traumatisme étaient, ou bien oblitérées par l'accolement et l'adhérence rapide de leurs parois au-dessous de la première valvule, ou bien remplies par un thrombus qui pouvait tout au plus s'imprégner des liquides de la plaie et arriver, en se détachant par fragments, à produire des embolies viscérales. La multiplicité des veines ouvertes n'augmentait le danger de la pyohémie qu'en raison de la multiplicité des thrombus qui se formaient dans ces conditions. Une veinule, accidentellement ouverte par la blessure d'une plaie en suppuration, pouvait évidemment devenir une voie ouverte à la pénétration du pus dans la circulation; de même la déchirure des vaisseaux lymphatiques pouvait avoir les mêmes conséquences; mais ce n'était pas là, en particulier pour Hueter, le procédé habituel de l'intoxication, c'était plutôt l'exception.

Fidèles aux vieilles doctrines, Follin (4) (1869) et M. Legouest (5) s'arrêtèrent cependant encore à la résorption de Maréchal, contre laquelle, prétendaient-ils, aucun argument sérieux n'avait été objecté.

M. Sédillot, plus éclectique (1870), se contenta toutefois de signaler la possibilité du phénomène, et le fait de la dissociation des adhérences de l'extrémité des veines sous l'influence du pus (6).

(1) O. Weber, Experim. Stud. über Pyämie, etc., 1864-65.

(2) Billroth, Beobachtungens, etc., 1864-65. Traité de pathologie générale, 1868.

(3) Hueter, Handbuch, etc., 1869, Band I, Abth II, Heft. I, die Pyämischen Fieber, s. 91.

(4) Follin, Traité élémentaire de pathologie externe, 1869, t. I, p. 75.

(5) Legouest, Bulletin de l'Académie de médecine, 15 juin 1869, p. 381.

(6) « Les pyohémies par érosion ulcéreuse des veines, dit M. Sédillot, ne

En 1871 M. Colin (1) vint à l'Académie de médecine plaider aussi la cause de la résorption. « Y a-t-il quelque raison sérieuse, dit-il, de nier la possibilité d'une résorption portant sur tous les éléments du pus? Est-ce que dans une vaste plaie résultant d'une amputation, d'une destruction de tissu, d'une inflammation désorganisatrice, le pus a besoin de pénétrer par endosmose les parois vasculaires? Ne trouve-t-il pas des solutions de continuité, des bouches béantes au réseau veineux, bouches produites par l'instrument tranchant ou par le travail morbide qui désorganise les tissus? »

D'autre part M. Verneuil (2) (1871), tout en accordant à l'endosmose un rôle prépondérant, et aux liquides de la plaie les propriétés toxiques, pensa du moins que le moindre traumatisme accidentel intéressant les vaisseaux capillaires d'une plaie ouvrait une porte à la résorption des liquides septiques. Ce n'était plus la blessure primitive des veinules qui constituait le danger : c'était la déchirure secondaire causée par l'arrachement d'un pansement, une exploration intempestive, l'extraction d'un séquestre, etc., etc., qui créait les conditions nécessaires à la résorption du pus septique.

M. Verneuil faisait même publier par un de ses élèves, M. Petit, en 1871 (3), des observations où il invoquait au

sont pas rares. MM. Buds, Rokitansky, Piorry, etc., ont vu des abcès du foie s'ouvrir dans la veine porte. Nous avons été fréquemment témoin du même fait dans le moignon des amputés, et chacun peut répéter cette remarque avec un peu d'attention. La division traumatique des veines donne lieu aux mêmes effets; les adhérences de l'extrémité des vaisseaux se détruisent sous l'influence de la présence du pus réuni en foyer et ce liquide pénètre dans les ouvertures vasculaires pour se mêler au sang. » Sédillot, Traité de médecine opératoire, 1870; t. I, p. 34.

(1) Colin, Bulletin de l'Académie de médecine, 16 mai 1871, p. 298.

(2) Verneuil, Bulletin de l'Académie de médecine, 18 avril 1871.

(3) Petit, de l'État des veines et en particulier des veines inter et intramusculaires à la surface et au voisinage des plaies d'amputation. — Rapport de cet état avec la théorie embolique de la pyohémie (Gazette hebdomadaire, 1871, n° 31, 1er septembre, p. 500).

moins en partie la résorption de Maréchal. « Les veines intra et intermusculaires, concluait-il, quel que soit leur calibre, en contact permanent avec un foyer de suppuration, subissent diverses altérations. Dans une plaie d'amputation, à leur extrémité périphérique en contact avec le pus se forme un caillot, qui peut être détruit par le sphacèle des lambeaux ou se ramollir et s'infiltrer de produits septiques. — Lorsque leur extrémité périphérique, saine primitivement, se trouve en contact avec le pus par suite de l'extension du foyer de suppuration, la paroi veineuse peut se détruire, et alors le vaisseau transporte le pus en nature ; ou bien le sang se coagule, le caillot ainsi formé peut s'étendre de proche en proche dans le vaisseau d'abord, puis dans les branches voisines, se ramollir, prendre l'aspect et les propriétés du pus. »

En résumé, née avec Boerhaave en 1720, la doctrine de la résorption du pus par les orifices des veines béantes ou ulcérées dans la plaie fut soutenue par Quesnay, Foubert, Morgagni, Van Swieten, J.-L. Petit, Boyer, Monteggia de 1749 à 1813. Admise par Velpeau en 1826, elle fut développée et chaudement défendue par Maréchal en 1828, qui la fit sienne, invoquant à son appui l'aspiration produite dans les veines par les mouvements de dilatation inspiratrice de la poitrine. Niée par Cruveilhier (1828-1833), qui objecta que chaque bouche veineuse était oblitérée par un caillot bien avant l'établissement de la suppuration, elle fut reprise par Reynaud (de Pelisanne) (1828), puis par Bérard et Denonvilliers (1840), qui, les premiers, alléguèrent que le caillot formé primitivement, aussitôt après la blessure, pouvait être dissous par le pus dont il était pénétré. Bérard aîné protesta cependant en 1842 que l'aspiration thoracique ne s'étendait pas aux veines des membres et qu'elle devrait en tous cas introduire de l'air avant d'introduire du pus. Puis Castelnau et Ducrest (1846), supposant la fonte purulente du caillot, n'en comprirent point les conséquences, et essayèrent de montrer qu'il n'en résultait pas les accidents de l'infection purulente. MM. Sédillot (1842-43-49), et Glœsel (1847) n'en admirent pas moins la résorption; de même Bonnet (1855), qui en expliqua la possibilité par les phénomènes putrides de la plaie.

Virchow, en 1856-59, essaya de montrer que l'intravasation du pus dans les veines n'était qu'exceptionnelle et tuait par embolies; que d'autre part l'intravasation du pus dans les lymphatiques n'avait pas pour résultat l'infection purulente du sang. O. Weber, Billroth, Hueter, de 1864 à 1869, n'admirent point la résorption directe du pus dans le sang par les veines incisées comme pathogénie habituelle; ils crurent à la formation d'un thrombus qui pouvait s'imbiber de pus et aller infecter l'organisme. En revanche, Labat, Follin, MM. Legouest, Sédillot, Colin (1867-1871) se constituèrent encore partisans de la théorie de Maréchal : MM. Sédillot et Colin soutinrent que le pus pouvait rompre les adhérences primitivement formées des parois veineuses. Enfin M. Verneuil insista, en 1871, d'abord sur le danger résultant d'un traumatisme, même léger, de la plaie, considérant que la moindre déchirure vasculaire pouvait suffire pour créer les conditions de l'infection; puis, avec M. Petit, il démontra, à l'aide d'observations minutieusement recueillies, l'action dissolvante du pus sur le caillot ou thrombus oblitérateur des veines inter et intra musculaires, action telle, que la pénétration directe du pus dans le sang par la lumière de la veine ou bien la suppuration du thrombus peut en résulter.

Quant à moi, je conclus :

1° Maréchal avait raison de soutenir que la résorption du pus pouvait se faire par les veines ouvertes dans la plaie; mais il se trompait en affirmant la béance constante des vaisseaux par suite du traumatisme primitif, attendu que les veines incisées sont oblitérées en général, soit par un caillot ou thrombus, soit par les adhérences qui s'établissent entre leurs parois vides de sang, au-dessous d'une valvule.

2° Lorsque la suppuration est établie, les conditions de la résorption du pus par une veinule ouverte peuvent survenir : *a* consécutivement à un traumatisme accidentel; *b* consécutivement à la fonte purulente d'un thrombus sous l'action du pus et des liquides putrides de la plaie.

3° La pénétration du pus, dans le cas de béance vasculaire dans la plaie, résulte des forces de la circulation en général et de la capillarité.

CHAPITRE II

Absorption endosmotique du pus.

Le pus est puisé dans la plaie qui le sécrète par absorption endosmotique à travers les parois veineuses ou lymphatiques intactes. Cette doctrine date seulement du commencement de ce siècle. Je ne saurais en effet assimiler à l'absorption la porosité des tissus, qui, suivant les médecins anciens, permettait aux liquides de filtrer d'un lieu dans un autre comme à travers une éponge; ni la perméabilité et la continuité du tissu cellulaire, à travers les cellules duquel Bordeu mettait tant de choses en voyage. Il est vrai que Quesnay, Foubert, Morgagni, Van Swieten n'avaient point spécifié ce qu'ils entendaient par le mot résorption purulente; mais il est cependant probable qu'ils s'en tenaient au « per eroso osculo » de Boerhaave.

Ribes, en 1816, (1) avait anatomiquement prouvé la présence du pus dans les veines, mais sans en indiquer positivement la source. En 1820, Breschet et Villermé (2) firent les premiers mention de l'absorption comme cause de la pénétration du pus dans le sang. « Il ne faut pas croire, dirent-ils, que le pus dans les veines soit toujours le résultat d'une inflammation; c'est du moins ce qui est rendu probable par les expériences de Magendie et les observations de Ribes; » et plus loin ils ajoutèrent : « ... La mort prompte et presque subite dans les cas de

(1) Ribes, Exposé sommaire, etc. (Mém. de la Soc. méd. d'émulation; 1816, t. VIII, p. 622).

(2) Breschet et Villermé, art. PHLÉBITE du Dict. des sc. méd.; 1820, p. 350 et p. 359.

péritonite et dans quelques-uns d'érésipèle, même léger, dans ceux de gangrène traumatique qui menace tout un membre, ne tient-elle pas surtout au passage dans le torrent circulatoire d'une grande quantité de matière purulente formée dans les veines ou *absorbée* par elles? »

En la même année Montfalcon (1) employa le mot de résorption pour désigner l'absorption du pus : « Lorsqu'après l'ouverture d'un abcès le pus est *résorbé*, la fièvre change de nom : c'est l'hectique de résorption. » Or n'est-il pas évident qu'à propos d'un abcès ouvert il ne peut s'agir de veines incisées ou ulcérées?

Je trouve encore l'absorption indiquée par Rodriguès et Mazet (2) en 1821, puis par Boissat en 1822 (3), pour expliquer la présence du pus dans les veines.

Gaspard, en 1822, fut le premier (4) qui tenta de montrer expérimentalement que le pus pouvait être absorbé par le péritoine, la plèvre et le tissu cellulaire. « Le pus est susceptible d'être absorbé, dit-il, quoique cependant il cause l'inflammation des membranes séreuses et du tissu cellulaire avec lesquels il se trouve en contact. » Conclusion bien étrange, quand on étudie les expériences sur lesquelles elle s'appuie : toutes sont négatives de l'absorption et montrent uniquement la capacité du pus à enflammer les tissus avec lesquels il se trouve en contact. (Voy., pour ces expériences, Doctrine de la propriété phlogogène du pus, 2e division, ch. v.)

Mais ce n'étaient là que de simples mentions auxquelles leurs auteurs n'attachaient qu'une importance secondaire, loin de les élever au niveau d'une doctrine.

(1) Montfalcon, art. PYOGÉNIE du Dict. des sc. méd.; 1820, p. 326.

(2) Rodriguès et Mazet, Journal compl. du Dict. des sc. méd.; 1821, t. X, p. 150.

(3) Boissat, Inflammations latentes de la poitrine dues aux lésions extérieures; thèse de Paris, 1822, n° 96.

(4) Gaspard, Journal de Magendie, etc., 1822, p. 7.

La portée de la thèse de Velpeau soutenue en 1823 (1) fut plus haute. Velpeau y faisait en effet de l'absorption endosmotique, et quelquefois de la résorption, la source exclusive du pus dans le sang, et créait, pour exprimer cet état, le mot : infection purulente. « Il n'est pas nécessaire, dit-il, d'admettre une cause étrangère à la suppuration pour expliquer les métastases : le plus souvent c'est le pus lui-même qui en est la cause primitive.

» Aucune de nos parties ne peut être longtemps baignée de pus sans qu'une plus ou moins grande quantité de ce fluide ne soit reprise par les lymphatiques et les veines et mêlée aux autres fluides circulatoires.

» Les preuves de la résorption du pus sont très nombreuses : les boutons que l'on voit naître autour des ulcères et des exutoires, l'engorgement, la suppuration des ganglions lymphatiques (?).

» Non seulement les matériaux du pus sont absorbés et reportés avec la masse des fluides dans les solides, qu'ils irritent plus ou moins; mais encore le pus lui-même peut être pris tout formé dans les foyers où il se trouve rassemblé en grande quantité. »

Sous la forme aphoristique dont elles étaient revêtues, ces propositions n'en étaient que plus absolues. L'importance dogmatique en a d'ailleurs été signalée plus haut; il ne s'agit ici que du procédé physique de pénétration du pus dans le sang.

Peu après Ribes, en 1825 (2), vint affirmer, catégoriquement cette fois, que l'inflammation veineuse n'était pas la source unique du pus dans les vaisseaux.

Puis Velpeau reprit encore la parole en 1826 (3).

(1) Velpeau, sur Quelques propositions de médecine; thèse de Paris, 1823, n° 16, § 19 et suiv.

(2) Ribes, Mém. cité in Revue médicale; 1825, t. III, p. 5.

(3) Velpeau, Recherches sur les altérations du sang dans les maladies

L'inflammation par continuité de tissu ou par sympathie lui semblant insoutenable après examen des faits, la phlébite lui paraissant inadmissible parce qu'il est des cas où l'autopsie ne la révèle pas, il considéra au contraire que l'absorption endosmotique pouvait être toujours invoquée et il allégua comme preuve l'identité de nature et d'aspect du pus de la plaie et du pus des abcès viscéraux.

J'ai dit qu'en 1828 Maréchal (1) avait affirmé la résorption, mais sans nier l'absorption par endosmose. En la même année Dance (2) éleva au contraire contre cette doctrine des objections restées sans répliques : « 1° La plupart des cas dans lesquels on observe ces abcès métastatiques, dit-il, sont ceux où des veines d'un certain calibre communiquent avec une surface enflammée, favorable par conséquent au développement de la phlébite : or, en regardant l'absorption comme cause de ces abcès, on ne voit pas pourquoi toute espèce de lésion ou de plaie suppurante ne se compliquerait pas du même accident, qui deviendrait alors extrêmement fréquent. 2° Les veines qui ont une certaine dimension ne jouissent point de la faculté d'absorber, car l'absorption est une fonction propre aux petits vaisseaux, qu'on a assimilée pour cette raison aux phénomènes capillaires. 3° Nous pensons d'ailleurs que la pénétration du pus dans le torrent circulatoire, produite par l'absorption moléculaire, ne déterminerait pas des accidents aussi instantanés, des désordres aussi rapides et aussi profonds que ceux qu'on observe dans la phlébite, lorsque le pus se mêle au sang

(Revue médicale ; 1826, t. II, p. 440). — Sur la pleurésie à la suite des grandes opérations chirurgicales ou d'une suppuration abondante (Rev. méd. ; 1826, t. IV, p. 380). — Des abcès tuberculeux chez les individus qui succombent aux grandes opérations (Rev. méd. ; 1826, t. IV, p. 392).

(1) Maréchal, thèse citée ; 1828.

(2) Dance, Mém. cité in Nouvelle Bibliothèque médicale, 1828, t. III, p. 47, et Archives gén. de méd., 1829, février, p. 169.

tout à coup et en certaine quantité. » De ces trois objections la première seule avait évidemment de la valeur; mais il était clair, quant à la seconde, que la veine d'un certain calibre n'était pas seule dans la plaie, et même qu'elle pouvait absorber; et, relativement à la troisième, cette pénétration brusque d'une quantité notable de pus, à laquelle croyait Dance, eût assurément produit une mort rapide par obstruction vasculaire.

Reynaud (de Pelisanne), toujours en 1828 (1), fut plus clairvoyant. Il objecta que le pus ne pouvait pénétrer dans l'économie par endosmose qu'après avoir été tamisé, pour ainsi dire, par les pores des vaisseaux, et qu'alors on n'observait pas les phénomènes qui caractérisent la terminaison de la phlébite.

Tonnellé (2) (1829) admit néanmoins l'absorption pour expliquer la présence du pus dans certaines concrétions sanguines des sinus de la dure-mère chez des malades ayant présenté des symptômes typhoïdes.

Mais Blandin (3) (1829) allégua que, l'absorption puisant le pus molécule à molécule, il ne devrait pas y avoir accumulation de ce liquide dans le calibre des vaisseaux; que d'ailleurs la suppression de la suppuration de la plaie était un effet de la phlegmasie veineuse et non pas une preuve que le pus eût été absorbé. Ce à quoi Legallois (4) (1829) avait par avance répondu, dans un mémoire soumis à l'Académie de médecine dès le mois de décembre 1828, que l'absorption ne suppose nullement la suppression de la suppuration, pas plus que l'on ne peut induire de la seconde à la première. Legallois adopta d'ailleurs en entier les idées de Velpeau.

(1) Reynaud (de Pelisanne), thèse citée; 1828, p. 17.

(2) Tonnellé, Mémoire sur les maladies des sinus veineux; Acad. royale de médecine, 10 mars 1829 (Journal hebdomadaire; 1829, t. II et III).

(3) Blandin, Mém. cité in Jour. hebd., 21 mars 1829, et art. AMPUTATION du Dictionnaire de médecine et de chirurgie pratiques en 15 volumes; 1829.

(4) Legallois, Mém. cité in Journal hebdomadaire; 1829, 21 avril, p. 321.

Nichet (1) (1831) prit aussi la défense de l'absorption du pus en nature par endosmose; se gardant de contester l'influence étiologique de la phlébite quand elle existe, il accepta l'absorption comme source exclusive de l'infection quand l'autopsie montre que les veines sont intactes. Il soutint avec raison que le pus contenu dans les veines ne provenait pas toujours d'une phlébite; mais était-ce bien là une preuve suffisante de son origine endosmotique? Il ajoutait d'ailleurs que la plus grande fréquence de l'infection, à la suite des plaies des régions abondamment pourvues de veines, militait aussi bien en faveur de la phlébite qu'en faveur de l'absorption. Et quant à une différence de caractères et de nature existant entre le pus de la plaie et le pus de la veine, il en contestait la constance.

Nichet ne s'était point occupé de la possibilité physique de l'absorption; Adelon (2) (1832) s'en occupa à peu près exclusivement, mais laissa cependant la question douteuse. « Quoique la résorption du pus en substance soit encore problématique, dit-il, on ne peut cependant

(1) « Mais, dira-t-on, écrit Nichet, partout où du pus existe, il est le produit d'une inflammation; du pus apporté par absorption est une exception à la loi générale! Mais les partisans de l'absorption ne nient pas que ce pus ait été fourni par l'inflammation; ce qu'ils nient, c'est que cette inflammation ait constamment son siège dans les veines. La surface d'une plaie suppurante est certainement enflammée, et le pus qui en découle peut être pr l par des veines exemptes d'inflammation. Mais, ajoute-t-on, comment concevoir l'absorption par les veines d'un moignon? Le pus devrait être pris molécule à molécule, on ne devrait pas le rencontrer en masse dans le sang. Mais qui est-ce qui oblige à croire que le pus reste ainsi divisé? N'est-ce pas une pure supposition? Combien de fois n'a-t-on pas trouvé les veines, adjacentes à un foyer purulent remplies elles-mêmes de pus dans plusieurs pouces de longueur? Certainement, ces veines n'étaient pas enflammées; il n'y avait pas eu de douleurs pendant la vie; leur tissu était parfaitement transparent, et le pus qu'elles contenaient était semblable à celui qui était ramassé en foyer: il n'était pas douteux que ce pus n'eût été enlevé par l'absorption. Était-il passé dans la veine molécule à molécule? » Nichet, Considérations sur les causes et le traitement des accidents qui suivent les opérations chirurgicales (Gazette médicale de Paris, 1831, n° 36, 3 septembre, p. 303).

(2) Adelon, art. ABSORPTION du Dictionnaire en 30 vol., Paris 1832.

méconnaître, dans certaines fièvres hectiques dites purulentes, que le sang a été altéré par suite de l'absorption de principes nuisibles. » Mais ces principes sont-ils le pus en nature?

M. Sédillot, en 1832 (1), fut moins sévère que Dance et Blandin contre l'absorption; il admit ce mode d'infection du sang par le pus dans les cas où l'autopsie ne permet pas d'accuser la phlébite : « Les expériences des physiologistes, dit-il, ont tellement démontré la puissance d'absorption des veines, que je ne vois pas de raison de leur refuser cette fonction plutôt pour le pus que pour tout autre liquide. »

Mais d'autre part Cruveilhier, en 1833 (2), fit remarquer que les abcès multiples ne surviennent pas dans les cas de disparition spontanée de vastes collections purulentes, phénomène complètement imputable à l'absorption endosmotique. Il en vit la raison dans la différence énorme qui existe « entre le pus qui est transmis par absorption au torrent circulatoire et le pus qui est introduit en nature ou plutôt formé de toutes pièces dans les veines. L'absorption pathologique, de même que l'absorption physiologique, ne s'exerce pas sur les corps en masse, ajouta-t-il, mais successivement sur les divers éléments de ces corps, qu'elle modifie peut-être. Le pus en particulier paraît dépouillé d'abord de sa partie la plus liquide; sa partie solide n'est absorbée que plus tard, et souvent après avoir acquis la consistance caséeuse. Mais le pus en nature mêlé immédiatement au sang altère sa crase, suivant l'expression des anciens, embarrasse sa marche, favorise sa concrétion, s'arrête dans les capillaires et détermine une multitude de foyers d'inflammation. »

Les arguments opposés par Cruveilhier restèrent, d'ailleurs, sans réponse, comme ceux de Dance.

(1) Sédillot, Phlébite traumatique; thèse d'agrégation, 1832, p. 22.
(2) Cruveilher, Anat. path. avec planches; 1833, liv. XI, p. 9, § 37.

En 1834, A. Boyer (1) crut cependant à la pénétration du pus dans le sang par absorption; mais il en établit les lois, montrant qu'elles n'étaient autres que celles de la capillarité, comme Magendie l'avait déjà prouvé en 1821 pour l'absorption en général. Cette théorie n'était pas, en effet, adoptée par tout le monde, et d'aucuns invoquaient encore, en 1834, la vieille hypothèse « d'un instinct particulier des vaisseaux qui présidait à ce phénomène et dirigeait les bouches absorbantes dans le choix des substances qu'elles devaient absorber et rejeter ». Le rédacteur en chef de la *Gazette médicale* de Paris, M. J. Guérin, crut même devoir mettre une note rectificative à l'opinion de Boyer, qui répudiait cet instinct. Quoi qu'il en soit, A. Boyer crut à l'absorption du pus en nature, soit à la périphérie, soit au sein des organes, et s'attacha à démontrer les différences fondamentales que présente l'absorption du pus pur et louable et l'absorption du pus altéré.

En 1838, Tessier (2), sans examiner la possibilité physique de la pénétration du pus dans les vaisseaux par endosmose, repoussa cette théorie au même titre que la phlébite et l'infection purulente mécanique; doctrines se réduisant à dire, selon lui, que les blessés et les opérés succombent à un empoisonnement par le pus, et que, par conséquent, tant qu'il y aura du pus à la surface des plaies et des veines dans les moignons, les opérations causeront la mort. Cette conclusion fatale équivalait, d'après Tessier, à une condamnation sans appel de la théorie en question.

En 1839, Velpeau soutint cependant encore son opinion, sans se montrer le moins du monde ému par les impossibilités qu'on lui avait opposées (3).

(1) A. Boyer, Mémoire sur les résorptions purulentes (Gazette médicale de Paris, 1834, 29 mars).

(2) Tessier, Exposé et Examen des doctrines de la phlébite et de l'infection purulente (Expérience; 1838, t. I, p. 1).

(3) « Je crois, dit Velpeau, que ceux qui ont admis la phlébite

Velpeau n'était toutefois pas sans avoir pressenti l'objection de l'absence des phénomènes d'infection purulente chez les individus porteurs de suppurations anciennes; il dit en effet (1) : « A l'occasion de la présence du pus dans le sang, il est utile de faire une remarque importante : on voit des individus dont les organes internes, tels que le foie, le poumon, etc., sont en suppuration et désorganisés depuis de longues années, et qui ne meurent point rapidement sous les effets de la résorption, inévitable chez eux comme chez les opérés ou ceux qui ont de vastes plaies. En serait-il du pus mêlé au sang comme des autres poisons, et l'économie finirait-elle par supporter sans danger son contact, quand elle y est amenée graduellement? » Velpeau croyait donc à la constance de l'absorption du pus pendant tout le temps que durait la suppuration et à une tolérance de l'organisme pour le poison absorbé; mais il négligeait ainsi les cas nombreux d'infection purulente tardive.

La théorie de Velpeau trouva d'ailleurs tous les jours de nouveaux contradicteurs. A l'exemple de Cruveilhier, Bérard et Denonvilliers (2) (1840) n'admirent pas que l'endosmose puisse reprendre le pus en entier. L'endosmose ne peut s'exercer que sur la partie liquide, et laisse la partie solide et en particulier les globules. Le pus que l'on trouve dans les veines est du pus entier chargé de globules : il ne provient donc pas de l'absorption. « Une autre circonstance, ajoutaient ces auteurs, qui peut servir à réfuter la théorie de l'absorption, c'est que si les sur-

comme constante se sont trompés, et que si dans un certain nombre de cas on la rencontre et qu'elle soit devenue la cause évidente de l'infection purulente, dans d'autres circonstances on n'en rencontre aucune trace, et l'absorption du pus à la surface des foyers de suppuration a déterminé tous les phénomènes que l'on a observés pendant la vie. » Velpeau, Leçon professée le 22 décembre 1839, in Leçons orales; 1841, t. III, p. 73.

(1) Velpeau, Leçons orales 1841; t, III, p. 76, note au bas de la page.

(2) Bérard et Denonvilliers, Compendium de chirurgie; 1840, p. 384.

faces des plaies ou les parois des abcès jouissaient en effet de la propriété d'absorber le pus en nature, ce phénomène se produirait presque constamment, ce qui n'a pas lieu. »

Bérard aîné (1) (1842) soutint aussi que « l'absorption qui s'établit dans les foyers purulents et à la surface des plaies », dont il ne contestait d'ailleurs pas la réalité, « ne peut produire le mode d'intoxication qui nous occupe, ni les abcès métastatiques, que le pus soit ou non altéré... » ; que, « sans doute, l'absorption, comme les autres phénomènes qui s'accomplissent dans les êtres organisés, peut être soumise à quelques variations dans son activité ; mais ces variations sont renfermées dans de certaines limites et elles ne sont jamais au point que le phénomène se suspende complètement... On peut donc affirmer, ajouta-t-il, que toutes les fois qu'une substance susceptible d'être absorbée sera en contact avec les surfaces absorbantes, la pénétration de cette substance dans le corps sera forcée. Or, s'il est certain que l'introduction du pus en nature dans le sang, par le fait de la phlébite, fait naître l'ensemble des symptômes qui décèlent l'infection purulente, il est également certain que si le pus pouvait être absorbé en nature, on verrait se développer les accidents de l'infection purulente chez tous les individus offrant quelques surfaces en suppuration, et par conséquent en contact avec le pus. Or, des milliers de blessés sont traités chaque année dans les hôpitaux sans présenter aucun indice d'infection purulente. Dire que la résorption a lieu chez les uns et pas chez les autres, c'est, encore une fois, perdre de vue les lois de l'absorption. »

Jusqu'à Bérard aîné, Reynaud, Cruveilhier, Mandl, Bérard et Denonvilliers exceptés, les auteurs qui avaient traité de l'infection purulente avaient considéré le pus

(1) Bérard aîné, art. PUS, du Dict. en 30 vol. ; 1842, p. 478.

comme un liquide simple, négligeant les corpuscules figurés qu'il tient en suspension. Les globules de pus étaient pourtant connus depuis Gorn en 1718 (1) et Sénac en 1749 (2). Ils avaient même été le sujet d'études et d'expériences nombreuses, en particulier de la part de Vogel en 1838, de Mandl et de Donné de 1826 à 1842. En 1828, Reynaud (3) avait objecté que l'absorption devait tamiser le pus. Cruveilhier, en 1833 (4), avait distingué la partie liquide du pus de la partie solide, qui n'était reprise par l'absorption qu'après avoir acquis la consistance caséeuse. Mandl en 1839 (5), en décrivant le pus, avait ajouté : « La grandeur des globules de pus varie de 1/80 à 1/100 ou 1/110 de millimètre. Cette seule mesure aurait pu décider la question de l'absorption purulente, parce que les globules de cette grandeur ne peuvent passer à travers les parois des vaisseaux. » Bérard et Denonvilliers avaient fait des observations semblables. Nul n'en avait tenu compte parmi les partisans de l'absorption, qui semblaient ne pas considérer le globule purulent comme l'élément par excellence du pus.

Cependant Bérard aîné revint avec une certaine vivacité sur ce sujet : « Les dimensions des globules de pus sont telles, dit-il, qu'il faudrait être stupide pour supposer que ces globules puissent pénétrer à travers les parois vasculaires. » Cette apostrophe fit un certain effet ; mais les partisans de la pénétration par endosmose se contentèrent d'affirmer l'inutilité du globule purulent.

Lebert, en 1845 (6), ne s'en tint pas aux raisonnements, et demanda à la méthode expérimentale la solu-

(1) Gorn, de Pituità, thèse inaugurale ; 1718.
(2) Sénac, Traité du cœur, 1749.
(3) Reynaud (de Pelisanne), thèse citée ; 1828, p. 17.
(4) Cruveilher, Anat. path. avec planches ; 1833, liv. XI, p. 9, § 27.
(5) Mandl, Anatomie microscopique, Mémoire sur les parties microscopiques du pus et du mucus ; 1839, p. (11) 28.
(6) Lebert, Physiologie pathologique ; 1845. t. I, p. 313 à 324.

tion de la question. Il fit trois expériences, d'où il conclut que l'absorption du pus, qu'il ne niait pas, ne donne pas lieu à l'infection purulente.

Ces expériences consistèrent : 1° et 2° à arroser avec du pus une plaie faite à un chien : il n'y eut pas d'infection purulente ; 3° à injecter du pus dans la cavité péritonéale d'un lapin : la mort survint à la suite d'une péritonite suraiguë, mais il ne se fit pas d'abcès viscéraux.

Lebert, après avoir relaté des observations cliniques, terminait en disant : « L'observation clinique, de même que l'expérimentation sur les animaux, prouve donc la grande différence qui existe entre l'absorption et l'infection. Dans la première les vaisseaux restent intacts et le pus ne se mélange point avec le sang vivant. Les éléments du pus sont décomposés avant d'être filtrés et absorbés par les capillaires ; ils subissent ainsi tout un changement qui leur ôte leurs propriétés toxiques, et ils ne font que traverser le sang et sortir du corps par les diverses voies d'excrétion. » Lebert croyait donc à l'absorption, mais il en niait l'efficacité pyohémique.

Castelnau et Ducrest (1) (1846) envisagèrent la question au point de vue purement physiologique. Ils pensèrent que l'absorption d'un produit tel que le pus par la surface qui vient de le sécréter est irrationnelle et antiphysiologique, et ils professèrent cette étrange théorie que l'absorption d'un liquide n'a pas pour conséquence son introduction dans le système circulatoire !

C'est alors, en 1847, que Monneret et Fleury (2), frappés du nombre de cas où l'anatomie pathologique ne permet pas d'invoquer la phlébite, et répudiant l'idée de la résorption par des veines béantes, s'efforcèrent de tourner, sinon de renverser l'objection formulée si nette-

(1) Castelnau et Ducrest, Mémoire cité, 1846, p. 16 et suiv.

(2) Monneret et Fleury, Compendium de médecine pratique, art. PYOHÉMIE, 1847, t. VII, p. 276.

ment par Bérard et fondée sur le volume des globules de pus.

S'appuyant sur les travaux de Vogel (1) (1838), de Mandl (2) (1838 et 1840) et d'Andral et Gavarret (3) (1843), ils adoptèrent, au sujet de la constitution du pus, les conclusions ainsi résumées :

1° Le pus complet se compose d'une certaine quantité d'eau tenant : *a*) en dissolution : des sels, des matières grasses, de l'albumine; *b*) en suspension : des granules fibrineux isolés, des granules fibrineux agglomérés en globules et enfin des fausses membranes fibrineuses.

2° Le granule ne manque jamais.

3° Le globule, qui n'est qu'une agglomération de granules, n'est point la partie caractéristique et essentielle du pus : il peut manquer.

4° La sérosité et les granules suffisent pour constituer un véritable pus.

Dès lors l'absorption du pus devenait possible, puisque les granules ont un volume qui égale celui des globules de graisse « que MM. Gruby et Delafond ont vu passer à travers les villosités intestinales ». D'ailleurs, « les granules une fois absorbés peuvent se réunir, s'agglomérer entre eux de manière à former des globules; par conséquent l'absorption possible des granules purulents peut donner lieu à une véritable pyohémie caractérisée par des abcès métastatiques ».

La fausseté du point de départ était évidente : le pus sans globules n'est plus du pus, et les globules ne sont pas constitués par une accumulation de granules.

(1) Vogel, Ueber Eiter und Eiterung; Erlangen, 1838, p. 152.

(2) Mandl, Recherches sur la nature et l'origine du pus (l'Expérience, 1838, t. II, p. 241).

Mandl, Mémoire sur les rapports qui existent entre le sang et le pus (Gazette médicale de Paris, 1840, p. 417).

(3) Andral et Gavarret, Essai d'hématologie pathologique, 1843, p. 106 à 112.

Restait à savoir si l'absorption possible du sérum du pus suffisait à provoquer l'infection purulente. Un retour en arrière est ici nécessaire. Gaspard, en 1822 (1), avait injecté de l'eau putride et du sérum de sang putréfié : il n'avait produit que des accidents septicémiques, mais point d'infection purulente; A. Boyer, en 1834 (2), avait injecté dans les veines de la sérosité purulente filtrée et privée de globules : il avait produit des accidents généraux, mais point d'infection purulente; d'Arcet en 1842 (3), puis enfin Lebert en 1845 (4), avaient fait des injections avec du sérum de pus filtré, putride ou non : ils avaient obtenu les mêmes effets, c'est-à-dire des accidents généraux plus ou moins aigus quand la sérosité était fétide, mais point d'abcès métastatiques. L'expérimentation prononçait donc catégoriquement contre l'efficacité de l'absorption du sérum du pus pour engendrer la pyohémie complète avec son cortège de lésions viscérales; mais elle avait démontré que le mélange au sang du sérum du pus putride produisait des accidents analogues à ceux de la pyohémie, et que par conséquent l'absorption de la partie liquide du pus pouvait avoir les mêmes résultats.

D'ailleurs les preuves s'accumulent contre la possibilité physique de la résorption totale du pus par endosmose.

Virchow (5) (1847) insiste sur les objections élevées la première fois par Cruveilhier et étudie histologiquement les métamorphoses que doit nécessairement subir la partie solide du pus, c'est-à-dire les globules, avant de pouvoir être reprise par endosmose.

(1) Gaspard, Mémoire cité in Journal de Magendie, 1822, p. 13-25.
(2) A. Boyer, Mémoire cité in Gazette médicale, 1834, 29 mars.
(3) D'Arcet, thèse citée, 1842, p. 28-31.
(4) Lebert, Physiologie pathologique, 1845, t. I, p. 313-324.
(5) Virchow, Archiv für pathologische Anatomie; 1847, B. I, Seite 175-182.

Cruveilhier (1) (1849) invoque de nouveau la clinique et fait ressortir que « les abcès par congestion, les pleurésies et les péritonites purulentes peuvent disparaître par absorption, » sans qu'on observe jamais des abcès multiples dans les viscères.

M. Sédillot (2) (1849) s'adresse encore à l'expérimentation; il montre que l'injection dans les veines des globules du pus eux-mêmes est indispensable pour engendrer les abcès métastatiques, et pratique au contraire plusieurs injections de sérum du pus et de sérosité purulente filtrée, sans produire autre chose qu'une réaction fébrile passagère. Convaincu d'ailleurs de l'impossibilité physique de l'absorption endosmotique des globules, il rejette la théorie.

Bonnet (de Lyon), en 1855 (3), repousse l'absorption du pus en totalité et n'invoque l'endosmose que pour les liquides. Virchow (4) (1856 et 1859) développe ses arguments, mais n'y ajoute pas.

Pourtant Wilks, en 1861 (5), comparant l'infection purulente à l'infection cancéreuse, soutint que le point de départ était dans la plaie, où une veine absorbait la substance morbide; mais il ne dit pas cependant que cette substance morbide fût le pus lui-même.

D'autre part, O. Weber (6) (1864-1865), Billroth (7) (1864-1865) et Hueter (8) (1869), sans admettre en aucune

(1) Cruveilhier, Traité d'anatomie pathologique générale, 1849, t. I, p. 167.

(2) Sédillot, de l'Infection purulente ou Pyohémie, 1849, passim Expériences.

(3) Virchow, Gesammelte Abhandlungen, 1856, und Cellularpathologie, 1859, p. 148.

(4) Bonnet (de Lyon), Gazette médicale de Lyon, 1855, n° 1, p. 4.

(5) Wilks, Guy's Hospital Reports, 1861, t. VII.

(6) O. Weber, Experimentelle Studien über Pyämie etc. (Deutsche Klinik, 1864, n° 48-51).

(7) Billroth, Beobachtung studien, etc. (Arch. f. Klinische Chirurgie, 1864-65, passim).

(8) Hueter, Handbuch, etc., die Pyamischen Fieber; 1869, B. I, Abth., II, Heft I, S. 56-127.

façon l'absorption du pus en nature, affirmèrent et essayèrent de démontrer, comme nous le verrons plus loin : que le pus jouit de deux propriétés, pyrogène et phlogogène, toutes deux indispensables à la genèse de la pyohémie; que ces propriétés appartiennent exclusivement au sérum; qu'il n'est point nécessaire que les globules pénètrent dans la circulation; qu'un caillot veineux imbibé de sérum les remplace entièrement, et que par conséquent l'absorption endosmotique est le procédé physique de pénétration dans le sang de l'élément du pus générateur de la pyohémie.

D'ailleurs Demarquay (1) (1867-1868) démontra expérimentalement la puissance d'absorption des plaies, que l'on avait jusqu'à lui admise *a priori*. Il arrosa des plaies avec une solution d'iodure de potassium et retrouva ce sel dans les urines; il montra aussi que les plaies organisées absorbent plus rapidement les solutions salines que les plaies récentes; et que le pus n'est absorbable que lorsque ses éléments ont été modifiés par l'exposition à l'air.

L'absorption endosmotique du pus en nature semblait donc irrévocablement condamnée comme étiologie mécanique de la pénétration du pus dans le sang. Les partisans de cette théorie n'admettaient que l'absorption de la sérosité du pus et en étaient réduits à contester ou à négliger les expériences qui avaient prouvé l'incapacité des injections de pus privé de globules à engendrer la pyohémie complète; mais personne ne soutenait plus que l'endosmose s'exerçât sur les globules purulents.

C'est alors que fut proposée la théorie de la pénétration interstitielle des globules de pus, qui date des recherches de Cohnheim sur la suppuration et de Bubnoff sur l'organisation du caillot.

(1) Demarquay, de l'Absorption par les plaies (Mémoires de l'Académie de médecine, 1867-68, t. XXVIII, p. 424).

Cohnheim, en 1867 (1), prétendait avoir prouvé expérimentalement que les globules de pus se formaient aux dépens des leucocytes du sang émigrant à travers les parois des vaisseaux par diapédèse, sous l'influence d'une action spéciale qui n'est ni l'endosmose, ni la capillarité, c'est-à-dire sous l'influence de leurs mouvements propres ou amiboïdes.

En la même année 1867, Bubnoff (2), élève de Recklinghausen, essaya de prouver que les globules du pus pouvaient se réintégrer dans les vaisseaux également par diapédèse. Il pratiqua pour cela une double ligature à une veine et déposa du vermillon sur la paroi. La plaie faite pour découvrir la veine suppura; des globules de pus chargés de vermillon, et par conséquent provenant de la plaie, furent retrouvés dans le caillot formé dans la lumière de la veine à la suite de la double ligature.

Dès 1869, MM. Cornil et Ranvier (3) adoptaient, au moins en partie, la théorie de Cohnheim, que M. Hayem consacrait en 1870 (4) par des expériences nouvelles, suivies et reproduites par M. Vulpian.

En 1871, M. Ranvier (5) discuta la théorie de la pénétration interstitielle des globules de pus et ses applications à l'infection purulente. Il rappela l'expérience de Bubnoff et la considéra comme démonstrative de la pénétration possible des globules de pus dans les vaisseaux; il avait soin d'ailleurs de spécifier que cette pénétra-

(1) Cohnheim, Entzundung und Eiterung (Virchow's Archiv; 1867, B. XL, S. 1-79).

(2) Bubnoff, über die Organisation des Thrombus. (Virchov's Archiv.; 1867, B. XLIV, und Centralblatt für die medic. Wissenschaften; 1867, S. 753.)

(3) Cornil et Ranvier, Manuel d'histologie pathologique; 1869-73, 1re partie; 1869, p. 82.

(4) Hayem, Note sur la suppuration étudiée sur le mésentère, la langue et le poumon de la grenouille. (Gazette médicale de Paris; 1870, p. 41.)

(5) Ranvier, Note sur l'infection purulente, lue en mars 1871 à la Société des sciences médicales de Lyon. (Lyon médical; 1871, 28 mai, n° 11, p. 490-495.)

tion ne suffisait pas pour constituer l'infection purulente; il exigeait que le globule possédât une qualité spéciale.

Également en 1871, M. J. Guérin (1) invoquait le même procédé de pénétration pour l'infection du sang par les globules du pus; mais il professait aussi, au sujet de l'absorption des liquides, une théorie bizarre qui n'était en somme que le système des bouches absorbantes et l'instinct des vaisseaux perfectionnés par une série d'hypothèses : c'est la théorie du *laxum* et du *strictum*. D'après M. J. Guérin, l'air aurait sur les plaies exposées une triple action :

1° Une action organique qui consiste en une modification irritative des extrémités vasculaires et nerveuses épanouies à la surface de section : c'est un degré de paralysie organique dont le premier terme est le resserrement spasmodique (strictum) et le second terme le relâchement atonique complet (laxum);

2° Une action chimique qui consiste en la coagulation suivie de putréfaction des produits sécrétés;

3° Une action mécanique qui résulte de la pression atmosphérique; elle produit une double action d'engorgement par empêchement de sortie des liquides et de résorption par excès de pression. — Je ferai remarquer dès maintenant l'impossibilité de cette double action à effets antagonistes.

Quoi qu'il en soit, de l'action organique et de l'action mécanique dépendent la sécrétion elle-même et l'absorption des produits sécrétés. Le contact du pus altéré par l'action chimique produit deux effets sur les éléments sensibles (vaisseaux et nerfs) de la plaie. Le premier, c'est, suivant la nature de l'altération, de maintenir ou de faire cesser le « strictum » des orifices vasculaires et,

(1) J. Guérin, Bulletin de l'Académie de médecine, 13 juin 1871.

par conséquent, de les oblitérer ou de les ouvrir ; le second effet, c'est d'activer la sécrétion du pus. « Or, en même temps que les vaisseaux afférents ainsi stimulés continuent à verser en abondance de nouvelles quantités de liquides purulents ou pseudo-purulents qui se mêlent au pus préexistant, les vaisseaux afférents ne cessent de se remplir par la continuité de l'acte de la circulation, et ils se remplissent du liquide au milieu duquel ils baignent. Ce liquide, sous l'influence de la pression atmosphérique, s'insinue incessamment dans les canaux ouverts et y porte tous les éléments qui le composent, à moins toutefois que les extrémités vasculaires absorbantes ne soient encore dans un état de resserrement (strictum) caractérisant la première période de la paralysie organique, auquel cas l'absorption n'aurait lieu que par imbibition ou endosmose. Mais l'état de relâchement (laxum) est le plus général. » Pour démontrer l'influence de la pression atmosphérique sur l'absorption des plaies, M. J. Guérin citait l'expérience suivante : A la surface du derme dorsal de deux lapins on pratique une incision. Chez l'un des lapins on insuffle de l'air par l'incision de façon à soulever la peau. On dépose une goutte d'acide prussique sur chacune des plaies. Le lapin non insufflé est foudroyé. Le lapin insufflé n'est nullement incommodé ; mais vient-on, au bout d'une heure, à chasser l'air insufflé par des pressions méthodiques et à déposer une nouvelle goutte d'acide prussique sur la plaie, la mort est instantanée.

Quoi qu'il en soit de cette influence indubitable de la pression atmosphérique sur l'absorption des solutions salines ou des liquides, et de la théorie iâtro-mécanique du strictum et du laxum, M. J. Guérin rappela en même temps les travaux de Cohnheim, de M. Hayem et de M. Vulpian, et admit la migration interstitielle des globules de pus, qu'il faisait même cheminer à travers le tissu cellulaire pour aller former les abcès métastatiques sous-cutanés et articulaires.

Cependant, en 1872, M. M. Duval (1) publia une série d'expériences nouvelles et d'observations microscopiques qui contredisaient absolument la théorie de l'origine hématique des globules du pus émise par Cohnheim.

En la même année, M. Durante (2) reprit les expériences de Bubnoff. Il constata la réalité de la pénétration du vermillon dans le cas de ligature double; mais affirma, dans le cas de ligature unique, n'avoir obtenu aucun résultat. « Jamais, dit-il, dans la ligature unique, alors que la matière colorante était simplement déposée sur le vaisseau, nous n'avons pu retrouver dans le caillot ni dans la paroi vasculaire des cellules contenant des granules de vermillon. ». M. Durante montra d'ailleurs que dans l'expérience de Bubnoff, même avec une ligature double, la pénétration était le résultat d'un traumatisme ou de l'action mécanique des corpuscules de vermillon : « Il en est de même, ajouta-t-il, en effet, dans la ligature double, lorsque l'inflammation n'a pas encore détruit les limites entre les parois du vaisseau et les tissus environnants. Si l'on vient à promener légèrement une tablette de vermillon sur le vaisseau lié, la matière colorée reste pendant plusieurs jours à la périphérie de l'artère, et sur des coupes transversales de celle-ci elle apparaît comme une ligne nette continue à la surface de l'adventice. Mais quand les parois du vaisseau arrivent à se confondre avec les tissus du voisinage, par la marche de l'inflammation, le vermillon peut être

(1) Mathias Duval, Recherches expérimentales sur les rapports d'origine entre les globules du pus et les globules blancs du sang dans l'inflammation. (Archives de physiologie normale et pathologique de Brown Séquard; 1871-72, t. IV, mars 1872, n° 2, art. 3, p. 168, et mai 1872, n° 3, art. IV, p. 351.)

(2) Durante, Recherches expérimentales sur l'organisation du caillot dans les vaisseaux (Archives de phys. norm. et path. de Brown Séquard; 1871-72, t. IV. juillet 1872, n° 4, art. V, p. 491-494).

suivi çà et là au milieu des tuniques. — Dans la ligature unique, lorsqu'on ménage le plus possible les tissus, il est facile au bout du douzième jour d'apercevoir encore le vermillon dans le tissu conjonctif périvasculaire. Mais, après une friction prolongée un peu rude, j'ai pu au bout de quelques heures constater, sur la jugulaire des lapins dénudée et prise entre deux liens, qu'il existait au milieu du caillot des granulations de vermillon à l'état libre; les parois de la veine étaient infiltrées de granulations semblables. Les mêmes manœuvres pratiquées sur les artères ne faisaient arriver le vermillon que jusqu'à la tunique vasculaire... C'est donc par pénétration mécanique, concluait M. Durante, et grâce à la minceur de la paroi veineuse, que les particules de vermillon sont parvenues jusqu'au caillot; il ne saurait y avoir de doute à cet égard. »

D'autre part, MM. Ranvier et Cornil, en 1873 (1), se rangèrent entièrement à l'opinion de M. Durante : ils dirent même avoir reproduit l'expérience de Bubnoff avec succès; « mais jamais, dans la simple ligature des artères et des veines, alors que le fond de la plaie était garni de vermillon, ils n'avaient vu celui-ci pénétrer à travers les parois des vaisseaux ». Ils concluaient avec M. Durante que « dans la ligature double des veines il se fait une nécrose des tuniques de ces vaisseaux, et que les globules blancs les traversent alors comme ils traverseraient une membrane inerte et dont les éléments seraient dissociés par la mortification ».

La théorie de la pénétration interstitielle des globules de pus se trouvait dès lors fortement ébranlée; il ne restait plus à son actif que les expériences de Cohnheim, dont les conclusions n'étaient même pas généralement admises, et qui, d'ailleurs, avaient pour but de démontrer la sortie des leucocytes, mais ne prétendaient rien quant à la

(1) Cornil et Ranvier, Manuel d'histologie pathologique, 2e partie; 1873, p. 553.

possibilité de leur rentrée. C'était seulement par induction et par hypothèse que l'on pouvait soutenir que, si l'émigration était possible, la réintégration l'était aussi. Induction et hypothèse auxquelles il manquait d'ailleurs la sanction de la logique; car enfin, et à tout prendre, si les leucocytes émigrent des vaisseaux sous l'influence des causes de la suppuration, on ne voit pas et on ne comprend pas quelle cause nouvelle peut leur imprimer un mouvement en sens inverse.

En résumé, la doctrine de l'absorption endosmotique du pus en totalité a passé par deux phases successives qui, toutes les deux, ont abouti à la même conclusion négative, confirmée par la clinique et par l'expérimentation. L'absorption endosmotique du pus en nature avec ses globules est impossible physiquement : la partie liquide seule est absorbée, les globules ne sont repris qu'après avoir subi diverses métamorphoses.

La pénétration interstitielle par diapédèse des globules de pus dans les vaisseaux est une hypothèse illogique : 1° parce qu'il est antiphysiologique qu'une surface absorbe le liquide qu'elle vient de sécréter; 2° parce que, si une plaie pouvait absorber par ce procédé le pus qu'elle sécrète, il n'y aurait pas de raison pour que la poche d'un abcès ne jouisse pas également de la même propriété, ce qui n'est pas.

L'absorption endosmotique de la partie liquide du pus est seule possible; mais encore faut-il admettre, ou bien que l'absorption est intermittente et exige l'intervention de causes extérieures qui modifient la surface de la plaie, qui diminuent la pression intravasculaire ou qui produisent la rétention des liquides sécrétés, comme l'admirent O. Weber, Billroth, Hueter et M. Verneuil, ou bien que l'absorption est continue, et que les influences extérieures interviennent en modifiant la composition des liquides. Nous verrons plus loin (Doctrines toxémiques, ch. II et III) quelle est l'histoire de ces deux théories.

CHAPITRE III

Phlegmasie suppurative d'un point quelconque du système vasculaire.

La résorption et l'absorption du pus trouvaient dans la plaie elle-même la source de l'infection ; une plaie suppurante, des veines béantes ou des vaisseaux prêts pour l'endosmose étaient les deux facteurs indispensables dont la pyohémie était le produit. Il n'en est plus ainsi pour la doctrine de la phlegmasie vasculaire suppurative. Ici le pus sécrété par la plaie ne joue aucun rôle dans le développement des accidents, c'est à peine si quelques-uns lui reconnaissent une puissance étiologique dans la production de l'inflammation vasculaire. Seul le pus sécrété par le vaisseau enflammé constitue le danger, seul il se mélange au sang : une phlébite, ou une artérite, ou une lymphangite sont les intermédiaires inévitables entre la plaie et la présence du pus dans le sang.

De ces trois phlegmasies vasculaires, la phlébite fut surtout envisagée dans ses rapports avec la pyohémie ; la doctrine de la phlébite a même, pour ainsi dire, englobé les deux autres ; je m'en occuperai donc spécialement.

I. — DOCTRINE DE LA PHLÉBITE.

Lorsque la phlébite suppurée se termine par la mort, on observe les symptômes et l'on constate les lésions de l'infection purulente ; toute infection purulente est causée par une phlébite suppurée : telle est essentielle ment la doctrine.

L'histoire de cette doctrine se divise assez bien en deux périodes distinctes. Dans une période préparatoire les auteurs s'attachent à montrer l'existence de la phlébite suppurée et la pénétration du pus dans le sang consécutivement à cette maladie, sans entrevoir de rapports positifs avec la maladie chirurgicale connue sous le nom d'infection purulente. Dans une seconde période au contraire ces rapports sont indiqués: prouver l'infection purulente dans la phlébite suppurée, en expliquer la pathogénie, montrer même par quel artifice, par quel effort de la nature médicatrice elle est évitée dans bon nombre de cas heureux, démontrer ensuite l'existence d'un phlébite dans les veines environnant toute plaie suppurante, telles sont alors les principales étapes de l'argumentation.

§ 1. *Période préparatoire.* — La doctrine de la phlébite appliquée à l'infection purulente est certainement ancienne; je ne saurais cependant, à l'exemple de Braidwood (1), en donner la paternité à Hippocrate. Hippocrate ne soupçonnait pas l'infection purulente, et c'est assurément forcer son texte que de prétendre que par les termes de « fièvre de lait, de morve, et même de phlébite, etc. » (2), il entendît les accidents chirurgicaux de la pyohémie, et cela sous prétexte qu'il vivait pendant la guerre du Péloponnèse.

J. Hunter (3) (1784 et 1793) ne peut pas non plus être considéré comme l'auteur de la doctrine en question. S'il connaissait l'infection purulente chirurgicale, il ne s'en est pas occupé; c'est à peine si on peut la reconnaître dans la maladie qu'il décrit sous le nom de « dissolution du

(1) Braidwood, on Pyœmia or suppurativ Fever; 1868, et Paris, 1870, p. 33. (Trad. Alling.)

(2) Hippocrate, Œuvres complètes, trad. Littré, Aphorismes, 7e section. Paris, 1844, t. IV, p. 591.

(3) J. Hunter, Observations on the Inflammation of the int. Coats, etc.; 1784. (Œuvres compl. de J. Hunter, trad. par Richelot, 1840, t. III, p. 643).

sang (1) » ; en tous cas, il n'en parle même pas dans ses travaux sur l'inflammation veineuse. Braidwood cependant avance le contraire : « Il regardait la pyohémie comme une forme grave de la phlébite (2), » dit cet auteur, pourtant bien digne de foi, au sujet des publications anglaises, s'appuyant sur la phrase suivante de Hunter : « Dans tous les cas où l'inflammation des veines devient intense, ou s'étend considérablement, on doit s'attendre à ce que toute l'économie soit affectée. » Je ne vois, je l'avoue, dans cette citation pas plus qu'ailleurs, rien qui légitime l'opinion de Braidwood. Tout ce qu'il faut reconnaître, c'est que, si Hunter n'établit pas de rapports entre la phlébite et les accidents chirurgicaux désignés sous le nom d'infection purulente, on trouve assurément dans ses écrits tous les éléments et toutes les preuves ultérieurement invoqués pour ces rapports ; et que, si l'infection purulente n'est pas précisément nommée comme conséquence de la phlébite grave, on peut l'y deviner. Si donc Hunter n'édifia pas la doctrine de l'origine phlébitique de la pyohémie, il en jeta du moins les bases. Le mémoire sur l'inflammation veineuse est à ce point de vue d'une importance capitale. L'illustre chirurgien anglais y décrivit les caractères cliniques et anatomiques de la phlébite avec toute l'exactitude que permettaient les moyens d'investigation connus à son époque. Il professa que l'inflammation veineuse peut prendre naissance à l'occasion d'une plaie ou d'une lésion traumatique quelconque : « Dans tous les cas, dit-il, où le tissu cellulaire devient le siége d'une inflammation violente, soit spontanée, soit consécutive à une lésion traumatique, comme une fracture compliquée ou une opération chirurgicale, comme l'amputation d'un

(1) J. Hunter, Traité sur le sang, l'inflammation et les plaies d'armes à feu, 1794, t. III, ch. IX.

(2) Braidwood, on Pyœmia, 1868 ; trad. Alling, 1870, p. 5.

membre, les membranes des grosses veines qui traversent la partie enflammée deviennent également le siège d'une inflammation considérable, et l'on voit s'établir à leur surface interne l'inflammation adhésive, l'inflammation suppurative et l'inflammation ulcérative. » Il soutint que la phlébite suppurée n'est pas le plus souvent enkystée et par conséquent que le pus sécrété par la veine peut passer dans la circulation : « Sous l'influence de l'état inflammatoire il se formerait, dit-il, des abcès dans les veines, si le pus n'était emporté très souvent vers le cœur avec le sang, ce qui l'empêche de s'accumuler dans un foyer ; mais ce passage facile du pus dans la circulation générale ne se produit pas toujours. Il est prévenu, dans quelques cas, par le développement de l'inflammation adhésive qui s'établit dans la veine entre le point qui suppure et le cœur, et alors il se forme un abcès... Dans beaucoup de cas l'inflammation et la suppuration ne sont pas limitées, parce qu'il ne s'est pas formé d'adhérences. » Venaient alors une série d'observations démonstratives de cette opinion. Mais Hunter ne s'occupa point de l'avenir du pus ainsi lancé dans la circulation ; il se borna à dire que « le pus, passant dans la circulation générale, peut ajouter au trouble de l'économie et même le rendre mortel » ; sans rechercher quelles étaient en cette occurrence les causes de la mort et les lésions caractéristiques.

Après Hunter, Sasse, en 1787 (1), établit expérimentalement la réalité de la coagulation du sang et des adhérences dans le canal de toute veine enflammée. Ayant ouvert les veines de plusieurs animaux, il porta sur les lèvres de la plaie une substance irritante et trouva constamment à l'autopsie ces veines oblitérées par un caillot.

Schwilgué (2) (1807) emprunta des faits à Hunter et à

(1) Sasse, Dissertatio de vasorum sanguiferorum inflammatione ; Halle, 1787.

(2) Schwilgué, Faits pour servir à l'histoire des inflammations veineuses et artérielles (Bibliothèque médicale, 1807, t. XVI, p. 190).

Meckel, et confirma les idées de Hunter sans rien y ajouter. Puis Hodgson (1) (1815), endossé par son traducteur Breschet (2) (1819), fit une étude détaillée de la phlébite, qu'il considéra et analysa dans toutes ses variétés ; il cita des observations suivies de mort, décrivit les lésions anatomiques, parla d'abcès ou vomiques pulmonaires trouvées dans les autopsies pratiquées ; mais il ne signala aucun rapport entre ces abcès et la phlébite. Dans le chapitre » de l'Inflammation des veines à la suite des amputations » en particulier, il relata plusieurs exemples de réelle infection purulente, insistant même tout spécialement sur les symptômes typhiques ; mais il ne les comprit pas, il n'y vit qu'une inflammation veineuse causée par la ligature des veines, et non pas une maladie chirurgicale menaçant en général tous les blessés.

Hodgson, quoi qu'en dise encore Braidwood, n'a donc pas plus fait pour l'infection purulente que son prédécesseur Hunter : il a décrit la phlébite, et même spécialement la phlébite traumatique ; mais en réalité il n'a point vu de rapports entre une plaie en suppuration, une veine enflammée et les accidents de la pyohémie, dont il ne parla pas.

Quant à Breschet, dans les commentaires dont fourmille sa traduction, il n'a pas plus fait que Hodgson : il s'est uniquement occupé de la phlébite, mais point de l'infection purulente, se contentant de reconnaître que le pus de la veine peut circuler.

En 1816 Ribes (3) attribua aussi la mort, suite de phlébite à la présence du pus dans le sang ; mais il re-

(1) Hodgson, a Treatise on the Disease of Arteries and Veins ; containing the Pathology and Treatment of Aneurismes and wounded Arteries, 1815. Traduit par Breschet, 1819, t. II, p. 419.

(2) Breschet, de la Phlébite (Journal complémentaire du Dictionnaire des sciences médicales, 1818-19, t. II et III).

(3) Ribes, Mém. cité in Mém. de la Soc. méd. d'émulation, 1816, t. VIII, p. 622.

connut d'ailleurs que la phlegmasie veineuse n'était pas seule à produire cet effet; que l'absorption pouvait également faire passer dans les vaisseaux le pus d'une plaie et entraîner ainsi la terminaison fatale. C'était un pas en avant vers la pyohémie.

Travers (1) (1818) distingua la phlébite suppurative et la phlébite adhésive. Mais il soutint que les veines sont plus disposées à s'enflammer, mais qu'une fois commencée l'inflammation se propage par continuité jusqu'au cœur.

Il chercha en outre à prouver expérimentalement la difficulté de la phlébite adhésive. Il pratiqua sur des veines des ligatures à différents degrés de constriction et conclut que la membrane interne des veines n'est pas disposée à l'inflammation adhésive, que les parois de ces vaisseaux se réunissent difficilement entre elles, mais suppurent au contraire aisément.

En somme, en 1818, Hunter, Hodgson, Breschet, Ribes et Travers avaient établi l'existence de la phlébite suppurative et le passage dans la circulation du pus sécrété par la veine enflammée. Mais ces auteurs n'avaient pas été plus loin, et s'ils avaient parlé des traumatismes comme étiologie possible de la phlébite, ils n'avaient pas envisagé cette phlegmasie comme la source ordinaire des accidents qui compliquent les plaies, et, en particulier, comme la source de l'infection purulente et des abcès viscéraux multiples; la relation entre les deux maladies leur avait échappé.

§ 2. *Deuxième période.* — Le premier, Carmichaël élargit la question de la phlébite en 1818 (2); il soutint que la mort après les grandes opérations a le plus souvent

(1) Travers, Essay on Wounds and Ligatures of Veins; in Cooper and Travers' surgical Essays. London, 1818, 3e édit., t. I, p. 286.

(2) Carmichaël, Observations on Varix and venous Inflammation (Transactions of the King's and Queen's College of Phys. in Ireland. Dublin, 1818).

pour cause l'inflammation veineuse et le mélange du pus au sang, mais que l'on confond le plus souvent cette affection avec le typhus. Carmichaël ne parla pas d'ailleurs des abcès viscéraux.

Sans avoir davantage en vue l'infection purulente proprement dite, Palletta, en 1820, à propos d'un malade mort en 1787, s'attacha cependant à montrer que des abcès du poumon qu'il avait observés à la suite d'une phlébite avaient pour cause la pénétration dans le sang et le dépôt dans les poumons du pus sécrété par la veine enflammée (1).

Breschet et Villermé, en 1820 (2), rapportèrent des observations de phlébite par causes diverses ayant entraîné la mort ; ils relatèrent dans les autopsies l'existence de la phlegmasie des veines à la suite des coups de feu.

En revanche James (3) (1821) exprima au moins un doute sur la possibilité du passage dans la circulation du pus sécrété par la veine : « Quant à la circulation du pus, dit-il, sur laquelle on a tant insisté, elle ne me paraît pas prouvée. Dans les cas où l'on a trouvé du pus dans les veines, on a toujours trouvé une barrière quelconque entre le pus et le sang, et du pus semblait être mêlé au sang; d'où nous pouvons conclure que le pus n'a pas

(1) « Grave adeo ac vehemens malum non videbatur in sanguini pelvis substitisse; sed humorem per venæ cavæ torrentem ad cor delatum, in remotiori aliqua parte depositum fuisse suspicabamur. Quare reserato thorace in dextero pulmone qui undique liber colore et consistentiâ naturali erat, quatuor abscessus offendimus... Hæc enim (vasa) sive saniosam materiam ex ipso ulcere exceptam ad interiores partes deportarint, sive, quod verosimilius, pus, ob tunicarum inflammationem in earum lumine generatum, a redeunte sanguine in humorum massam transvectum sit; certe, utrovis modo, ab extremis partibus ad interiores per hæc vasa materia peccans delata sit. » Palletta, Exercitationes pathologicæ, 1820, ch. III, p. 20 et 21.

(2) Breschet et Villermé, art. PHLÉBITE du Dict. des sciences méd., 1820, p. 347.

(3) J. H. James, Observations on some of the general Principles and on the particularing Nature and Treatment of the different Species of Inflammation. London, 1821, p. 13 et 14.

été transporté dans la circulation. A vrai dire, la circulation ne se fait plus dans les veines qui contiennent du pus. Il est possible que du pus soit sécrété par les parois veineuses au-delà des adhérences et soit immédiatement emporté par le courant sanguin; mais cela est une pure hypothèse. » James est donc le premier qui ait émis un doute raisonné sur le rôle accordé à la phlébite dans l'infection du sang par le pus. Son opinion, nous le verrons plus loin, devait être ultérieurement reprise et développée par Tessier.

Au contraire Erdmann (1) (1821) adopta entièrement les idées de Carmichaël. Lorsque, après la saignée ou les grandes opérations, il survient les symptômes du typhus et que le malade meurt, c'est, dit-il, par l'effet de la phlébite, et l'on trouve alors des abcès dans les viscères des trois cavités. Après avoir rapporté et commenté un cas de phlébite consécutif à une saignée du bras, il s'exprima comme suit : « Nam nisu ad pyogeniam talis affectio, sæpius quam vulgo credunt, procreari solet et certo morbi inde enati cum febribus asthenicis plerumque confunduntur.» Montrant que si l'on avait jusqu'alors méconnu l'infection purulente, c'est qu'on l'avait confondue le plus souvent avec les fièvres asthéniques, il citait à l'appui deux faits probants d'amputation de la jambe pratiquée pour des maladies osseuses à suppuration ancienne et suivie de mort, où l'autopsie avait révélé du pus libre dans les veines du membre amputé, des abcès dans les poumons, sous le muscle pectoral et dans les muscles fémoraux; les malades avaient présenté pendant la vie des symptômes adynamiques. Puis il expliquait les phénomènes de la façon suivante : « Quærenti inde hic nisus ad pyogeniam præcipue in venis ori-

(1) Erdmann, Annales scholæ medicæ Dorpatensis, annorum 1818, 1819, 1820. Dorpat, 1821, p. 214-215, p. 216-221.

ginem duxerit? Respondeo : ex habitudine longâ quâ necessitas talis secretionis inducta erat. Natura, eamdem operatione suppressam, in ultimo casu primo in glandulis inguinalibus, deinde in medio femore, tunc in thorace, simulque in vena crurali ipsa, restituere conata erat. Quam affectionem sæpius sane observarent medici, si attentionem ad eamdem, ut decet, semper dirigerent. » Tout en reconnaissant l'existence de la phlébite, Erdmann ne semblait cependant point la considérer comme la source du pus allant infecter l'organisme; il regardait l'inflammation veineuse comme un effet de la maladie et non comme une cause : la nature s'efforçait, d'après sa manière de voir, de remplacer par des suppurations dans les viscères et les veines le foyer de suppuration supprimé par l'amputation. Mais Erdmann attribuait positivement à la phlébite l'origine des symptômes généraux caractéristiques de la maladie; il insistait sur la ressemblance existant entre le typhus et l'inflammation veineuse; ressemblance telle, disait-il, que Amstrong, Kreysig et Puchelt avaient identifié les deux maladies; il s'attachait, quant à lui, à signaler des diversités dans la symptomatologie.

Ainsi, d'un côté, Carmichaël avait attribué la mort après les grandes opérations à une infection du sang par le pus résultant d'une phlébite; mais il n'avait point parlé des abcès viscéraux. D'autre part, Erdmann avait reconnu que la phlébite jouait un rôle considérable dans la terminaison fatale chez les opérés; il avait signalé les abcès, mais il avait méconnu toute relation de cause à effet entre la phlébite et les abcès viscéraux, et avait attribué au contraire aux deux lésions la même origine, à savoir : la suppression d'un foyer purulent. Ni l'un ni l'autre n'avait donc encore formellement édité la doctrine de la phlébite pour la genèse de l'infection purulente véritable.

Ribes, en 1825 (1), publia deux observations de phlébite suivies de mort avec abcès métastatiques. Il démontra, pièces en main, qu'une veine enflammée peut devenir dure, tendue, douloureuse, semée de nodosités, ramollie, remplie de pus enkysté dans une fausse membrane et imperméable au sang dans une certaine longueur, et que cependant, sous l'influence de la résolution, on peut voir tous ces accidents cesser et le sang recommencer à couler dans la veine momentanément oblitérée. On verra bientôt Cruveilhier reprendre ces faits et en faire la base de sa doctrine, et plus tard M. Sédillot les opposer aux conclusions absolues de Tessier. Mais Ribes n'avait pas en vue les accidents de la pyohémie; les accidents dont il parlait étaient à ses yeux évidemment propres à la phlébite et ne menaçaient pas tous les blessés.

Enfin, en 1826, Gendrin (2), dans un article que je n'ai trouvé cité nulle part, indiqua positivement une relation entre l'inflammation veineuse consécutive aux traumatismes et la production de l'infection purulente avec abcès dans les viscères. « Si les vaisseaux veineux, dit-il, s'enflamment quelquefois par la simple excision d'une partie de leurs troncs, ils sont souvent affectés de phlegmasie après les grandes opérations dans lesquelles un certain nombre ou les principaux de leurs rameaux ont été intéressés, surtout si la surface de la plaie a été fortement irritée; » et plus loin : « Des animaux, à qui nous avions fait de grandes plaies pour étudier le mécanisme de la cicatrisation, ont succombé, et nous avons pu chez plusieurs suivre par la dissection l'inflammation des veines intéressées dans les blessures jusque dans les

(1) Ribes, Mém. cité in Revue médicale, 1825, t. III, p. 5.

(2) Gendrin, Considérations sur les causes de la phlébite et observations sur l'inflammation des veines encéphaliques (Revue médicale, 1826, t. II, p. 28, 30 et 31).

troncs principaux. Chez ces animaux, comme chez les sujets qui périssent après les grandes opérations chirurgicales, on trouve presque toujours des inflammations plus ou moins graves et souvent avec suppuration des viscères plus ou moins éloignés. Quel rapport a le développement de ces phlegmasies avec la résorption du pus par les veines et avec la phlébite? Ce rapport n'est pas difficile à établir. » Gendrin spécifiait donc une relation étroite, comme de cause à effet, entre la plaie, la phlébite et les abcès viscéraux.

Egalement en 1826 et en même temps que Gendrin, Cruveilhier publiait (1) un mémoire intitulé « Recherches sur le siège immédiat de l'inflammation », où il concluait d'une série de nombreuses expériences, dont pas une d'injection intraveineuse du pus, que « tout corps étranger introduit en nature dans le système veineux détermine, lorsque son élimination par les émonctoires est impossible, des abcès viscéraux entièrement semblables à ceux qui succèdent aux plaies et aux opérations chirurgicales, et ces abcès sont le résultat d'une phlébite capillaire de ces mêmes viscères. » Il est évident que cette conclusion n'avait trait qu'à la pathogénie des abcès viscéraux; mais il est non moins évident que l'opinion de Cruveilhier était faite au sujet de la pyohémie lorsque parut le mémoire en question. Cruveilhier d'ailleurs nous l'apprend lui-même; il raconte en effet (2) qu'en janvier 1825 il fut consulté par Delpech à Montpellier au sujet d'un homme qui, après avoir subi une opération d'extraction d'un volumineux séquestre du tibia, fut pris d'accidents fébriles adynamiques et mourut au bout de huit jours. L'autopsie révéla une foule de

(1) Cruveilhier, Recherches sur le siège immédiat de l'inflammation : (in Nouvelle Bibliothèque médicale, 1826, t. IV, p. 1 et 153.)

(2) Cruveilhier, Traité d'anatomie pathologique générale. Paris, 1849, t. I, p. 162.

petits abcès dans les poumons et dans le foie. Delpech vit dans ces abcès la conséquence de la fonte de tubercules antérieurs à l'opération : c'était alors la théorie régnante. Cruveilhier combattit cette opinion; la coexistence dans les poumons et dans le foie d'abcès identiques obligeait à leur reconnaître la même pathogénie : or l'on sait la rareté des tubercules du foie chez l'adulte; d'ailleurs, la vigueur du sujet au moment de son entrée à l'hôpital, et par conséquent avant l'opération, ne permettait pas d'admettre qu'il eût déjà les poumons farcis de tubercules. Il soutint dès lors que les abcès des poumons et du foie étaient postérieurs à l'opération et en étaient même la conséquence, « et, dit-il, cette proposition, que je n'appliquai alors qu'au cas particulier que j'avais sous les yeux, devint bientôt pour moi un principe général applicable à tous les cas ». Ainsi, jusqu'en 1825 Cruveilhier avait adopté la théorie des tubercules préexistants; puis, à partir de 1825, convaincu par la clinique et l'anatomie pathologique, il changeait d'opinion. Il formulait d'abord une négation motivée de ses anciens errements, et affirmait la postériorité des abcès sur le traumatisme. Restait à trouver l'intermédiaire entre les deux facteurs. Cet intermédiaire était la phlébite, d'après Cruveilhier, et c'est pour en donner la preuve, il nous le dit encore lui-même, qu'il institua les expériences relatées dans le mémoire cité plus haut. Ce mémoire n'avait d'autre but que de démontrer que le siège immédiat de toute inflammation réside dans les veinules et que le phénomène initial de toute phlegmasie veineuse est la coagulation du sang. Ainsi était formé le lien entre la plaie et la phlébite, ainsi était expliquée comme phénomène inflammatoire la coagulation du sang dans la veine enflammée. Mais Cruveilhier n'injecta pas de pus dans les veines; pour démontrer la conséquence de la phlébite suppurative, il se contenta d'injecter des corps inertes, d'y introduire des corps irritants (tiges de bois, encre, mercure). Il crut pouvoir assimiler le pus au mercure. « Le pus ne pouvant, dit-il (1), que difficilement être reconnu dans le sang, on y substitua le mercure. » Il ajouta, il est vrai, plus loin : « Quand on substitue le pus au mercure, on obtient les mêmes résultats. » Mais j'ai parcouru le récit de toutes les expériences du mémoire « sur le siège immédiat de l'inflammation », et je n'en ai pas trouvé une seule où il fût question de pus. D'ailleurs je n'ai pu découvrir aucune publication où la doctrine de la phlébite fût magistralement exposée par Cruveilhier, en 1826, au sujet de l'infection purulente.

Quoi qu'il en soit, Velpeau (1826) nia la phlébite comme pathogénie de la pyohémie. Il crut cette phlegmasie secondaire à l'introduction du pus par voie d'absorption ou de résorption, et, loin de la regarder comme la source du pus dans le sang, il en fit un effet de l'infection ; loin de voir dans l'inflammation des tissus périvasculaires l'origine par continuité de la phlébite, il attribua cette inflammation à la phlegmasie veineuse (2).

Vers la même époque, en Angleterre, l'étude de la phlébite était ardemment poursuivie. Guthrie (3) (1827) en décrivait deux formes : l'adhésive ou franche, l'irritative ou érésipélateuse. Duncan (4) (1827) relatait des

(1) Cruveilhier, Anatomie pathologique avec planches, 1833 ; liv. XI, à propos des expériences du mémoire de 1826.

(2) « Les veines, dit Velpeau, auront reçu de la matière purulente, soit par les lymphatiques qui s'y ouvrent, soit par imbibition, soit par les nombreuses bouches qui devaient rester ouvertes dans la plaie. Ce pus, d'abord de bonne nature et sans qualités irritantes, aura pu circuler en plus ou moins grande proportion dans le sang sans troubler sensiblement l'organisme ; mais, par suite de son contact avec l'air ou de sa plus grande quantité, il aura fini par enflammer les veines des membres. Ces veines enflammées d'espace en espace auront à leur tour déterminé l'inflammation de leur tissu cellulaire extérieur. » Velpeau, Mém. cité in Revue médicale, 1826, t. II, p. 447.

(3) Guthrie, Treatise on Gunshot Wounds. London, 1827, 3e édition, p. 229.

(4) Duncan, Transactions of the med. chir. Society. Edimburgh, 1827, t. I, p. 448.

exemples de saignée suivie de phlébite suppurée et de mort. Sir Astley Cooper (1) (1827) voyait dans l'extension de l'inflammation jusqu'au cœur la cause de la mort et attribuait l'état général à la présence du pus.

D'autre part, Rochoux (2) (1827) publiait une observation de phlébite consécutive à une saignée où l'examen anatomique démontrait de la façon la plus évidente que « le pus remplissait les veines enflammées, pouvait et devait en sortir, soit par l'extrémité supérieure de la céphalique, soit par les branches d'anastomose de cette veine et de la médiane avec les veines profondes du bras et de la partie supérieure de l'avant-bras, » et pouvait par conséquent très facilement se mélanger au sang.

Pourtant Maréchal, en 1828 (3), affirma n'avoir pu découvrir de phlébite dans bien des cas où l'autopsie révélait des abcès viscéraux multiples très évidents ; il en conclut que le pus dans les veines n'a pas pour origine constante la phlébite et chercha ailleurs cette origine.

D'un autre côté, Larrey (1829) nia catégoriquement l'existence pathologique de l'inflammation veineuse et en attribua les accidents à la ligature des filets nerveux (4). On sait d'ailleurs que Larrey professait la théorie de

(1) Sir Astley Cooper, Lectures of the Principles and Practice of Surgery. London, 1827, t. III, p. 205.

(2) Rochoux, Maladies avec ou par altération du sang. (Archives générales de médecine, 1827, t. XIII, 1re série, p. 166).

(3) Maréchal, thèse citée, 1828, n° 43, p. 14 et 15.

(4) « A quoi donc attribuer cependant, dit Larrey, les phénomènes morbides que les veines offrent après la mort des sujets qu'on a cru être frappés de phlébite de leur vivant? Aux causes que nous avons déjà énoncées ; c'est-à-dire que, la nature ayant donné à ce système de vaisseaux une propriété absorbante par les valvules dont ils sont pourvus et par l'action aspiratrice des oreillettes du cœur, ils pompent dans les foyers sanguins, purulents, séreux, bilieux et même urineux une partie de ces fluides hétérogènes et les charrient plus ou moins dans le torrent de la circulation de manière à les faire parvenir dans les poumons et successivement dans tous les autres organes jusqu'au cerveau. Les vaisseaux lymphatiques se refusent à cette absorption et ne pompent, comme nous l'avons dit ailleurs, que des fluides homogènes lymphatiques ou séreux, sans avoir égard à ces substances hétérogènes;

furent même alors produits où l'autopsie la mieux faite n'avait pu révéler d'inflammation dans aucune veine (1). Malgré tout, Dance, en 1832 (2), n'en confirma pas moins ses précédents mémoires, sans y rien ajouter ni retrancher, se contentant d'élever des doutes sur la valeur des autopsies où les veines avaient été trouvées ou prétendues intactes.

M. Sédillot, en cette même année 1832 (3), protesta néanmoins contre l'absolutisme des phlébitistes, classant sous trois chefs les cas où l'on trouve du pus dans les veines :

1° Cas où l'inflammation de la veine est évidente dans toute l'étendue du vaisseau où l'on trouve du pus : le pus provient alors d'une phlébite;

2° Cas où une portion de la veine est nettement enflammée, mais où l'on trouve aussi du pus dans des portions non enflammées : le pus provient encore d'une phlébite;

3° Cas où l'on ne constate aucune trace d'inflammation veineuse : le pus provient alors de l'absorption.

C'est alors que Cruveilhier (4) (1833) exposa, dans son Anatomie pathologique, les idées qu'il professait depuis 1826 sur l'inflammation veineuse et l'infection purulente. Contrairement à Blandin, il prétendit d'abord que le premier effet de toute phlébite était la coagulation du sang au niveau de la portion enflammée et, par suite, la formation d'adhérences établissant une séparation complète entre cette portion enflammée et le reste

(1) Gazette des Hôpitaux, 1831, t. IV, nº 29, 55 et 56.

(2) Dance, art. ABCÈS MÉTASTATIQUES in Dictionnaire de médecine en 30 volumes. Paris, 1832.

(3) Sédillot, de la Phlébite traumatique; thèse de concours d'agrégation. Paris, 1832, p. 22.

(4) Cruveilhier, Anatomie pathologique du corps humain, avec planches, 1833; liv. IV, pl. 6; liv. VIII, pl. 4; liv. XI, pl. 1, 2, 3; liv. XIII, pl. 2 et 3. — Art. PHLÉBITE du Dictionnaire en 15 vol., 1834.

de l'appareil circulatoire. Le caillot était même environné de tous côtés, comme Ribes l'avait déjà dit, par une fausse membrane, espèce de kyste qui s'organisait et contractait des adhérences plus ou moins intimes avec la tunique interne de la veine. Le pus était alors sécrété par la paroi veineuse enflammée; mais, au lieu de se rassembler entre cette paroi et le caillot en détruisant les adhérences, il venait se réunir au centre du caillot, où il pénétrait par capillarité, le caillot étant moins cohérent au centre qu'à la périphérie.

La phlébite serait donc toujours enkystée au début, et si les choses en restaient là les phénomènes de l'infection purulente seraient prévenus. Mais souvent, disait à peu près Cruveilhier, les caillots obturateurs sont sourdement minés par l'absorption, ils deviennent une digue impuissante contre le pus qui les comprime, ils se détachent et sont entraînés; alors la phlébite est libre et le pus passe sans obstacle dans la circulation : l'infection purulente est produite.

D'ailleurs la phlébite se développe à propos de toute solution de continuité des veines. On en constate les symptômes durant la vie et les lésions sur le cadavre. Les veines des os s'enflamment aussi bien que celles des autres organes, et leur inflammation est même particulièrement dangereuse. C'est la phlébite osseuse qu'il faut incriminer lorsque les veines des parties molles sont trouvées intactes à l'autopsie. Quant à l'étiologie, il ne faut point en chercher d'autre que celle de toutes les inflammations traumatiques.

Dance, Blandin, Cruveilhier furent en somme les trois champions de la phlébite. C'est sous l'impulsion de leurs travaux que cette doctrine prit son essor. Quant au fond de la théorie, l'accord régnait entre eux ; tous les trois affirmaient l'inflammation veineuse comme cause exclusive des accidents pyohémiques. Mais quant au mécanisme de ces accidents, tous les trois différaient d'opinion.

Pour Dance, la phlébite, d'abord libre, devenait enkystée.

Pour Blandin, la phlébite était et restait toujours libre, et le caillot, s'il en existait un, était toujours impuissant à enkyster le pus.

Pour Cruveilhier, la phlébite, toujours primitivement enkystée, devenait libre secondairement.

Pour tous les trois, le pus était sécrété par la paroi veineuse.

Un peu plus tard, Gaudin, en 1834 (1), sans nier la possibilité, ni même la fréquence de l'infection consécutive à la phlébite, cita cependant de nouveaux faits de pus dans les veines où les recherches les plus minutieuses n'avaient pu faire découvrir aucune trace d'inflammation. En même temps Nève (2) (1834) faisait une monographie de la phlébite où il insistait sur les rapports de cette phlegmasie avec l'infection purulente, mais sans rien ajouter aux opinions reçues.

Puis M. Bouillaud signala, en 1835 (3), des cas où l'on ne rencontre ni caillot ni pus, alors que cependant les parois veineuses présentent des traces évidentes d'inflammation. Dans ces conditions, disait-il, la phlébite est évidente ; mais il est impossible de déterminer, en ne tenant compte que de l'examen du sang, si du pus a été sécrété et entraîné par le torrent circulatoire.

En 1836, Duplay (4) rappelait certains cas signalés par Dance et dont il rapportait de nouveaux exemples, où il n'y avait aucun rapport entre le nombre des suppurations viscérales et l'étendue de la phlébite, celle-ci étant

(1) Gaudin, Archives générales de médecine, 1834, t. VI, p. 562.
(2) Nève, Dissertation sur la phlébite ; thèse de Paris, 1834, n° 11 ; 14 janvier.
(3) Bouillaud, Traité clinique des maladies du cœur ; 1835, t. II, p. 9-16.
(4) Duplay, Quelques observations tendant à éclairer l'histoire de la phlébite à la suite de l'accouchement. (Arch. gén. de méd. ; 1836, 2e série, t. XI, p. 58.)

extrêmement limitée. En même temps, dans la Gazette médicale de Paris, Alquié publiait encore un fait de pyohémie sans phlébite (1).

En 1837, Liston (2) n'admettait la phlébite qu'avec réserves.

D'autre part, Nivet, en 1838 (3), relata un fait qui prouvait péremptoirement la possibilité du passage du pus dans la circulation malgré la présence d'un caillot. Une jeune femme fut amputée de la jambe : le dix-huitième jour se déclarait une phlébite ; le vingt-huitième jour survint la mort. A l'autopsie, on trouva les veines tibiales antérieures et postérieures remplies de pus : « La veine crurale était occupée jusqu'à la naissance de la saphène par un caillot séparé des parois de la veine par du pus dans ses trois quarts inférieurs ; ce caillot se terminait par un renflement ; nulle part il n'adhérait à la veine, de sorte qu'il n'avait existé pendant la vie aucun obstacle capable d'empêcher le passage du pus des veines dans le torrent circulatoire. »

Alors parut le fameux mémoire de Tessier (4) (1838). C'était une charge à fond, une attaque passionnée contre le dogme du mélange du pus et du sang et les doctrines régnantes de la phlébite et de l'absorption, que Tessier confondait dans la même proscription. J'ai montré plus haut comment Tessier condamnait l'infection purulente sous prétexte qu'elle se réduisait à dire que les blessés et les opérés succombent à un empoisonnement par le pus. Quant à la phlébite, il soutenait qu'elle était d'ailleurs incapable d'avoir pour résultat le passage du pus

(1) Alquié, des Abcès viscéraux à la suite des grandes opérations (Gazette médicale de Paris ; 1836).

(2) Liston, Practical Surgery ; 1837, p. 189.

(3) Nivet, Bulletin de la Société anatomique ; 1838, 12e année, p. 261.

(4) Tessier, Exposé et examen critique des doctrines de la phlébite et de l'infection purulente (l'Expérience, 1838, t. II, p. 1, n° 43, 5 juin) ; et Diathèse purulente (l'Expérience, 1838, t. II, p. 81, n° 48, 30 juin).

dans le sang, parce que le pus était toujours enkysté et emprisonné dans un caillot et des fausses membranes. Il en citait et en décrivait des exemples originaux; il en cherchait même la démonstration dans les écrits de Dance et de Cruveilhier, qu'il commentait et interprétait avec plus ou moins de justesse. Il trouvait un appui à sa thèse dans le désaccord de ces deux savants auteurs au sujet de l'époque de la pénétration du pus, que Dance faisait passer avant et Cruveilhier après la formation du caillot. Arrivant enfin aux lésions anatomiques, il terminait en niant que le mélange du pus et du sang puisse les expliquer, par cette pauvre raison qu'il faudrait « que le pus possédât deux propriétés contradictoires, une vertu liquéfiante et une vertu coagulante, car dans la fièvre purulente le sang a été trouvé souvent liquide et dissous, et le pus se trouve habituellement dans les caillots sanguins du cœur » !

Changeant ensuite son rôle de critique contre celui d'initiateur, il formulait quant à la phlébite les conclusions suivantes : Le premier effet de toute phlébite est la coagulation du sang. Le caillot est rarement environné d'une fausse membrane kystique complète. Le pus résulte de la transformation du caillot, c'est-à-dire de la transformation des globules sanguins en globules purulents (1). Le pus existe au centre du caillot lorsque la marche de l'inflammation a été lente; il existe, au contraire, au centre et à la superficie lorsqu'elle a été rapide. La séquestration du pus est opérée tantôt par un caillot adhérent, tantôt par une fausse membrane organisée. Le passage du pus dans le torrent circulatoire n'est jamais possible; la partie adhérente du caillot ou de la membrane ne peut jamais se rompre ou disparaître. « Il est plus facile au pus de passer du centre du fémur à la

(1) Tessier, Diathèse purulente (l'Expérience, 1838, t. II, p. 86).

peau que de franchir l'adhérence qui l'isole du sang dans la phlébite, sauf le cas de violence mécanique. Jamais le pus ne peut trouver place entre les parois veineuses et le caillot, puisque celui-ci adhère à la veine par tous les points de la membrane dont il est enveloppé. » Tessier était donc aussi absolu, aussi radical dans ses affirmations que dans ses négations. On verra plus loin ce qu'il substituait à la doctrine qu'il s'efforçait de renverser.

Mais l'absolutisme de Tessier fut bientôt condamné dans le sein de la Société anatomique (1). Il fut démontré d'une façon irréfutable que du pus veineux pouvait entrer dans la circulation. Il fut relaté des faits dont la conclusion générale était que le pus sécrété par la paroi de la veine enflammée pouvait tantôt se réunir entre celle-ci et le caillot et entourer ce dernier d'une couche purulente, tantôt pénétrer au centre du caillot adhérent intimement par toute sa surface externe à la paroi veineuse; que par conséquent, dans le premier cas au moins, l'infection purulente était possible.

En même temps Bérard et Denonvilliers, en 1840 (2), admirent que la phlébite était la source la plus commune de l'infection; mais que ce n'était pas la seule, la résorption du pus par les veines ouvertes dans le foyer suppurant pouvant aussi intervenir.

Raciborski, en 1841 (3), ne proscrivit pas la phlébite; il la jugea même absolument fatale dans ses conséquences lorsqu'elle siégeait dans les veines des os ou de l'utérus. Alors, en effet, la rigidité de la paroi veineuse soutenue par le tissu osseux ou utérin en empêchait, d'après lui, la rétraction et l'oblitération par un caillot. Mais il avouait

(1) Bulletin de la Société anatomique, 1840, 15e année, p. 16 et 17; 1842, 17e année, p. 300.

(2) Bérard et Denonvilliers, art. PYOHÉMIE in Compendium de chirurgie, 1840, p. 383.

(3) Raciborski, Histoire des découvertes relatives au système veineux, etc. (Mémoires de l'Académie royale de médecine, 1841, t. IX, p. 597 et 599).

la réalité des cas où la phébite était inadmissible. Raciborski n'attachait pas d'ailleurs une importance capitale au mélange intime et effectif du pus et du sang; il lui suffisait que les deux liquides fussent simplement très voisins, séparés l'un de l'autre par une mince couche de tissu.

De même Velpeau (1) (1839-1841) ne nia pas la possibilité de l'infection purulente consécutive à l'inflammation veineuse; il contesta seulement la constance de cette origine. Il cita même à l'appui de son dire une observation qui ne permettait pas le moindre doute : X... meurt après une opération de castration avec les symptômes de la pyohémie. L'autopsie révèle un épanchement séro-purulent dans le thorax et un grand nombre d'abcès métastatiques dans les poumons. Les recherches les plus minutieuses n'ont pu amener la découverte d'aucune trace de phlébite dans les veines du cordon spermatique, les veines iliaques, la veine cave et les veines rénales : « Il faut remarquer, ajoutait Velpeau, qu'il n'en est point ici comme dans d'autres régions du corps; qu'on ne peut avoir recours à des faux-fuyants et dire par exemple que, si l'on n'a pas observé de phlébite dans les veines des parties molles, il pouvait en exister et qu'il en existait probablement dans les os. Rien de tout cela ne peut être invoqué dans cette région, où l'opération n'a porté que sur des parties molles. »

Bientôt parut en 1842 l'article Pus du Dictionnaire en 30 volumes où Bérard aîné (2), après avoir défini l'infection purulente et rejeté les doctrines de l'absorption et de la résorption, affirmait la phlébite et concluait en disant que « l'état général qui constitue l'infection purulente est un effet de la sécrétion du pus dans la cavité

(1) Velpeau, Leçons orales; 1839-1841, t. III, p. 9.

(2) Bérard aîné, art. Pus du Dictionnaire de médecine en 30 volumes; 1842, p. 412.

des veines et du mélange du pus au sang ». Il en trouvait la preuve dans l'identité des accidents et des lésions cadavériques qui suivent l'inflammation veineuse survenue chez un homme en pleine santé à la suite d'une saignée, et de ceux qu'offre un opéré quelconque atteint d'infection purulente, le seul lien possible entre les deux cas étant la phlébite. D'ailleurs le mélange du pus et du sang dans la phlegmasie veineuse est anatomiquement et physiologiquement possible et prouvé, et l'occlusion constante de la veine enflammée est une doctrine fausse. Quant aux cas où les recherches n'ont pu faire découvrir de veine enflammée, c'est qu'elles ont été insuffisantes, quelque minutieuses qu'on les ait prétendues. C'était toujours, on le voit, le même système de raisonnement et de preuves.

En même temps Tessier continuait son réquisitoire contre la phlébite et l'infection purulente; mais Blandin se constituait son vigoureux contradicteur. En 1842 Blandin avait fait, à propos d'une amputation pratiquée consécutivement à une tumeur blanche du genou et suivie de mort par infection purulente, une leçon où il affirmait ses opinions, dont il trouvait la consécration sur les pièces anatomiques (1). « Pour nous résumer, disait-il, nous dirons qu'il y a eu ici d'abord une phlébite suivie d'infection purulente, puis un moment d'arrêt pro-

(1) « Chez le sujet en question, disait Blandin, la veine fémorale contenait un caillot grisâtre imprégné de pus. C'est ici que M. Tessier triompherait, en raisonnant d'après ses idées. On voit bien, dirait-il, que ce caillot a servi de bouchon au pus sécrété au-dessus de lui et qu'il a empêché de passer outre et de se porter dans le torrent circulatoire. Mais la chose est très facile à expliquer d'après nos principes. Ce caillot d'abord n'empêchait pas entièrement le passage du pus, parce qu'il était lui-même imprégné de ce liquide et devait nécessairement en laisser aussi passer une certaine quantité; ensuite on peut soutenir, et cela avec une extrême conviction, que la phlébite simple sans formation de caillot a précédé la formation de ce caillot. Dès lors, il est clair que le pus a pu librement circuler et produire l'infection purulente avant qu'il ait été arrêté dans sa marche par le caillot consécutivement formé. » Blandin, *Gazette des hôpitaux*, 1842, t. II, p. 394.

duit probablement par le traitement mis en usage, puis une recrudescence des symptômes et une progression de la maladie jusqu'à la mort. » Tessier (1) n'admit nullement ce système ; il fit remarquer que le malade était, avant l'amputation, dans un état général non qualifié, mais caractérisé par des frissons et de la fièvre ; qu'après l'opération cet état ne s'était pas modifié, mais s'était au contraire aggravé. Il ne voyait dans les symptômes aucun signe d'une inflammation veineuse, mais seulement une aggravation de l'état général antérieur. « Qu'avez-vous besoin de cette phlébite, dit-il, je vous le demande? Que vient-elle faire ici? Vous aviez affaire à un malade suppurant et disposé à suppurer... » Au surplus, de même qu'il y a des diathèses purulentes qui surviennent dans le cours des phlébites, il y a des phlébites qui surviennent dans le cours de la diathèse purulente, dont elles sont symptomatiques : « La marche de ces phlébites symptomatiques présente la plus grande analogie avec les phénomènes et la marche des abcès symptomatiques de la diathèse purulente... Ajoutez-y le caractère latent que l'on observe fréquemment dans l'un et l'autre cas, et vous serez disposé à croire que je pourrais bien avoir raison d'interpréter votre observation de la manière suivante :

1° Avant l'opération, prédisposition évidente à la diathèse purulente, si déjà l'invasion n'avait pas lieu ;

2° Immédiatement après l'opération, diathèse purulente en plein, dès le jour même ;

3° Aggravation successive des accidents avec les rémittences propres à la diathèse purulente, puis enfin la mort ;

4° A l'autopsie, suppurations symptomatiques de la

(1) Tessier, Mécanisme de l'infection purulente (Gazette médicale de Paris; 1842, 18 juin, p. 385).

diathèse purulente : A, dans la veine crurale; B, dans les plèvres; C, dans les poumons. »

Tessier mettait donc, comme l'avait fait Erdmann en 1821, la phlébite et l'abcès veineux sur le même rang que les abcès viscéraux.

Cela posé, Tessier cherchait d'ailleurs à prouver que le caillot, dans le cas actuel, bouchait hermétiquement la veine; mais ses raisonnements ne pouvaient rien contre les affirmations de l'auteur de l'autopsie.

Il se demandait ensuite s'il était possible que la sécrétion du pus eût précédé la formation du caillot. Hunter et plus tard Dance l'avaient prétendu; Tessier s'appliquait à mettre ces deux savants en contradiction et à prouver « qu'ils ignoraient complètement le mécanisme de la phlébite ».

Mais Blandin releva le gant lancé à ses maîtres, maintint ses conclusions et protesta contre les emportements et les excès de langage de son contradicteur, dont il rectifia les citations en les complétant.

Cette discussion, intéressante à rapporter parce qu'elle précisait les idées de chacun, n'avait, en résumé, converti ni Tessier ni Blandin.

A la même époque avait lieu le concours pour la chaire de clinique chirurgicale vacante par la mort de Sanson. Les concurrents ne pouvaient rester indifférents à la question de la phlébite; Thierry, Vidal (de Cassis), Laugier prirent parti pour Blandin, Malgaigne et Chassaignac se rangèrent au contraire dans le camp de Tessier (1) (1842).

Toujours en 1842, Aran (2) étudia les causes déterminantes des abcès diathésiques (métastatiques) des poumons et passa en revue les théories proposées pour en

(1) Thèses de concours pour la chaire de clinique chirurgicale. Paris, 1842.

(2) Aran, Mémoire sur les abcès du poumon, 2e partie : abcès diathésiques (métastatiques). (Gazette médicale de Paris, 1842, 8 octobre, p. 642.)

expliquer la pathogénie. Il trouva l'opinion de Cruveilhier la plus séduisante; mais, voulant en contrôler l'exactitude, il essaya de reproduire les expériences qui en étaient la base. Les injections de mercure lui donnèrent des résultats analogues, mais les injections de pus restèrent toutes sans effets sensibles entre ses mains. Au surplus la question préjudicielle de la pénétration du pus dans le sang lui sembla résolue par la négative, au moins consécutivement à la phlébite. Il était cependant moins absolu que Tessier; pour lui ce n'était que dans l'immense majorité des cas que le pus était séquestré dans la veine, et alors il était séquestré à toutes les périodes de la maladie; mais dans un certain nombre de cas les caillots n'opposaient qu'un obstacle incomplet au passage du pus dans la circulation. Il en était même où l'on trouvait positivement du pus et de la sanie purulente en contact immédiat avec le sang; mais ce n'étaient là que des exceptions et rien de plus.

Encore en 1842, M. Sédillot, dans les considérations pleines d'intérêt dont il fit suivre une observation de ligature de la carotide primitive, ne considéra pas la phlébite comme capable d'expliquer tous les faits (1).

(1) « M. Blandin, dit M. Sédillot, pense que c'est toujours la phlébite qui donne lieu à l'infection purulente, et il est certain que dans la plupart des cas où cette affection est incontestable elle est accompagnée ou précédée d'une phlébite dont l'existence est reconnue pendant la vie et démontrée par l'examen cadavérique. M. Blandin a parfaitement raison quand il combat M. Tessier et qu'il dit avoir vu des veines remplies de pus et incomplètement oblitérées par un caillot sanguin. La présence de ce caillot, signalée avec beaucoup de soin par M. Tessier, est un fait qui mérite d'être pris en grande considération et qui indique les obstacles spontanément produits pour empêcher le pus de se mêler au sang; mais les caillots ne sont ni constants ni complets. On en a cité des observations, et j'en ai rapporté une dans ma thèse sur la phlébite, où le pus s'étendait des veines du bras jusque dans les oreillettes du cœur, où il était parfaitement reconnaissable. M. Blandin à cet égard nous semble dans le vrai; mais sa doctrine s'applique-t-elle avec un égal bonheur à tous les faits, et chaque fois qu'une infection purulente s'est manifestée rencontre-t-on toujours une phlébite? Nous devons ici, je crois, répondre négativement. » Sédillot, Blessure de la carotide externe, ligature

L'année suivante (1843) M. Sédillot (1) revint sur la question et s'attacha principalement à la théorie de Tessier sur la phlébite : « J'accepte, dit-il, comme parfaitement vrais les phénomènes de l'enkystement du pus dans les veines atteintes de phlébite observés et décrits avec beaucoup d'attention par M. Tessier; mais je suis fort loin d'accepter les conséquences qu'il en a tirées. »

D'abord, en envisageant la question de l'infection au point de vue général, M. Sédillot montrait que le pus de l'abcès veineux se trouvait dans les mêmes conditions que le pus des plaies et des abcès ordinaires et pouvait par conséquent disparaître par résorption physiologique; que dès lors Tessier était obligé, pour établir sa doctrine, « de passer sous silence l'absorption par les radicules veineuses, puisqu'il nie la possibilité du transport du pus avec le sang et l'action délétère de ce mélange » et restreint le débat aux veines enflammées, où il prétend que le pus est toujours enkysté. De plus Ribes, ajoutait M. Sédillot, a depuis longtemps démontré qu'une veine d'abord obstruée peut, par suite de la résolution de l'inflammation, redevenir perméable au sang; par conséquent l'enkystement du pus peut n'être que temporaire. En outre, « dans beaucoup de cas l'abcès formé dans la veine ne peut-il rompre ou ulcérer sa membrane d'enveloppe et se faire jour dans un point de la veine resté perméable au sang »?

Rokitansky, en 1844 (2), ne mit pas en doute la possibilité de la circulation du pus veineux; il soutint cependant que les phlébites rencontrées si souvent dans la pyohémie ne sont que des accidents consécutifs, résultant de l'irritation de la paroi veineuse par le sang altéré

de la carotide primitive, infection purulente (Gazette médicale de Paris, 1842, p. 567).

(1) Sédillot, de l'Infection purulente (Annales de chirurgie française et étrangère, 1843, t. VII, p. 129).

(2) Rokitansky, Handbuch der patholog. Anatomie, 1844, t. II, p. 642.

et coagulé; qu'elles contribuent bien elles-mêmes à rendre l'infection plus active en déversant dans la circulation le pus sécrété par leurs tuniques; mais que la source principale de l'infection est la résorption.

Peu de temps après Botrel (1) (1845) relata qu'il avait trouvé des abcès métastatiques dans les poumons chez des femmes mortes de fièvre puerpérale, en l'absence de toute phlébite des veines soit de la matrice, soit du bassin : « Ces abcès ont coïncidé uniquement avec une angioleucite suppurée. »

Également en 1845, Lebert (2) publia une série d'expériences et diverses observations cliniques et anatomo-pathologiques, desquelles il conclut que la phlébite était la cause de l'infection purulente. Il reconnut trois périodes dans l'évolution de la maladie :

1° Sécrétion locale de pus dans une veine;

2° Mélange de ce pus avec le sang dans le torrent circulatoire;

3° Diathèse pyogénique, qui en est la conséquence.

1° La sécrétion du pus, disait-il, se fait aux dépens de la paroi veineuse et non aux dépens du sang. La phlébite, dès lors, n'aurait aucun danger si le pus n'exerçait pas une action toxique lorsqu'il vient à être en contact avec le sang. Les caillots qui se forment dans la phlébite ne peuvent d'ailleurs s'opposer à l'infection purulente : « Il est tout naturel que le pus, qui, pour arriver dans la veine, traverse la membrane lisse et fine qui tapisse l'intérieur de ce vaisseau, puisse tout aussi bien traverser l'espace existant entre la membrane interne et le caillot, et ce dernier lui-même, qui, surtout au début, est bien oin de constituer un cordon ligamenteux imperméable. » Lebert ne contestait donc pas l'existence d'un caillot,

(1) Botrel, Mémoire sur l'angioleucite utérine puerpérale (Arch. gén. de méd.; 1845, t. VII, p. 426).

(2) Lebert, Physiologie pathologique, 1845, t. I, p. 313-324.

mais il ne croyait ni à son adhérence, ni à son imperméabilité.

En 1846 Castelnau et Ducrest (1) affirmèrent que la phlébite était la source constante et indiscutable d'où provient le pus dans la pyohémie. Ils avouèrent que la communication entre la veine enflammée et la circulation était parfois difficile à découvrir et citèrent une longue observation où plusieurs heures de recherches étaient restées infructueuses, lorsqu'un incident révéla la voie librement ouverte entre l'abcès veineux et les veines saines. Ils partaient de là pour soutenir que les cas cités où cette communication avait échappé étaient des cas mal observés et sans autorité.

En 1846 Monneret et Fleury (2) conclurent, d'un examen approfondi des faits et des arguments, que dans la majorité des cas la phlébite était enkystée, mais que souvent aussi on trouvait dans les veines du pus qui n'était séquestré ni par un caillot, ni par des fausses membranes, ni par aucun autre mode de limitation; que l'on ne découvrait même alors aucune disposition qui autorisât à admettre l'existence antérieure d'un caillot, d'une fausse membrane ou d'une adhérence quelconque. Donc la phlébite pouvait être libre soit primitivement, contrairement à l'opinion de Cruveilhier, soit consécutivement, contrairement aux affirmations de Tessier. D'ailleurs, suivant les mêmes auteurs, la phlébite n'était qu'une des causes possibles, mais non constantes de la pyohémie (3); elle existait dans plus de la moitié des

(1) Castelnau et Ducrest, Mém. cité; in Mémoires de l'Acad. Roy. de méd., 1846, p. 116.

(2) Monneret et Fleury, Essai sur l'infection purulente, Paris, 1844; Compendium de médecine pratique, art. PHLÉBITE, t. VI, 1846.

(3) « La pyohémie, disaient Monneret et Fleury, peut être le résultat d'une phlébite primitivement libre ou d'une phlébite enkystée devenue libre; il est probable, dans la phlébite enkystée, que les éléments du pus peuvent être sécrétés et versés dans le torrent circulatoire avant la formation des adhé-

cas; mais l'absorption devait être invoquée à défaut de phlébite dans l'autre moitié.

En la même année 1847, M. A. Guérin (1) repoussa la phlébite comme cause, mais l'admit comme conséquence de la pyohémie.

En 1849, M. Sédillot (2) admit que la phlébite était la cause la plus ordinaire de la pyohémie.

En même temps Cruveilhier (1849) confirmait de nouveau son opinion, que les arguments contradictoires de Tessier n'avaient pas ébranlée (3). Il s'attachait en outre à montrer que le pus veineux ne pouvait provenir d'une autre source que d'une phlébite. « Des preuves directes, disait-il, établissent d'ailleurs que le pus trouvé dans les veines est du pus formé dans ces vaisseaux eux-mêmes à la suite d'une inflammation : car, si à une période avancée de la maladie on trouve les veines remplies de pus phlegmoneux à plein canal, dans des périodes moins avancées et quelquefois sur le même sujet on trouve toutes les périodes de la phlébite : 1° veines remplies de concrétions sanguines non canaliculées et adhérentes; 2° matière lie de vin foncée occupant le centre de la concrétion, qui est par conséquent canaliculée;

rences; le pus étant emprisonné dans une portion de la veine enflammée, une quantité de ce liquide peut être portée dans le torrent de la circulation par les collatérales. » Monneret et Fleury, Compendium de médecine pratique, art. PYOHÉMIE; t. VII, 1847.

(1) A. Guérin, de la Fièvre purulente; thèse de Paris, 1847, 30 janvier.

(2) Sédillot, de l'Infection purulente ou pyohémie, 1849.

(3) « Dans toute solution de continuité, disait Cruveilhier, l'inflammation s'empare des veines qui ont subi cette solution, comme d'ailleurs de tous les tissus divisés. Si cette inflammation ne dépasse pas les limites de l'adhésion, elle ne détermine aucun accident; mais si d'adhésive elle devient suppurative, il peut arriver deux choses : ou bien le pus reste isolé, cohibé par des caillots sanguins qui le séparent de la circulation générale, et alors les choses se passent localement, sans accidents généraux; ou bien le pus cohibé par des caillots sanguins surmonte la digue impuissante que ceux-ci lui opposent, se mêle au sang et avec le sang est porté dans toutes les voies de la circulation. » Cruveilhier, Traité d'anatomie pathologique générale, 1849, t. I, p. 163 et suiv.

3° matière lie de vin claire; 4° pus louable remplissant la capacité de la veine et disparition complète des concrétions sanguines. A toutes ces époques, bien que la surface interne de la veine ne présente aucune trace d'inflammation, on trouve dans l'injection des capillaires de la surface externe de la veine et du tissu cellulaire ambiant, dans l'infiltration, la densité et la fragilité de ce tissu cellulaire et de la tunique externe de la veine, des traces non équivoques d'une inflammation antérieure. »

Répondant enfin directement à Tessier, Cruveilhier ajoutait : on a encore prétendu que le pus dans les veines était toujours enkysté dans un caillot et séparé ainsi du sang en circulation. Cet enkystement est positif, mais il n'est que temporaire : « Les bouchons formés par les caillots diminuent peu à peu de hauteur, ils se réduisent à une lame mince en forme de couvercle; alors le mélange du sang en circulation avec le pus se fait aussi librement que possible. On comprend d'ailleurs que, lors même qu'il resterait un caillot d'une mince épaisseur, une sorte de filtration capillaire du pus pourrait s'effectuer au travers de ce caillot, comme à travers une substance poreuse perméable et non vivante (1). »

Peu après, en 1850, Lee (2), ayant remarqué, comme il a déjà été dit plus haut, que dans un verre à réactif du sang mélangé à du pus se coagulait plus rapidement qu'à l'ordinaire, s'avisa que la pénétration du pus dans les veines devait avoir le même résultat et que, par conséquent, le pus se fermait à lui-même les portes de la circulation, dans la phlébite. Il pensa que le pus ne pouvait alors pénétrer qu'à condition que la coagulabilité du sang fût préalablement diminuée, ou bien qu'un effort mécanique rompît la barrière existant entre le pus et le sang

(1) Cruveilhier, Ibid., p. 171.
(2) H. Lee, on Inflammation on the Veins; London, 1850, p. 45 et suiv.

liquide. Il crut d'ailleurs que la phlébite n'était jamais qu'un accident consécutif.

En résumé, jusqu'en 1850 la discussion au sujet des rapports à établir entre la pyohémie et la phlébite avait porté : 1° sur la possibilité physique, physiologique et anatomique de l'infection du sang par le pus sécrété par la veine enflammée; 2° sur la constance de cette étiologie. Les uns prétendaient, avec Dance, Blandin, Cruveilhier, Bérard et M. Sédillot, que le pus veineux, primitivement ou consécutivement enkysté, pouvait à une certaine époque de la maladie, au moins dans un bon nombre de cas, passer dans la circulation. Les autres, avec Tessier, soutenaient au contraire énergiquement que le pus veineux était partout et toujours enkysté et ne pouvait jamais circuler. Tout le monde reconnaissait l'existence pathologique de la phlébite suppurative ; mais les uns, avec Blandin, Cruveilhier, etc., en faisaientla cause, les autres, avec Tessier, en faisaient l'effet de la pyohémie ou de la diathèse purulente; les premiers affirmaient que le pus était sécrété par les parois veineuses enflammées et imbibait le caillot; les seconds croyaient au contraire que le pus se formait aux dépens du caillot par une véritable suppuration de celui-ci ; mais tous croyaient avoir réellement affaire à du pus véritable et à une indubitable inflammation veineuse dont la coagulation du sang était un effet primitif ou consécutif.

Avec Virchow (1846-1854-1856) s'ouvrit une ère nouvelle et la discussion changea de direction. L'existence de l'inflammation veineuse, telle qu'elle était comprise par Cruveilhier, etc., fut remise en question, ainsi que la suppuration soit de la veine, soit du caillot, et même la présence d'un pus véritable.

En effet Virchow, dans une série de travaux qu'il condensa et compléta en 1856 (1), émit sur la question des

(1) Virchow, Gesammelte Abhandlungen für wiss. Med.; 1856, Seite 484-636.

idées neuves et originales qui portèrent à la doctrine de la phlébite une sérieuse atteinte. Après avoir résumé l'opinion de Cruveilhier et critiqué la doctrine de l'origine phlébitique de toute inflammation et celle de la coagulation du sang comme phénomène initial de toute phlegmasie, doctrines dont la preuve n'est fournie ni par les faits, ni par l'observation microscopique, Virchow tomba d'accord avec l'anatomiste français sur ce point capital que le soi-disant pus des veines siège au centre du caillot et non ailleurs. Mais il repoussa, comme l'avait déjà fait Tessier, l'idée que la sécrétion purulente provînt de la paroi vasculaire par capillarité : cette idée, soutenable lorsqu'on considérait le pus comme un liquide simple, n'était d'ailleurs plus compatible avec l'état des connaissances acquises sur la composition de ce liquide. Virchow ne retint, en résumé, de la théorie de Cruveilhier que les deux points suivants : 1° la présence d'un caillot au début; 2° l'existence au centre du caillot, peu de temps après sa formation, d'une masse puriforme. Il affirmait en outre que la formation du caillot ne dépendait en rien de l'inflammation, attendu, disait-il, que la théorie des stases repose sur de nombreux malentendus (1) (1854).

L'inflammation n'ayant nullement pour conséquence la coagulation du sang, il s'agissait donc non plus d'une phlébite suppurée, mais d'une coagulation du sang en lieu et place, phénomène pour lequel Virchow proposa le nom de *thrombose* (2) (1854).

Quant à la matière puriforme constatée au centre du *thrombus* (caillot), Virchow prétendit que ce n'était nullement du pus, mais un produit d'une transformation chimique de la fibrine du thrombus (3) (1846). Comme

(1) Virchow, Handbuch der speciellen Pathologie und Therapie; 1854, B. I. Sietc, 53.

(2) Virchow, Handbuch der sp. Path. und. Th.; 1854, B. I, Seite 159.

(3) Virchow, Zeitschrift für rationelle Medicin; 1846, B. V, Seite 226.

preuve, il invoqua l'examen microscopique, qui n'y révèle que des granulations : on y trouve bien quelquefois cependant des globules analogues aux globules purulents, mais ce sont les globules blancs du sang coagulé; on en voit de pareils englobés dans le caillot lui-même. Cette matière puriforme est d'ailleurs toujours séquestrée par les parties les plus récentes du caillot, qui va toujours augmentant d'étendue ou de longueur dans le sens de l'axe du vaisseau. Le ramollissement ne peut donc point aboutir jusqu'au contact du sang, à moins d'une rupture mécanique du caillot; mais il se propage toutefois jusqu'à la paroi vasculaire, qui se modifie alors; elle s'épaissit et s'enflamme, et du pus peut se former dans ces conditions dans l'épaisseur des tuniques, mais là seulement.

En ces termes Virchow ne niait donc pas, à proprement parler, la possibilité pathologique de la phlébite suppurée; il en niait seulement l'existence primitive comme cause de la formation du caillot et comme source d'une sécrétion purulente capable par son mélange avec le sang d'engendrer l'infection purulente. « Certainement il y a une phlébite, disait-il (1); mais c'est une inflammation qui porte sur la paroi du vaisseau et non sur son contenu. Nous pouvons voir, dans les gros vaisseaux, s'enflammer les diverses couches de la paroi; nous pouvons observer dans les parois vasculaires toutes les formes de l'inflammation, mais la lumière du vaisseau n'est pas oblitérée... Quand le vaisseau s'enflamme, la masse exsudative a bien plus de tendance à rester dans la paroi vasculaire, qui s'épaissit, devient opaque et suppure plus tard. Il peut même se former des abcès soulevant les tuniques vasculaires et faisant saillie en dedans et en dehors comme des pustules de variole, sans que pour cela le sang se coagule dans les vaisseaux. Souvent

(1) Virchow, Cellularpathologie, etc. Berlin, 1859, S. 167 (trad. Picard).

aussi la phlébite vraie (et l'artérite et l'endocardite sont dans le même cas) devient une cause de thrombose, en produisant dans la lumière du vaisseau des inégalités et même des ulcérations. Mais dans les points où se produit une phlébite, dans le sens vulgaire du mot, la modification de la tunique est presque toujours secondaire et survient tard comparativement. » Virchow considérait d'ailleurs que, dans cette deuxième catégorie de faits, la cause de la thrombose était la stase du sang dans la veine sectionnée ou comprimée.

Donc, et comme conclusion des recherches de Virchow : la phlébite avec suppuration dans le canal veineux, telle que l'avaient comprise Dance, Blandin, Bérard, Cruveilhier et même Tessier, n'existe pas : le caillot ou thrombus n'est pas causé par l'inflammation, il ne suppure pas et ne contient pas de pus; il est donc incapable soit de permettre, soit d'empêcher l'infection purulente qui n'existe pas. Quand il y a phlébite, il s'agit d'une inflammation intrapariétale, d'une mésophlébite, dont le seul effet peut être de produire une thrombose, mais qui ne produit jamais l'infection du sang par le pus qu'elle sécrète.

La théorie de Virchow fut naturellement adoptée par la plupart des anatomo-pathologistes allemands; elle le fut aussi par un certain nombre d'anatomistes anglais et français.

Callander, en 1860 (1), après une discussion des idées anciennes, écrivit « qu'il est maintenant reconnu que les membranes veineuses présentent rarement des traces d'inflammation, qu'elles ne sécrètent jamais de pus, et que l'apparence de suppuration observée dans ces vaisseaux est en réalité causée par des caillots ramollis. »

(1) Callander, in Holme's System of Surgery, art. PYOEMIA; 1860, t. I, p. 266.

O. Weber (1) (1865) fit une étude approfondie de la thrombose où il confirma les idées de Virchow.

Savory (2) (1866) fit remarquer que « la thrombose peut exister sans phlébite et arrive souvent sans être suivie de pyohémie. La phlébite peut exister quelquefois sans thrombose, et se manifeste souvent sans être suivie de pyohémie. La pyohémie survient souvent sans aucun signe de phlébite ou de thrombose; et, plus souvent encore, sans avoir été précédée de ces deux altérations ni d'aucune autre affection des veines. Il n'est par conséquent pas démontré d'une façon satisfaisante que la phlébite ou la thrombose ait un rapport de cause à effet avec la pyohémie. »

Baker (3) (1866) conclut de son côté que si la théorie de Virchow est applicable à certains cas, il n'en est pas moins vrai que « la pyohémie peut résulter d'une phlébite suppurative véritable » telle qu'on la comprenait autrefois.

Peu après Bubnoff (4) (1867) prétendit prouver expérimentalement la possibilité de l'imbibition du caillot par le pus provenant des tissus ambiants; mais nous savons ce qu'il faut penser de ses expériences et de ses conclusions.

Puis Billroth (1868) (5), tout en admettant la même théorie fondamentale, crut toutefois à la suppuration possible du thrombus, sans penser d'ailleurs que le pus passât directement dans la circulation, attendu qu'il était toujours séquestré par les parties les plus jeunes du thrombus. Quant à l'origine et à l'évolution du

(1) O. Weber, Handbuch der allgemeinen und speciellen Chirurgie von Pitha und Billbroth; Erlangen, 1865, B. I.

(2) Savory, St Bartholomew's Hospital Report; 1866, t. II, p. 46.

(3) Bubnoff, Mém. cité in Virchow's Archiv.; 1867, B. XLIV.

(4) Baker, on the Origin of Pyœmia, a Reply to the Question suggested by the Council of the Brit. med. Association : « Are there any trustworthy Facts as to the Origin of Pyœmia? » Birmingham, 1866.

(5) Billroth, Pathologie générale, 1868, p. 392.

thrombus, « si je devais résumer mes expériences sur la thrombose, dit-il, et sur le sort réservé au thrombus, je dirais que la plupart des thromboses veineuses ne sont que le résultat d'inflammations de voisinage très aiguës (principalement sous les aponévroses, sous une peau fortement tendue et dans l'intérieur des os) et que le coagulum subit le même sort que la néoplasie inflammatoire. Si cette dernière conduit à une organisation en tissu (comme par exemple dans la réunion par première intention et dans la formation des bourgeons charnus), alors les thrombus vasculaires s'organisent également en tissu conjonctif. Si au contraire l'inflammation passe à la suppuration ou à la gangrène, alors les thrombus subissent également la fonte purulente ou gangréneuse et se réduisent en grumeaux. Les parois veineuses ont le même sort que les thrombus et le tissu environnant : elles deviennent le siège d'une infiltration plastique et d'un épaississement, ou bien elles entrent en suppuration. » Mais quelle est la cause directe de ces coagulations veineuses? Billroth invoquait soit la compression, soit la dilatation des veines, soit les aspérités qui font saillie dans leur canal, consécutivement à la congestion ou à l'inflammation des tissus ambiants et des parois veineuses elles-mêmes, toutes causes ayant pour effet le ralentissement de la circulation.

Cependant Braidwood (1) (1868) contesta la fréquence des signes de la phlébite pendant la vie et considéra la coagulation du sang dans les veines comme un effet et non comme une cause de la fièvre suppurative ou pyohémie! « Nous avons déjà fait remarquer, dit-il, que le sang, dans la fièvre suppurative, est extrêmement coagulable pendant la vie, et cette circonstance, ajoutée à l'état d'irritation des veines lié à l'état inflammatoire de

(1) Braidwood, on Pyœmia; 1868, p. 227-228 de la traduction française de E. Alling. Paris, 1870.

l'économie en général, explique facilement la fréquence des caillots veineux chez les malades qui ont succombé à la fièvre suppurative ou puerpérale. On a trop insisté sur la présence des caillots veineux. Il faudrait les considérer de la même façon que les autres altérations pathologiques que l'on trouve dans la pyohémie; ils sont en somme la conséquence et non la cause de la maladie. »

Peu après, Hueter (1) (1869) étudia les conditions dans lesquelles se font les thromboses chez les blessés et dans lesquelles les thrombus se résolvent en pus. La richesse de la région blessée en vaisseaux veineux, la disposition des valvules, le degré de compression exercé par le gonflement des tissus ambiants, doivent, disait-il, entrer en ligne de compte; mais c'est surtout à la circulation collatérale qu'appartient la plus grande valeur étiologique. Or la qualité de la circulation collatérale dépend évidemment de l'énergie de la circulation générale. Lorsqu'une veine est coupée, le sang qui se trouve entre la première valvule au-dessus de la section et la plaie s'écoule; le sang qui se trouve entre la valvule et la première collatérale ne circule plus, il se coagule, il forme un thrombus. Mais si la collatérale s'abouche au niveau de la valvule ou aux environs, il n'y pas de stagnation du sang et par conséquent pas de thrombus. Il faut toutefois que la circulation soit suffisamment active dans cette collatérale, car sans cela la thrombose envahira la collatérale elle-même. « Or dans les amputations les conditions ne sont point favorables, attendu que l'ablation d'un membre entraîne la section de toutes les veines principales et collatérales, et que, par conséquent, la circulation collatérale ne peut être énergique. » A côté de ces conditions locales, Hueter indiquait les conditions

(1) Hueter, Handbuch, etc., 1869, B. I, Abth., II, H. I : die Pyämischen Fieber, Seite 91-92.

générales de la circulation qui prédisposent à la thrombose, ce sont : 1° l'anémie consécutive à une hémorragie, alors que l'énergie de la contraction du cœur et de la circulation est diminuée; 2° l'existence d'une fièvre chirurgicale antérieure; 3° les maladies accidentelles; 4° les influences constitutionnelles; 5° l'âge : toutes causes agissant par leur influence sur la circulation générale. Quant aux métamorphoses des thrombus, Hueter croyait à la possibilité de leur organisation, ce qui était une terminaison favorable; mais il croyait aussi à leur dégénérescence ou décomposition purulente (die Thromben eitrig zerfallen) (1). Cette décomposition purulente (die eitrige Erweichung) (2) résulterait de la pénétration dans la veine thrombosée du pus de la plaie. D'ailleurs Hueter ne croyait pas à l'influence du voisinage d'un foyer purulent. « On s'imaginait autrefois, dit-il, que le voisinage du pus créait pour une veine des conditions fâcheuses et pouvait y causer une thrombose. Ce danger est certainement bien insignifiant; l'expérimentation et l'observation clinique l'ont du moins prouvé. Dans les opérations où l'on met à découvert, même sur une longue étendue, des grosses veines, alors même que la paroi vasculaire est en contact avec le pus pendant des semaines, on n'observe pas de thrombose (3). » Mais il n'en est pas de même pour les veines déjà thrombosées, et Hueter affirmait qu'alors il y avait lieu de craindre la dissolution purulente du thrombus.

Cependant il existait encore, en France surtout, quelques partisans de la phlébite véritable; M. Legouest (4) (1869), à l'Académie de médecine, était de ce nombre,

(1) Hueter, Handbuch, etc., die Pyämischen Fieber, S. 94, § 85.

(2) Id., Ibid., S. 94, § 86.

(3) Id., Ibid., S. 95, § 86.

(4) Legouest, Bulletin de l'Académie de médecine; 1869, 15 juin, p. 380, 381.

Mais M. A. Guérin (1) (1869), devant la même Société, déclara la doctrine de la suppuration veineuse insuffisante et fausse. Insuffisante, parce que l'inflammation veineuse n'existe le plus souvent pas ; fausse, parce que, quand cette inflammation existe, elle est secondaire. Les partisans de la phlébite, disait M. A. Guérin, sont d'ailleurs obligés, eux aussi, de reconnaître l'influence des milieux et par conséquent l'étiologie miasmatique. Si « l'on reconnaît, avec Bérard, l'influence de l'air vicié sur la production de l'infection purulente, il est, ce me semble, bien difficile de faire jouer à la phlébite un rôle important dans l'étiologie de cette affection. Les principes délétères contenus dans l'atmosphère et provenant des surfaces en suppuration ne se borneront pas en effet à agir à la surface d'une plaie, ils seront absorbés instantanément, et leur action s'exercera aussi bien sur les vaisseaux les plus éloignés de leur absorption que sur ceux de la solution de continuité qui aura été la porte d'entrée... Si, quand ces principes délétères exercent leur action malfaisante, on trouve de la phlébite, la phlébite est l'effet et non la cause. » Fondées quant à la théorie de l'inflammation veineuse, les objections de M. A. Guérin n'avaient plus de portée sur la doctrine de la thrombose.

En 1870, M. Sédillot (2) s'en tint cependant encore à l'ancienne phlébite de Cruveilhier. « Le mode le plus habituel de l'introduction du pus dans la circulation, dit-il, est la phlébite. On peut suivre le mélange du pus et du sang dans les veines enflammées jusque dans les cavités du cœur, et nous croyons qu'il ne saurait rester de doute à cet égard dans l'esprit de ceux qui se sont donné la peine d'étudier sérieusement et impartialement la question. »

(1) A. Guérin, Bulletin de l'Académie de médecine; 1869, 8 juin, p. 348.
(2) Sédillot et Legouest, Médecine opératoire; 1870, t. I, p. 34.

M. H. Petit, en 1871 (1), relata d'ailleurs plusieurs faits des plus intéressants, où la dissection de moignons d'amputés, morts de pyohémie, lui avait révélé la présence dans certaines veines inter ou intramusculaires de caillots à différents degrés de ramollissement, libres d'adhérences ou adhérents à la paroi, laquelle souvent présentait des traces évidentes d'inflammation. Il constata également que les thrombus veineux se formaient dans les veines incisées soit au-dessus, soit au-dessous de la première valvule et pour ainsi dire dans la plaie elle-même; que d'ailleurs bon nombre de veines restaient perméables, libres de caillots, non enflammées, simplement aplaties par la pression des tissus avoisinants. Il conclut en disant qu'il y avait lieu d'y regarder avant de condamner définitivement la doctrine de la phlébite.

A l'Académie de médecine, M. Verneuil, en 1871 (2), se montra résolument partisan de la thrombose et de la dégénérescence putride ou purulente du thrombus; tandis que M. Colin (3) (1871) plaida la cause de la phlébite en la fécondant des idées nouvelles sur la septicémie. « La plaie, dit-il, qui a mille divisions veineuses coupées ou blessées, offre une collection de petites phlébites, de petites lymphangites, presque capillaires, où le pus se forme à l'intérieur même des parois vasculaires, si bien qu'il lui suffit d'être mis en mouvement, d'être aspiré pour être entraîné dans le torrent circulatoire. »

D'autre part M. Gosselin (1871) (4), éclectique avant tout, déclara n'être point rebelle à l'idée de l'infection consécutive à une phlébite putride; mais il distinguait essentiellement « la phlébite putride et la phlébite non

(1) H. Petit, Mém. cité in Gazette hebdomadaire, 1871, p. 501-502.
(2) Verneuil, Bulletin de l'Acad. de méd.; 1871, 25 avril, p. 254 et suiv.
(3) Colin, Bulletin de l'Acad. de méd.; 1871, 16 mai, p. 299.
(4) Gosselin, Bulletin de l'Acad. de méd.; 1871, 16 août, p. 626.

putride, qui, arrivant à l'abri du contact de l'air, s'accompagne de coagulation sanguine et quelquefois de suppuration sans qu'aucune fièvre intervienne ».

En résumé, malgré quelques rares fidèles à la doctrine de Blandin, la thrombose s'était donc substituée à la phlébite; tout au moins, la majorité des chirurgiens ne croyait plus à l'origine inflammatoire du pus veineux ni à la sécrétion du pus par la paroi vasculaire. Le seul point débattu était la suppuration ou la non suppuration du thrombus, et aussi les limites dans lesquelles la mésophlébite ou inflammation des tuniques veineuses intervient dans la formation du thrombus.

Alors, en 1872, Durante (1) démontra positivement que le caillot pouvait subir deux formes de ramollissement : le ramollissement simple et le ramollissement accompagné de suppuration, et donna l'explication des différents aspects du caillot qui avaient donné lieu à toutes les discussions : « Dans le ramollissement simple, dit-il, le caillot transitoire, comprimé concentriquement par les cellules de nouvelle formation (de la membrane interne de la veine), se transforme en une masse pultacée plus ou moins consistante. Ce processus a été désigné sous le nom de ramollissement central du caillot, et il passait pour être une transformation du caillot organisé (c'était ce que Dance, Blandin et Cruveilhier prenaient pour du pus), alors que, en réalité, la substance ramollie est constituée par les restes du caillot transitoire, demeurés inclus au centre par suite de l'accroissement successif du tissu de substitution. » Il n'y a donc pas réellement d'organisation du caillot lui-même : un caillot se forme dans la veine, c'est le caillot transitoire; des cellules se forment aux dépens de la membrane interne et produisent un tissu nouveau qui se substitue au caillot transi-

(1) Durante, Mém. cité in Archiv. de physiologie, 1872, p. 497.

toire, et celui-ci se résorbe. Mais « dans les caillots qui ne succèdent pas à des ligatures, la production cellulaire qui doit constituer le tissu permanent peut s'arrêter : la substance ramollie est alors résorbée et emportée au loin par le courant sanguin. La circulation, qui avait été interrompue dans le vaisseau par le caillot transitoire, se rétablit alors. Cette perforation du caillot a été appelée : *canalisation du thrombus*. Le canal produit ainsi est toujours tapissé d'endothélium. » C'est ce fait, observé par Ribes dès 1825, qui avait donné le change à Cruveilhier et lui avait fait admettre la coagulation primitive dans la phlébite et la disparition secondaire du caillot donnant au pus la liberté de circuler.

Le ramollissement simple du caillot fut désigné par Durante sous le nom de : *métamorphose simple du caillot transitoire.*

« Dans le ramollissement avec suppuration on voit à la métamorphose du caillot transitoire s'ajouter la prolifération progressive des cellules du caillot permanent. Cette prolifération finit par aboutir à du pus qui se mêle à la substance du caillot transitoire métamorphosé. Dès lors il n'existe plus de limite nette à la rencontre de la substance centrale ramollie et des cellules, qui avancent vers le centre du vaisseau. On remarque, à partir de la paroi vasculaire, des cellules à plusieurs noyaux, qui se transforment en petits corpuscules en approchant du centre de la lumière du vaisseau et qui se résolvent enfin en une substance granuleuse fortement réfringente.

» Il nous semble convenable de désigner sous le nom de *suppuration du caillot permanent* cet autre processus de ramollissement. » N'est-ce pas cette suppuration du caillot permanent qu'avaient observée Dance, Blandin et Cruveilhier, et qu'ils avaient prise pour de la phlébite suppurée ? il y a tout lieu de le croire. Mais que devient le fameux et si impénétrable enkystement de Tessier? Que devient la digestion du thrombus de Virchow?

En 1873, MM. Cornil et Ranvier (1) admirent, au moins en partie, les conclusions de Durante, mais ils étudièrent aussi plus spécialement les rapports de la phlébite avec la pyohémie. « Dans les plaies complètes des veines, disent ces auteurs, comme celles qui ont lieu dans les opérations chirurgicales, notamment dans les amputations, tout le sang qui est compris entre la section et les premières valvules s'écoule et la veine reste dans ce point vide de sang. Un caillot se forme au-dessus des valvules jusqu'à la première collatérale. Cette extrémité de la veine (celle qui est comprise entre la section et la première valvule) participe à l'inflammation de la plaie; il s'y produit de la périphlébite et de l'endophlébite adhésives, comme celles qui suivent la ligature, et l'oblitération du vaisseau en est la conséquence. »

Le caillot ou thrombus peut arriver à se détacher par fragments ou en totalité; « mais la terminaison la plus commune de la thrombose veineuse est l'oblitération définitive de la veine ; elle survient consécutivement à la végétation de la tunique moyenne et à la résorption du caillot »... « La thrombose peut être aussi le point de départ d'un abcès périphérique de la veine; » mais la suppuration est loin d'être la terminaison habituelle de la thrombose. Il peut cependant se faire, dans les tuniques de la veine enflammées et proliférées, une suppuration véritable qui envahit même la tunique moyenne. Quant aux caillots fibrineux, ils contiennent toujours un grand nombre de globules blancs, provenant de ce fait connu que « toutes les fois que le cours du sang est ralenti dans un point du département vasculaire, les globules

(1) Cornil et Ranvier, Manuel d'histologie pathologique; 2e partie, 1873, p. 571-575.

blancs s'y accumulent... Ceux-ci deviennent libres au centre du caillot, qui en est la partie la plus ancienne, parce que la fibrine y subit la fonte granuleuse. »

« Lorsque, à la suite d'une plaie suppurée ou d'un phlegmon siégeant au voisinage d'une veine, le tissu conjonctif de la membrane externe de la veine participe à l'inflammation, on voit des cellules embryonnaires ou des globules de pus disposés entre les faisceaux du tissu conjonctif de cette tunique... Il se peut que, sous l'influence du processus qui détermine la formation d'un abcès (ramollissement et nécrose), la tunique externe, la tunique moyenne et la tunique interne de la veine soient ulcérées et détruites... Le plus souvent cette ulcération des veines est accompagnée d'une coagulation du sang dans l'intérieur du vaisseau. Le danger d'une introduction directe du pus dans le système circulatoire est évité par cette coagulation du sang. Cependant il arrive parfois que le caillot est insuffisant, et l'on voit survenir alors les accidents de la pyohémie et de la septicémie. D'autres fois le caillot déjà formé subit des transformations ultérieures : il se ramollit à son centre et constitue du côté du cœur un canal anfractueux qui fait communiquer le foyer d'inflammation suppurative avec le système vasculaire. »

Dans ces conditions la phlébite pariétale peut donc avoir pour conséquence des lésions anatomiques qui favorisent le développement de la pyohémie ; mais elle n'est cependant pas encore la cause directe de la maladie. C'est ainsi néanmoins que s'explique, au moins en partie, le danger particulier des foyers purulents qui fusent le long des vaisseaux et qui envahissent les régions à sinus veineux.

Mais si MM. Cornil et Ranvier expliquaient par une lésion de la paroi vasculaire la formation du thrombus, dans le cas de plaie suppurante ou de phlegmon, dans le voisinage d'une veine, on voit que, dans le cas de plaie complète ou de section des veines, ils se bornaient à constater le fait de la thrombose dans le tronçon subsistant entre la première valvule et la première collatérale, invoquant simplement l'arrêt de la circulation comme étiologie de cette thrombose; c'était en somme l'opinion de Billroth et de Hueter. Mais l'arrêt de la circulation ne semble guère suffisant, à lui seul, pour provoquer la coagulation du sang dans les vaisseaux. Tout porte à croire que, dans les veines des moignons d'amputés par exemple, un autre facteur doit intervenir.

La cause de la coagulation du sang est encore un problème obscur; cependant M. Glénard, en 1875 (1), soutint une thèse dans laquelle il relata des expériences personnelles qui ne peuvent laisser subsister aucun doute sur le rôle de la paroi vasculaire. « Lorsque sur un solipède, dit-il, on enlève un segment vasculaire et qu'on le conserve à l'air, le sang ne s'y coagule pas, quelle que soit la capacité du segment. A quelque intervalle qu'on l'examine après son ablation de l'animal, le sang est susceptible, à l'issue du vaisseau, de se prendre en un caillot qui a tous les caractères du caillot habituel. Après un temps variable, en relation avec le volume du vaisseau et la masse du sang conservé, le segment sèche au point d'offrir la consistance de la corne; si, à ce moment, on reprend le plasma transformé par la dessiccation en une laque dure et transparente et qu'on le désagrège dans l'eau, il s'y dissout, et ce liquide est susceptible de se coaguler en masse même après filtration. » M. Glénard appuyait cette conclusion sur plus de quarante expériences sur des artères et sur des veines.

Il montra en outre (2) que l'intégrité physique de la

(1) Glénard, Contribution à l'étude des causes de la coagulation du sang à son issue de l'organisme; thèse de Paris, 1875. 1er mars, n° 50, p. 17.

(2) Id., ibid., p. 19.

membrane interne du vaisseau n'était pas indispensable. Il enleva pour cela un segment d'artère qu'il divisa en deux segments par une ligature médiane. Il rompit la membrane interne de l'un des demi-segments, à l'aide de ligatures multiples, aussitôt relâchées : le sang resta fluide dans les deux demi-segments. Il en conclut que la paroi vasculaire n'a pas de puissance propre vitale ou mécanique, mais qu'elle ne jouit pas de la propriété coagulatrice : conclusion qui pouvait être exacte pour une paroi vasculaire physiologique ou anatomiquement saine, mais qui ne pouvait s'appliquer à une paroi pathologique ou anatomiquement altérée.

M. Glénard ne s'en tint d'ailleurs pas là : on pouvait arguer, en effet, que le sang ne s'était pas coagulé dans les segments de vaisseaux isolés parce qu'il avait été soustrait à l'influence de l'air. Pour répondre à cette objection, il injecta de l'air dans des segments isolés, et la coagulation ne s'y fit pas davantage. D'ailleurs, et pour le cas qui nous occupe, les thromboses ne se font-elles pas, sur le vivant, sans introduction d'air dans les veines. Il faut donc conclure que la paroi vasculaire saine jouit d'une puissance anticoagulatrice toute spéciale; ou, si l'on veut, ne jouit pas de la propriété coagulatrice. Par conséquent, lorsque le sang se coagule dans les vaisseaux, c'est que cette paroi a perdu sa propriété et qu'elle est anatomiquement et physiologiquement malade.

Que se passe-t-il au surplus dans le cas des prétendues thromboses par compression d'une veine? La coagulation commence toujours au niveau du point rétréci et le caillot s'accroît par l'addition de dépôts nouveaux. Or, n'a-t-on pas maintes fois observé combien la compression prolongée d'une veine est une cause de phlébite? Bien plus, dans le cas de ligature d'une veine qu'observe-t-on? Ou bien il ne s'est pas formé de caillot, et alors l'irritation vasculaire a été assez vive pour produire des adhérences immédiates; ou bien il se forme un caillot, et alors « il y a encore formation de cellules dans les tuniques du vaisseau; mais cette formation est d'autant plus circonscrite à la membrane interne que l'on s'éloigne davantage du lien. Trois ou quatre jours après l'opération, cette dernière n'est plus qu'une couche épaisse de cellules rondes et ovales à un ou deux noyaux. La séparation entre la membrane musculaire et la membrane interne est on ne peut plus nette à une certaine distance de la ligature (1). » L'altération anatomique de la membrane interne est donc manifeste, et existe à son maximum au point où commence la thrombose, c'est-à-dire au niveau de la ligature. Il est donc légitime de penser que c'est cette altération de la membrane interne qui lui fait perdre sa propriété anticoagulatrice et qui est la cause directe de la thrombose.

Les thromboses, il est vrai, ne se produisent pas seulement dans les cas de compression de plaie ou de ligature vasculaire; il en est, en effet, de quasi spontanées, telles que les thromboses dites marastiques ou celles de la phlegmasia alba dolens. Une thèse récente, celle de M. Troisier (2) (1880), nous fournit à ce sujet de précieux documents sur lesquels je ne puis m'étendre ici, M. Troisier n'ayant pas traité la question au point de vue chirurgical.

Mais, pour en revenir aux thromboses chirurgicales des opérés, M. H. Petit, dans son mémoire de 1871 (3), a cité à ce sujet plusieurs observations des plus instructives. En nous montrant que le thrombus se forme souvent au-dessous de la première valvule et dans la plaie elle-

(1) Durante, Mém. cité in Archives de physiologie; 1872, p. 492.

(2) Troisier, de la Phlegmasia alba dolens; thèse de concours d'agrégation, Paris, 1879, 20 mars.

(3) H. Petit, Mém. cité in Gazette hebdomadaire; 1871, p. 500.

même, M. Petit nous donne évidemment une preuve de l'influence du travail irritatif de la plaie sur la thrombose. Les bouches veineuses béantes dans la plaie participent en effet forcément à ce travail irritatif; or de deux choses l'une, ou bien la veine béante est vide de sang, et alors ses parois s'accolent et adhèrent quelquefois entre elles, ou bien la veine est encore remplie de sang qui se coagule.

Mais je ne puis insister plus longuement sur un sujet qui demanderait de trop longs développements pour trouver place en ce travail, et je me contente de conclure que si la nécessité de l'altération anatomique de la paroi veineuse n'est pas encore catégoriquement démontrée comme condition étiologique de la thrombose, il est permis de présumer que cette démonstration est prochaine.

Telle est l'histoire de la doctrine de la phlébite et telles sont les limites dans lesquelles elle doit être acceptée dans la genèse de la pyohémie.

En résumé, la phlébite, telle que Dance, Blandin, Cruveilhier, Bérard, Tessier et leurs élèves l'avaient comprise, n'existe pas; les ardentes et longues discussions dont elle a été l'objet ont été stériles. La coagulation du sang dans les veines, la thrombose, n'est pas simplement un phénomène de mécanique circulatoire indépendant de l'inflammation; au contraire, l'inflammation ou la modification anatomique de la paroi veineuse semble en être la condition étiologique indispensable; le thrombus peut se ramollir; il ne s'organise pas, il ne suppure pas; il est remplacé par un tissu nouveau fabriqué par la paroi veineuse, lequel peut suppurer. Mais le thrombus peut aussi être mécaniquement imbibé de pus et par conséquent devenir, s'il se fragmente et s'il se détache, une source d'infection du sang par le pus. Ribes, Dance, Blandin, Cruveilhier avaient bien observé, ils ont mal interprété; Virchow est le premier qui ait indiqué la vérité, en métamorphosant la doctrine de la phlébite en doctrine de la thrombose; mais Virchow a eu tort de nier la suppuration du thrombus définitif ou caillot permanent de Durante. En un mot la thrombose peut devenir une source d'infection purulente du sang par les mécanismes indiqués par Hueter, Durante, Cornil et Ranvier.

II. — PYOHÉMIE PAR ARTÉRITE OU ENDOCARDITE

Tout en admettant l'influence de la phlébite sur la production de la pyohémie, plusieurs observateurs se sont préoccupés de savoir si cette maladie ne pouvait aussi éclater consécutivement à une artérite suppurative.

Hodgson (1815) et Breschet (1) (1819) avaient admis et montré que du pus pouvait être sécrété dans les artères à la suite de l'inflammation de leurs parois.

Andral (2) (1829) était arrivé à la même conclusion. Mais Cruveilhier (3) (1833) prétendit que la pyohémie par artérite était impossible, parce que le premier effet de l'inflammation artérielle était de produire une coagulation du sang et une inflammation adhésive qui empêchait la circulation du pus. Cruveilhier se montrait donc, quant à la circulation du pus, plus sévère pour l'artérite que pour la phlébite.

De son côté M. Bouillaud (4) (1835) conclut « qu'une sécrétion purulente a certainement lieu dans l'endocardite et que le produit, sécrété peu à peu, est in-

(1) Hodgson, a Treatise on the Disease of Arteries and Veins; 1815, traduction Breschet, 1819, t. I, p. 12 et 13.

(2) Andral, Précis d'anatomie pathologique; 1829, t. II, p. 379.

(3) Cruveilhier, Anat. path. avec pl., 1833, et art. PHLÉBITE du Dict. en 15 vol., 1834.

(4) Bouillaud, Traité clinique des maladies du cœur; 1835, t. II, p. 175.

cessamment balayé par le courant sanguin ». Quant à l'artérite, le pus formait, en dehors de la membrane interne de l'artère, des espèces de pustules dont la rupture pouvait déterminer son mélange avec le sang. Toutefois ce n'était que dans le plus petit nombre des cas que la matière purulente se faisait jour dans la cavité artérielle, et il n'y avait en tout cas ni caillot ni adhérences.

Castelnau et Ducrest, en 1846 (1), ne rejetèrent pas la possibilité de l'infection purulente consécutivement à une artérite.

Monneret et Fleury (2) (1847) admirent aussi que l'endocardite et l'aortite pouvaient donner naissance à la pyohémie; mais ils avouèrent que « son existence n'avait pas été constatée d'une manière positive ni par l'examen du sang, ni par l'existence d'abcès métastatiques : que ceux-ci d'ailleurs ne doivent pas avoir le temps de se former, puisque la mort est toujours prompte ».

En 1847, Virchow (3) cita un cas d'artérite ayant occasionné des accidents identiques à ceux de la pyohémie. Puis il décrivit des embolies viscérales capillaires, produisant quelquefois des foyers métastatiques, et dont le point de départ était une endocardite. Virchow considérait même l'artérite et l'endocardite comme la cause des abcès viscéraux de la grande circulation; mais alors il n'invoquait pas la thrombose artérielle, il affirmait seulement la formation, sous la membrane interne de l'artère, de petits abcès du volume d'une pustule de variole qui pouvaient s'ouvrir dans l'artère ou causer des ulcérations, toutes lésions capables d'aboutir à lancer dans

(1) Castelnau et Ducrest, Mém. cité in Mém. de l'Acad. Roy. de méd.; 1846, p. 117.

(2) Monneret et Fleury, Compendium de méd. prat., art. PYOHÉMIE; 1847, p. 269 et 270.

(3) Virchow, Arch. fur path. Anatomie; 1847, B. I, S. 307 et 338.

la circulation des embolies et par conséquent à produire des foyers métastatiques.

Spengler (1) (1852), Schutzenberger (2) (1856), Leudet (3) (1861) et Jaccoud (4) (1870) ont enfin cité des cas, rares il est vrai mais positifs, où le pus réuni en abcès dans la paroi de l'aorte s'était fait jour à travers la tunique interne, qu'il aurait soulevée et perforée sans qu'aucune thrombose se fût formée en ce point; une infection purulente aurait ainsi été produite.

D'ailleurs la thrombose artérielle, dont la physiologie pathologique est celle de la thrombose veineuse, ne peut guère se produire dans l'aorte, la seule artère dont l'inflammation et la suppuration puisse causer une infection purulente. Quoiqu'il en soit il n'est nullement impossible qu'une aortite et une endocardite devienne une source d'infection du sang par le pus. Mais pour produire la pyohémie, il faut un principe de plus, il faut une fièvre septique : ce principe fait souvent défaut dans l'endocardite ou l'aortite ordinaires; c'est pourquoi la pyohémie est rare dans ces deux maladies, aussi rare que la forme dite infectieuse de l'aortite et de l'endocardite, la seule à la suite de laquelle on ait observé la pyohémie.

III. — PYOHÉMIE PAR LYMPHANGITE

L'absorption du pus ou des liquides de la plaie se fait aussi bien par les lymphatiques que par les veinules; l'absorption par les lymphatiques fut en effet également

(1) Spengler, Entzundung der aufsteigenden Aorta (Arch. für path. Anat.; 1852, B. IV, S. 166).

(2) Schutzenberger, Gazette médicale de Strasbourg; 1856, 25 décembre.

(3) Leudet, de l'Aortite terminée par suppuration (Arch. gén. de méd.; 1861, t. XVIII, p. 575).

(4) Jaccoud, Traité de pathologie interne; 1870, t. I, p. 619.

invoquée par les partisans de l'origine endosmotique de la pénétration du pus dans le sang. Mais il s'agit ici de l'inflammation des lymphatiques, de la lymphangite. Quelques auteurs ont en effet admis que cette phlegmasie était capable d'engendrer l'infection purulente au même titre que la phlébite.

Andral, en 1824 (1), en reconnut théoriquement la possibilité, mais il n'en cita aucun exemple.

Cruveilhier, en 1833 (2), se demanda si le sang pouvait être infecté par le pus lymphatique comme il l'est par le pus veineux? L'observation lui parut répondre négativement : « Les liquides en circulation dans le système lymphatique, dit-il, n'arrivent pas en effet directement dans le sang; ils traversent nécessairement un ganglion lymphatique, espèce de filtre où ils sont en quelque sorte jugés et le plus souvent arrêtés, lorsqu'ils possèdent des propriétés délétères. Quant au canal lymphatique, fût-il enflammé lui-même, il ne pourrait fournir assez de pus pour causer l'infection purulente. »

Velpeau, en 1835 (3), crut à l'existence de la pyohémie par lymphangite, mais sans en rapporter aucun exemple.

En 1836, Breschet (4) nia que la lymphangite fût toujours adhésive, établissant ainsi la possibilité anatomique de la circulation du pus dans le vaisseau.

Au contraire Tessier, en 1838 (5), soutint que les processus anatomo-pathologiques étaient identiques dans la lymphangite et dans la phlébite et que par conséquent le pus lymphatique était toujours séquestré.

(1) Andral, Recherches pour servir à l'histoire des maladies du système lymphatique (Arch. gén. de méd., 1824, t. VI, p. 502). — Précis d'anatomie pathologique; 1829, t. II, p. 438.

(2) Cruveilhier, Anat. path. avec planches; 1833, liv. XIII, § 27.

(3) Velpeau, Mémoire sur les maladies du système lymphatique (Archives gén. de méd., 1835, t. VIII, p. 143 et 320).

(4) Breschet, le Système lymphatique; thèse de concours, Paris, 1836, p. 271.

(5) Tessier, Mém. cité in l'Expérience, 1838, t. II, p. 1 et suiv.

D'autre part, Bérard (1) (1842) ne crut pas à la pyohémie par lymphangite. Une analyse minutieuse d'observations de lymphangites suppurées de l'utérus et de ses annexes le conduisit à conclure que « les cas d'abcès métastatiques étaient précisément ceux où il y avait du pus dans les veines en même temps que dans les lymphatiques, tandis que la suppuration dans les lymphatiques seuls n'avait pas été suivie de la formation de ces abcès, indices de l'infection purulente ».

Tout au contraire Botrel, en 1845 (2), entreprit de démontrer que l'angioleucite utérine peut donner lieu à la pyohémie; il prétendit avoir observé un bon nombre de cas d'infection purulente non douteuse chez des accouchées où les lymphatiques seuls étaient suppurés à l'exclusion des veines. Il soutint qu'il n'existait d'ailleurs pas de ganglions sur le trajet de tous les lymphatiques utérins, dont un certain nombre s'ouvraient directement dans la veine porte, la grande veine azygos et les veines rénales. Cette assertion, contraire aux données anatomiques, réduit à néant l'opinion de Botrel.

Castelnau et Ducrest, en 1846 (3), déclarèrent la probabilité de la pyohémie par la lymphangite.

Monneret et Fleury (4) (1847) citèrent à l'appui de cette doctrine le cas d'un homme atteint d'érésipèle phlegmoneux et mort d'infection purulente. On trouva à l'autopsie des abcès métastatiques dans le poumon et le foie; les vaisseaux lymphatiques des membres et les ganglions lymphatiques contenaient du pus, les veines étaient parfaitement saines. En résumé, ces auteurs admirent que la suppuration lymphatique pouvait bien

(1) Bérard, art. Pus du Dictionnaire en 30 vol.; 1842, p. 481.

(2) Botrel, Mémoire sur l'angioleucite utérine puerpérale (Arch. gén. de méd., 1845, t. VII, p. 426).

(3) Castelnau et Ducrest, Mém. cité, 1846, p. 116.

(4) Monneret et Fleury, Compendium, art. PYOHÉMIE; 1847, p. 270.

n'avoir aucun rapport avec la pyohémie, mais que, si elle était isolée et occupait une étendue considérable, elle pouvait être la cause de la pénétration du pus dans le torrent circulatoire. En un mot, pour Monneret et Fleury la lymphangite était une étiologie qu'on pouvait invoquer faute de mieux!

En 1849, Cruveilhier (1) revint encore sur la question pour la résoudre par la négative. « Les veines, dit-il, ne sont pas les seuls vaisseaux dans l'intérieur desquels il puisse se former du pus. Les lymphatiques des membres et surtout ceux de l'utérus peuvent être le siège du même phénomène. Le pus formé dans les lymphatiques circule dans ces vaisseaux, traverse sans les enflammer les ganglions, qu'il injecte à la manière d'une injection artificielle, passe dans les vaisseaux efférents et va injecter les ganglions auxquels ces vaisseaux aboutissent. Jamais il n'arrive dans le canal thoracique, jamais il ne traverse deux séries de ganglions! » Pourquoi le pus ne pourrait-il pas traverser les ganglions de la deuxième série, s'il a pu traverser ceux de la première? C'est ce que Cruveilhier a omis d'expliquer.

En 1859, Virchow (2) démontra, au nom de l'anatomie et de la physiologie, l'impossibilité du passage du pus à travers les ganglions. Les globules de pus, dit-il, sont aussi bien arrêtés par les ganglions lymphatiques que les corpuscules de cinabre ou de bleu de Prusse employés pour le tatouage. Ils les infectent, ils les engorgent, comme le font ces corpuscules ou comme le font encore les éléments épithéliaux du cancer; ils ne les franchissent pas. Ils peuvent les irriter cependant et donner lieu ainsi à une leucocytose symptomatique qui donne au sang l'aspect purulent.

(1) Cruveilhier, Anat. path. générale; 1849, t. IV, p. 488-492.
(2) Virchow, Cellularpathologie, etc.; Berlin, 1859, p. 152. Trad. Picard, 1860.

Pourtant M. Sédillot, en 1870 (1), ressuscita encore la lymphangite comme pathogénie de la pyohémie. Il ajouta, il est vrai, que les cas mortels étaient alors excessivement rares, en raison de la petite quantité de pus introduite dans l'économie. Or dire que les pyohémies d'une certaine origine sont rarement mortelles, n'est-ce pas dire en réalité que ce ne sont pas des pyohémies?

Ce fut d'ailleurs le dernier écho de la doctrine. Les lymphatiques furent considérés dès lors comme capables d'absorber les liquides, mais comme incapables de lancer du pus dans la circulation, en raison du rempart que les ganglions opposent aux globules. D'ailleurs est-il besoin d'aller chercher bien loin des raisons pour démontrer que la lymphangite spontanée, pas plus que l'érésipèle, n'engendre l'infection purulente, lorsque l'observation journalière permet de le constater? Ne savons-nous pas en effet qu'en face d'un malade pris subitement de frisson intense et de grosse fièvre le diagnostic reste justement en suspens entre la lymphangite et la pyohémie, et que le pronostic s'adoucit à nos yeux aussitôt qu'avec une marche spéciale de la température nous constatons des traînées lymphatiques? Certes les deux maladies peuvent coïncider; mais la première n'est la source de la seconde que lorsqu'elle se complique de phlegmon, et alors c'est le phlegmon et non la lymphangite qui est l'origine de la pyohémie.

(1) Sédillot et Legouest, Médecine opératoire; 1870, t. I, p. 35.

DEUXIÈME SECTION

DOCTRINES VITALISTES, OU DE L'ORIGINE SPONTANÉE DU PUS DANS LE SANG.

CHAPITRE PREMIER

Diathèse purulente.

La résorption, l'absorption du pus et la phlébite avaient été alléguées comme modes de pénétration du pus dans le sang aboutissant à l'infection purulente mécanique de ce liquide. La plaie, le pus sécrété, l'état local en un mot, jouaient, d'après ces théories, un rôle étiologique direct pour créer l'état général pyohémique. Les deux doctrines dont l'histoire va suivre repoussent toute idée de pénétration mécanique d'un agent d'infection par la surface traumatique. L'état général est tout ; l'état local, la plaie, le pus sécrété n'ont plus qu'un rôle secondaire. Pour la première de ces doctrines, un état général particulier, une diathèse purulente, est créée *ipso facto*, par des causes déterminantes extérieures, même indépendamment de toute lésion chirurgicale. Le pus ne pénètre plus dans le torrent sanguin : il s'y forme de toutes pièces, il provient d'une transformation *sui generis*, purulente, du sang lui-même et des tissus eux-mêmes.

Cette doctrine appartient en propre à Tessier et date

de 1838 (1). Convaincu de l'impossibilité physiologique et physique de la résorption de Maréchal et de l'absorption de Velpeau, n'admettant pas que le pus sécrété par une veine pût anatomiquement passer dans la circulation, vu le caillot qui le séquestre partout et toujours, Tessier ne pouvait cependant récuser les cas où du pus avait été trouvé mélangé au sang en circulation. Si ce pus ne provenait point de la plaie, d'où provenait-il donc? Du sang lui-même.

Cette idée de la transformation du sang en pus n'était d'ailleurs pas neuve, mais elle n'avait jamais été appliquée à l'infection purulente.

Hippocrate (2), Galien (3) en parlent en termes précis; mais surtout, et plus près de nous, Quesnay (4), en 1749 pensa que le pus pouvait se former de toutes pièces dans le sang et crut que la couenne du sang était le signe ou l'effet d'une suppuration particulière. Il partit de là pour démontrer que la suppuration était une sorte de sécrétion émanée du sang; mais il considéra d'ailleurs l'infection purulente, ou du moins les accidents que nous reconnaissons sous ce nom, comme produits par la résorption du pus.

Sauvages, parlant de la « *coëne* du sang », avait dit que « ce qui produit la *coëne* pourrait fort bien produire du pus ». De Haen, en 1771 (5), après avoir cité Sauvages, avait ajouté que ses expériences sur le sang l'avaient conduit à la même opinion.

En 1810, Home (6) soutint que les globules du sang se transformaient en corpuscules de pus.

(1) Tessier, Diathèse purulente (l'Expérience, 1838, t. II, n° 48, 30 juin, p. 81.)

(2) Hippocrate, de Morbis, lib. I, § 12.

(3) Galien, in aph. Hippocratis, liv. II, aph. 47.

(4) Quesnay, Traité de la suppuration, 1749, p. 326.

(5) De Haen, de Generatione puris, Ratio medendi, in Vindebonæ, 1771, t. II.

(6) Home, the Philosophical Transactions, 1810, p 75.

En 1820, Gendrin (1) écrivit : « ... Il est donc bien évident que le pus infiltré n'est qu'une modification de l'humeur spontanément coagulée, dont l'infiltration a précédé sa présence et que l'on reconnaît dans sa transition à l'état de pus. » Et plus loin : « On ne peut donc douter que la formation du pus, dans ces cas, ne soit le résultat d'une altération du sang ou des fluides fibrineux plastiques que les inflammations font naître. » Gendrin avait même institué une expérience pour prouver la transformation des globules de sang en globules de pus.

Dupuytren, réfutant la thèse de Maréchal en 1828 (2), avait émis l'opinion que le pus observé dans les veines était formé aux dépens du sang, et comme preuve il avait invoqué les concrétions flottantes du cœur, au milieu desquelles on trouve quelquefois du pus.

Andral, en 1829 (3), avait dit : « Peut-être l'époque n'est-elle pas éloignée où l'on reviendra à cette idée de de Haen qui admettait que, dans certaines circonstances, du pus peut se former de toutes pièces dans le sang, comme on voit s'y former l'urée dans l'état physiologique. »

Mais personne n'avait élevé sur cette hypothèse une doctrine caractérisée, jusqu'au jour où Tessier, en 1838, vint proposer sa diathèse purulente.

L'œuvre de ce chirurgien est divisée en deux parties : une première partie critique, dont il a été longuement question à propos de la phlébite (4) ; une seconde partie doctrinale (5), dont il me reste à parler ici.

L'infection purulente mécanique n'ayant aucune base

(1) Gendrin, Histoire anatomique de l'inflammation, 1820, t. II, p. 467.

(2) Dupuytren, in Cruveilhier, Anatomie pathologique générale, 1849, t. I, p. 167.

(3) Andral, Clinique médicale, 1829 (?), cité par Monneret et Fleury, art. PYOHÉMIE du Compendium de médecine pratique, 1847, p. 278.

(4) Tessier, Exposé et examen critique des doctrines de la phlébite et de l'infection purulente (l'Expérience, 1838, t. II, p. 1, n° 43).

(5) Tessier, Diathèse purulente (l'Expérience, 1838, t. II, p. 81, n° 48 30 juin).

clinique, anatomique ni expérimentale, Tessier la remplace par la diathèse purulente. « J'entends par diathèse purulente, dit-il, une modification de l'organisme caractérisée par la tendance à la production du pus dans les solides et dans les liquides coagulables de l'économie. » « Or la diathèse purulente se manifeste sous trois formes différentes : 1° Fièvre purulente ; 2° Phlegmasies purulentes ; 3° État purulent. Ces trois catégories contiennent dans leur généralité tous les cas. » Il existe cependant des cas hybrides. La fièvre purulente est en particulier cet état fébrile avec lequel apparaissent d'emblée ces suppurations brusques dans quelques parties du corps. C'est en somme, et bien que Tessier ne spécifie nullement la nécessité d'un traumatisme quelconque, c'est l'infection purulente commune, ainsi que le prouve la description clinique qui suit cette définition.

La production du pus a également lieu dans les liquides et dans les solides sans qu'il y ait de relation de cause à effet entre ces deux phénomènes : « Dans le cours de cette maladie, dit Tessier (1), le sang peut être transformé en pus, et alors la transformation est générale ou partielle ; elle a également lieu dans les vaisseaux sanguins ou lymphatiques isolément ou simultanément ; souvent la suppuration se fait seulement dans les tissus et les parenchymes. De là ce pus floconneux que l'on a rencontré dans le torrent circulatoire, ces caillots suppurés du cœur et des gros vaisseaux, ces phlébites si fréquentes, ces arthrites purulentes, enfin ces foyers répandus dans tous les points de l'économie, foyers dont on a décrit une variété sous le nom d'abcès métastatiques. »

Quant à la nature de la modification intime de l'organisme qui aboutit à la diathèse purulente, elle est inconnue. D'ailleurs l'état traumatique n'en est pas la condi-

(1) Tessier, Diathèse purulente, p. 82.

tion indispensable ; la diathèse et la fièvre purulente peuvent naître spontanément sous l'influence de l'encombrement ; elle existe même toujours avant le traumatisme, qui devient seulement pour elle une occasion de se manifester.

Telle est la doctrine : quelles en sont les preuves? Les principales, purement négatives, sont la ruine et la négation absolue de l'infection purulente : la diathèse se trouve alors édifiée par exclusion.

Tessier s'ingénia, il est vrai, à trouver des preuves anatomiques. On trouve du pus, dit-il, renfermé dans des caillots soit du cœur droit, soit du cœur gauche; ce pus s'est donc bien formé aux dépens du sang lui-même! Or n'est-il pas évident que ce pus a aussi bien pu être emprisonné par la coagulation qui l'a surpris en circulation?

Tessier argua encore de l'état du sang! Mais quelle preuve donne-t-il que l'altération de ce liquide dépende d'une tendance à la transformation en pus? Je n'en ai pour moi trouvé aucune dans son mémoire, aucune au moins qui fût sérieuse.

Les cas d'infection purulente spontanée, telle est la base clinique la plus solide de la doctrine. Mais les faits invoqués par Tessier peuvent aussi bien être attribués à la morve, et l'on verra plus loin que les théories modernes répondent bien mieux aux exigences du problème que soulève la question de la pyohémie sans plaie exposée.

Donc des affirmations sans preuves : tel est le bilan de la théorie que Tessier substituait à l'infection purulente.

Cette théorie, qu'il défendit en 1842 sans arguments nouveaux à propos d'une leçon clinique de Blandin, fit d'ailleurs peu de prosélytes.

Aran, en 1842 (1), s'en déclara cependant partisan,

(1) Aran, Mém. cité in Gazette médicale, 1842, p. 643.

mais il établit une relation plus étroite entre la plaie suppurante et les abcès viscéraux. « Il est certain, dit-il après avoir combattu la phlébite, il est certain que ces abcès diathésiques (métastatiques) se produisent sous l'influence de la cause qui a amené la suppuration dans un organe plus éloigné. C'est en quelque sorte la répétition d'un travail pyogénique déjà établi dans un point de l'organisme. Mais cette cause qui détermine dans l'économie une pareille tendance à la formation du pus, tendance que nous appelons avec M. Tessier diathèse purulente, nous avouons ne pas la connaître. »

Également en 1842, d'Arcet (1) se rangea parmi les adeptes de la théorie de Tessier, qu'il ne discuta pas, il est vrai, et sembla même ne pas très bien comprendre. S'il admit la diathèse purulente, en effet, ce fut simplement comme mode de pénétration du pus dans la circulation, et il chercha absolument ailleurs la raison des abcès viscéraux.

D'un autre côté, M. Sédillot (2) (1842) insista de nouveau sur l'impossibilité « de séparer deux faits aussi enchaînés l'un à l'autre qu'une suppuration préexistante et une infection purulente consécutive. Les rapports de cause à effet sont manifestes dans tous les cas, et on ne saurait méconnaître des dépendances aussi clairement indiquées. »

Pourtant M. A. Guérin, en 1847 (3), formula sa théorie de la fièvre purulente miasmatique et du typhus chirurgical, dont l'analogie avec la diathèse purulente de Tessier était frappante, mais non complète. « La théorie que je voudrais faire accepter, dit M. A. Guérin, a sans doute une partie commune avec la diathèse purulente, puisque

(1) D'Arcet, thèse citée, 1842, p. 20.
(2) Sédillot, Mém. cité in Gazette médicale, 1842, p. 567-568.
(3) A. Guérin, thèse citée, 1847, p. 21.

j'admets avec M. Tessier que la maladie se produit le plus habituellement sous l'influence délétère de l'encombrement; mais je suis en opposition avec lui en ce qui touche la phlébite, car j'admets que si l'action miasmatique peut porter sur tous nos tissus, c'est sur les veines que son influence se fait le plus vivement sentir. » Mais là n'était pas la différence fondamentale. Le typhus chirurgical de M. A. Guérin avait pour condition essentielle l'existence d'une plaie, tandis que la diathèse purulente de Tessier était indépendante du traumatisme.

En même temps, d'ailleurs, Monneret et Fleury (1) (1847) réfutaient les objections faites par Tessier à la phlébite, et montraient que la diathèse purulente ne reposait sur aucune base positive et que la nature de la modification de l'organisme était ignorée. Est-ce la sérosité, la fibrine, ou sont-ce les globules du sang qui se transforment en pus? Les globules sanguins peuvent devenir des globules purulents : voilà à quoi se borne cette affirmation. Tessier dit, il est vrai, longuement ce que n'est pas la diathèse purulente, il ne dit nullement ce qu'elle est.

En 1849, M. Sédillot (2) discuta encore la théorie de Tessier et insista de nouveau sur la relation nécessaire, inévitable entre la plaie et les accidents pyohémiques.

Enfin Nélaton, en 1860 et en 1868 (3), adopta bien pour désigner la pyohémie le nom de diathèse purulente, mais cette dénomination n'avait à ses yeux aucune portée doctrinale, et s'il s'en servit, c'est que, « ne préjugeant rien sur la nature de cet état morbide, elle n'expose pas à consacrer une erreur ».

(1) Monneret et Fleury, art. PYOHÉMIE in Compendium, 1847, p. 278.
(2) Sédillot, de l'Infection purulente ou pyohémie, 1849, p. 424.
(3) Nélaton, Éléments de pathologie chirurgicale, revus par Jamain, 1868, t. I, p. 200.

Telle est l'histoire de la diathèse purulente : une levée de bouclier et une charge à fond contre la doctrine de la phlébite, une vaine tentative d'édification d'une théorie hypothétique.

CHAPITRE II

Rupture de l'équilibre des forces vitales mises en œuvre pour la réparation du traumatisme.

La diathèse purulente avait été proposée en opposition à la phlébite et à l'infection purulente par le pus supposé pur. La doctrine de la rupture de l'équilibre des forces vitales a été développée par Chauffard en réponse à la septicémie et à l'infection purulente par le pus septique. L'une et l'autre ont été une sorte de protestation.

La doctrine de Chauffard se rapproche de celle de Tessier en ce qu'elle repousse toute pathogénie mécanique, refuse à la plaie ou aux sécrétions de la plaie toute influence étiologique directe, et cherche dans l'individu lui-même la raison de la pyohémie. Sans nier la pyohémie spontanée, elle fait cependant de la présence d'un foyer de suppuration, ou plutôt de l'état traumatique, la condition ordinaire du développement de la maladie et n'admet en aucune façon l'influence d'une diathèse antérieure.

Elle appartient en propre à Chauffard; mais on en trouve cependant des prémices ou plutôt des esquisses dans quelques auteurs.

Considérant en première ligne l'état traumatique ou puerpéral, mais sans entrer dans l'intimité du phénomène et sans penser à la transformation du sang en pus, Dance, en 1826 (1), dans sa thèse inaugurale, avait invoqué une

(1) Dance, Essai sur la métrite puerpérale aiguë, précédé de quelques considérations sur les maladies des femmes en couches; thèse de Paris, 1826, 14 février, n° 24, p. 13.

sorte de diathèse purulente acquise ; mais il n'avait aucune intention dogmatique : « Qui n'a vu survenir après l'accouchement, dit-il, une multitude d'abcès tant profonds que sous-cutanés ? On dirait alors qu'il s'établit une sorte de diathèse purulente, tant leur formation est nombreuse est rapide. »

De même Louis, en 1826 (1), admit une prédisposition particulière et acquise de l'économie à l'inflammation pour expliquer les nombreuses suppurations que l'on rencontre chez certains malades dans différents organes à la fois.

De même encore Bretonneau et Récamier. Bretonneau (2) avait admis «une diathèse purulente, sorte d'infection des liquides déterminée par un point quelconque de suppuration dans l'économie, et pendant laquelle toutes les affections qui surviennent tendent à revêtir le même caractère, c'est-à-dire à fournir du pus ». Récamier (3), sans prononcer le mot diathèse purulente, professait dans ses cours que chaque phlegmasie primitive qui passe à suppuration était une pustule génératrice d'une autre phlegmasie suppurante.

En 1834, Dupuytren (4) fut plus précis et indiqua une théorie de l'infection purulente basée sur la modification intime que la fièvre traumatique imprime à l'organisme entier. « Comment la fièvre traumatique, dit-il, pourrait-elle favoriser la formation des dépôts et des infiltrations de pus ? C'est en quelque façon une fièvre pyogénique ; elle donne aux humeurs, qui affluent vers la partie

(1) Louis, Archives générales de médecine, 1826, t. X, p. 341.

(2) Bretonneau, in Legallois, Mém. cité in Journal hebdomadaire, 1829, t. III. p. 340.

(3) Récamier, in Legallois, Mém. cité in Journ. hebdomadaire, 1829, t. III, p. 340.

(4) Dupuytren, Traité théorique et pratique des blessures par armes de guerre, rédigé d'après les leçons de M. le baron Dupuytren et publié sous sa direction par MM. les Drs Paillard et Marx ; Paris, 1834, t. II, p. 103.

malade la nature qu'elles doivent avoir pour qu'elles se convertissent en pus. Serait-il donc bien étonnant que cette disposition s'étendît au delà des humeurs qui affluent vers la partie enflammée, et que, par l'effet d'une disposition devenue plus générale et par suite de causes sans effet dans l'état de santé, des suppurations se fissent dans l'intérieur? Qui pourrait nier que l'état de suppuration d'une partie quelconque de l'individu n'appelle dans d'autres parties de cet individu d'autres suppurations; en un mot que la suppuration amène la suppuration, ou produit dans nos corps des dispositions particulières qui la multiplient partout où quelque point d'irritation peut exister? Le pus engendre le pus, disaient les anciens ; nous acceptons cet axiome, en l'expliquant par les dispositions générales que détermine une suppuration locale. » Ce n'était qu'une ébauche de doctrine émise sous forme dubitative, et dont la raison d'être était le scepticisme que professait Dupuytren pour les théories régnantes, plutôt qu'une conviction arrêtée, fondée sur des principes affermis.

Les idées de Dupuytren n'eurent d'ailleurs aucun écho. La phlébite et la discussion soulevée par Tessier absorbèrent l'attention générale, et personne n'attacha d'importance à la conception nouvelle et originale, qui tomba dans un oubli complet.

Longtemps après, en 1853, M. Surmay (1), dans sa thèse inaugurale, ignorant d'ailleurs l'opinion de Dupuytren, vint formuler une théorie analogue, où il considéra l'infection purulente ou *suppuration aiguë disséminée* comme un mode de la fièvre traumatique. « Je crois, dit-il, que l'état inflammatoire (qualification par laquelle l'auteur désigne la fièvre traumatique) est toujours l'élé-

(1) Surmay, Considérations sur l'état pathologique appelé résorption purulente, infection purulente, diathèse purulente, fièvre purulente, fièvre pyohémique, pyohémie, etc. ; thèse de Paris, 1853, n° 2, 3 janvier, p. 37.

ment fondamental de l'état pathologique qui fait le sujet de cette thèse, et que par sa seule force, par son évolution propre, il arrive à la suppuration aiguë disséminée.

» Mais je sais aussi que ce n'est pas toujours de l'intensité ou de la durée seule de l'état inflammatoire que dépend la suppuration; que celle-ci est modifiée soit dans la facilité, soit dans la multiplicité de ses manifestations par des conditions individuelles ou extérieures, anciennes, accidentelles ou passagères, d'où résulte une disposition ou diathèse purulente. Seulement, comme je crois qu'il est le plus souvent fort difficile, sinon impossible, de distinguer l'action propre de l'inflammation de celle toujours subordonnée de la diathèse, je préfère, pour l'affection sur laquelle je viens de disserter, le nom de *suppuration aiguë disséminée.*

» Je crois que la suppuration aiguë disséminée est le résultat de l'évolution spontanée ou influencée de l'état inflammatoire général :

1° Parce que les phénomènes de la suppuration aiguë disséminée ne justifient pas les théories de l'empoisonnement du sang par le pus;

2° Parce que ces théories n'expliquent nullement les phénomènes pour lesquels elles sont faites;

3° Parce que, sans faire une maladie de plus, je trouve dans l'histoire de l'état inflammatoire l'histoire de la suppuration aiguë disséminée. »

Suivant M. Surmay, l'infection purulente était donc la plus haute expression ou plutôt l'une des terminaisons de la fièvre traumatique, et les deux états, traumatique et purulent, étaient intimement liés l'un à l'autre.

La doctrine dont Chauffard se fit le patron et l'éloquent avocat en 1871, lors de la grande discussion sur la pyohémie qui agita l'Académie de médecine, rompt au contraire tout rapport direct entre les deux états. La fièvre traumatique tombée et disparue, l'infection purulente peut naître néanmoins. La première ne fait que créer les conditions de développement nécessaires à la seconde. Entre les deux théories la différence est donc très tranchée.

D'ailleurs Chauffard (1), comme il l'a dit lui-même, n'avait connaissance ni de la théorie ébauchée par Dupuytren ni de la thèse de M. Surmay, et l'éminent et regretté professeur développa si bien et assit sur de telles bases la doctrine dont il se fit l'éditeur, qu'il serait puéril de lui en contester la paternité.

Ses discours contiennent une partie critique dont il sera question à propos des doctrines toxémiques (ch. II), et une partie dogmatique qui va être exposée.

La fièvre traumatique signale la mise en œuvre de toutes les forces de l'organisme pour participer à la réparation de la blessure. Ce n'est pas une fièvre nécessaire, ni une fièvre salutaire : l'organisme peut s'en passer et s'en passe avec avantage ; c'est un résultat pathologique de la perturbation réparatrice causée par le traumatisme, de l'effort de l'être entier pour rétablir son intégrité et mettre en train le travail curateur de la suppuration.

Ce travail s'organise, se modère, se régularise, la plaie suppure et la fièvre s'éteint. Mais si l'effort est fini, la fonction nouvelle persiste, et l'organisme entier n'en participe pas moins à la suppuration établie. La preuve en est dans l'écho indubitable qu'ont sur la marche et l'aspect de la plaie les influences morales et les maladies générales intercurrentes. Ce n'est pas la plaie qui fait le pus, c'est le blessé tout entier, c'est sa vie plastique.

Le sang est la vie plastique coulante (Bordeu). C'est dans le sang qu'on doit trouver le témoignage visible de la participation de l'organisme au travail de la suppuration : ce témoignage est la leucocytose.

Cette leucocytose a été démontrée chez les varioleux

(1) Chauffard, Bulletin de l'Académie de médecine, juillet 1871. — De la fièvre traumatique et de l'infection purulente; Paris, 1873.

convalescents, menacés de grands abcès, par M. Brouardel en 1871. Elle a été démontrée chez les blessés atteints de maladies intercurrentes et dont la plaie se flétrit, et chez ceux qui sont attaqués par la pyohémie. C'est elle qui a donné le change aux médecins de la précédente génération, et a été le point de départ du dogme du mélange du pus et du sang. Chez les blessés ordinaires elle est plus difficile à prouver; mais cela tient à ce que la suppuration établie soustrait au sang les leucocytes au fur et à mesure de leur production, ce qui empêche leur accumulation.

Le sang des blessés est donc dans un état pathologique temporaire, la vie plastique dans un état de suractivité, qui forment un équilibre instable que le moindre choc ébranle. Cet équilibre vient-il à se rompre et la suractivité pyogénique à se dévier, pour une cause ou pour une autre, de son évolution normale : de même qu'en pareille circonstance le cancéreux devient tout cancer, le syphilitique, tout syphilis, etc., de même le blessé pyogénique devient tout pus. La pyohémie est constituée : des foyers de suppuration multiples naissent sous des influences ordinairement innocentes et banales.

Telle est la pathogénie proposée par Chauffard.

M. Gosselin (1) (1871) répondit à Chauffard. Son argumentation fut aussi simple que puissante. Une doctrine doit expliquer tous les faits; celle de Chauffard n'était pas dans ce cas. « Pourquoi cette réaction commune à laquelle M. Chauffard attribue la fièvre traumatique, dit M. Gosselin, pourquoi cette perturbation de la vie plastique dont la pyohémie est la conséquence, interviennent-elles si puissamment et si mortellement quand les grands os de notre économie prennent part à la suppuration? » Et plus loin : « Je voudrais savoir comment cette har-

(1) Gosselin, Bulletin de l'Académie de médecine, 1871, 16 août, p. 622 et 632.

monie sympathique et ce *consensus* aboutissent à une si dangereuse perturbation lorsque les os participent au travail suppuratif? Qu'on ne me dise pas que la vie est plus profondément atteinte dans les cas où les os ont éprouvé une solution de continuité ; car je renverrais à nos fractures sans plaies qui, si comminutives qu'elles soient, si violente qu'ait été l'action traumatique, ne sont suivies le plus souvent d'aucune fièvre et se consolident sans dérangement notable de la santé. Qu'on ne me parle pas non plus de l'ébranlement nerveux dans les fractures compliquées de plaies; car il est résulté des trop nombreuses blessures par armes à feu que nous venons de voir, que cet ébranlement n'était pas plus appréciable dans les cas de plaies sans fractures que dans ceux de fractures sans plaies. » A ces arguments, M. Gosselin ajoutait ceux non moins irréfutables de la thérapeutique, faisant ressortir que la septicémie « dirige trop bien notre prophylaxie et notre thérapeutique, pour qu'on puisse l'en expulser et la remplacer par des vues théoriques qui ne donnent à la prophylaxie que la doctrine de la fatalité ».

Chauffard répliqua, il est vrai (1), que l'existence seule de l'ostéomyélite suffisait pour expliquer la gravité des traumatismes des os. « Eh quoi! dit-il, cette ostéomyélite, qui vient compliquer un traumatisme déjà profond et profondément perturbateur, n'est-elle rien par elle-même, en dehors du poison délétère qu'elle va, dit-on, fournir? Qu'est-il besoin d'autre chose que de sa propre présence pour expliquer la tournure funeste que va prendre l'évolution du traumatisme? »

Chauffard se borna à rejeter d'ailleurs toute possibilité de comparaison entre les fractures même comminutives et les fractures avec plaies. C'était, il faut l'avouer, facilement tourner une objection capitale; car entre les deux lésions les différences, consistant en l'exposition ou

(1) Chauffard, Bulletin de l'Académie de médecine, 1871, 22 août.

la non-exposition à l'air du foyer traumatique, sont justement expliquées avec facilité par la doctrine septicémique et ne sauraient l'être par la conception de Chauffard.

Au surplus Chauffard ne répondit guère mieux à l'argument fondé sur les succès de la thérapeutique et du traitement antiseptique. Il argua, en effet, que ces succès dépendaient uniquement de ce que les pansements antiseptiques, en mettant la plaie dans de bonnes conditions, influencent aussi favorablement l'état général et le mettent en état de soutenir sans en être ébranlé les chocs perturbateurs. C'était plus qu'insuffisant. Les succès indubitables et étonnants de la méthode antiseptique sont des arguments brutaux, mais irrésistibles, et qui confirment trop bien la doctrine septicémique pour être ainsi légèrement déclinés.

M. J. Guérin (1) entreprit encore de réfuter la théorie de Chauffard, déjà si fortement ébranlée. Il essaya de mettre Chauffard en contradiction avec lui-même, mais il n'apporta aucune objection nouvelle.

Séduisante sous certains rapports et en particulier par sa simplicité, mais surtout éloquemment exposée et défendue, la doctrine de la rupture de l'équilibre des forces vitales mises en œuvre pour la réparation du traumatisme n'était en somme que théorie pure, et faisait trop bon marché des résultats acquis par l'anatomie pathologique et l'expérimentation pour avoir chance de se faire accepter.

En vain Chauffard, en 1872 (1), réunit et développa dans un livre ses discours et ses arguments; il montra que chez lui l'écrivain égalait l'orateur, mais il resta seul ou à peu près à défendre et à soutenir sa doctrine.

(1) Chauffard, de la Fièvre traumatique et de l'infection purulente; Paris, 1873.

TROISIÈME PARTIE

Doctrines relatives à l'infection ou doctrines toxémiques.

La plupart des autenrs qui ont étudié l'action du pus sur l'organisme ou recherché la nature de l'infection purulente ont conclu à un empoisonnement. Mais l'accord n'a pas tardé à se rompre lorsqu'il s'est agi de spécifier et de déterminer le poison : trois doctrines ont alors été proposées.

Les uns ont cru à une intoxication soit par le pus, soit par un liquide putride quelconque, et ont fait de l'infection purulente une infection putride compliquée d'abcès viscéraux : c'est la doctrine de la septicémie embolique.

Les autres ont rejeté la nécessité de la putridité et ont considéré le pus pur comme l'unique poison de la pyohémie : c'est la doctrine de la pyohémie vraie.

D'autres enfin ont surtout envisagé les miasmes atmosphériques ; sans accorder d'importance à la pénétration du pus dans le sang, qu'ils ne jugeaient pas indispensable, ils ont regardé l'infection purulente comme une maladie infectieuse, miasmatique, au même titre que la peste, le typhus, etc. : c'est la doctrine miasmatique ou du typhus chirurgical.

Mais avant l'époque où ces trois doctrines ont pris corps et ont été clairement formulées, c'est-à-dire avant

1842, 1846 et 1847, une longue période s'était écoulée où la nature toxémique de la pyohémie et ses rapports avec l'infection putride avaient été entrevus. Les travaux de cette période, qui court de 1561 à 1842, date de la thèse de d'Arcet, préparent les trois théories définitives; ils en sont pour ainsi dire l'exorde; leur histoire exige un chapitre spécial.

CHAPITRE PREMIER

Histoire préliminaire des doctrines toxémiques.

L'idée de rapporter les accidents et les fièvres causées par les blessures à un empoisonnement est fort ancienne. Hippocrate (1) et Celse (2), traitant des fièvres traumatiques, en attribuèrent le danger extraordinaire, non pas à l'inflammation de la blessure, mais à une autre cause inconnue. Jacotius (3) et Spigelius (4) parlèrent des fièvres traumatiques causées par les matières en putréfaction. Mais aucun de ces auteurs n'avait en vue l'infection purulente, qu'ils ne connaissaient pas et confondaient avec les fièvres intermittentes. Tel ne fut pas le cas d'Ambroise Paré.

A. Paré, en 1561, le premier chirurgien qui ait nettement parlé des abcès (*apostèmes*) viscéraux comme complications des blessures et des opérations, attribua la fièvre qui les accompagne à une putréfaction. Il entrevit positivement dans les accidents traumatiques un élément toxique. Il nia l'empoisonnement des boulets de canon et la malignité de la poudre, mais il admit « la pourriture de l'air », la corruption et « l'ébullition du sang (5) ».

(1) Hippocrate, Œuvres complètes, trad. Littré : Prædict., II, 20.
(2) Celse, de Re med., L. V, sect. 26, et L. III, sect. 3.
(3) Jacotius, Comment. ad. Hippocrati coac. prœsag., V, 2, 73.
(4) A. Spigelius, de Semitertiana, I, cap. XVIII.
(5) Les deux passages suivants ne laissent aucun doute à ce sujet. « Ce que bien remarquay, estant le siège deuant Roüen. Car le vice de l'air altéroit et corrompoit tellement le sang et les humeurs par l'inspiration et transpiration, que les playes en estoient rendues si pourries et puantes qu'il en sortoit vne fœteur cadauereuse. Et si d'auenture on passoit un iour sans les

Mais la portée des aperçus d'A. Paré ne fut pas mesurée par ses contemporains. Après lui on se borne à constater les abcès viscéraux et les fièvres chirurgicales ; on se perd dans les hypothèses pathogéniques, et l'étude de la putridité reste dans le domaine de la pyrétologie médicale et n'en sort pas.

Cependant Boerhaave, en 1720 (1), tint compte, dans sa théorie de la résorption purulente, de la putréfaction subie par le pus. « Si tum relinquitur (pus) diù in loco clauso, dit-il avant d'en venir à la résorption, attenuatur, *acre fit*, *putrescit*, augetur, vicina consumit, erodit, mole, pondere et motu sinus fistulasque creat variis locis, varias, pessimas in intestino recto. » Et alors : « Aut dissipata parte tenuiori reliquum durescens tumores duros, maxime circa glandulos, creat. Vel

panser, on y trouvoit le lendemain grande quantité de uers auec une puanteur merueilleuse dont se leuoient des vapeurs putrides, qui par leur communication auec le cœur causoient fieuve continue; avec le foye empeschoient la bonne génération du sang et auec le cerueau produisoient aliénation d'esprit, resuerie, conuulsion, vomissements et par conséquent la mort. Et lorsqu'on les ouuroit, on trouvoit plusieurs apostèmes en diuerses parties de leurs corps pleines d'un pus uerdoyant et fétide. » A. Paré, t. II, liv. IX, p. 176. Il s'agissait évidemment de l'infection purulente, on ne peut en douter; il n'est pas en effet jusqu'aux caractères du pus des abcès métastatiques qui ne soient indiqués. Voyons maintenant l'explication pathogénique. « Partant, il me semble (sous correction) que les accidens ne venoient par la malignité de la poudre à canon et moins des boulets qu'on disoient être enuenimés; mais plustost à cause de l'ébullition du sang et des autres humeurs, se brouillans et meslans ensemble, tant pour l'extrême cholère et effroy de l'appréhension de la mort, qu'on voit si proche et principalement aussi pour la constitution et pourriture de l'air. Et qu'il soit vray, vn iour ou deux qu'on tiroit du sang aux malades pour suruenir aux accidens, il se trouuoit de couleur non rouge, mais du tout changé de sa nature, à sçauoir blanc et verdoyant comme sanie des apostèmes qui démonstroient estre du tout corrompu. Ioint aussi lorsqu'on faisoit ouuertures de corps morts, on trouuoit presqu'à tous des apostèmes aux parties intérieures, comme au foye et aux poulmons qui se faisoient pour la pourriture acquise par le broüillement du sang et principalement de l'air ambians altéré et corrompu et non par la poudre à canon ny les boulets, qu'aucuns tenoient estre empoisonnés. » A. Paré, Opera, 1561, Œuvres complètes, édition J.-F. Malgaigne. Paris, 1840, liv. XXIV, Traité de la peste, p. 361.

(1) Boerhaave, Aphorismi, etc., 1720, aph. 406.

denique... per eroso osculo impressum absorbetur, etc., etc. » C'était donc bien le pus putride qui d'après Boerhaave causait tous les accidents consécutifs à la résorption.

Peu après, Quesnay (1) (1749) différencia avec soin la suppression de la suppuration et la résorption du pus ayant subi le contact de l'air. D'après lui, le pus se formait dans les vaisseaux aux dépens du sang: la suppression de la suppuration ne pouvait donc avoir d'effet sensible, le pus n'ayant pas été modifié par le contact de l'air. Mais « le pus que la résorption ramène dans les voies de la circulation n'est pas aussi indifférent : il contracte dans la playe, avant que d'être repris, des qualités plus ou moins malfaisantes, selon qu'il se trouve plus ou moins exposé au croupissement et à l'accès de l'air ».

Quesnay signalait ensuite les accidents de la résorption, qui sont : *la fièvre*, les colliquations, l'adynamie, les troubles nerveux, les dépôts, etc., en un mot tous ceux que nous reconnaissons aujourd'hui sous le nom de septicémie et de pyohémie. Il alla même plus loin et, devançant les théories modernes, il distingua le reflux des matières purulentes d'avec le reflux de la matière sanieuse, qui ne cause pas d'abcès intérieurs. « Les matières sanieuses ou putrides que fournissent les ulcères, dit-il, peuvent, lorsqu'elles retournent ou qu'elles sont retenues, produire des accidents aussi fâcheux que ceux qu'on impute au reflux des matières purulentes, puisque quelquefois elles causent même en peu de jours la perte du malade. Mais quand la mort suit de si près la suppression de la suppuration de l'ulcère, les matières qui se déposent sur les viscères ne causent dans ces parties ni ulcères, ni abcès; elles s'infiltrent et se dispersent seulement dans leur substance, elles troublent leur action et

(1) Quesnay, Traité de la suppuration, 1749, p. 327.

causent dans ces mêmes viscères des inflammations mortelles. » Cette remarquable distinction entre la résorption des liquides sanieux et putrides et la résorption du pus n'était-elle pas comme un prélude des travaux modernes sur la septicémie et la pyohémie? Quesnay constata le fait sans l'expliquer; mais la science a-t-elle d'autre base solide que des faits bien observés?

Peu après Haller, en 1766 (1), après avoir reconnu que « nihil potentius humores nostros corrumpit quam ipsa putrilago », fit des expériences d'où il conclut que l'injection d'eau putride dans les veines détermine la mort.

J.-L. Petit (2) (1790) reconnut, entre autres causes du reflux des matières purulentes, « l'influence de l'air, soit que cet air agisse extérieurement, qu'il congèle le pus, dessèche les extrémités des conduits qui le fournissent ou lui donne une mauvaise qualité, soit que cet air agisse intérieurement et qu'il soit trop chaud ou trop froid, qu'il soit corrompu par la peste ou les remuements de terre, etc. ».

En 1814, Ph. Boyer (3) refusa toute nocuité au pus sain et accorda, au contraire, au pus altéré par le contact de l'air la capacité de donner lieu aux accidents de la résorption purulente.

En 1815, Hodgson (4) insista sur les symptômes typhiques observés dans des cas d'infection purulente véritable, qu'il attribua à la phlébite causée par la ligature des veines. « Quand l'inflammation des veines se prolonge dans leurs principaux troncs, dit-il, et qu'il y a du pus sécrété dans le vaisseau, elle est accompagnée d'une irritation constitutionnelle très intense et de symptômes

(1) Haller, Physiologia; corporis humani fabrica et functiones; 1766, t. III, 153-154.

(2) J.-L. Petit, Traité des maladies chirurgicales, 1790, édition 1837, p. 31.

(3) Boyer, Traité des maladies chirurgicales, 1814, t. I, p. 316.

(4) Hodgson, a Treatise on the Disease, etc., 1815, t. II, p. 388.

qui ont la plus grande ressemblance avec la fièvre typhoïde. » Breschet, en 1819 (1), appuya cette affirmation de son autorité et de son expérience.

Dailleurs l'attention s'éveillait de plus en plus sur la putridité chirurgicale et les effets de la résorption des matières septiques. Orfila (2) (1815-16) fit des expériences d'injections putrides intraveineuses sur des chiens et constata un empoisonnement spécial avec symptômes adynamiques et mort rapide sans lésions viscérales évidentes.

Barthélemy, de 1815 à 1823 (3), pratiqua quatorze inoculations sous-cutanées de matière septique et il obtint quatorze fois un phlegmon gangréneux mortel au bout de trois jours en moyenne.

Armstrong, Kreysig et Puchelt avaient identifié la phlébite et le typhus; Carmichaël en 1818 (4), puis Erdmann en 1821 (5), insistèrent sur les rapports existant entre les allures des inflammations veineuses qui surviennent après les grandes opérations et la marche et les symptômes du typhus.

Mais ce fut surtout à Gaspard (de Saint-Étienne), en 1822 (6), que revint l'honneur d'avoir démontré expérimentalement que la résorption des poisons septiques contenus soit dans le pus, soit dans les matières animales en putréfaction, produit des fièvres putrides et entre autres la septicémie. Gaspard n'avait pas en vue l'étude spéciale

(1) Breschet, de la Phlébite (Journal complémentaire du Diction. des sc. méd., 1818-1819, t. II et III).

(2) Orfila, Toxicologie générale : des Poisons septiques. Paris, 1815-16, 5ᵉ édition, 1843, t. II, p 616.

(3) Barthélemy, Journal des sciences médicales, 1816, t. I, p. 241. — Compte rendu des travaux de l'école d'Alfort, 1815, p. 20, 1816, p. 30, 1823, p. 33.

(4) Carmichaël, Observations on Varix, etc. Transactions of the King's and Queen's College; Dublin, 1818, t. II, p. 368.

(5) Erdmann, Annales, etc.; Dorpat, 1821, p. 216-221.

(6) Gaspard, Mémoire physiologique sur les maladies purulentes et putrides et sur la vaccine (Journal de Magendie, 1822, p. 1, et 1824, p. 1).

de l'infection purulente, que l'on connaissait fort mal à son époque, mais il englobait sans aucun doute cette maladie sous la dénomination de maladies purulentes; son but, comme il le dit lui-même, était « de faire connaître l'action ou les effets des fluides animaux naturels, maladifs ou décomposés introduits dans le système circulatoire ».

Les expériences de ce physiologiste entreprises de 1808 à 1822 sont au nombre de cinq injections et quatre inoculations de pus putride, quatre injections et quatre inoculations d'eau putride, plus beaucoup d'autres essais comparatifs. Les cinq injections de pus putride ont été faites à des chiens dans la jugulaire et les quatre inoculations dans les cavités séreuses et le tissu cellulaire; elles ont toutes été mortelles en vingt-quatre heures au maximum. La mort a été plus ou moins rapide et les accidents ont été plus ou moins violents suivant la dose de pus putride. A la suite des petites doses les animaux restaient abattus, faisaient des mouvements de déglutition et perdaient l'appétit. La respiration s'accélérait, le pouls devenait fréquent et petit, des mictions répétées, des vomissements et des selles fétides abondantes survenaient : le rétablissement arrivait alors. A la suite des injections successives de doses faibles ou bien des injections massives ou en une seule fois de doses fortes, les symptômes observés furent, à différents degrés : une adynamie croissante, des vomissements, de l'opistotonos, du ténesme, de la dyspnée, des palpitations du cœur, des syncopes, des mouvements spasmodiques du corps, des hurlements, une marche vacillante, une prostration complète et la mort sans évacuations critiques. Les inoculations furent suivies des mêmes accidents précédés ou accompagnés d'une phlegmasie locale gangréneuse.

Les conclusions de Gaspard furent les suivantes (1) :

(1) Gaspard, Ibid., 1822 p. 7.

« 1° Le pus introduit dans les vaisseaux sanguins, à petite dose, peut y circuler sans causer la mort, pourvu qu'après avoir déterminé un trouble considérable des fonctions il soit expulsé de l'économie au moyen de quelque excrétion critique, surtout de l'urine et des matières fécales;

2° Mais, introduit plusieurs fois de suite en petite quantité chez le même animal, il finit par causer la mort;

3° A plus forte raison, il la détermine encore plus vite quand il est injecté à une dose trop forte; et alors il cause des phlegmasies graves, des péripneumonies, des cardites, des dysenteries, etc.;

4° Il est susceptible d'être absorbé, quoique cependant il cause l'inflammation des membranes séreuses et du tissu cellulaire avec lequel il se trouve en rapport. »

Or que faut-il voir à travers ce trouble considérable des fonctions, sinon les symptômes généraux typhiques de l'infection purulente réalisés à l'excès par le degré de toxicité et la dose forte du poison injecté? Il est vrai que parmi les lésions constatées à l'autopsie on ne découvre rien qui ressemble à des abcès métastatiques même à leur début. Castelnau et Ducrest (1) (1846) firent remarquer que, à l'époque où la mort a enlevé les animaux de Gaspard (de deux à vingt-quatre heures après l'injection), les ecchymoses étaient les seules lésions possibles, les abcès n'ayant pas eu le temps de se former, et que Gaspard, ne connaissant pas la signification des ecchymoses, ne les avait pas signalées. C'est une erreur : il n'y a qu'à lire les expériences du mémoire sur le mercure (2) (1821) pour s'en convaincre; Gaspard y signalait dès 1809 les ecchymoses viscérales; il est donc présumable qu'il les connaissait en 1808 et qu'il les eût notées s'il en avait

(1) Castelnau et Ducrest, Mém. cité, in Mémoires de l'Acad. Roy. de médecine, 1846, p. 31.

(2) Gaspard, Mémoire sur le mercure (Journal de Magendie, 1821, p. 165.

constaté. La vérité est, je crois plutôt, que les lésions pyohémiques ont, dans les expériences d'injection de pus putride, été effacées et noyées par l'intensité des lésions septicémiques.

Gaspard ne s'en tint d'ailleurs pas là. « Le pus, dit-il (1), est une substance qui participe déjà de la putridité. Il était bon de savoir si son action sur l'économie dépendait de ses qualités putrides ou bien de quelque autre qualité particulière. En conséquence, pour comparer ses effets à ceux du putrilage et des sanies putrides, j'ai fait les expériences suivantes. » Suivent alors, au milieu d'un grand nombre d'autres, les quatre injections intraveineuses et les quatre inoculations d'eau putride provenant de la putréfaction de matières animales et végétales, qui toutes aboutirent à des résultats analogues et comparables à ceux des injections de pus. Ce n'est donc pas comme pus, c'est comme liquide putride, c'est en empruntant au phénomène de la putréfaction des propriétés toxiques, que le pus fétide agit pour engendrer des symptômes adynamiques et typhiques.

Tels sont les faits importants acquis à la science par les travaux de Gaspard et que les recherches ultérieures ne firent que confirmer et féconder.

Magendie, en 1823 (2), répéta les expériences de Gaspard et en contrôla l'exactitude.

C'était l'époque où naissait la doctrine de la phlébite ; l'attention se portait tous les jours davantage sur cette maladie, dont on commençait à entrevoir les relations avec l'infection purulente. M. Bouillaud, en 1825 (3), frappé des caractères adynamiques, putrides et typhoïdes

(1) Gaspard, Mémoire physiologique sur les maladies putrides, etc. (Journal de Magendie, 1822, p. 13).

(2) Magendie, Journal de Magendie, 1823, t. III, p. 81-83

(3) Bouillaud, Recherches cliniques pour servir à l'histoire de la phlébite ou inflammation des veines (Revue médicale, 1825, t. II, p. 71 et 418).

que revêt la fièvre dans les cas de phlébite étendue, ne fut pas sans comprendre la portée des expériences de Gaspard. Après avoir relaté lui-même plusieurs observations originales et rappelé les faits de même genre signalés par Hodgson et Breschet, il fit ressortir les ressemblances symptomatologiques et pathogéniques existant entre les animaux injectés par Gaspard et les malades atteints de phlébite généralisée : « Si vous y réfléchissez, dit-il, avec une attention suffisante, vous verrez maintenant que les individus affectés d'une inflammation veineuse très étendue se trouvent dans des circonstances très analogues à celles où sont placés eux-mêmes les animaux chez qui l'on pratique les injections dont nous venons de parler. En effet, l'inflammation des veines ne donne-t-elle pas lieu à la formation d'une quantité plus ou moins considérable de pus? et ce liquide délétère putréfiable ne se trouve-t-il pas pour ainsi dire injecté dans le système sanguin? » M. Bouillaud portait ainsi le premier dans le domaine de la clinique et de la pathologie humaine les faits constatés par le physiologiste de Saint-Étienne. Il n'envisageait, à la vérité, que l'inflammation veineuse ou phlébite ; mais nous savons que c'est le nom sous lequel se cachait alors ce que nous entendons aujourd'hui par pyohémie. D'ailleurs, en 1826 (1), il étendit aux fièvres chirurgicales ce qu'il avait dit de la phlébite. Il donna en effet une description des fièvres putrides chirurgicales coïncidant avec un foyer de suppuration et les attribua positivement à la résorption d'un principe putride et toxique puisé dans le foyer.

En la même année 1826, Bayle (2) publia un impor-

(1) Bouillaud, Traité des fièvres dites essentielles, 1826 : des Fièvres putrides ou dynamiques, p. 129, 2e série, Obs. de fièvres dites putrides non consécutives à une gastro-entérite, p. 185.

(2) Bayle, Mémoire sur la fièvre putride et gangréneuse (Revue médicale, 1826, t. II, p. 117).

tant mémoire de pyrétologie générale où, se basant sur quatre observations originales et sur les expériences de Gaspard, il conclut que : « 1° Le sang est susceptible de s'altérer primitivement et de contracter un certain degré de putridité soit spontanément, soit, ce qui paraît beaucoup plus fréquent, sous l'influence d'une infection miasmatique extérieure. — 2° Cette dépravation humorale peut donner lieu indistinctement à des affections inflammatoires ou gangréneuses d'un ou de plusieurs organes, sans qu'elle paraisse affecter constamment le même. »

Puis Breschet (1) (1826) signala, après Duncan (2), les phénomènes engendrés par l'application d'une substance animale morbide sur une surface dénudée. Breschet s'étonna même de voir « que, dans le plus grand nombre des cas de phlébite suite d'une piqûre faite avec un scalpel ou un instrument chargé de matière putride ou d'un principe délétère, c'est presque toujours le poumon qui devient le théâtre de tous les accidents primitifs ou consécutifs ». Phénomène qui n'a rien de surprenant aujourd'hui que l'on est fixé sur l'évolution des thromboses et des embolies septiques.

Velpeau lui-même (3) (1826) sacrifia à l'idée d'un empoisonnement. Il créa le mot d'*infection purulente* et fonda sa doctrine sur l'altération du sang produite par l'absorption du pus; mais plus on sonde le fond de sa pensée, plus on devient convaincu qu'il regardait le pus, putride ou non, comme un véritable poison du sang. Les symptômes généraux étaient pour lui l'expression de la viciation du sang; les abcès étaient de simples dépôts créés par un effort de l'organisme cherchant à se débar-

(1) Breschet, art. PHLÉBITE in Dict. de médecine; Paris, 1826.

(2) Duncan, Transaction med.-chir. of. Soc. Edimbourg, 1826, t. I, p. 448.

(3) Velpeau, Mém. cité, in Revue médicale, 1826, t. II, p. 456 : Réflexions sur l'obs. II.

rasser de l'élément toxique qui corrompt les humeurs.

Si les cliniciens marchaient dans la voie ouverte par Gaspard, les expérimentateurs continuaient d'ailleurs leurs recherches. Leuret, toujours en 1826 (1), fit des expériences dont le résultat le plus intéressant fut que le sang d'un cheval septicémique, transfusé dans les veines ou inoculé dans le tissu cellulaire d'un autre cheval, lui communique la septicémie avec tout son cortège de symptômes fébriles et adynamiques.

Également en 1826, Trousseau et Dupuy (2) injectèrent aussi du pus et de l'eau putride dans les veines. Pas plus que Gaspard ces expérimentateurs n'avaient spécialement en vue l'infection purulente, mais bien, comme l'indique le titre de leur mémoire, les altérations du sang et la revivification de l'humorisme. Dans une seule de leurs expériences ils ont injecté du pus mélangé d'eau : ils obtinrent des symptômes d'infection positifs, mais des lésions pyohémiques très douteuses. Ils firent en outre des injections d'eau putride dans les veines de deux chevaux. Ils obtinrent des symptômes nerveux et typhoïdes et constatèrent à l'autopsie des ecchymoses viscérales, une tuberculose pulmonaire et un état de dissolution du sang. Rapprochant leurs trois expériences de celle de Leuret, et cherchant à s'expliquer les phénomènes nerveux et typhoïdes, ils attribuèrent les symptômes nerveux à l'irritation cérébrale causée par la résorption du pus et les symptômes ataxo-adynamiques à la résorption des liquides septiques. Inutile de faire ressortir en quoi ces considérations s'adressent à la pyohémie, où l'on observe à la fois des symptômes nerveux et des symptômes ataxo-adyna-

(1) Leuret, Recherches et expériences sur les altérations du sang (Arch. gén. de méd., 1826, t. XI, p. 98, Extrait d'une thèse intitulée : Essai sur l'altération du sang, thèse de Paris, 1826, 12 mai).

(2) Trousseau et Dupuy, Expériences et observations sur les altérations du sang considérées comme causes ou complications des maladies locales (Archives générales de médecine, 1826, t. XI, p. 373).

miques d'une part, du pus et des liquides putrides prêts pour la résorption d'autre part (1).

En 1827, Hamont renouvela les expériences de Gaspard et ne fit qu'en confirmer les conclusions.

Peu après Dance (2) (1828-29), à l'égal de Velpeau et sans faire entrer en ligne de compte la putridité, confessa cependant que « les symptômes graves dont les lésions graves de la phlébite sont accompagnées offrent la plus grande analogie avec ceux qui annoncent une infection miasmatique telle que le typhus ». Il reconnut aussi l'influence de l'air sur le pus lui-même et non directement sur la plaie. Il crut que le contact de l'air communiquait au pus des qualités nocives particulièrement propres à engendrer la phlébite (3). Enfin il pensa que le pus « altère le sang d'une manière spéciale, et que de cette altération résultent des inflammations et des lésions également spéciales ».

Certes, je ne veux pas dire que Dance et Velpeau aient pressenti la théorie septicémique moderne, mais je prétends seulement que ces deux cliniciens avaient été pénétrés, par la simple analyse des faits, de la nécessité d'admettre dans la pyohémie un élément toxique.

(1) « S'il est vrai que nos organes peuvent tous suppurer, dirent Trousseau et Dupuy, s'il est vrai que le pus est évidemment résorbé par les vaisseaux, s'il est vrai que l'on a trouvé du pus tout formé dans les veines, pourquoi n'irait-il pas irriter le cerveau? Pourquoi ne verrait-on pas quelque conformité entre les phénomènes nerveux qui surviennent dans les vastes phlegmasies qui se terminent par suppuration et ceux que nous déterminons en injectant du pus dans les veines?

» Pourquoi aller chercher des sympathies inexplicables et rejeter la théorie de l'absorption des fluides qui, charriés par les vaisseaux, sont poussés dans les différents organes qu'ils irritent?

» Pourquoi les symptômes ataxo-adynamiques, que nous voyons si souvent se manifester dans les inflammations gangréneuses, ne tiendraient-ils pas à la même cause que ceux qui se montrent chez les animaux auxquels nous avons injecté des matières putrides? » Trousseau et Dupuy, Ibid. (Arch. gén. de méd. 1826, t. XI, p. 392).

(2) Dance, Mém. cité, in Arch. gén. de méd., 1829, février, p. 180.

(3) Dance, Mém. cité, in Nouvelle bibliothèque médicale, 1828, t. III, p. 57 et 62.

Dance avait signalé les qualités nocives acquises par le pus au contact de l'air; Reynaud (de Pelisanne) (1) (1828) insista sur ce phénomène et avança que « lorsque le pus n'a pas été vicié par son exposition à l'air ou que, par la nature même de l'inflammation, il ne possède pas de propriétés délétères, il peut être absorbé, pendant un certain temps et en petite quantité à la fois, sans danger pour l'économie » ; et qu'au contraire « lorsque le pus possède des propriétés délétères, sa résorption, même en petite quantité, détermine les accidents les plus alarmants, » accidents qui sont de nature typhoïde.

De même Tonnellé, en 1829 (2), soutint que « l'absorption du pus ne produit d'accidents généraux qu'autant que le pus absorbé jouit de qualités délétères ».

Blandin (3) (1829) adopta les idées de Dance sans rien y ajouter.

Legallois (4) (1829) écrivit que « le pus peut infecter nos solides sans qu'on le retrouve rassemblé en masse, et circuler dans nos vaisseaux sans qu'il soit appréciable à nos sens, et qu'il détermine alors un empoisonnement véritable ».

Cependant l'idée de l'altération du sang par le pus n'était pas admise par tous les partisans de la phlébite.

M. Sédillot, en 1832 (5), crut à un simple mélange.

Cruveilhier, en 1833-34 (6), protesta contre l'opinion de Dance; il regarda l'infection purulente comme une simple phlegmasie veineuse franche et déclara que le

(1) Reynaud (de Pelisanne), thèse citée, 1828, n° 232, p. 19 et 21.

(2) Tonnellé, Mém. cité, in C. R. Académie royale de médecine, 1829 (Journal hebdomadaire, 1829, 10 mars).

(3) Blandin, Mém. cite, in Journal hebdomadaire, 1829, 21 mars.

(4) Legallois, Mém. cité, in Journal hebdomadaire, 1829, 25 avril.

(5) Sédillot, thèse citée, 1832.

(6) Cruveilhier, Anat. path. avec pl., 1833, p. 10, § 31. — Art PHLÉBITE in Dict. en 15 vol., 1834.

pus dans le sang n'agissait que comme corps étranger irritant, mais non toxique. « Je n'admets nullement, dit-il, que le pus, sécrété dans une veine enflammée et transporté dans les organes, concourt directement et par lui-même à cette espèce de génération purulente, ainsi qu'a cru devoir l'admettre Dance : le pus une fois mêlé au sang n'est plus du pus, mais bien un corps irritant, » tout comme le mercure.

Mais ce n'étaient là que des dissidences isolées, vains obstacles contre le courant envahissant des idées septicémiques et de la vérité.

D'ailleurs A. Boyer, en 1834 (1), publia un important mémoire essentiellement chirurgical, où, tout en confondant sous le nom de « fièvre de résorption purulente » la septicémie et la pyohémie, il attribua exclusivement les accidents à la décomposition du pus produite par son exposition à l'air. Après avoir posé en principe que le pus sécrété au sein ou à la périphérie des organes est soumis à l'absorption, il spécifia les différences que présentent les résorptions dans les deux cas et en rechercha les causes : « Les foyers sans communication avec l'air extérieur, dit-il, n'entraînent pas les mêmes dangers relativement à l'absorption qu'après avoir reçu l'influence de l'air. Dans le cas où la cavité est close de toutes parts, la fièvre est nulle ou modérée, l'équilibre des fonctions se maintient, le teint conserve sa fraîcheur. Mais la scène morbide change si l'air pénètre dans le foyer de suppuration. Le pus, d'abord crémeux, consistant, sans fétidité, devient ichoreux et abondant, et exhale une odeur infecte. La fièvre hectique de résorption s'allume, les fonctions s'altèrent, le dépérissement survient, et le malade succombe dans un état adynamique complet. Comment l'interven-

(1) A. Boyer, Mémoire sur les résorptions purulentes (Gazette médicale de Paris, 1834, 29 mars).

tion du fluide atmosphérique a-t-elle déterminé des changements si redoutables? C'est en favorisant sans doute la décomposition de la matière purulente et en modifiant peut-être l'inflammation de l'organe sécréteur. »

Pour démontrer l'action de la putréfaction du pus ou plutôt l'action du pus putréfié, Boyer s'adressa à l'expérimentation et constata que « quelques gouttes de pus très fétide, injectées dans les veines d'un animal, produisent en moins d'une heure des symptômes qui ont la plus grande analogie avec le typhus : stupeur, trouble constant du système nerveux, déjections noirâtres très fétides, hémorragies passives, etc. On trouve à l'ouverture du corps toutes les traces d'une altération du sang. Ce liquide, dissous, noir, verdâtre, impropre à la nutrition, est incapable de stimuler les organes qu'il parcourt. » Au microscope le sang est dans l'état connu sous le nom de dissolution du sang; de là les hémorragies passives. Cet état tient sans aucun doute à la putridité du pus; on le voit se produire sur le champ du microscope. Or ces accidents, ces lésions et cette altération du sang sont observés dans les fièvres de résorption.

Si au contraire on injecte du pus louable, continue Boyer, et que la mort survienne, l'obstruction vasculaire en est seule la cause.

Seul le pus putride est donc capable de produire les accidents. Mais quelle est, de la partie liquide et soluble et de la partie solide et insoluble du pus, celle qui jouit des propriétés délétères? A. Boyer entreprit de résoudre expérimentalement ce problème et conclut de ses recherches que : « La sérosité filtrée, étendue d'une certaine quantité d'eau tenant en dissolution du chlorure de sodium, a déterminé, par son injection dans les veines d'un chien, au bout de dix-huit heures, tous les symptômes propres aux fièvres typhoïdes. L'autre portion, insoluble (les globules), de la matière purulente a aussi occasionné la mort d'une manière plus rapide. Mais à l'ouverture de l'animal nous n'avons rencontré aucune de ces altérations survenant à la suite des injections putrides. La catastrophe pouvait s'expliquer par l'obstruction mécanique des vaisseaux due à la viscosité du liquide injecté qui avait mis obstacle à la circulation. En effet l'artère pulmonaire était entièrement oblitérée par un caillot de pus concret, et les ventricules du cœur en contenaient une assez grande proportion. Nous sommes par conséquent fondé à croire que les principes délétères du pus se trouvent principalement dans la portion soluble de ce liquide. »

A. Boyer avait donc, en résumé, prouvé l'origine toxique et putride des accidents typhoïdes qui suivent la résorption du pus. Déjà en 1834, marchant sur les traces de Quesnay (1749), il avait le premier expérimentalement démontré l'action spéciale et délétère de la sérosité purulente putride et l'action mécanique des globules de pus résorbé. Peut-être d'ailleurs n'avait-il pas compris toute la portée de cette conception, qu'il n'avait pas élevée à la hauteur d'une doctrine pathogénique.

En même temps, en 1834, parut aussi l'important travail expérimental de Günther (de Hanovre) (1) dont j'ai parlé plus haut, et qui, sans traiter spécialement de la putridité du pus, prouvait cependant, en raison des qualités du pus injecté, la puissance pyohémigène du pus modifié par le contact de l'air et par conséquent du pus putride.

C'est aussi en 1834 que Piorry (2) donna le nom de *typhohémie* à l'altération du sang par les matières putrides.

L'idée de l'intervention d'un élément toxique dans l'in-

(1) Günther, Rust. Magazin, 1834, t. XLII, p. 332.
(2) Piorry, Altérations du sang, 1834.

fection purulente et de l'action nocive de l'air sur le pus faisait d'ailleurs des progrès incessants.

Carswell, en 1836 (1), considéra que le pus était un véritable poison du sang.

Bonnet (de Lyon), en 1837 (2), insista sur les dangers de l'absorption du pus altéré par le contact de l'air et sur l'innocuité du pus non altéré.

Tessier lui-même, en 1838 (3), reconnut l'influence prédominante de l'encombrement et de l'altération de l'air qui en résulte sur le développement de la diathèse purulente.

Magendie, en 1838 (4), nia que le pus sain, qui n'a aucune influence sur le sang sorti de la veine, puisse agir d'une façon délétère sur le sang vivant; puis il ajouta : « Notez que ce n'est que dans ce dernier cas, c'est-à-dire lorsque le pus est séreux, que l'on voit se développer ces accidents formidables attribués à la résorption, accidents auxquels ne donne jamais lieu, dit-on, la résorption de celui que les médecins appellent si à propos pus louable. »

En 1839-41, Velpeau (5), encore bien qu'il ne dît rien de la putridité du pus, attribua le principal rôle, dans la production des accidents, à l'altération, c'est-à-dire à l'empoisonnement du sang par le pus. « Il me paraît démontré, dit-il, que les fluides altérés jouent ici le principal rôle. » Son opinion était tellement arrêtée sur ce point, qu'à l'égal des plus ardents partisans modernes de la septicémie, il professa que l'infection purulente pouvait exister sans abcès métastatiques. « Ne croyez pas,

(1) Carswell, in Braidwood's on Pyœmia, 1868, p. 16.

(2) Bonnet (de Lyon), Mémoire sur l'absorption et la composition du pus (Gazette médicale de Paris, 1837, 23 septembre).

(3) Tessier, Diathèse purulente (Expérience, 1838, t, II, p. 84).

(4) Magendie, Leçons sur les phénomènes physiologiques de la vie, 1838, t. IV, p. 279.

(5) Velpeau, Leçons orales, 1839-41, t. I, p. 14 et 63.

dit-il, qu'en vous décrivant les désordres variés qui se rencontrent dans l'infection purulente, il faille nécessairement que les individus qui succombent à cette maladie soient atteints de toutes ces collections à la fois, et, pour ainsi dire, imbibés de pus à la manière d'une éponge : il en est au contraire un grand nombre qui ne présentent qu'un petit nombre de ces lésions. Tantôt il n'y a de foyers ou d'abcès tuberculeux que dans le poumon ou le foie, et point d'épanchements ; tantôt il n'existe qu'une collection de pus dans la plèvre ; d'autres fois on n'en rencontre que dans les membres, soit à l'intérieur, soit en dehors des articulations ; chez plusieurs enfin on n'en rencontre nulle part et on est obligé alors de chercher la cause de la mort dans l'altération du sang seulement. » Évidemment, Velpeau ne vit pas la cause de ces différentes formes de la même maladie, et ne devina pas ce qu'il y avait de plus dans un cas que dans l'autre ; il constata seulement le fait et admit une infection ou altération du sang fondamentale, avec lésions viscérales incidentes, mais non nécessaires.

D'autre part, Raciborski (1) (1841) signala le point défectueux des théories contemporaines. Il montra l'insuffisance du dogme du mélange du pus et du sang tel qu'il était alors compris et appela l'attention sur la nécessité de ne pas se confiner dans l'étude des altérations anatomiques, et de « soulever le coin du voile qui cache à nos yeux les altérations chimiques des liquides et le mode de leur production ». Partant de là et cherchant à se rendre compte de l'altération pyohémique du sang, il y vit un phénomène de fermentation.

En même temps Bourdon (2) (1841), après avoir con-

(1) Raciborski, Mém. cité, in Mémoires de l'Acad. Roy. de méd., 1841, t. IX, p. 597.

(2) Bourdon, de la Fièvre puerpérale et de ses différentes formes (Revue médicale, 1841, t. II, p. 348).

sidéré que dans certains cas d'atonie de la matrice l'air pouvait pénétrer dans cet organe et faire contracter des qualités délétères aux liquides qui s'y trouvent, admit « que ces matières plus ou moins putréfiées, en contact avec les sinus béants, sont absorbées et vont infecter toute l'économie. L'espèce d'empoisonnement qui résulte de cette absorption, ajouta-t-il, offre de grandes analogies avec l'infection purulente et doit être rangée avec cette dernière parmi les maladies essentiellement générales. »

Alors parut en 1842 la thèse de d'Arcet. Cet important travail ouvrait une ère nouvelle dans l'histoire doctrinale de la pyohémie. Désormais une scission se fait parmi les doctrines : d'Arcet crée la théorie de l'infection putride et de l'obstruction mécanique, qualifiée de nos jours du nom de *Septicémie embolique;* Lebert, Castelnau et Ducrest, Sédillot, etc., croient à une infection par le pus pur et à la *Pyohémie vraie;* enfin M. A. Guérin propose sa *Doctrine miasmatique.* L'ère des idées confuses est close.

CHAPITRE II

De la septicémie embolique.

L'empoisonnement septique pour rendre compte des symptômes généraux, l'obstruction vasculaire pour expliquer les abcès, tels sont les deux éléments de la doctrine que je vais examiner dans le présent chapitre.

Lorsque parut en 1842 la thèse de d'Arcet (1), Quesnay, en 1749 (2), avait, comme je l'ai montré, cliniquement deviné et signalé les différences existant entre les résorptions purulentes donnant lieu à des abcès viscéraux, et les résorptions sanieuses où la mort survient sans abcès; Gaspard (3) (1822-1824), confondant dans le même groupe la septicémie et la pyohémie, avait expérimentalement démontré l'origine putride des symptômes typho-adynamiques dans ces deux maladies; A. Boyer (4) (1834) avait prouvé que dans le pus putride la partie soluble était seule capable d'engendrer les accidents généraux toxiques, et que la partie solide ne causait la mort que par obstruction vasculaire, mais il n'avait tiré de ce fait aucune conclusion précise quant à la pyohémie; Velpeau (5) (1839-1841) avait cliniquement admis une infection purulente sans abcès viscéraux. Quesnay, Gaspard, A. Boyer,

(1) D'Arcet, Recherches sur les abcès multiples et sur les accidents qu'amène la présence du pus dans le système circulatoire; thèse de Paris, 1842, 11 mai.

(2) Quesnay, Traité de la suppuration, 1749, p. 327.

(3) Gaspard, Mémoire physiologique sur les maladies purulentes et putrides (Journal de Magendie, 1822, p. 1).

(4) A. Boyer, Mém. cité in Gazette médicale, 1834, 29 mars.

(5) Velpeau, Leçons orales, 1839-41, t. III, p. 14-63.

Velpeau avaient posé les assises sur lesquelles devait s'élever la doctrine de d'Arcet.

Tout en se déclarant partisan de la diathèse purulente de Tessier pour expliquer la présence du pus dans le sang, d'Arcet se désintéressa cependant de toute discussion relative aux théories de la pénétration du pus ; il se borna à enregistrer le résultat ultime prouvé par les auteurs, à savoir (1), « la présence du pus dans le système circulatoire, quelle que soit la cause et le mécanisme qui l'y ait amené ».

Considérant ensuite que les abcès et les collections purulentes splanchniques et synoviales ne sont pas les seules lésions de la pyohémie, mais que le sang est aussi le siège d'une altération profonde, il conclut à une double action pathologique du pus en circulation.

Pour rendre compte de cette double action, il étudia les altérations diverses du pus. Du pus recueilli dans un vase rempli d'acide carbonique, filtré et soumis à l'action de l'oxygène, soit directement, soit à travers une membrane quelconque, absorbe de l'oxygène (2). Sous l'influence de cet oxygène, la matière purulente se transforme en : « 1° un corps insoluble, inerte, granulé, dont la ténuité n'est plus assez grande pour circuler avec le sang, et qui a perdu son volume capillaire pour en revêtir un autre qui l'exclut des dernières ramifications vasculaires ; » 2° un liquide putride ; et l'on con-

(1) D'Arcet, thèse citée, p. 15.

(2) « Mais ce qui est bien plus remarquable, dit d'Arcet, c'est que dans cet acte de l'exposition du pus au contact de l'air les globules se réunissent plusieurs ensemble et s'agglomèrent. De plus, non seulement, sous l'influence de l'oxygène, les globules du pus s'unissent en petit nombre, mais encore ils se forment en membrane couenneuse, plastique, tout à fait semblable à la couenne inflammatoire du sang ; puis bientôt cette couche amorphe surnage, la liqueur sous-jacente ne s'éclaircit pas, et, en continuant l'action de l'oxygène, la décomposition putride s'empare du tout, sans cependant faire rentrer en dissolution l'espèce de fausse membrane qui s'en était séparée ; le pus est alors devenu tantôt légèrement, tantôt fortement alcalin. » D'Arcet, ibid., 1842, p. 24.

çoit facilement que « la pénétration de l'organisme par ce liquide et son mélange au sang amèneront des accidents analogues à ceux que Gaspard et MM. Trousseau et Dupuy déterminaient si facilement en injectant dans le système veineux des liquides produits par la décomposition putride des matières animales ». Ce qui se passe dans un vase à expérience se passe dans les vaisseaux sanguins. Le pus mélangé au sang se trouve soit dans les poumons, soit partout ailleurs dans le système artériel, en contact avec des hématies chargées d'oxygène, lequel opère la décomposition et la transformation du pus sus-indiquées.

D'Arcet avait adopté la diathèse purulente de Tessier ; c'était donc bien dans le sang lui-même et aux dépens de l'oxygène des globules sanguins, que s'opérait le dédoublement putride du pus. Le sang se trouvait donc ainsi, *ipso facto*, injecté de corps étrangers granuleux et de liquide putride.

A l'appui de sa théorie d'Arcet invoquait des preuves expérimentales et des preuves cliniques.

Une première série d'expériences consista à injecter dans les veines jugulaires, à des chiens ou à des lapins, le produit solide de la décomposition du pus soigneusement lavé à l'eau pure ou légèrement chlorée (1). Suivant les doses, l'animal fut tué ou se rétablit; deux fois seulement, sur un nombre indéterminé d'injections, des ecchymoses et même des abcès pulmonaires furent constatés à l'autopsie. Dans tous les cas les symptômes furent ceux d'une phlegmasie franche. L'injection de corps pulvérulents, inertes, métalliques ou autres produisit les mêmes effets.

« Ainsi, conclut d'Arcet (2), et c'est, je crois, un fait

(1) D'Arcet, thèse citée, p. 25.
(2) Id., ibid., p. 28.

acquis à la science, les corps pulvérulents, inertes, métalliques ou autres, introduits dans la circulation, dès que leur volume n'est plus en rapport avec les capillaires sanguins, produisent des engorgements locaux, inflammatoires, sans autres symptômes généraux plus graves que ceux des phlegmasies franches; c'est-à-dire qu'on ne remarque pas alors ces accidents terribles qui amènent un trouble profond, fondamental, de l'organisme; il y a maladie mais il n'y a pas diathèse. »

Dans une seconde série d'expériences, d'Arcet injecta au contraire, après l'avoir filtrée, la sérosité putride résultant de la décomposition du pus. Il constata (1) les propriétés éminemment toxiques de ce liquide, et conclut qu'injecté dans les veines jugulaires d'un chien il entraîne des désordres généraux avec frissons analogues à ceux qu'avait obtenus Gaspard et en tout comparables aux phénomènes de l'infection purulente : il n'occasionne aucune lésion anatomique simulant, même de loin, les abcès multiples, mais il produit au contraire une profonde altération du sang. « Anatomie pathologique, dit-il (2), symptômes, tout nous révèle ici une maladie générale, une maladie enfin qui, par un ensemble d'altérations appréciables, a détruit pour ainsi dire isolément la vie dans tous les organes à la fois, au lieu d'amener la mort par arrêt d'une seule fonction. Ce n'est plus ici une maladie, c'est une diathèse. »

Enfin, dans une troisième série d'expériences, d'Arcet entreprit de reproduire les phénomènes entiers de l'infection purulente, en introduisant dans la circulation du pus en nature scrupuleusement débarrassé des corps floconneux (3). Ce pus devait se comporter comme le pu

(1) D'Arcet, thèse citée, p. 29.
(2) Id., ibid., p. 31.
(3) Id., ibid., p. 32.

spontanément formé dans les vaisseaux et était supposé soumis au seul contact de l'oxygène du sang dans les artères et dans les poumons. Or les effets putrides se développèrent seuls dans la majorité des cas, et il ne se produisit que deux fois des petits abcès isolés dans les poumons. D'Arcet chercha à expliquer cet insuccès relatif par les conditions différentes, dans lesquelles se trouvaient d'une part le pus formé dans le sang et d'autre part le pus artificiellement injecté dans les vaisseaux.

Toutes réserves gardées sur les propriétés du pus, Castelnau et Ducrest (1846) incriminèrent les doses massives brusquement injectées par d'Arcet. Je crois plutôt que les résultats négatifs obtenus démontrent simplement la fausseté de la théorie qui fait opérer la décomposition et le dédoublement du pus au contact de l'oxygène du sang lui-même. Le pus injecté par d'Arcet était sans doute déjà putride, et comme ce physiologiste avait pris grand soin de le débarrasser, avant l'injection, des corps floconneux capables de s'arrêter dans les capillaires, les seuls symptômes qu'il obtint furent les accidents généraux ou l'infection putride : et si dans un cas il s'est formé des abcès viscéraux, c'est probablement que la filtration avait été incomplète. D'ailleurs cette décomposition au contact et aux dépens de l'oxygène des hématies n'aurait-elle pas évidemment pour résultat de priver ces dernières de leur oxygène et par conséquent de faire naître des accidents asphyxiques immédiats. Je ne cherche donc pas à expliquer l'insuccès de la troisième série d'expériences de d'Arcet ; j'en tire une conclusion dont je vois au reste la justification dans les expériences d'injection de pus sans filtration préalable faites par d'autres auteurs.

Au surplus d'Arcet entreprit de reproduire le tableau complet de la pyohémie à l'aide d'injections consécutives d'un corps pulvérulent (10 grammes d'un liquide aurifère composé de 30 grammes d'eau tenant en suspension 0gr,5 de poudre d'or) et d'eau putride (10 grammes). Les accidents généraux d'origine putride se développant et tuant beaucoup plus vite que les accidents locaux, le corps pulvérulent fut introduit quarante heures avant l'eau putride. Dans ces conditions, on trouva à l'autopsie des lésions viscérales multiples simulant des abcès.

Comparant alors les résultats expérimentaux et les phénomènes cliniques, d'Arcet en montra l'identité et tira des conclusions qui sont de trop grande importance pour ne pas être citées *in extenso* malgré leur étendue (1) :

« Dans l'infection purulente : abcès viscéraux, occupant les organes les plus vasculaires, ceux où s'accomplissent les plus grandes fonctions, entourés d'une auréole inflammatoire, circonscrits, d'un petit volume, ne gênant que médiocrement les fonctions des organes, ne tuant pas par leur propre gravité.

» Dans les expériences qui ont pour résultat l'introduction de matières pulvérulentes dans le système veineux, que voit-on? Des abcès viscéraux multiples occupant les organes les plus vasculaires et qui sont le siège des plus importantes fonctions; abcès entourés d'une auréole inflammatoire, circonscrits, contenant un pus absolument semblable aux autres, d'un petit volume, gênant peu les fonctions des organes, n'occasionnant pas la mort par leur gravité propre.

» Dans l'infection purulente : accidents généraux des plus graves, vomissements, hoquets, frissons, adynamie, stupeur, déjections alvines, pâleur de la muqueuse buccale, sécheresse de la langue, collections dans les plèvres, le péritoine, les synoviales, hémorragies passives, etc.; puis, indépendamment des altérations anatomiques déjà citées, sang noirâtre, violet, granulé, incoagulable, pois-

(1) D'Arcet, thèse citée, p. 34, 35, 36.

seux; ecchymoses rouges de la membrane muqueuse gastro-intestinale, etc.

» Après l'introduction de liqueurs putrides dans les veines : troubles généraux des plus graves et des plus identiques, à savoir, hoquets, vomissements, horripilations, diarrhée, déjections alvines et urinaires, épanchements dans les séreuses, pâleur de la muqueuse buccolabiale, sécheresse de la langue, hémorragies passives, adynamie profonde, prostration. A l'autopsie, le sang est liquide, défibriné, noirâtre, violet, poisseux; des ecchymoses et des pétéchies se montrent sur le foie, sur la rate, sur l'estomac, sur les intestins.

» La conclusion à tirer de tout cela, c'est que la maladie appelée tour à tour résorption purulente, phlébite, infection purulente, diathèse purulente, est une maladie complexe où l'on peut saisir deux ordres de phénomènes bien tranchés, mais qui se présentent tellement réunis, tellement liés l'un à l'autre, qu'ils ont toujours été confondus jusqu'ici. Ces phénomènes sont :

» 1° Un obstacle mécanique local apporté à la circulation capillaire et dû à l'introduction dans les vaisseaux de corps qui ne sont plus avec eux en harmonie de volume ou d'usage ;

» 2° Un état général des plus graves, présentant tous les caractères de l'adynamie, et causé par le développement dans l'organisme de matières putrides *sui generis* agissant peut-être à la manière d'un ferment, c'est-à-dire pouvant amener dans le sang des modifications telles que l'action délétère initiale persistera et continuera son influence. »

Telle est l'œuvre de d'Arcet. Or, si l'on peut y critiquer certains détails, on ne peut nier le bien fondé de la conclusion : conclusion capitale, base de la doctrine septicémique de la pyohémie et que les recherches ultérieures n'ont fait que reproduire avec quelques variantes.

Quelque importante qu'elle fût, la thèse de d'Arcet resta pourtant absolument méconnue, non seulement en Allemagne, mais en France, pendant de longues années. L'analyse détaillée que je viens d'en faire montrera, je l'espère, combien cet oubli était injuste et regrettable. D'ailleurs les idées précises et originales soutenues par d'Arcet brisaient trop avec les théories qui régnaient en 1842 pour s'emparer de la faveur des contemporains. Personne n'osa franchement les accepter; mais, comme nous l'allons voir, la vérité s'imposa peu à peu d'elle-même.

Marchal (de Calvi) en 1842 (1), opposa à la doctrine naissante les cas où l'on ne rencontre d'abcès que dans le foie. Or, si la dissociation du pus se fait dans les poumons, disait-il, pourquoi ces viscères ne sont-ils pas toujours abcédés. D'ailleurs, si la dissociation du pus se faisait réellement, les poumons ne retiendraient-ils pas dans leurs capillaires tous les éléments globulaires, et ne devraient-ils pas être seuls à contenir les abcès? D'autre part, jamais les abcès pulmonaires ne devraient contenir du pus entier, non dissocié, puisque ce pus se trouverait inévitablement en contact indirect avec l'air inspiré qui le décomposerait.

Mais quelque spécieuses que fussent ces objections, elles s'adressaient uniquement aux détails et à la partie hypothétique de la doctrine.

En la même année M. Sédillot (2) (1842), après avoir fait ressortir que l'absorption endosmotique pas plus que la phlébite « ne saurait expliquer l'absence complète des phénomènes de l'infection dans une foule de cas où le pus est manifestement résorbé... », pensa qu'il y avait là « quelque chose d'obscur, d'incomplet et qui

(1) Marchal (de Calvi), de l'Infection purulente (Annales de chirurgie française et étrangère, 1842, juin).

(2) Sédillot, Mém. cité in Gazette médicale, 1842, p. 567.

exige nécessairement de nouvelles investigations ». Ce quelque chose d'incomplet, d'absent, qui, enté sur la fièvre hectique observée seulement dans les cas de résorption dont il s'agit, aurait produit la pyohémie, M. Sédillot crut d'abord que c'était une différence dans la nature du pus, et se demanda si le pus des plaies et celui des veines ne jouirait pas de qualités toxiques spéciales ? Mais, comprenant l'insuffisance de cette hypothèse, il en vint à formuler une théorie qu'il développa en 1843 (1), théorie éphémère et sans solidité, mais qui montre à quel point les idées septicémiques se généralisaient à cette époque. « Le pus, dit-il, en lui-même et dans son état de pureté consécutive, ne déterminerait pas l'infection purulente; ce seraient les parcelles organiques provenant du détritus de nos tissus qui, entraînées par lui dans la circulation, iraient se déposer dans les parenchymes et dans les cavités séreuses et y occasionneraient ces abcès et ces épanchements multiples si promptement funestes... Que l'on passe en revue les causes ordinaires de l'infection purulente, et l'on verra la forme ulcéreuse y apparaître presque constamment. Ce sont des plaies couvertes d'une couche de putrilage, baignées d'une sanie grisâtre formée de pus mêlé à des détritus organiques, ce sont des infiltrations de pus dans des muscles ramollis et devenus friables comme chez notre blessé; des os contus envahis par le pus, devenus mous et jaunâtres; des ulcérations phagédéniques des téguments. »

L'absence des phénomènes de l'infection purulente dans la gangrène des membres est la condamnation évidente de la théorie de M. Sédillot; mais cette théorie n'en a pas moins son intérêt, en ce qu'on y retrouve nettement indiquées les idées d'intoxication par les détritus ulcéreux et putrides, et d'obstacle mécanique par

(1) Sédillot, de l'Infection purulente (Annales de chirurgie française et étrangère, 1843, t. VII, p. 129).

ces mêmes détritus dont M. Sédillot présumait la résorption.

Bérard aîné (1) (1842) protesta contre la doctrine de d'Arcet. A ses yeux l'infection purulente et l'infection putride étaient deux maladies distinctes. Le pus qui, mélangé au sang, produit l'infection purulente, était toujours pur. L'infection putride, causée par la résorption du pus altéré, ne s'accompagnait pas d'abcès viscéraux. Mais chose étrange! après avoir nié la putridité du pus mélangé au sang dans la pyohémie, il conclut : « En somme, le pus introduit directement et en nature dans le sang par le fait de la phlébite nuit peut-être mécaniquement par ses parties insolubles; mais il cause incontestablement une forme d'*intoxication*, qui se révèle par la fétidité des humeurs de toutes les parties du corps, par la formation des ecchymoses, par la coagulabilité du sang, son aspect noirâtre, violet, granulé, poisseux, et par l'ensemble des symptômes qui constituent pour nous l'infection purulente. » Or, en bonne logique pathogénique, peut-on admettre que des symptômes putrides soient engendrés par des causes non putrides? Sous la plume de Bérard et malgré lui on retrouve donc encore les deux éléments signalés par d'Arcet : l'action mécanique et l'action toxique du pus résorbé.

D'autre part, Andral (2) (1843) conclut de ses recherches hématologiques que, chez l'homme, « l'influence que le pus exerce sur le sang est loin d'être la même, suivant que ce pus est frais ou qu'il est sorti depuis assez longtemps du corps vivant pour s'être putréfié. Le pus frais n'a pas sur le sang d'action appréciable; le pus qui s'est putrifié agit sur le sang comme agirait l'ammoniaque, il détruit les globules et la fibrine. »

(1) Bérard, art. Pus du Dictionnaire en 30 vol., 1842, p. 478-489.

(2) Andral, Essai d'hématologie, 1843, 119.

C'est alors que M. Sédillot (1) (1843) développa sa doctrine de la résorption des détritus ulcéreux et putrides; mais, par une étrange inconséquence, il nia en même temps, et sans preuves, la nécessité de l'altération et de la fétidité du pus résorbé pour déterminer les abcès viscéraux, l'adynamie et la mort.

L'année suivante Rokitansky (2) (1844) attribua un rôle étiologique capital à la décomposition putride des caillots sanguins qui obstruent les veines.

En 1847 Piorry (3) créa le mot *septicémie* et décrivit la septicémie ou infection putride chirurgicale.

Ce fut seulement en 1848 que Virchow (4), reprenant les travaux de Gaspard, s'efforça de démontrer à son tour que dans le groupe des maladies causées par les blessures la septicémie devait être distinguée de la pyohémie. Les travaux de Virchow sur la pyohémie datent de 1845, mais c'est seulement en 1848 qu'il s'occupa spécialement des rapports existant entre la septicémie et la pyohémie. La thèse de d'Arcet (1842), les travaux de Lebert (1845) et de Castelnau et Ducrest (1846) avaient donc déjà été publiés. Virchow n'en tint compte, et les auteurs allemands, Hueter en particulier (5) (1869), n'en persistent pas moins à soutenir que l'histoire moderne de la pyohémie date de Virchow. Regrettable lacune sans doute dans les bibliothèques et les bibliographies d'outre-Rhin, qui ne possèdent ou du moins ne mentionnent pas la thèse de d'Arcet, ni le mémoire de Castelnau et Ducrest, ni le livre de Lebert; ou plutôt impardonnable oubli d'œuvres pourtant méritoires!

(1) Sédillot, Mém. cité in Annales de chir. française et étrangère, 1843, t. VII, p. 129.

(2) Rokitansky, Handbuch der pathol. Anat., 1844, t. II, p. 642.

(3) Piorry, Médecine pratique, 1847, p. 499.

(4) Virchow, ueber Injection putrider Stoffe (Medic. Reform, 1848, octobre, n° 15).

(5) Hueter, Handbuch der allgemeinen und speciellen Chirurgie, 1869, B. I : die Pyämischen Fieber, p. 58.

D'ailleurs, que fit Virchow que n'avait fait d'Arcet? Il nia catégoriquement l'origine purulente de la pyohémie, comme je l'ai déjà exposé, ce qui au surplus fut démontré faux ultérieurement.

D'autre part, il injecta dans la jugulaire, à des animaux, des particules de fibrine plus ou moins putréfiées en suspension dans un liquide putride : il obtint une infection générale septicémique compliquée d'embolies viscérales avec infarctus suppurés ; j'insisterai plus loin sur ce point.

Il injecta, en second lieu, de la sérosité putride provenant d'un kyste de l'ovaire et privée de toute particule solide : il obtint des accidents généraux septicémiques, tels que ceux que Gaspard avait décrits en 1822, sans embolies ni infarctus.

Virchow conclut de ces deux séries d'expériences que l'embolie était constitutive de la pyohémie, dans laquelle il reconnut une dyscrasie ichoreuse avec métastases solides ou embolies provenant d'un thrombus veineux; tandis qu'il ne vit dans la septicémie qu'une dyscrasie ichoreuse sans métastases solides.

Que l'on compare les expériences et les conclusions de Virchow avec les expériences et les conclusions de d'Arcet, et l'on ne pourra hésiter à accorder à d'Arcet la priorité de la doctrine de la septicémie embolique; tout en reconnaissant du reste que Virchow a donné à l'étude de l'obstruction mécanique des capillaires ou embolie et à l'étude de la trombose veineuse une extension absolument nouvelle et originale. Que si l'on est tenté de reprocher à d'Arcet le rôle qu'il faisait jouer à la prétendue diathèse purulente comme source du pus dans le sang, il faudra avouer qu'en revanche Virchow a commis une non moins grosse erreur en niant l'infection purulente proprement dite.

En 1849 M. Sédillot (1) différencia plus positivement

(1) Sédillot, de l'Infection purulente ou Pyohémie, 1849, p. 182.

encore que Virchow la septicémie et la pyohémie. Il tenta de démontrer par de nombreuses expériences l'existence d'une pyohémie non septique et d'une septico-pyohémie qui serait un intermédiaire entre la pyohémie vraie et la septicémie; mais il réussit surtout à démontrer la vertu phlogogène des globules purulents, ou la capacité qu'ils possèdent d'allumer l'inflammation au sein des tissus qu'ils pénètrent. (Voy. Pyohémie vraie, ch. III.)

En même temps Tigri (1) (1849) conclut de ses recherches et de ses expériences que l'action exercée sur le sang par le pus liquide formé dans l'organisme est tout à fait comparable à l'action d'un poison.

C'est alors que Chassaignac (2) (1850) soutint pour la première fois sa théorie de l'empoisonnement traumatique. « L'emphysème traumatique, dit-il, n'est pour moi que l'expression d'un fait beaucoup plus général et que je désigne sous le nom d'empoisonnement ou intoxication traumatique. J'ai en effet cette opinion, qu'il est au pouvoir d'une grande violence mécanique de déterminer, en quelque sorte instantanément, un état d'empoisonnement putride comparable à celui que la pénétration directe d'une matière putride dans le système sanguin pourrait déterminer. C'est d'un fait purement cadavérique, celui de la décomposition prodigieusement rapide des cadavres à la suite de certaines grandes lésions traumatiques, que j'ai déduit l'existence d'un empoisonnement déterminé pendant la vie par une cause de ce genre. » Chassaignac citait alors six observations toutes de fractures compliquées, suivies ou non d'amputation, où les malades moururent avec des phé-

(1) Tigri, des Effets du pus et de la sanie gangréneuse sur le sang circulant dans les vaisseaux, 1849, Mémoire présenté par Flourens à l'Acad. des sciences le 16 mars 1863.

(2) Chassaignac, des Opérations applicables aux fractures compliquées; thèse de concours, Paris, 1850, p. 81.

nomènes typhoïdes et les signes attribués par Gaspard à la septicémie. Rien de plus juste d'ailleurs que cette action des grandes violences, qui engendrent non pas une sorte d'intoxication, mais une intoxication véritable. Les tissus désorganisés par le traumatisme sont en effet, pour la putréfaction, un terrain essentiellement fertile, où le poison putride naît avec une rapidité telle que la méthode antiseptique reste en général insuffisante et désarmée.

Chassaignac ne reconnaissait pas, comme nous le verrons plus loin, de liaison entre l'infection purulente et l'infection putride. Je ne cherche donc pas à le ranger au nombre des partisans de la doctrine de d'Arcet; je prétends cependant que le passage de la thèse que je viens de citer est un argument à l'appui de cette doctrine. Ne prouve-t-il pas, en effet, qu'il se passe dans les grandes plaies des phénomènes capables d'engendrer cette intoxication générale qui, d'après d'Arcet, est le premier acte de l'infection purulente?

Peu après, Bonnet (de Lyon), en 1855 (1), considéra trois éléments ou facteurs pathogéniques dans la pyohémie :

1° La pénétration dans le sang des globules purulents, allant se déposer dans les viscères et les enflammer;

2° L'absorption des produits putrides, infectant l'économie tout entière;

3° L'abaissement de la calorification locale et générale.

Les deux premiers facteurs se retrouvent dans la pyohémie de d'Arcet.

Cependant Bonnet (de Lyon), à l'encontre de d'Arcet, pensait que les globules de pus et les produits putrides devaient être pris dans la plaie. Il fit même ressortir que

(1) Bonnet (de Lyon), (Mémoire sur la nature et le traitement de l'infection purulente, lu à la Société de médecine de Lyon, (Gazette médicale de Lyon, 1855, n° 1, p. 2).

les phénomènes putrides n'étaient pas un élément accessoire de la résorption purulente, mais qu'au contraire ils favorisaient prodigieusement la pénétration des globules purulents dans les vaisseaux.

Il pensa d'ailleurs que l'expérimentation et l'observation clinique et microscopique avaient démontré la réalité de la pénétration des globules de pus dans la pyohémie, et que lorsque les accidents étaient passagers c'était que le pus avait été digéré par le sang. D'autre part il regarda le sang et le pus de la plaie comme livrés à la décomposition, et soutint avec raison que, dès qu'il existe des produits décomposés à la surface d'une plaie, ils sont absorbés. Il en vit la preuve dans ce fait, que, dès qu'un blessé est porteur d'une plaie qui baigne dans un liquide fétide, les selles prennent une odeur infecte; qu'en outre on retrouve dans les urines du sulfhydrate d'ammoniaque, qu'il prétendait être le sel caractéristique du pus décomposé.

Quant au troisième élément, le refroidissement local et général, Bonnet lui faisait jouer un rôle déterminant pour l'explosion des accidents. Sa théorie à ce sujet est curieuse et mérite une exposition complète.

Si la résorption du pus putride est considérable, les effets consécutifs sont certains; l'infection purulente se manifeste sans qu'il y ait d'autre influence à invoquer. « Si, au contraire, la résorption du pus est peu considérable, des causes extérieures, telles que des refroidissements, des indigestions, des émotions morales, sont nécessaires à la production de ces effets. Voici comment, dit Bonnet (1), il me semble naturel de comprendre l'influence de ces causes. L'économie tend à se débarrasser des principes nuisibles qui l'infectent, une fièvre supplémentaire des forces naturelles s'allume. C'est ce

(1) Bonnet de Lyon, Mémoire sur la nature, etc., p. 10.

caractère utile que je reconnais à la fièvre continue qui s'empare de tous les blessés dont l'état devient grave. Dans son cours, les effets des résorptions purulentes et putrides sont neutralisés par une élimination proportionnelle; mais que cette élimination soit troublée, que le poison septique produise sans obstacle son effet sur l'économie, le frisson va se manifester avec le claquement des dents, le tremblement des membres, le froid de la peau, la pâleur de la face, en un mot, avec le cortège de symptômes qui chez les opérés est un signe certain de mort. Ce frisson, dans la conception que j'expose, démontre tout à la fois que l'élimination ne peut plus se faire et que la calorification succombe... Comme on le voit, la résorption du pus et des matières putrides peut avoir lieu sans que la pyohémie en soit la conséquence. La cause déterminante de cet ordre d'accidents, c'est l'impuissance de l'organisme à se débarrasser du pus et des matières putrides qui l'infectent; impuissance qui peut dépendre soit de la grande abondance de ces éléments nuisibles, soit du trouble apporté dans les fonctions éliminatrices. C'est ainsi que l'on écarte une des difficultés les plus puissantes qui s'élevaient contre la théorie de l'absorption... Tout me paraît clair dans cet ordre d'idées, et je le regarderais comme démontré, si l'on pouvait produire à volonté des abcès intérieurs chez les animaux en les soumettant à des injections de pus et en les refroidissant lorsque les symptômes de la fièvre éliminatrice deviendraient manifestes. Probablement si tant d'injections de pus n'ont pas produit d'abcès métastatiques, c'est qu'on a laissé les phénomènes de l'élimination s'accomplir en liberté. Si ces phénomènes eussent été troublés, la pyohémie aurait dû en être la conséquence. »

Ingénieuse et séduisante, la théorie de Bonnet prête cependant le flanc à la critique. Comment concevoir en effet qu'il suffise d'un refroidissement ou d'une émotion morale pour déterminer les phénomènes de dépôt du pus dans les viscères, qui sont la conséquence de la pénétration de ce liquide? Quelle preuve existe-t-il, en outre, de ce caractère utile de la fièvre qui s'empare des blessés dont l'état devient grave? N'est-ce pas une hérésie pathologique et physiologique que d'attribuer à l'élimination du poison cette fièvre qui s'allume, et qui redouble lorsque cette élimination est troublée? Depuis quand la fièvre est-elle un bien et un procédé thérapeutique de la nature, qu'il faut respecter sous peine de mort? La fièvre est le symptôme de l'intoxication et ne saurait avoir aucun caractère curatif.

Sauf ces erreurs, je me hâte de rendre pleine justice au rôle capital des influences extérieures venant troubler l'harmonie des fonctions éliminatrices du poison putride. Bonnet a compris que l'absorption des liquides altérés à la surface de la plaie devait être constante ou ne pas être; obligé d'en admettre la constance, il a répondu à ceux qui, comme M. Sédillot et Bérard, demandaient aux septicémistes d'expliquer l'absence des phénomènes d'intoxication chez les sujets porteurs de foyers purulents anciens, que cette intoxication naissait soit par excès de toxicité, soit par rétention ou défaut d'élimination des poisons putrides absorbés. Telle est l'œuvre de Bonnet, telle est la vérité qu'il a mise en lumière et l'important complément qu'il a ajouté à la doctrine de d'Arcet.

C'est en la même année 1855 que M. Gosselin (1) énonça devant la Société de chirurgie des idées neuves et originales où l'on retrouve en entier la théorie septicémique moderne. M. Gosselin admit que le pus pouvait

(1) Gosselin, Remarques sur les fractures en V ou cunéennes et sur les infections auxquelles elles donnent lieu : Mémoire lu à la Société de chirurgie en 1855 (Mémoires de la Société de chirurgie, t. V, p. 147, publié en 1863).

être le poison de la pyohémie, mais il crut que le pus seul ne suffisait pas et qu'il devait posséder une qualité spéciale due évidemment à la putridité. Pour arriver à cette conclusion, il chercha quelle est la cause de la mort quand elle survient rapidement et de bonne heure, dans les quatre premiers jours, et quelle est cette cause quand la mort a lieu un peu plus tard et plus lentement.

Pour la mort des premiers jours, après avoir rapporté toutes les solutions proposées et en avoir montré l'insuffisance ou l'impossibilité, il compara les accidents fébriles consécutifs aux traumatismes aux accidents consécutifs aux plaies évidemment empoisonnées et même à la fièvre intermittente et à la fièvre typhoïde accidents et maladies où l'intoxication ne fait doute pour personne (1). Puis il ajouta : « En rapprochant ces maladies les unes des autres, en voyant combien elles se ressemblent par leurs expressions symptomatiques, je suis amené à penser qu'elles se ressemblent aussi par leur origine et que dans toutes il y a une intoxication ; et ainsi, au lieu des explications vagues et exceptionnelles que j'indiquais tout à l'heure, j'attribue la mort à un empoisonnement, sorte de typhus traumatique ou empoisonnement

(1) « Que voyons-nous par exemple, dit-il, chez les sujets qui succombent à la suite des blessures évidemment empoisonnées, comme celles qui sont faites par les animaux venimeux, les instruments ou les objets chargés de matières organiques contagieuses, comme pour la morve et le charbon, ou seulement de matières organiques en putréfaction, comme pour les piqûres anatomiques? Une inflammation locale parfois modérée et une fièvre grave souvent suivie de mort, sans que, à l'autopsie, on trouve aucune lésion appréciable. Dans ces cas nous admettons sans hésiter qu'un empoisonnement a eu lieu, que la matière toxique est entrée par la plaie et que son introduction dans l'économie a été la cause de la fièvre et de la mort. Personne ne conteste la même explication, quoique le poison soit plus difficile à spécifier, dans le cas de fièvre intermittente, et bien des médecins voient aujourd'hui un empoisonnement par des matières organiques dans la fièvre typhoïde, dont les symptômes, quand la maladie est grave, ressemblent à ceux de nos blessés. » Gosselin, Mémoires de la Société de chirurgie, 1855, publié en 1863, t. V, p. 150.

traumatique, pour me servir d'une expression employée par M. Chassaignac. Quel est le poison? d'où vient-il? par où passe-t-il? Autres questions très ardues que nous devons cependant examiner. Mais avant, recherchons quelle est la cause de la mort quand elle arrive du dixième au vingtième jour?

» Ici je trouve un nombre imposant de chirurgiens qui, depuis les temps les plu sreculés jusqu'à nos jours, n'ont pas hésité à reconnaître une intoxication, et même à nous dire que le poison est le pus passé dans le torrent circulatoire. Je me rallie pleinement à cette opinion, en invoquant encore l'analogie dans les symptômes; je vois dans cet empoisonnement consécutif à peine contesté un argument de plus en faveur de l'empoisonnement pour la mort des premiers jours. Mais faut-il admettre avec tous nos contemporains que c'est toujours le pus qui constitue le poison? Je ne saurais être de cet avis, par la raison toute simple que j'ai vu plusieurs fois, et notamment à l'hôpital Cochin, où c'est fréquent, les symptômes de l'infection purulente sans pus dans les veines et sans abcès métastatiques, et que d'autres fois j'ai vu, particulièrement à l'hôpital Saint-Louis après les journées de Juin, des infections purulentes avec abcès métastatiques sans qu'il y eût de pus dans les veines... Si le pus sert de poison dans certains cas d'infection purulente, la matière toxique est différente dans certains autres, et en particulier dans ceux où on ne trouve pas de phlébite suppurée. »

M. Gosselin résumait en somme l'état de la science en 1855, et insistait sur tous les arguments cliniques qui militent en faveur de l'identité de nature et d'origine toxique de la septicémie, cause de la mort des premiers jours, et de la pyohémie, cause de la mort tardive : pour lui, dès cette époque, les deux maladies n'étaient donc que deux formes ou variétés d'un même empoisonnement.

Cependant Panum, en la même année 1855 (1), après avoir reproduit les expériences de Gaspard et avoir décrit comme lui l'infection putride, rechercha le principe actif des substances putrides et en particulier du pus et du sang putréfié.

En 1856 et en 1859, Virchow (2) résuma ses travaux antécédents et formula sa théorie définitive de la pyohémie. « Les états morbides que nous venons d'étudier, dit-il (3), peuvent se rencontrer dans le cours de la même maladie. Les globules blancs peuvent augmenter de nombre au point que nous croyons avoir affaire à une pyohémie morphologique (leucocytose), et cela se présentera toutes les fois que l'affection s'accompagnera d'une irritation des ganglions lymphatiques. On peut ensuite rencontrer des thromboses et des embolies avec foyers métastatiques. Enfin des substances putrides et ichoreuses peuvent être absorbées (ichorrhémie, septicémie). Ces trois états morbides peuvent se compliquer l'un l'autre, mais ne se présentent pas nécessairement ensemble. Si vous voulez conserver le nom de pyohémie pour de semblables complications, vous pouvez le faire; mais ne cherchez pas un moyen terme dans l'infection purulente du sang, et souvenez-vous que le nom de pyohémie n'est qu'un nom collectif indiquant des altérations pathologiques diverses. »

En 1857, M. Dumontpallier (4) distingua l'infection purulente et l'infection putride des accouchées, mais il reconnut aux deux maladies une origine toxique com-

(1) Panum, Bdragdil Laeeren om den saakalette putride eller septiske infection. (Bibliotheck for Laeger, April, 1855, p. 253-285. — Schmidts Jahrbücher 1859, liv. II, p. 213.)

(2) Virchow, Gesammelte Abhandlungen, 1856.

(3) Id., Cellularpathologie, 1859, p. 179.

(4) Dumontpallier, de l'Infection purulente et de l'Infection putride; thèse de Paris, 1857.

mune. Pour l'infection purulente il invoqua la phlébite utérine accompagnée de putridité des lochies.

D'ailleurs la doctrine septicémique de la pyohémie fait désormais des progrès incessants et récolte chaque jour de nouveaux adeptes. Richardson (1) 1858, Wood (2) (1858), J.-Y. Simpson (3) (1860) la défendent chacun de leur côté et la déclarent seule rationnelle.

Callander (4) (1860) développe une théorie qui n'est autre que celle de d'Arcet. « On doit comprendre, dit-il, deux conditions ou états différents sous le nom de pyohémie ou infection générale : premièrement, des phénomènes engendrés directement par un poison dans lequel l'élément liquide est sans doute dominant; deuxièmement, une série d'affections secondaires greffées sur la maladie première et dépendant de causes distinctes. » Le poison est inconnu, il peut être absorbé par les voies aériennes ou alimentaires, mais il pénètre le plus souvent par la plaie.

En 1863, Forster (5) adopta sans restriction les opinions de Virchow, attribuant l'infection « à la décomposition putride d'un caillot; à l'ouverture d'un foyer sanieux développé dans les parois d'une veine et qui perfore sa tunique interne; à la résorption directe de la sanie purulente par les veines béantes; à l'absorption par la muqueuse respiratoire des matériaux en voie de décomposition ».

Vinrent alors les importantes recherches de Batailhé

(1) Richardson, Epidemiological Society, 1858.

(2) Wood, a Treatise on the Practice of Medicine; Philadelphie, 1858, t. II, p. 254.

(3) Sir J.-Y. Simpson, Obstetric Works, edited by Priestley and Störer; London, 1860, t. II, p. 1.

(4) Callander, in Holme's a System of Surgery (General Pathologic, art. PYOEMIA), 1860-1869, t. I, p. 266.

(5) Forster, Manuel d'anatomie pathologique, traduit par Kaula, 1863, p. 223.

(1863) (1) et d'Alexopoulo (2) (1863), recherches confirmatives des notions acquises et qui démontrèrent une fois de plus que le pus putride se conduit comme tous les autres liquides septiques.

Partant de cette donnée que les liquides putrides avaient une puissance toxique énorme et que de plus cette puissance varie selon leur degré de putréfaction et suivant d'autres conditions inconnues, Batailhé entreprit, pour juger cette manière de voir quant à l'infection purulente, cinq expériences d'injection de pus putride. Les symptômes furent ceux que Gaspard avait signalés. Quant aux lésions : les expériences 4 et 5 prouvèrent l'influence des injections successives, même à petites doses, de pus putréfié, lorsque les animaux vivent un nombre de jours suffisant pour permettre aux abcès de se former. « Or chez l'homme, à la surface des plaies récentes, il y a des liquides putréfiés, comme l'atteste l'odeur qu'elles exhalent les premiers jours, du moins sous les pansements dits simples. Ces liquides putréfiés passent dans les veines, d'où l'infection purulente, d'où les abcès métastatiques. Dans les expériences 1, 2 et 3, il n'y a pas eu d'abcès métastatiques. Les animaux n'en sont pas moins morts, seulement ils sont morts au bout de trois jours, trente-six heures et vingt-quatre heures. Ils sont morts aussi rapidement, probablement à cause de la quantité considérable de poison introduite en une seule injection ($0^{gr},50$ à la fois). Dès lors les abcès métastatiques n'ont pas eu le temps de se former. Seulement, chose bien remarquable, le troisième chien présentait des noyaux apoplectiformes précurseurs des abcès métastatiques, quoiqu'il n'ait vécu que vingt-quatre heures après l'injection... Il est aussi

(1) Batailhé, Note sur l'infection purulente (C. R. Acad. des sciences, 1863, 2e semestre, t. LVIII, p. 491).

(2) Alexopoulo, de l'Infection purulente ou de l'Infection putride aiguë (septicémie aiguë); thèse de Paris, 1863, n° 151.

des hommes qui succombent à l'infection purulente sans présenter d'abcès métastatiques: ce sont ceux qui meurent dans les premiers jours des plaies et des opérations.»

Batailhé s'appuyait sur les expériences et les considérations précédentes pour proposer la substitution, dans la nosologie, du terme « infection putride des premiers jours » à celui d'infection purulente, montrant ainsi qu'il n'accordait de capacité pathogénique au pus putréfié qu'en raison de sa qualité de liquide septique. D'après lui, l'infection putride des premiers jours débutait dès l'absorption de la première goutte de liquide septique, quel qu'il soit, engendrant la fièvre avec ses caractères particuliers; les abcès métastatiques n'étaient que des lésions secondaires mais non nécessaires.

En 1864-65, Billroth (1) entreprit, d'autre part, d'importantes recherches expérimentales sur l'origine des fièvres chirurgicales et démontra que toutes avaient pour cause unique l'introduction dans le sang de principes toxiques. Il commença par établir, à l'aide d'une série d'explorations comparatives de la température générale et de la température locale des plaies, explorations pratiquées sur des chiens et sur l'homme, qu' « il est peu probable que dans une plaie ou dans une partie enflammée il se produise une quantité de chaleur ayant une influence appréciable au thermomètre sur la calorification de la masse totale du sang, et que, par conséquent, nous devons aller chercher d'autres causes pour expliquer la fièvre traumatique et l'inflammation ».

Il fit alors faire par E. Hufschmidt « des recherches expérimentales sur la fièvre produite par intoxication putride ».

(1) Billroth, Beobachtungsstudien über Wundfieber und accidentelle Wundkrankheiten (Arch. für Klin. Chirurgie, B. II, S. 325-511, B. VI, S. 372, B. VIII, S. 52-168), traduit en français par Culmann (Arch. gén. de méd., 1865, 6e série, t. VI, et 1866, 6e série, t. VII).

Une première série d'expériences consista à injecter en une fois sous la peau, à des chiens ou à des lapins, soit de l'eau putride, soit du pus pyohémique ou ichoreux : Hufschmidt constata une élévation de température qui monta jusqu'à 40° et 41° et dura à peu près 6 jours.

Une seconde série d'expériences consista à pratiquer des injections répétées à plusieurs reprises : la température se maintint élevée tant que l'on fit des injections.

Ces deux séries d'expériences permirent de poser les conclusions suivantes :

1° Élévation constante de la température rectale, à la suite de toute injection de liquide ichoreux ou de pus frais soit dans le tissu cellulaire, soit dans les veines;

2° Cette élévation de température est observée déjà deux heures après l'injection ;

3° La température la plus élevée était observée vingt-deux, vingt-cinq et vingt-huit heures après l'injection unique, et cette température n'a jamais dépassé 41°, 5, même après des injections répétées. (Minimum de la différence : 1°, 6 — maximum : 2°, 2) ;

4° Lorsque, après une injection unique, les animaux devaient guérir, la température retombait en général rapidement et d'une manière continue de son point culminant au degré normal ;

5° Toujours les liquides ichoreux et purulents déterminaient une inflammation locale, le plus souvent des abcès, quelquefois la gangrène de la peau ;

6° Tous les animaux soumis à des injections répétées succombèrent, mais en général après avoir présenté à la suite de chaque opération une aggravation des symptômes suivie d'une rémission;

7° Lorsque les injections se suivaient de très près, la température restait à peu près au même niveau jusqu'à la mort ;

8° La diarrhée et la sécrétion sanguinolente des diverses muqueuses ne faisaient jamais défaut à la suite des injections dans les veines. Ces symptômes manquaient au contraire dans les inoculations sous la peau. Dans ce dernier cas, il n'y avait pour ainsi dire que des symptômes nerveux, tels que faiblesse, tremblements, irrégularité du pouls, etc., ; absolument comme dans la septicémie chez l'homme, où la diarrhée est également rare. Peut-être cette différence tient-elle à une modification éprouvée par les substances à leur passage à travers les lymphatiques ;

9° Jusqu'à présent, il a été impossible de déterminer les différences chimiques qui existaient entre les liquides injectés, et les effets physiologiques ont été les mêmes pour tous. Ces effets variaient plutôt selon la quantité des substances employées, qu'il fallait augmenter dans la proportion de la taille des animaux ;

10° Les lésions constatées chez quatre chiens qui ont succombé à des injections sous la peau étaient septicémiques : hyperhémie des organes internes, état poisseux du sang, état marbré de la rate ; une fois, véritables infarctus hémorragiques de la rate et des poumons. Ces foyers n'étaient pas de nature embolique, et l'on ne pouvait découvrir aucune phlébite autour des abcès développés aux endroits où l'injection avait été faite.

Enfin, comme conclusion générale : « La pénétration dans le sang, soit directement, soit par l'intermédiaire des lympathiques, des substances putrides, principalement du pus d'individus pyohémiques, peut provoquer la fièvre ».

Au point de vue historique, cette conclusion finale de Billroth, très bien assise d'ailleurs, n'était pas neuve ; il suffit d'avoir lu les différentes citations que j'ai données des travaux antérieurs, depuis Gaspard jusqu'à Batailhé, travaux expérimentaux ou cliniques, pour en être convaincu. Il y avait toutefois dans le travail de Billroth une partie tout à fait originale, c'est-à-dire les mensurations thermométriques.

Du reste Billroth n'attachait pas une importance capitale à l'altération ou à la putridité du pus pour engendrer soit la fièvre, soit la pyohémie. Il expérimenta en effet avec du pus qu'il prétendit frais et non altéré; il obtint « exactement les mêmes phénomènes » qu'il avait obtenus avec du pus putride. Il crut en conséquence pouvoir distinguer les accidents de la résorption du pus non putréfié des accidents de la résorption du pus putride : la première engendrant, d'après lui, la fièvre inflammatoire (*nachfieber*) ou la pyohémie, et la seconde la septicémie ou la septico-pyohémie, suivant que les accidents se compliquaient ou non de migrations emboliques. Or, si les phénomènes engendrés par l'injection du pus putride et par l'injection du pus non putride étaient « exactement semblables », on ne voit pas trop sur quelle base solide peut s'asseoir cette distinction entre la « nachfieber » et la septicémie!

O. Weber, à la même époque (1) (1864-65), confirma les expériences de Billroth sur la fièvre septicémique; mais il fit aussi une série d'expériences avec du pus frais, dont il sera question plus loin.

Peu après M. J. Guérin (2) (1866) publia ses savantes études sur l'absorption par les plaies des principes délétères fabriqués dans le pus et les liquides sécrétés sous l'influence de l'air. Il insista sur la valeur de la méthode sous-cutanée et sur l'efficacité du traitement des plaies exposées par l'occlusion pneumatique; procédés qui, en mettant le pus à l'abri de la décomposition putride, préservent les blessés de l'infection putride et de la pyohémie.

(1) O. Weber, Versuche über Septikämie (Berlin Klin. Wochenschr., 1864, S. 39). — Experimentelle Studien über Pyämie, Septikämie und Fieber (Deutsche Klinik, 1864, Seite: 461, 473, 485, 493; 1865, S : 13, 21, 33, 41, 53, 61, 69).

(2) J. Guérin, Bulletin de l'Académie de médecine, 1865-66, t. XXXI, p. 396.

En même temps Frese (1) (1866) démontra, par des injections réitérées de pus filtré, que le principe pyrogène de ce liquide, c'est-à-dire le principe dont l'effet toxique est d'allumer la fièvre, réside dans le sérum.

Encore en 1866, Maisonneuve (2) fit ressortir que, sur cent malades qui succombent à la suite des opérations chirurgicales, quatre-vingt-quinze au moins meurent empoisonnés, atteints d'intoxications véritables sous les noms de phlébite, angioleucite, érésipèle, phlegmon diffus, gangrène, fièvre traumatique, hectique, uréthrale, péritonitique, puerpérale ; puis il partit de là pour formuler la théorie des intoxications chirurgicales. Cette théorie « consiste, dit-il, à considérer tous les accidents fébriles consécutifs aux lésions traumatiques comme le résultat d'un empoisonnement dû à l'introduction dans le torrent circulatoire de substances toxiques produites par l'organisme lui-même » (3).

(1) Frese, Experimentelle Beïträge zur Aetiologie des Fiebers; Dissert. inaug., Dorpat, 1866.

(2) Maisonneuve, des Intoxications chirurgicales (C. R. de l'Académie des sciences, 1866, 2e semestre, t. LXIII, p. 985).

(3) Maisonneuve fondait cette théorie sur les faits suivants :

« 1° Le sang, la lymphe et autres liquides vivants, exposés à l'air libre, ou en contact avec des corps délétères, perdent bientôt leur vitalité.

» 2° Une fois morts, ces liquides se putréfient comme le font toutes les substances organiques soumises aux conditions générales de la putréfaction : air, chaleur, humidité.

» 3° Les produits de cette décomposition ont des qualités éminemment septiques.

» 4° Il en est de même de certains liquides excrémentitiels, tels que l'urine, la bile, les liquides et les gaz intestinaux.

» 5° En s'infiltrant dans les parties perméables avec lesquelles ils se trouvent en contact, telles surtout que le tissu cellulaire, les orifices des vaisseaux lymphatiques et veineux, ces substances toxiques produisent des inflammations locales désignées sous le nom de phlegmons simples, diffus ou gangréneux, d'érésipèle, d'angioleucites, de phlébites.

» 6° Ces mêmes poisons putrides, seuls ou mélangés aux produits de l'inflammation spéciale qu'ils ont provoquée, peuvent, en pénétrant dans le torrent circulatoire, altérer le sang lui-même, troubler ses fonctions importantes, puis, circulant dans tout l'organisme, porter leur action délétère sur les éléments les plus intimes de l'économie.

La pyohémie, cet accident traumatique par excellence, n'était pas, il est vrai, spécialement nommée par Maisonneuve, qui la comprenait dans le groupe des fièvres chirurgicales dont elle n'était qu'une forme, la plus terrible, empruntant son caractère propre à la spécialité de son poison, le pus putride.

Toujours en 1866, MM. Coze et Feltz (1), dans un important travail, notèrent, à l'égal de Billroth et d'O. Weber, une élévation de température de 2° en moyenne à la suite des injections intraveineuses de substances septiques, et rapportèrent cette fièvre, comme on le verra plus loin, à la continuation dans le sang de la fermentation putride commencée à l'air libre à la surface de la plaie. MM. Coze et Feltz n'obtinrent d'ailleurs pas de fièvre par l'injection des mêmes substances non putréfiées.

D'autre part, Savory (2) (1866-67) soutint que s'il n'y a pas infection toutes les fois qu'une collection putride se trouve en contact avec des tissus vivants, c'est que non seulement l'absorption est modifiée selon la nature de

» 7° Après leur expulsion par les voies respiratoires, ils peuvent encore, en séjournant dans les réseaux capillaires, les parenchymes, les cavités séreuses, cellulaires, etc., devenir la cause d'une infinité de désordres secondaires souvent aussi redoutables que les primitifs (accidents métastatiques, érésipèles, anthrax, parotides, abcès, etc.).

» 8° L'ensemble de ces perturbations produites par la présence d'agents délétères dans le torrent circulatoire constitue ce qu'on appelle les fièvres chirurgicales.

» 9° Ces fièvres présentent dans leurs symptômes et leur marche des caractères spéciaux qui varient suivant la nature de la substance toxique qui les produit, et permettent au praticien d'en reconnaître l'origine. » Maisonneuve, Ibid., p. 986.

(1) Coze et Feltz, Recherches expérimentales sur la présence des infusoires et l'état du sang dans les maladies infectieuses ; Strasbourg, 1866, p. 20, 1re série, (Mélanges de pathol. méd., t. I de la Bibliothèque de la Faculté de méd. de Paris).

(2) Savory, on Pyœmia with Statistics, St-Bartholomew's Hospital Report, 1866, t. II, p. 46, et 1867, t. III, p. 19-72 (Biennal Retrospect of Medicine and Surgery by the new Sydenham Society, 1867 ; —Braithwaite's Retrospect of Medicine, janvier et juin 1867).

la surface absorbante, mais aussi selon l'espèce et la composition du liquide. Que d'ailleurs l'absorption est souvent assez lente pour être compensée par l'élimination. Savory confondit du reste et attribua à une seule et même intoxication l'ichorrémie, la septicémie et la pyohémie : cette dernière n'était à ses yeux qu'une septicémie compliquée de migrations emboliques. C'était l'opinion de d'Arcet; mais Savory ignorait les travaux de cet auteur et rapportait cette doctrine à Virchow.

Peu après Bergmann et Schmiedeberg (1) (1868) prétendirent avoir isolé le principe pyrogène du pus putréfié et lui donnèrent le nom de *sepsine*.

Puis Braidwood (2) (1868), après avoir relaté les opinions des divers auteurs anglais et français, conclut que la *fièvre suppurative* (dénomination qu'il donne à la pyohémie), « par ses symptômes, son pronostic, ses lésions et sa mortalité terrible, est analogue à certaines fièvres contagieuses, le typhus, la diphtérie, etc., et d'un autre côté à certaines maladies dues aux inoculations de poisons animaux ». Braidwood contesta d'ailleurs la valeur généralement accordée à la méthode expérimentale, la pyohémie des animaux n'étant pas, croyait-il, comparable à celle de l'homme. Il adopta le nom de fièvre suppurative comme se rattachant à l'anatomie pathologique, qui est connue, de préférence à celui de pyohémie, qui exprime une idée pathogénique douteuse, c'est-à-dire l'infection purulente du sang !

Hueter (3) (1869) insista, pour justifier la nécessité d'une séparation catégorique entre la pyohémie et la septicémie, sur l'absence des foyers métastatiques, in-

(1) Bergmann et Schmiedeberg, ueber das Schwefelsäure Sepsin (Centralblatt für die med. Wissenschaften, 1868, n° 32).

(2) Braidwood, on Pyœmia or suppurativ Fever, 1868, trad. E. Alling., 1870, p. 270.

(3) Hueter Handbuch, etc., 1869, B. I : die Septikämischen Fieber, S. 22-23.

farctus ou abcès, dans la septicémie simple. Cependant Billroth, en 1865 (1), aurait observé une fois, après une injection de liquide putride bien filtré, des infarctus du poumon et de la rate qui ne tenaient évidemment pas à des embolies; Hemmer, en 1866 (2), aurait aussi constaté de pareilles lésions dans les poumons; mais il n'hésita pas à les attribuer à des embolies produites par les liquides putrides plus ou moins sirupeux et consistants. Hueter considéra ces faits comme tout à fait exceptionnels et crut pouvoir affirmer que « les liquides putrides qui ne contiennent pas de particules en suspension ne produisent par leur passage à travers les poumons aucun changement dans le parenchyme de cet organe, ni dans la plèvre ».

C'était d'ailleurs là, pour Hueter, une question capitale au sujet de la distinction doctrinale à établir entre la septicémie et la pyohémie. « Trouve-t-on des infarctus, des abcès et des métastases putrides dans les poumons des animaux atteints de septicémie? dit-il (3). Cette question est des plus importantes. Si elle était résolue affirmativement, toute distinction fondamentale entre la septicémie et la pyohémie serait sans raison. » Donc l'embolie, l'obstruction vasculaire est le seul phénomène qui distingue et caractérise la pyohémie; par conséquent une septicémie avec embolies devient une pyohémie, puisque les symptômes généraux n'ont aucun caractère différentiel et pathognomonique.

Cette conclusion, qui semble logique, ne fut pourtant pas tirée par Hueter, qui, ne considérant que les expériences dans lesquelles O. Weber et Billroth avaient in-

(1) Billroth, Mém. cité in Arch. für klin. Chirurgie, 1864, t. IV et 1865. Conclusion 10e.

(2) Hemmer, Experimentelle Studien ueber die Wirkung fäulender Stoffe auf den thierischen Organismus, 1866. (Mémoire couronné par la faculté de médecine de Munich.)

(3) Hueter, Handbuch, etc., 1869, B. I.: die Septikaemischen Fieber, p. 22.

jecté du pus qu'ils assuraient être pur et liquide, confirma la doctrine de ces deux auteurs sur la pyohémie et la septico-pyohémie.

Hueter donna d'ailleurs de la fièvre septicémique un résumé étiologique qui mérite d'être relaté, en raison de la lumière qu'il jette sur certains points de la doctrine de la septicémie embolique, en particulier sur les conditions et les procédés de l'infection.

La fièvre septicémique se déclare, dit-il (1) à peu près, lorsque le poison putride produit dans un foyer putride pénètre d'une manière ou d'une autre dans le sang. Il ne paraît pas nécessaire pour la production de la septicémie que le foyer putride fasse partie du corps de l'individu malade; il peut en être séparé ou lui attenir. Dans le premier cas, c'est la septicémie hétérochtone; dans le second, c'est la septicémie autochtone.

Pour la septicémie hétérochtone, les voies d'absorption ne peuvent être que les appareils respiratoires et digestifs... Mais d'ailleurs les muqueuses pulmonaire et digestive sont très peu aptes à l'absorption des produits putrides; de là la rareté de la septicémie hétérochtone dite spontanée ou sans plaie.

La septicémie autochtone est la vraie septicémie chirurgicale (c'est celle à laquelle d'Arcet attribuait les accidents généraux de la pyohémie).

Elle peut naître dans trois conditions :

1° Lorsqu'il y a mort des tissus. L'oxygène empêche la putréfaction, les tissus morts sont privés soit par les sections, soit par les embolies vasculaires, de l'oxygène qu'apporte la circulation dans leur intimité ; de là la facilité de leur putréfaction;

2° Le contact des tissus morts privés d'oxygène avec des tissus putrescibles ;

(1) Hueter, Handbuch, etc, 1869, B. I : die Septikaemischen Freber, p. 28 et suiv.

3° La présence de l'eau.

Les voies d'absorption du poison putride sont les vaisseaux sanguins et lymphatiques.

Que l'on suppose le poison putride dissous ou bien à l'état moléculaire, il peut aussi bien pénétrer dans les vaisseaux sanguins. S'il est dissous, il peut pénétrer par endosmose. S'il est à l'état moléculaire, comme les ferments organisés, il pénètre, à la façon des globules blancs du sang, par les pores des vaisseaux, suivant la théorie de Cohnheim.

Le poison putride peut encore pénétrer et imbiber les thrombus vasculaires. Alors, ou bien il les traverse comme une éponge, ou bien les thrombus se détachent et vont le porter dans l'organisme.

La pression favorise considérablement l'absorption.

C'est en 1869 que s'ouvrit à l'Académie de médecine de Paris la grande discussion sur l'infection purulente, où la doctrine septicémique devait trouver en M. le professeur Verneuil un si puissant avocat.

En résumé, lorsque s'ouvrit cette discussion, Orfila (1815), Barthélemy (1815-23), Gaspard (1822), Hamont (1827) et Boyer (1834) avaient prouvé les qualités toxiques des liquides et du pus putrides. Quesnay (1749), Breschet (1819), Bouillaud (1825), Trousseau et Dupuy (1826), Dance (1828), A. Boyer (1834), M. Gosselin (1855), Maisonneuve (1866) avaient insisté sur les caractères infectieux ou typhiques de l'infection purulente. Quesnay (1749) et A. Boyer (1834), puis surtout d'Arcet (1842), Virchow (1848-56-59), Bonnet (de Lyon) (1855) avaient distingué dans la pyohémie deux processus morbides évoluant côte à côte : l'un dépendant de l'infection putride et constituant la maladie générale, l'autre reconnaissant des causes mécaniques et engendrant des lésions locales. Gaspard (1822), d'Arcet (1842), Virchow (1848), Bonnet (de Lyon) (1855), Batailhé (1863), puis, avec plus de détails, Billroth et O. Weber (1864-65) et Hueter (1869), avaient signalé et étudié l'action pyrogène des matières putrides injectées dans le sang.

Résumant et condensant en un seul faisceau les connaissances acquises, M. Verneuil (1) (1869) formula alors, devant l'Académie de médecine, la théorie de la pyohémie, à laquelle il donna le nom de *septicémie embolique*, et qui n'est en somme que la doctrine de d'Arcet, avec la métamorphose intravasculaire du pus en moins et l'unité des fièvres chirurgicales en plus.

Cette théorie, la voici :

« 1° A la suite des plaies quelconques, récentes ou anciennes, sanglantes ou suppurantes, traumatiques ou spontanées, on peut voir surgir des symptômes généraux plus ou moins intenses, plus ou moins durables, rappelant par leur ensemble les fièvres continues ou rémittentes ;

» 2° L'apparition de ces symptômes précède de peu ou suit de près, d'une manière générale accompagne des modifications fâcheuses survenues du côté de la plaie elle-même ;

» 3° Ultérieurement, au bout d'un temps variable, souvent, mais non toujours, se développent des lésions secondaires sévissant sur des organes éloignés sains jusque-là ; ces lésions affectent la forme d'infarctus et de collections purulentes ;

» 4° La cause de ces symptômes généraux réside dans la pénétration dans le torrent circulatoire d'une substance toxique septique, engendrée spontanément à la surface de la plaie et à laquelle je donne le nom de *virus traumatique ;*

» 5° J'appelle septicémie traumatique la maladie générale provoquée accidentellement par l'introduction du

(1) Verneuil, Bulletin de l'Académie de médecine, 1869, 8 juin, p. 365, 336-369.

virus en question, et je la range dans la classe des *toxémies*, des maladies infectieuses, des empoisonnements par matière organique;

» 6° Comme tous les empoisonnements, la septicémie peut être foudroyante ou seulement rapide, ou successive, ou lente. Dans le premier cas, elle tue sans laisser de traces. Si le poison pénètre en très petite quantité il peut être expulsé, alors la guérison est possible. Si la dose est trop faible pour tuer d'un seul coup, mais trop forte pour être éliminée, la maladie se prolonge, les lésions secondaires surviennent, et l'on a affaire alors à l'infection purulente classique;

» 7° L'infection purulente n'est donc point une maladie spéciale, mais seulement une terminaison de la septicémie; c'est l'empoisonnement, plus des lésions fortuites surajoutées, qui par leur nature et leur siège aggravent le pronostic jusqu'à le rendre presque inévitablement mortel;

» 8° La septicémie et l'infection purulente doivent être conjointement étudiées, car elles sont inséparables. La seconde est à la première ce que la syphilis tertiaire est à la syphilis primaire et secondaire, ce que la cachexie cancéreuse est au cancer, ce que la phtisie est à la scrofule. »

Mais sous quelles conditions se produit l'empoisonnement? M. Verneuil l'indiquait en ces termes : « La condition essentielle de la septicémie chirurgicale réside non pas dans la production du virus à la surface d'une plaie, mais dans la pénétration de ce virus dans le torrent circulatoire. Le premier phénomène est à peu près constant, le second est très accidentel au contraire... Les chances de cette pénétration sont grandes les premiers jours, quand la solution de continuité est récente; elles diminuent ensuite, quand la membrane granuleuse s'organise; mais elles existent cependant à tous les moments jusqu'à l'époque de la cicatrisation complète. » Toute plaie est douée de la double propriété d'endosmose et d'exosmose : « Nul danger tant que le mouvement se fait de dedans en dehors; menace incessante si l'absorption remplace l'exhalation ou si la moindre blessure intéresse la couche bourgeonnante et ouvre ses vaisseaux. »

Mais pour constituer la pyohémie il faut autre chose que la pénétration du virus et l'intoxication : il faut des lésions viscérales. Elles se produisent, ces lésions viscérales, en vertu d'une loi d'après laquelle toute adultération des humeurs engendre plus ou moins rapidement une altération des solides. « Pour expliquer ensuite la nature de ces mêmes lésions secondaires, il faut reconnaître encore que chaque empoisonnement altère les organes à sa manière et enfante une cachexie spéciale : le phosphore détermine la stéatose, le miasme paludéen engorge la rate, le virus charbonneux engendre la gangrène, etc.... Le virus traumatique, pour sa part, provoque de préférence la sécrétion du pus. » M. Verneuil, en 1869, ne parlait donc pas de migrations emboliques ni d'obstructions vasculaires, et croyait que les abcès viscéraux étaient simplement une des expressions anatomiques de l'intoxication.

La théorie de M. Verneuil n'eut pas immédiatement les faveurs de l'Académie. M. Legouest (1) (1869) protesta que jusqu'à plus ample informé il ne « saurait admettre que la fièvre traumatique, que l'infection putride et l'infection purulente, que l'intoxication par les fluides gangréneux et putréfiés soient une seule et même chose ». Et l'Académie tout entière manifesta de l'étonnement à l'audition de ces nouveautés.

La discussion, interrompue par des travaux incidents,

(1) Legouest, Bulletin de l'Académie de médecine, 1869, 15 juin.

puis par les douloureux événements de la guerre contre la Prusse, ne fut reprise qu'en 1871.

Cependant M. Blum, en 1870 (1), dans une thèse dont je ne retiendrai que ce qui peut avoir rapport à la pyohémie, fit une étude complète de la septicémie chirurgicale, dont il vulgarisa la connaissance. Il rechercha en particulier quelles sont les conditions qui favorisent l'absorption des liquides putrides, et conclut que « les veines sont les principaux organes de l'absorption et que les lymphatiques ne servent que d'une manière secondaire à faire pénétrer les substances septiques dans l'organisme » ; enfin que la membrane pyogénique, la couche des bourgeons charnus, est une puissante protection contre l'absorption. Il déclara d'ailleurs que « nous sommes dans une ignorance absolue des conditions qui favorisent l'absorption par la plaie ou y mettent obstacle ». Cependant il accorda une grande influence à l'état de réplétion des vaisseaux, à la pression qui favorise l'endosmose, à l'état constitutionnel et aux maladies intercurrentes, au siège de la plaie, à l'idiosyncrasie, à la température qui favorise l'absorption. (Magendie, en 1852 (2), avait en effet constaté que, par un temps très chaud, la dose de liquide putride à injecter dans les veines d'un animal pour amener la mort devait être moins forte qu'en hiver, 1 à 2 grammes en été, 3 à 10 grammes en hiver.) Il constata que la peau est réfractaire, la muqueuse digestive peu favorable ; que la muqueuse pulmonaire, déclarée réfractaire par l'expérimentation, est démontrée au contraire favorable par la clinique.

Le 21 mars 1871 la discussion sur la pyohémie recommença à l'Académie de médecine de Paris par une

(1) Blum, de la Septicémie chirurgicale ; thèse de Strasbourg, 1870, n° 286, p. 20, 26, 27, 29.

(2) Magendie, Union médicale, 1852, p. 236.

communication de M. Bouley, qui, après avoir établi que la capacité à contracter la pyohémie est chez les animaux en raison inverse de la plasticité de leurs humeurs, constata l'intervention nécessaire d'un travail de putridité locale et l'augmentation des chances de l'infection lorsque la région blessée possède une organisation veineuse riche et abondante (1).

M. Bouley répudiait d'ailleurs le terme « virus traumatique » adopté par M. Verneuil, qui lui semblait improprement appliqué à la toxicité des liquides putrides.

Cependant M. G. Richelot (2) publiait dans l'Union médicale un article évidemment inspiré par son savant maître M. Verneuil, où il s'efforçait de montrer que la septicémie et la pyohémie se confondent cliniquement et anatomiquement. « Dans un grand nombre de cas, disait-il, les symptômes qu'on attribue théoriquement à la pyohémie se trouvent confondus avec ceux de la septicémie proprement dite; il en est de même des lésions viscérales... D'autres fois la forme clinique pyohémie ne s'accompagne pas d'abcès métastatiques, ou inversement ceux-ci se présentent chez un malade qui n'a présenté ni frissons, ni rémittences. Le mot pyohémie perd ainsi beaucoup de sa valeur, car il désigne seulement une septicémie accompagnée de grands frissons et d'infarctus viscéraux. » D'ailleurs les observations et les expériences prouvent que le symptôme frisson est un signe

(1) « Pour que l'infection purulente se produise, dit M. Bouley, il faut toujours, ce me semble, l'intervention d'un travail de putridité locale, dont les produits, résorbés et transportés par la voie de la circulation veineuse ou lymphatique, vont infecter le sang et en déterminer la désorganisation ; de telle manière qu'en définitive, sans que je puisse en donner l'explication, le pus se forme avec une très grande rapidité et en quantité excessive, relativement au principe résorbé, dans de certains organes, tels que le poumon, le foie et la rate, par un privilège spécial dont la condition est à trouver. » Bouley, Bulletin de l'Académie de médecine; Paris, 1871, 21 mars.

(2) G. Richelot, Étude clinique sur la septicémie (Union médicale, 1871, 28 mars). — Des Rapports qui unissent la septicémie et la pyohémie (Ibid., 1871, 1er avril).

d'empoisonnement qui n'a aucun rapport avec la production des embolies. M. G. Richelot relatait, à l'appui de l'opinion qu'il soutenait, trois séries d'observations. Dans la première série, il s'agissait d'un malade mort après avoir présenté les symptômes mélangés de l'infection putride et de la pyohémie classique et chez lequel l'autopsie montra les lésions, également mélangées, des deux états. La seconde série renfermait des faits où les symptômes cliniques (grands frissons, etc.) étaient ceux de la pyohémie classique et où l'autopsie ne montra aucun abcès dans les viscères. Enfin la troisième série contenait des faits inverses, où l'autopsie montra des abcès dans les viscères chez des malades où les symptômes cliniques (frissonnements légers, etc.) avaient été ceux de l'infection putride.

M. G. Richelot ne niait d'ailleurs pas la coïncidence générale des frissons, dits de la pyohémie, avec la production des abcès viscéraux ; mais il prétendait les expliquer sans sortir de la septicémie et en maintenant leur indépendance. « Les matières septiques, disait-il (1), pénétrant en petites quantités et par portions successives dans la circulation ne produisent pas de frissons, ou n'en produisent que de légers : c'est ce qui arrive dans la fièvre traumatique et dans beaucoup de septicémies; mais lorsqu'une grande quantité de sucs putrides fait irruption dans l'économie, de violents frissons traduisent au dehors cette subite intoxication; c'est ce qui arrive lorsqu'un fragment de caillot ramolli ou un amas de leucocytes altérés, ou tout autre corps relativement volumineux emporte avec lui dans le torrent veineux les matières septiques dont il est chargé et produit une poussée fébrile absolument comparable à celles qu'on détermine chez les animaux par des injections successives. La sep-

(1) Richelot, Union médicale, 1er avril 1871.

ticémie est donc responsable, et non l'embolie; le frisson est un symptôme d'infection putride, et non un signe de métastase. Un corps migrateur, s'il n'est pas imprégné de sucs putrides, produit des infarctus bénins et non des abcès. » M. Richelot ne faisait d'ailleurs que renouveler l'opinion émise par Castelnau et Ducrest (1846), Sédillot (1849), Bonnet (de Lyon) (1885), qui considéraient le frisson comme causé par l'intoxication elle-même du sang par le pus ou par les liquides putrides.

Enfin M. Richelot concluait à peu près en ces termes : La légère couche de sphacèle moléculaire qui, sur la plaie la plus simple, précède l'apparition des bourgeons charnus et l'établissement régulier de la suppuration, est formée de matière septique. Résorbée, elle produit la fièvre, elle est pyrogène. Si la plaie est gangréneuse, si elle se couvre d'une couche diphtéritique, si les granulations ne se forment pas et que la suppuration devienne fétide, la résorption des matières septiques est plus active, la fièvre est plus intense et devient adynamique. Suivant la quantité et le mode de la pénétration du poison, on observe des rémittences plus ou moins nettes, des accès fébriles et des frissons plus ou moins violents : c'est la septicémie simple. Si des débris de matière sphacélée, des amas de corpuscules organiques, des leucocytes dégénérés, des fragments de caillots en régression pénètrent dans le torrent circulatoire, ils vont former des infarctus dans les viscères : il y a septicémie avec métastase (pyohémie).

M. G. Richelot ne croyait pas d'ailleurs que dans la majorité des cas il fût possible de diagnostiquer le moment où la septicémie devenait pyohémie.

Le 18 avril 1871, M. Verneuil (1) reprit la parole à l'Académie de médecine pour développer et soutenir sa

(1) Verneuil, Bulletin de l'Académie de médecine; Paris, 1871, 18 avril.

doctrine. Après avoir tenté de défendre le terme « virus traumatique, » attaqué par M. Bouley, M. Verneuil consentit à le sacrifier et admit la dénomination de *sepsine* donnée par Bergmann au poison putride. Il admit ensuite que la production de la sepsine, dans une plaie récente, varie d'un jour à l'autre; qu'elle peut disparaître et reparaître sous l'influence d'un écart de régime, les changements d'aspect des surfaces exposées et de leurs sécrétions révélant ces oscillations; que d'ailleurs la fièvre et le thermomètre mesurent l'activité de l'absorption.

Du reste, les produits des sécrétions normales et pathologiques (urine, bile, fèces, pus) peuvent se mêler et se combiner à la sepsine et imprimer à la septicémie des caractères particuliers (septicémie urineuse, bilieuse, stercorale, septico-pyohémie.)

M. Verneuil accordait donc au pus une action toxique quasi spécifique, en disant que le pus pouvait imprimer à la septicémie une physionomie particulière. Il y avait cependant là un point obscur. En effet, M. Verneuil avait dit, en 1869, que la pyohémie on infection purulente était simplement une septicémie ou infection putride avec lésions viscérales localisées, mais surajoutées; il avait laissé entendre que tout élément putréfiable, pus, sang ou lymphe, qui se trouve à la surface des plaies, pouvait donner naissance au virus traumatique. Il avait dit, et il répétera bientôt, que la pyohémie et la septicémie ne faisaient qu'une seule et même maladie; la première n'étant que la seconde, plus des lésions viscérales; M. G. Richelot, son élève, avait affirmé tout cela, après lui. Or voici que la septicémie engendrée par le pus, c'est-à-dire en réalité l'infection purulente ou pyohémie, revêt des caractères spéciaux! M. Verneuil n'était pas du nombre des partisans de l'infection par le pus pur; il s'agissait toujours pour lui dans la pyohémie d'un élément putride et par conséquent la septico-pyohémie se confondait avec la pyohémie. Mais alors, si la septico-pyohémie ou pyohémie possède des caractères spéciaux, comme la septicémie urineuse ou stercorale en possèdent, caractères qui la différencient de la septicémie simple, c'est qu'il existe réellement un poison pyohémique fourni par le pus putride, poison qui n'est pas identique avec le poison septique fourni par le sang putride, mais qui lui est surajouté. Telle n'était cependant pas l'opinion de M. Verneuil, qui considérait la sepsine comme l'unique agent de l'intoxication septique ou pyohémique.

M. Verneuil soutenait d'ailleurs, comme l'avait fait Bonnet (de Lyon) en 1855, mais sans admettre en aucune façon que la fièvre eût un caractère utile,—il soutenait que l'économie a le pouvoir de se débarrasser du poison par les émonctoires naturels; mais que l'élimination, pour une cause ou pour une autre, n'est souvent pas en rapport avec l'absorption, et qu'alors les accidents éclatent.

Quant aux sources du poison, M. Verneuil admettait : l'auto-infection, lorsque le sujet est porteur d'une plaie où se passe le travail de putréfaction septique; puis l'hétéro-infection, lorsque le sujet, porteur d'une plaie qui n'est nullement le siège d'un travail septique, est infecté par un miasme empoisonné émanant d'une plaie voisine. L'infection se fait alors le plus généralement par la plaie; mais elle est cependant possible, quoique rare, par les voies respiratoires.

Alors M. Verneuil répétait que, suivant la dose de sepsine absorbée, on observe la fièvre traumatique ou la septicémie aiguë ou chronique, et que la pyohémie est simplement la septicémie aiguë à laquelle viennent s'ajouter des lésions viscérales déterminées par des migrations d'embolies septiques. Insistant même sur la fusion des deux maladies, il ajoutait : « La science moderne est arrivée à conclure que le pus pur et louable est dépourvu de propriétés toxiques, qu'il ne provoque d'accidents que lorsqu'il est introduit en trop grande quantité, en amenant des obstructions ; » qu'il ne peut par conséquent être considéré comme le poison de la pyohémie.

« Quant à la possibilité de faire naître la pyohémie de toutes pièces par l'injection de pus altéré, ajoutait-il, elle est réelle ; mais le pus altéré n'est pas un pus altéré à la manière du pus syphilitique, morveux, ou varioleux, c'est un pus chargé de sepsine, c'est-à-dire ayant subi la putréfaction vulgaire et capable de produire la septicémie simple ! » Mais qu'est-ce donc alors que cette septico-pyohémie classée à côté de la septicémie urineuse ou stercorale par la spécialité de ses caractères et de son poison, qui est le pus altéré ?

Quoi qu'il en soit, et pour justifier sa conclusion, M. Verneuil résumait alors l'histoire expérimentale des injections de pus putride et constatait que :

« 1° Le pus putride, en quantité même restreinte introduit artificiellement et par une voie quelconque, provoque sûrement et rapidement une maladie générale, véritable intoxication.

» 2° Cette maladie présente deux formes assez distinctes : dans l'une on reconnaît sans peine la septicémie ordinaire ; dans l'autre la marche est un peu différente, aussi bien que la symptomatologie : à l'autopsie on trouve des abcès viscéraux. Bref, on a affaire à la pyohémie classique.

» 3° L'expérimentateur peut à volonté, et avec le même pus, reproduire l'une ou l'autre de ces deux formes. Pour la septicémie il se servira seulement de la sérosité filtrée, qu'il injectera en un point quelconque : tissu conjonctif, cavités séreuses ou vaisseaux. S'il emploie le pus tout entier, il aura soin de ne pas le porter directement dans les veines. C'est au contraire par ce procédé qu'il reproduira le plus sûrement la pyohémie, laquelle peut être, d'après cela, provisoirement définie une maladie causée par l'introduction du pus putride dans les vaisseaux à sang noir.

» Si le pus putride est injecté dans les veines, son sérum infecte le sang, et aussi ses globules, qui cèdent une partie du poison qui les imprègne : d'où la septicémie préparatoire. Une fois parvenus dans le réseau capillaire, les mêmes globules s'arrêtent, font naître un infarctus, lequel suppure et devient à son tour un foyer nouveau de septicité d'autant plus dangereux, qu'il est inaccessible à la thérapeutique..... D'ailleurs toute particule imbibée de principe septique, agira comme les globules purulents : poussière, mercure, corps gras, caillot sanguin. » M. Verneuil ne parlait donc plus des caractères spéciaux de la septico-pyohémie ou septicémie par le pus.

Enfin, comme preuve de la fusion de la pyohémie avec la septicémie et comme justification de la dénomination de septicémie embolique, il invoquait la difficulté et même l'impossibilité du diagnostic du début de la pyohémie. Le frisson, disait-il à peu près, annonce la fièvre et l'infection septicémique, mais rien n'annonce la première embolie caractéristique de la pyohémie; la mort peut même emporter un blessé offrant tout le cortège symptomatique de la pyohémie sans qu'on puisse à l'autopsie en découvrir les lésions pathognomoniques.

Après M. Verneuil, M. Colin (1) (1871) prit la parole, non pas pour réfuter la théorie septicémique, mais pour tâcher de l'accorder avec le dogme ancien de l'infection purulente par le pus pur.

M. Colin admit en effet la possibilité du mélange du pus pur et du sang consécutivement à des phlegmasies ou à des érosions ulcéreuses ou traumatiques des veinules de la plaie; il attribua à ce phénomème les abcès dits

(1) Colin, Bulletin de l'Académie de médecine, 1871, 16 mai.

métastatiques. Mais il crut aussi à l'absorption des liquides putrides ou même des miasmes infectieux donnant naissance aux symptômes septicémiques. Le premier processus n'aurait aucun danger par lui-même, mais le second constituerait au contraire toute la gravité de la maladie.

Puis M. Gosselin (1) (1871) déclara se rallier entièrement à la théorie septicémique, cherchant même à lui assimiler la doctrine miasmatique. Mais il admit la multiplicité des poisons septiques et des septicémies, à l'égal de Maisonneuve (1866). « J'ai toujours pensé, dit-il, que le poison organique versé par de grandes plaies à leur début n'est pas identiquement le même que le poison versé plus tard, du dixième au vingtième jour, c'est-à-dire à l'époque où la suppuration est établie. J'admets en un mot pour chacune de ces époques une variété de septicémie comme j'en admets d'autres variétés pour l'hecticité, la fièvre puerpérale, la fièvre urineuse, l'érésipèle. »

Quant à la pyohémie, M. Gosselin déclara qu'elle était surtout engendrée par la putréfaction des liquides, pus ou sang, mais surtout du sang séjournant dans les anfractuosités de la plaie et en particulier dans le canal médullaire des os des membres amputés (2). Ce ne serait pas le passage du pus ou du sang putréfié dans la circulation qu'il faudrait accuser, mais ce serait l'absorption des produits ou des agents de la putréfaction, ces derniers continuant leur action sur le sang lui-même. Il fit remarquer que d'ailleurs, si la doctrine septicémique était condamnée à rester hypothétique tant que le poison septique ne serait pas isolé, elle était cependant la mieux partagée au point de vue de la démonstration

(1) Gosselin, Bulletin de l'Académie de médecine, 1871, 28 mai.

(2) Voy., pour plus de détails sur la théorie de M. Gosselin, 2e division, ch. VI : Ostéomyélite et Pyohémie.

matérielle et conduisait aux applications thérapeutiques les plus fructueuses.

D'autre part M. A. Guérin (1) (1871) objecta que M. Verneuil, en faisant dépendre la septicémie de la fièvre traumatique et l'infection purulente de l'une et de l'autre, affirmait, mais ne prouvait rien. Quand, ce qui est fréquent, dit-il, la fièvre traumatique a cessé et que l'infection purulente éclate, rien n'autorise à voir une relation entre les deux pyrexies. « Dira-t-on que cette maladie que l'on compare à la syphilis peut parfois débuter par l'accident tertiaire ? »

M. A. Guérin avait absolument raison, mais il prêtait à M. Verneuil une opinion qui n'était pas la sienne. M. Verneuil n'avait pas dit en effet que l'infection purulente était toujours précédée d'une fièvre traumatique ; il avait prétendu seulement que la fièvre traumatique et la pyohémie étaient des fièvres infectieuses du genre toxémies et ayant pour origine l'intoxication par un même poison : la sepsine.

A son tour M. J. Guérin (2) (1871) sans répondre ni à M. Verneuil, ni à M. A. Guérin, vint professer à la tribune académique ses idées sur l'*Intoxication purulente* (Pyohémie) et sur les plaies exposées ou non exposées. Les sujets porteurs de plaies exposées, dit-il à peu près, sont seuls menacés d'intoxication purulente : l'air agit sur la plaie elle-même organiquement et mécaniquement en la prédisposant à l'absorption ; il agit sur les sécrétions de la plaie en les altérant chimiquement. L'absorption du pus normal, c'est-à-dire non putréfié, mais ayant subi le contact de l'air, est la cause de la fièvre traumatique ou intoxication purulente simple ; l'absorption du pus altéré, putréfié ou intoxiqué par un contact prolongé

(1) A. Guérin, Bulletin de l'Académie de médecine, 1871, 6 juin.
(2) J. Guérin, Ibid., 1871, 13, 20 et 27 juin.

avec l'air, chargé de ferments, fait naître les intoxications purulentes composées ou pyohémies.

Pour M. J. Guérin, la fièvre traumatique n'était donc pas une septicémie ; mais la pyohémie en était une engendrée par l'action combinée des ferments atmosphériques et des ferments de l'organisme, c'est-à-dire « des différents états héréditaires ou acquis de diathèse, de cachexie, etc. ».

M. J. Guérin insista sur ce point, qu'il n'admettait aucune interruption dans l'absorption des liquides de la plaie et qu'il ne faisait dépendre les accidents variables que des altérations également variables de ces liquides et de l'état pathologique antérieur de l'organisme absorbant. J'ai exposé plus haut les idées de M. J. Guérin sur l'absorption du pus; je n'y reviendrai pas. (Voy. p. 74). L'Académie resta d'ailleurs assez indifférente devant la longue exposition de M. J. Guérin.

Chauffard, au contraire, eut le talent de captiver son attention, rachetant par le charme de sa parole la longueur et le mal fondé de sa réfutation à la théorie éditée par M. Verneuil. Cette réfutation était basée sur les points suivants : Quant à la fièvre traumatique, Chauffard (1) (1871) protestait que la clinique lui ayant jusqu'à ce jour refusé des caractères infectieux, l'expérimentation devait rester impuissante à lui attribuer ces caractères. Que l'injection brutale de substance putride dans les veines d'un chien l'empoisonne et provoque en même temps de la fièvre, c'est possible; mais on n'est nullement pour cela autorisé à conclure à l'origine toxémique de la fièvre traumatique. La fièvre traumatique, cliniquement et thermométriquement, n'a d'autre analogue que la fièvre éphémère! Elle n'est pas constante; or toutes les plaies sécrètent des liquides putréfiables et tous les

(1) Chauffard, Bulletin de l'Académie de médecine, 1871, 4 juillet.

chiens injectés sont atteints de fièvre. D'ailleurs l'absorption par les plaies est constante et uniforme, et il répugne d'admettre la variabilité dans la production du poison. On peut d'ailleurs aussi bien soutenir que les matières dites pyrogènes et la sepsine, loin d'être cause de la combustion fébrile, en sont le résultat et le témoignage, et proviennent de la désassimilation des tissus.

Quant à la pyohémie, les mêmes objections s'opposent à ce qu'on la considère comme d'origine toxémique et comme une simple complication de la prétendue septicémie. Si l'absorption des liquides altérés ou putréfiés de la plaie est incapable d'engendrer la fièvre traumatique ou la septicémie aiguë, si par conséquent la septicémie aiguë n'existe pas, la pyohémie ne saurait être regardée comme une septicémie embolique. A l'encontre de M. Verneuil, Chauffard voyait dans la pyohémie une maladie à contours nets, à évolution et lésions précises, commençant par le frisson et se terminant par la mort avec abcès viscéraux.

Nous avons vu plus haut quelle doctrine Chauffard essaya de substituer à la théorie septicémique. Il est vrai d'ailleurs que cette dernière théorie se trouvait fort peu ébranlée par ses attaques. Il n'est guère possible en effet de faire aussi bon marché de l'analogie, pour ne pas dire de l'identité, existant entre les animaux injectés avec des liquides putrides et les blessés porteurs d'une plaie absorbante et baignée de liquides putrides. Quant à l'argument de l'inconstance de la fièvre traumatique et de la constance de l'absorption par la plaie, il avait été absolument réfuté par Bonnet (de Lyon) dès 1855 et par M. Verneuil (1871), qui tous les deux avaient dit que l'intoxication était effectuée sous l'influence de toutes les causes qui pouvaient soit ralentir l'élimination compensatrice par les émonctoires, soit augmenter l'activité de l'absorption, soit augmenter l'énergie toxique des liquides absorbés. D'autre part, s'il est juste de dire que toutes les plaies sécrètent des liquides putréfiables, c'est une pétition de principes que d'en induire que ces liquides se putréfient toujours. N'est-ce pas en effet en empêchant cette putréfaction que les procédés de la méthode antiseptique réussissent à prévenir ou à modérer la fièvre traumatique? Si quelques esprits furent d'ailleurs séduits par l'argumentation de Chauffard et hésitèrent à se convertir à la théorie nouvelle, M. Gosselin (1) (1871) vint dissiper leurs doutes en leur montrant les résultats thérapeutiques des pansements antiseptiques, et réduisit par là l'argumentation de Chauffard à la valeur d'une opposition sentimentale.

Cependant Chassaignac (2) (1871) réédita l'opinion qu'il avait soutenue en 1859, se refusant à voir aucune possibilité de fusion entre l'infection putride et l'infection purulente dont le poison est le pus pur.

Puis Chauffard (3) (1871) prit de nouveau la parole; mais il n'apporta rien de nouveau à l'actif de sa théorie. M. Verneuil (4) (1871) ne tenta même pas de se défendre et se borna à en appeler à l'avenir, conviant les chirurgiens à la vérification clinique et thérapeutique de sa doctrine. La discussion avait en effet donné tout ce qu'elle pouvait donner. En vain M. J. Guérin (5) (1871) essaya-t-il d'attirer à lui l'attention et les critiques; la cause était entendue, et c'est à peine si M. Bouillaud (6) (1871) réussit à faire écouter ses revendications, d'ailleurs un peu nébuleuses, en faveur des pyrétologistes anciens et de la pyrétologie médicale.

(1) Gosselin, Bulletin de l'Académie de médecine, 1871, 16 août.
(2) Chassaignac, Ibid., 1871, 16 août.
(3) Chauffard, Ibid., 1871, 22 août.
(4) Verneuil, Ibid., 1871, 22 août.
(5) J. Guérin, Ibid., 1871, 5 septembre.
(6) Bouillaud, Ibid., 1871, 10 octobre

Cependant M. Hayem (1) (1871), sans nier la nature infectieuse et septique de la pyohémie, combattit en partie la théorie de M. Verneuil. Il se refusa à voir dans les observations d'infection purulente sans abcès métastatiques à l'autopsie une preuve de la non-entité morbide de la pyohémie, affirmant que dans les cas où l'autopsie ne révélait pas d'abcès le microscope découvrait toujours des lésions caractéristiques (taches pâles, anémiques, et même abcès miliaires).

Peu après M. Chauveau (2) (1871) fournit une preuve expérimentale saisissante du rôle fatal que jouent les traumatismes même légers des plaies (explorations à l'aide d'un stylet, pansements arrachés, extractions de séquestres qui écorchent et font saigner les bourgeons charnus), et du rôle protecteur que joue au contraire la membrane granuleuse, même dans les plaies d'une putridité intense. Il s'agissait d'un cheval portant au poitrail un séton exhalant une odeur infecte et sur le trajet duquel on sentait une crépitation gazeuse. La santé générale de l'animal était parfaite : le pouls à 32, la température rectale à 37°,6. L'état local était également bon. Une injection sous-cutanée de 1 centimètre cube du pus fourni par le séton, recueilli à l'instant même, tamisé et dilué à 1/3, fut pratiquée sur le côté du cou. Le lendemain, tuméfaction énorme, envahissante, phlegmon gangréneux, symptômes généraux septicémiques ; mort de l'animal quatre jours après l'injection. « Voilà certes, dit M. Chauveau, une expérience d'une bien remarquable signification ! N'aurait-elle d'autre résultat que de montrer, avec les caractères les plus saisissants, cette différence d'action exercée par le pus, suivant qu'il séjourne à la sur-

(1) Hayem, des Embolies capillaires dans la pyohémie (Gazette hebdomadaire, 1871, 9 juin, n° 19, p. 291 et suiv.).

(2) Chauveau, Physiologie des virus (Revue scientifique, 1872, 27 juillet, p. 85 ; Expérience du 26 novembre 1871).

face des membranes pyogéniques ou qu'il est mis en rapport direct avec les tissus de l'organisme, il n'y a pas de fait qui puisse intéresser davantage le chirurgien. Ainsi voilà un animal qui porte impunément dans un canal pyogénique étroit une masse relativement considérable de pus se renouvelant sans cesse ; il n'en résulte ni irritation locale, ni troubles généraux bien sensibles. Quelques gouttes de ce même pus sont injectées dans le tissu sous-cutané, et l'animal (un cheval) périt en quatre jours à peine. Ces quelques gouttes de pus provoquent une si violente inflammation, que la circulation s'arrête, des infarctus hémorragiques se forment, les tissus meurent, et le patient succombe à la résorption des produits putrides engendrés dans ce phlegmon gangréneux! Parmi les expériences et les observations propres à mettre en relief cette importance du rôle protecteur de la membrane pyogénique, est-il un fait plus remarquable? »

Chauffard (1) (1873) essaya d'opposer cette expérience à la doctrine septicémique; c'était, disait-il, une preuve frappante de la non-absorption des produits septiques à la surface des plaies, et par conséquent une évidente réfutation de l'erreur consistant à attribuer la fièvre traumatique à une absorption par la plaie. Chauffard oubliait qu'aux premières heures et même pendant les deux premiers jours la membrane pyogénique protectrice n'est pas organisée, et que d'ailleurs les septicémistes exigeaient, eux aussi, une blessure ou une excoriation des plaies anciennes pour ouvrir une porte à l'absorption des principes putrides.

Mais bientôt s'ouvrit à l'Académie de médecine, en 1872, la discussion sur la septicémie, qui par tant de

(1) Chauffard, la Fièvre traumatique et l'Infection purulente, Paris, 1873; étude additionnelle, p. 137 (Mélanges de pathologie médicale de la Bibl. de la Fac. méd. de Paris, t. XLIII).

points devait confirmer les théories septicémiques de la pyohémie. M. Davaine (1) (1872) montra la virulence extrême et progressive du sang putréfié. M. Verneuil (2) (1872) déclara impossible de faire une différence entre le sang putréfié à la surface d'une plaie et le sang putréfié pris à l'abattoir; si donc l'un est virulent, l'autre l'est forcément aussi, et ainsi se trouve démontrée la réalité du virus traumatique.

Pourtant Chassaignac (3) (1873) protesta de nouveau contre les hardiesses de l'école nouvelle avec une ardeur respectable, mais avec une perspicacité médiocre. Faut-il admettre, dit-il, un virus dans les cas où, à la suite d'une violence mécanique excessive, il se produit un empoisonnement immédiat de l'économie, empoisonnement qui se caractérise : 1° par l'apparition des gaz dans le tissu des membres; 2° par la production d'une mort prompte au milieu de symptômes typhiques; 3° par une décomposition exceptionnellement rapide du cadavre. C'est l'excès du traumatisme qui cause les accidents; « c'est lui qui, par l'ébranlement et la stupeur organique qu'il occasionne, frappe la vie en plein exercice et n'obtient le complément de son action qu'en provoquant une putréfaction circulante et la fermentation putride, accrue et répartie dans tout l'organisme pendant vingt-quatre, trente et quarante heures après l'accident. »

Indépendamment de cet empoisonnement, Chassaignac reconnaissait, il est vrai : 1° chez les sujets opérés depuis peu de temps et dans les blessures de date récente : l'infection purulente; 2° chez les sujets atteints de suppurations chroniques mal canalisées : l'infection putride. Mais il soutint que la confusion des deux états sous le

(1) Davaine, Bulletin de l'Académie de médecine, 1872, 17 septembre et 8 octobre.

(2) Verneuil, id., 1872, 8 octobre.

(3) Chassaignac, id., 1873, 14 janvier, p. 61, 63, 66, 69.

nom de septicémie était un pas en arrière pour la science et terminait en disant : « Rattacher tous les faits de putridité à un seul et même principe, à une cause qui serait toujours la même, me paraît une prétention mal fondée. Il n'est nullement prouvé que tous les phénomènes qui attestent dans l'économie animale, soit vivante, soit morte, de la putridité, émanent d'une seule et même cause qui serait représentée par un seul et même virus ; il n'est pas douteux au contraire qu'il y ait des origines multiples : la putridité qui succède au sphacèle, celle qui succède à l'empoisonnement charbonneux, celle qui s'observe sur le cadavre des hommes frappés par une grande violence mécanique, ne sont pas la même chose que le virus septicémique. Vous supposez le contraire, vous l'affirmez, mais vous ne le démontrez pas. » Chassaignac ne s'élevait donc plus que contre l'idée de l'unité du poison putride.

D'autre part, M. G. Richelot (1) (1873) publiait une observation de pyohémie autochtone ou spontanée chez une femme atteinte d'arthrite du coude et montrait que les allures typhoïdes de la maladie, telles que le diagnostic aurait hésité entre une dothiénentérie et une septicémie, ne permettaient pas de méconnaître le caractère infectieux et septique.

Peu après M. M. Reynaud (2) (1873) ayant eu l'occasion d'observer chez une femme une infection purulente spontanée, chercha par l'expérimentation à démontrer l'inoculabilité du sang pris pendant la vie dans les cas de ce genre. Il fit des inoculations à des lapins avec du sang extrait au moment où les symptômes de la pyohémie étaient les plus accentués, et détermina une septicémie expérimentale transmissible elle-même à des doses extrê-

(1) G. Richelot, Contributions à l'étude de la septicémie chirurgicale (Union médicale, 1873, n° 32 et 33, p. 381 et 398).

(2) M. Reynaud, Études expérimentales sur l'inoculabilité du sang dans un cas de pyohémie spontanée (Gazette hebdomadaire, 1873, p. 210).

mement faibles et à des animaux de même espèce. M. Reynaud en conclut que, dans cette variété de pyohémie non traumatique, le sang est inoculable au même degré que le sang septicémique.

M. G. Richelot et M. M. Reynaud avaient en somme cherché à montrer que la pyohémie spontanée ou sans plaie rentre dans la loi commune et n'en est pas moins une septicémie; mais M. G. Richelot avait aussi cru démontrer que le poison se forme alors spontanément au sein de l'organisme.

En 1873, H. Heiberg (1) énonça au sujet de la pyohémie une doctrine très voisine de la théorie septicémique. Il insista sur la nécessité de distinguer, chez les accouchées comme chez les blessés, le simple traumatisme et la maladie consécutive dénommée pyohémie. Le traumatisme peut être le point de départ de l'endométrite, de la métrite, de la périmétrite, de la péritonite, puis des thromboses veineuses et des embolies; mais la pyohémie proprement dite n'a besoin d'aucune irritation mécanique : il suffit de la pénétration d'une *materia peccans* qui infecte l'organisme entier.

A la superficie des plaies, cette *materia peccans* donne lieu au sphacèle superficiel ou au sphacèle des restes de la membrane muqueuse utérine. Dans la profondeur des tissus, elle engendre les phlegmons ou la métrite. D'autres fois elle pénètre dans la circulation générale sans provoquer de phlegmasies locales, soit par les lymphatiques, soit par les veines; elle engendre alors toujours la pyohémie, à laquelle Heiberg reconnaissait quatre formes :

La première, constituée par une infection générale sans localisations viscérales, c'est la septicémie pure;

La seconde caractérisée par une tendance aux localisations sous-cutanées ou séreuses (péritonite, pleurésie

(1) H. Heiberg, die Puerperalen und pyämischen Processe; Leipzig, chez Vogel, 1873.

purulente, endocardite ulcéreuse, abcès péri-articulaires);

La troisième, où la *materia peccans* paraît avoir une affinité pour les muqueuses, et en particulier la muqueuse digestive;

La quatrième enfin est la *pyæmia multiplex*. Quelquefois une thrombose veineuse existe aux environs de la blessure, un thrombus imbibé de *materia peccans* s'en détache et va former des foyers métastatiques; mais souvent il ne se produit ni thromboses ni embolies, et c'est la *materia peccans* elle-même qui, en se disséminant dans l'organisme, engendre les abcès.

On verra plus loin ce que Heiberg entendait par cette *materia peccans*.

Toujours en 1873, Bouyer (1) essaya de prouver, à l'aide d'une observation dont il fut lui-même le sujet, qu'une inoculation septique suffit à engendrer l'infection purulente. Il fut en effet atteint d'infection purulente à la suite d'une piqûre anatomique; mais il resterait à savoir si c'est à la piqûre septique ou bien à l'inflammation et à la suppuration locales consécutives qu'il faut attribuer la maladie.

Hueter, en 1873 (2), ne croyait plus à l'infection par le pus pur comme cause de la pyohémie, mais il pensait que la septicémie résulte d'un poison chimique et que la pyohémie est une *fièvre monadique*. (Voy. Théorie des germes.)

Encore en 1873, Birch Hirschfeld (3), tout en considérant que la septicémie et la pyohémie sont des maladies du même genre, n'admit en aucune façon la possibilité

(1) Bouyer, Observation de septicémie (Union médicale, 1873, n° 53).

(2) Hueter, Abschnitte über Monadämie Pyämie, im seiner Allegemeinem Chirurgie. Leipzig, 1873.

(3) Birch Hirschfeld, Untersuchungen über Pyämie (Archiv der Heilkunde, 1873, B. XIV, n° 3 u. 4, p. 193).

de leur fusion et soutint, comme on le verra plus loin (Voy. Théorie des germes), qu'elles reconnaissent deux poisons distincts. Birch croyait d'ailleurs que les deux intoxications pouvaient coïncider sur le même individu. Il affirmait la nécessité de l'altération du pus pour engendrer la pyohémie, mais il niait la constance de l'origine embolique des lésions viscérales.

D'ailleurs l'histoire de la doctrine septicémique de la pyohémie se confond à cette époque avec celle de la théorie des germes et avec celle de la méthode des pansements antiseptiques, qui la consacrent. La question, malgré quelques dissidences de plus en plus rares, n'est plus l'intoxication putride elle-même, mais la nature du poison. Les uns soutiennent qu'il s'agit d'un poison chimique, soit minéral, soit organique; les autres imputent aux micro-organismes tous les méfaits de la septicémie. Tout le monde reste à peu près d'accord sur les rapports qui unissent la septicémie et la pyohémie, et convient qu'entre les deux maladies il existe au moins ce lien singulier, savoir: « qu'à force de pourchasser la septicémie au moyen des pansements et des précautions infinies que prennent les chirurgiens sous l'influence des doctrines nouvelles, on a vu disparaître absolument l'infection purulente des salles des services de chirurgie (1). »

Sans rien préjuger sur la légitimité de la doctrine de M. Verneuil, c'est-à-dire de la fusion nosologique de la septicémie et de la pyohémie, il restait acquis que la pyohémie est une intoxication à laquelle viennent s'ajouter, ou laquelle a pour résultat des processus d'inflammations locales suppuratives, sous l'influence d'embolies ou d'un agent phlogogène. Mais les uns croyaient, avec MM. Verneuil, Gosselin, etc., qu'il suffisait que des produits de la

(1) U. Trélat, Société de chirurgie, 1879, 5 mars; Discussion sur les pansements antiseptiques.

putréfaction du pus ou du sang à la surface de la plaie fussent absorbés, tandis que les autres exigeaient la pénétration dans le sang des liquides putrides eux-mêmes, pus ou sang (d'Arcet, Virchow, Bonnet de Lyon).

D'autres enfin ne pensaient pas que la putréfaction des liquides de la plaie, et en particulier du pus, dût entrer en ligne de compte dans la genèse de la pyohémie; ils affirmaient que la pyohémie était une intoxication par du pus pur, et que dès qu'un liquide putride intervenait il s'agissait de la septico-pyohémie. C'est la doctrine de la pyohémie vraie.

CHAPITRE III

Doctrine de la Pyohémie vraie ou intoxication par le pus pur.

La doctrine de la pyohémie vraie ou de l'intoxication par le pus pur est celle de la plupart des expérimentateurs qui ont injecté du pus dans les veines dans le but précis d'étudier l'infection purulente ou la phlébite.

En 1834, Günther (1) avait réussi à provoquer des abcès métastatiques en injectant du pus, qu'il disait pur, dans les veines de chevaux; mais Günther n'avait pas édifié une doctrine véritable de la pyohémie, il s'était contenté de rechercher combien de temps s'écoule entre l'injection du pus et la formation des abcès, et n'avait conclu qu'au sujet de la phlébite.

Lebert, en 1845 (2), s'attacha au contraire à formuler un doctrine de l'infection purulente en s'appuyant sur les injections de pus qu'il avait pratiquées. Ces injections, au nombre de six, furent faites avec du pus entier que Lebert qualifia tantôt de pus de bonne nature, tantôt de pus fétide; puis avec du sérum filtré tantôt pur, tantôt putride; enfin avec des globules de pus isolés. Les lésions obtenues furent non pas des abcès métastatiques, mais des ecchymoses dans les poumons.

Lebert croyait que la phlébite était l'étiologie constante de l'infection purulente; or, comme dans la veine enflammée la sécrétion du pus, telle qu'on la comprenait encore en 1845, se faisait à l'abri du contact de l'air et de

(1) Gunther, Rust Magazin, 1834, t. XLII, p. 332.
(2) Lebert, Physiologie pathologique, 1845, t. I, p. 313-341.

toute cause d'altération, il ne pensait donc pas à la nécessité de la décomposition du pus. L'état de pureté ou de putridité du pus qu'il injecta n'avait à ses yeux d'autre effet que d'activer plus ou moins l'intoxication ; mais le pus de bonne nature était également toxique.

Les conclusions que Lebert tira de ses expériences confirment d'ailleurs pleinement cette interprétation (1) :

1° Le temps de survie à la pénétration du pus dans la circulation est en raison de la quantité et de la qualité du pus;

2° La disparition des globules du pus injecté dans le sang est presque constante;

3° Le sang présente une altération spéciale : les globules et la fibrine paraissent perdre leurs qualités physiologiques.

Les globules sont altérés, crénelés, ou disparus. La fibrine est moins coagulable, elle est dissoute. De là, la tendance générale aux hémorragies capillaires, comme le témoignent les ecchymoses viscérales multiples constatées à l'autopsie.

Lebert croyait donc à une intoxication par le pus, mais il n'accordait à la qualité du pus qu'un rôle secondaire.

Il reconnaissait d'ailleurs trois périodes dans l'infection purulente (2) :

a. Sécrétion locale de pus dans une veine.

b. Mélange de ce pus avec le sang.

c. Diathèse pyogénique créée par ce mélange.

a. La sécrétion locale de pus dans une veine nous a déjà arrêtés plus haut.

b. Le mélange du pus et du sang. Lebert admettait une action toxique directe du pus sur le sang. Le sang purulent devenait incapable d'entretenir la vie et prenait une

(1) Lebert, Physiologie pathologique, 1845, t. I, p. 324.

(2) Lebert, Ibid., p. 333.

disposition aux exsudations purulentes. Cette altération du sang suffisait même, prétendait-il, à entraîner la mort avant qu'il se fût produit de lésions viscérales.

c. La diathèse pyohémique créée par le mélange du pus et du sang était le mode pathogénique du développement des abcès, en dehors de toute intervention d'obstruction vasculaire mécanique.

En somme Lebert repoussait la théorie de d'Arcet et regardait la pyohémie comme une maladie générale à localisations viscérales ; il ne méconnaissait d'ailleurs pas le caractère infectieux de la maladie, qu'il se plaisait à rapprocher de la fièvre typhoïde, faisant même ressortir que « le sang de la fièvre typhoïde est celui qui de tous les sangs fébriles ressemble le plus au sang pyohémique (1) ».

Après Lebert et même en même temps que lui, Castelnau et Ducrest (2) (1846) entreprirent la série d'excellentes expériences dont j'ai parlé plus haut (p. 30), où ils poursuivaient spécialement la démonstration du dogme du mélange du pus et du sang, et d'après lesquelles ils arrivèrent à conclure à l'intoxication du sang par le pus. J'ai analysé plus haut ces expériences, je n'en citerai ici que les conclusions textuelles. Je ferai seulement remarquer que, quant à la durée de la survie, les expériences de Castelnau et Ducrest confirmaient celles de Lebert. Les doses faibles n'ont point été fatales et ont même été suivies d'un rétablissement complet et prompt. Les doses moyennes et massives ont entraîné la mort en quelques jours. Les doses fortes mais fractionnées ont déterminé la mort après un nombre de jours variable suivant le degré du fractionnement. Le pus s'était donc encore conduit comme un véritable poison du

(1) Lebert, Physiologie pathologique, 1845, t. I, p. 338.

(2) Castelnau et Ducrest, Mém. cité in Mém. de l'Acad. Roy. de méd., 1846; Conclusions, p. 150.

pas les globules, mais le sérum et les éléments granuleux.

Quant au mode d'action du pus, les auteurs du Compendium s'en tinrent à une théorie mécanique peu précise pour la genèse des abcès et à une intoxication véritable pour la production des accidents généraux: ils pensèrent même que, dans le cas d'introduction d'une dose massive de pus dans les vaisseaux, l'intoxication violente et aigüe était capable de causer la mort avant que les abcès eussent le temps de se former. C'est ainsi qu'ils expliquèrent les cas de pyohémie sans abcès et qu'ils furent amenés à considérer les abcès comme des lésions fréquentes et caractéristiques, mais cependant non indispensables, dont la production dépendait de la rapidité de la pénétration du pus dans le sang (1).

En la même année 1847, Glaesel (2) admit deux actions bien distinctes du pus mélangé au sang: « l'une toxique, troublant, stupéfiant particulièrement le système nerveux, et donnant naissance aux accidents généraux et constants, tels que frissons, prostration, stupeur, déjà assignés à la première période de l'infection purulente; l'autre mécanique, agissant d'une manière analogue, mais non tout à fait identique à tout corps globuleux » introduit dans la circulation. Glæsel ne différenciait donc pas, comme d'Arcet, l'action de la partie liquide de celle de la partie solide du

(1) « Si maintenant, dirent-ils, l'on cherche à se rendre compte de la valeur que l'on doit accorder à l'existence et à la disposition des abcès métastatiques, on ne tarde pas à se convaincre qu'elle n'est pas à beaucoup près aussi grande que le pensent encore la plupart des pathologistes.

» En effet la présence d'abcès métastatiques indique d'une manière certaine celle du pus dans le sang; mais elle n'est point le signe constant, nécessaire de la pyohémie. Lorsqu'une quantité considérable de pus est introduite rapidement dans le système circulatoire, les sujets succombent avant que les abcès métastatiques aient eu le temps de se former; ceux-ci se développent d'autant plus sûrement et en nombre d'autant plus considérable que le mélange du pus avec le sang s'opère plus graduellement par doses successives, molécule à molécule pour ainsi dire. » Monneret et Fleury, Ibid., p. 263.

(2) Glaesel, thèse citée, 1847, p. 21.

pus; il attribuait les phénomènes généraux et locaux à une action spécifique *sui generis* du pus sur le sang et sur les parenchymes viscéraux; action spécifique qu'aucun passage de sa thèse ne permet d'attribuer à l'altération putride.

Comme je l'ai indiqué au chapitre précédent, M. Sédillot (1) entreprit et publia, en 1849, une longue série d'expériences et rassembla un grand nombre d'observations cliniques et anatomo-pathologiques, d'où il conclut que la pyohémie véritable résultait de l'action du pus frais sur le sang et les viscères, et que la pyohémie de d'Arcet était une septico-pyohémie, c'est-à-dire un mélange de septicémie ou infection putride avec de la pyohémie chez un même individu.

Sur trente-six expériences pratiquées par M. Sédillot, vingt-cinq consistèrent en injections de pus entier en quantités variées de 4 à 37 grammes, tantôt à faibles doses en une seule injection, tantôt à fortes doses fractionnées et successives. La qualité du pus fut soigneusement indiquée. Les symptômes n'offrirent rien de spécial, il y eut toujours de la fièvre et du frisson. Le frisson se répéta même à chaque injection nouvelle de pus, de telle sorte qu'une relation de cause à effet sembla exister entre les deux. La mort fut provoquée quelquefois. Lorsqu'elle fut naturelle, elle survint en général dans des délais proportionnés aux doses massives injectées, suivant la loi de Lebert. Des ecchymoses viscérales furent constatées lorsque la mort fut prompte et les doses injectées massives; des abcès plus ou moins complets et enkystés furent trouvés principalement dans les cas d'injections successives mais répétées à doses minimes.

Ces vingt-cinq expériences, ajoutées à celles de Castelnau et Ducrest et même à celles de Günther, que M. Sédil-

(1) Sédillot, de l'Infection purulente ou pyohémie, 1849.

lot ignorait, suffirent à démontrer que « la pénétration du pus dans le sang est l'unique cause de l'infection purulente ».

Mais dans le pus quel est le rôle des globules? et quel est le rôle de la sérosité? C'est ce que rechercha M. Sédillot. Onze expériences, dont quatre injections de globules de pus isolés et désinfectés avec de l'eau chlorée, et sept injections de sérosité purulente ou d'eau putride, lui démontrèrent que « la sérosité n'entraîne d'effets toxiques qu'autant qu'elle contient accidentellement un élément putride (1) » et que les globules sont les seuls éléments du pus capables de développer des abcès.

La pyohémie provoquée chez les chiens par des injections de pus s'explique donc, dit M. Sédillot, par deux causes distinctes : « Tantôt c'est une affection purulente simple, signalée par une inflammation à caractères francs et tranchés et par le développement d'abcès dits métastatiques ; tantôt c'est une véritable affection gangréneuse, et les abcès ne sont pas dans ce cas primitifs, mais ils sont le résultat d'une inflammation éliminatrice et dépendant de la présence dans le sang de parties préalablement frappées de mort. Ce sont là deux maladies distinctes quoique réunies par des apparences communes : l'une déterminée par les éléments solides du pus (pyohémie vraie), l'autre par la putridité d'une substance animalisée quelconque (septico-pyohémie) (2). » Telles étaient les conclusions des recherches expérimentales de M. Sédillot; passant ensuite aux études cliniques, ce chirurgien se résuma en ces termes : « Le pus est par lui-même, et indépendamment de toute autre condition de transformation et de décomposition, susceptible de déterminer les altérations de la pyohémie... L'élément putride du pus

(1) Sédillot, de l'Infection purulente ou pyohémie, 1849, p. 182 et 394.
(2) Sédillot, Ibid., p. 413.

n'est pas la véritable cause de la pyohémie (1)... La pyohémie est particulièrement caractérisée par la purulence et déterminée par le mélange au sang d'un pus louable et sans odeur. L'infection putride est de nature essentiellement gangréneuse et est causée par l'introduction dans le sang de la sérosité altérée du pus. Cette affection ne paraît pas avoir été observée isolément chez l'homme; mais on est en droit de l'admettre dans certains cas comme complication de l'infection purulente, dont les accidents deviennent alors beaucoup plus graves. »

La clinique et l'expérimentation avaient donc également amené M. Sédillot à conclure à l'existence de deux sortes de pyohémie :

1° La pyohémie vraie, qui ne se complique d'aucune putridité et est exclusivement produite par la pénétration du pus louable et pur dans le sang;

2° La septico-pyohémie engendrée par le pus putride, où les caractères de la septicémie ou infection putride viennent s'enter sur ceux de la pyohémie vraie.

Peu après, Leudet (2) (1853), à propos de recherches sur la phlébite de la veine porte, s'efforça de démontrer par une observation détaillée que le pus sain et louable peut donner lieu à l'infection purulente.

Puis, en 1859, Chassaignac (3) prit grand soin de distinguer l'infection putride et l'infection purulente, refusant de voir aucune intervention putride dans cette dernière maladie. « Il est un autre mécanisme, dit-il, par lequel le pus devient une cause d'accidents fébriles vraiment redoutables; c'est dans le cas où une cavité purulente plus ou moins vaste et jusque-là close se trouve mise en rapport avec l'extérieur. Alors on observe un phénomène d'empoisonnement purulent métastatique. » Mais Chas-

(1) Sédillot, de l'Infection purulente ou pyohémie, 1849, p. 417.
(2) Leudet, Archives générales de médecine, 1853, t. I, p. 145.
(3) Chassaignac, Traité de la suppuration, 1859, t. I, p. 47.

saignac considéra néanmoins la pyohémie comme une intoxication : « La forme la plus remarquable de la fièvre purulente, dit-il, c'est assurément celle qui s'observe au début de l'infection putride. Il y a bien empoisonnement dans les deux cas, en ce sens que l'économie tout entière est sous l'empire d'un agent délétère; mais dans un cas cet agent est du pus décomposé, ce qui rentre dans les empoisonnements putrides généraux; tandis que dans l'autre il s'agit d'un empoisonnement purulent tout spécial, qui a ses symptômes, sa marche et ses lésions pathologiques caractéristiques. »

Sans rien ajouter aux idées et aux notions acquises, Gross (de Philadelphie), en 1864 (1), se fit en Amérique l'éditeur des doctrines septicémiques. « Il n'est pas improbable, dit-il, que le premier anneau de la chaîne morbide dans cette affection soit un état du sang empoisonné et désorganisé; le second, le développement de l'inflammation dans les capillaires et les veines; le troisième, la formation de coagulums adhérents, de caillots et de concrétions, et le dernier, comme la conséquence nécessaire et inévitable, des dépôts de pus ou de pus et de fibrine. » Gross, sans abandonner la théorie de la phlébite, faisait donc jouer un rôle capital à l'action d'un poison qui est le pus; c'est tout ce qu'il faut retenir de son système.

En 1864-65, Billroth (2) publiait ses importantes recherches sur les fièvres chirurgicales, où, tout en reconnaissant que le pus putride est capable d'engendrer une espèce de pyohémie, il accordait au pus frais et de bonne nature la propriété de développer la pyohémie franche. Billroth fit en effet des injections avec du pus frais, d'où il conclut que : « Tout pus récemment formé, alors qu'il n'est pas putride et qu'il a toutes les qualités du pus de

(1) Gross, System of Surgery, Philadelphie, 1864, t. I, p. 145.

(2) Billroth, Mém. cité in Arch. für klin. Chir., 1865, p. 458 et 462

bonne nature, provoque exactement les mêmes phénomènes, après avoir été injecté sous la peau ou dans les veines, que les liquides putrides et le pus des individus pyohémiques. Lorsqu'une diarrhée sanguinolente ne succède pas aux injections de pus faites directement dans le sang, c'est à peine si les animaux deviennent malades, et il faut, pour se convaincre de leur état morbide, mesurer la température. D'après cela, quand il est question de résorption purulente on n'a plus à songer exclusivement au pus ichoreux, mais c'est au contraire le pus récemment formé qui possède les propriétés éminemment phlogogènes et pyrogènes. » J'ai déjà dit que cette résorption du pus non putride pouvait, d'après Billroth, produire deux états voisins : 1° la fièvre inflammatoire simple (Nachfieber), s'il ne se forme ni thrombose veineuse suppurée ni embolies; 2° la pyohémie, s'il se fait une thrombose suppurée et des embolies. Quant à la résorption du pus putride, elle engendrait la fièvre traumatique, la septicémie et la septico-pyohémie.

En même temps, O. Weber (1) (1864-65) publiait au sujet de la pyohémie et de la septicémie de très remarquables expériences.

O. Weber pratiqua des injections intraveineuses de pus et montra que le pus pur, non putréfié au moins en apparence, suffit à engendrer les accidents de la pyohémie. Le pus dont il se servit n'était pas filtré; il obtint des abcès métastatiques. O. Weber soutint alors que la production de ces abcès, dans ses propres expériences aussi bien que dans celles de ses devanciers, dépendait simplement de ce que le pus injecté contenait des corps solides capables de faire embolies et de provoquer des inflammations locales. Pour le prouver, il

(1) O. Weber, Mém. cité in Deutsch Klinik, 1864, p. 461, 473, 485, 493, et 1865, p. 13, 21, 33, 41, 53, 61, 69.

filtra du pus frais non putride à travers une flanelle ou une toile fine et l'injecta dans les veines; il n'obtint pas d'abcès, mais il alluma de la fièvre. Il en conclut que le pus liquide et non filtré n'a pas qualité suffisante pour produire les lésions viscérales pyohémiques, mais qu'il est essentiellement capable d'allumer la fièvre, c'est-à-dire qu'il est pyrogène.

Poursuivant ses recherches sur la pyrétologie chirurgicale, O. Weber fit en outre des injections comparatives de pus frais soigneusement filtré et de pus putride également filtré, et arriva à conclure que le pus frais jouit de qualités pyrogènes plus actives que le pus putride! Il montra aussi que le sang des animaux infectés par le pus et envahis par la fièvre est lui-même pyrogène et capable d'infecter les animaux dans les veines desquels on l'injecte. Cependant la fièvre allumée ainsi est moins vive que celle qui résulte de l'injection de pus en nature. D'ailleurs l'inflammation dite spontanée a elle-même pour résultat d'allumer la fièvre, c'est-à-dire de verser dans le sang un principe pyrogène. O. Weber alluma la fièvre et obtint du sang fébrile pyrogène en irritant, par des frottements répétés, le foyer d'une fracture simple faite à un chien. Il résulterait de là que l'inflammation seule suffit, en dehors de la suppuration, à produire la fièvre et le principe pyrogène.

Comme contrôle de ces expériences, O. Weber fit à des chiens des injections intraveineuses ou sous-cutanées d'eau et de sang pur : il n'obtint aucune réaction fébrile.

En résumé, O. Weber crut pouvoir formuler les conclusions suivantes :

1° Le pus, la sérosité du pus et la sérosité putride introduits sous la peau, dans la plèvre et directement dans le sang sont pyrogènes (fieberregend) (1); l'élé-

(1) O. Weber, Mém. cité in Deutsch Klinik, conclusion 8, p. 62, 1865.

vation de la température commence dès la première heure et atteint son maximum dans cette première heure. Cette élévation de la température est indépendante de l'inflammation locale, qui souvent est nulle.

2° Le sang reçoit dans les fièvres inflammatoires, par l'arrivée des matières provenant du foyer, non seulement des propriétés pyrogènes, mais aussi des propriétés phlogogènes (1).

Je ne retiendrai de toutes ces intéressantes expériences sur la pyrétologie chirurgicale que la démonstration de la vertu pyrogène du sérum du pus frais ou putride. Cette vertu pyrogène, O. Weber l'a évidemment mise en vive lumière et mesurée le thermomètre en main, en même temps que Billroth; mais ni l'un ni l'autre ne l'ont découverte. Pour ne parler que du pus non putréfié, Castelnau et Ducrest en 1846, M. Sédillot en 1849 avaient antérieurement indiqué avec toute la netteté désirable la propriété qu'il possède d'allumer la fièvre et de provoquer le frisson lorsqu'on l'injecte dans le sang; mais il est vrai qu'ils n'avaient pas mesuré cette fièvre au thermomètre.

A côté de la propriété pyrogène, O. Weber reconnut au sérum du pus la propriété phlogogène, c'est-à-dire la propriété de développer l'inflammation lorsqu'il se trouve dans certaines conditions. Mais ce fut également au sérum du pus frais qu'il attribua cette deuxième qualité, se fondant sur une expérience d'inoculation de sérum de pus qu'il pratiqua dans la plèvre d'un chien et à la suite de laquelle il survint une pleurésie purulente. Je reviendrai plus loin sur cette expérience; je me contenterai de signaler ici une inconséquence frappante dans les conclusions de O. Weber. D'un côté, le pus liquide non septique, injecté dans les veines, n'a pas qualité pour engendrer les foyers métastatiques de la pyohémie; d'un

(1) O. Weber, Mém. cité in Deutsch Klinik, conclusion 20, p. 63, 1865.

autre côté, ce même pus liquide et non septique possède des propriétés phlogogènes lorsqu'on l'inocule dans une séreuse! Je sais bien que O. Weber invoque l'embolie comme trait d'union entre ces deux manières d'être du sérum du pus. Mais ici, lors de l'inoculation dans une séreuse, il n'y a pas d'embolie, il y a simple contact; or peut-on bien s'expliquer qu'une membrane séreuse puisse s'enflammer par le simple contact du sérum du pus, et qu'un organe, imbibé du même poison par la circulation dans l'intimité de son parenchyme et dans ses vaisseaux nourriciers, ne puisse pas s'enflammer? D'ailleurs nous verrons plus loin, lorsque nous traiterons de la pathogénie des abcès viscéraux pyohémiques : 1° que l'embolie n'est pas indispensable; 2° que le sérum du pus n'est pas phlogogène.

Que reste-t-il donc de l'œuvre expérimentale de O. Weber?

1° L'activité pyohémique accordée au pus frais, sur laquelle je fais dès maintenant des réserves;

2° De très intéressantes études thermométriques sur l'action pyrogène du pus, que O. Weber a sinon découverte, du moins très bien et très complètement étudiée;

3° De très importantes expériences sur les embolies, dont il sera question plus loin.

Étant données les conclusions de ses expériences, O. Weber considérait la pyohémie comme une infection par le pus frais, et en particulier par la partie liquide, pénétrant dans la circulation par résorption ou par absorption endosmotique. Le mélange du sérum du pus avec le sang a pour conséquence la fièvre. D'autre part, le même sérum imbibe les thrombus veineux formés autour de la plaie; ces thrombus, en se morcellant et se déplaçant, vont faire des embolies capillaires dans les viscères. Ces embolies pénétrées de sérum de pus deviennent phlogogènes et produisent les abcès métastatiques.

O. Weber d'ailleurs distingua la pyohémie et la septicémie, comme l'avait fait Billroth. D'après lui la septicémie serait produite par l'absorption du sérum du pus putride, et ne se compliquerait pas d'embolies. La septico-pyohémie, au contraire, serait une septicémie avec embolies.

En 1868, Billroth (1) résuma et affirma de nouveau les opinions qu'il avait professés en 1864-65 : « La pyohémie, dit-il, est une maladie que nous considérons comme occasionnée par le mélange du pus ou de quelques éléments du pus avec le sang ; elle est à la simple fièvre inflammatoire et suppurative ce que la septicémie est à la fièvre traumatique simple et primitive. » D'ailleurs, fièvre traumatique, fièvre inflammatoire, septicémie et pyohémie « sont dues les unes et les autres à la résorption de substances qui prennent naissance dans la plaie ou dans ses environs, ou bien dans un autre foyer inflammatoire »... et leur évolution se caractérise également et essentiellement par les symptômes d'un état morbide du sang. « Ce qu'il y a de caractéristique dans la pyohémie, c'est la formation des foyers inflammatoires multiples aussitôt que la suppuration a atteint un certain degré. » Billroth reconnaissait d'ailleurs que l'origine des abcès était une obstruction mécanique d'un vaisseau par un embole imbibé de globules de pus qui le rendaient phlogogène. J'ai exposé plus haut les idées qu'il professait au sujet de la thrombose veineuse.

En 1869, Hueter (1) admit entièrement les idées de Virchow, Panum, O. Weber et Billroth, mais il méconnut d'ailleurs absolument l'importance et la valeur des travaux français, dont il cita à peine les auteurs.

(1) Billroth, Pathologie chirurgicale générale, 1868, 26e leçon : de la Pyohémie, p. 400.

(1) Hueter, Handbuch der allgemeinen und speciellen Chirurgie von Pitha und Billroth : die Pyämischen Fieber. Erlangen, 1869, Band I, Abth. II, Heft I, Seite, 56-127.

Hueter se déclara catégoriquement pour l'entité de la pyohémie, et décrivit sous le nom de septico-pyohémie la maladie que nous appelons septicémie embolique. Pour lui l'introduction du pus pur dans les voies circulatoires, quel qu'en soit le mécanisme, est la seule et unique cause de la pyohémie. De même que d'Arcet, Virchow, O. Weber et Billroth, il admit dans la pyohémie deux éléments : 1° une infection générale par un liquide pyrogène ; 2° une obstruction vasculaire ou embolie par un corps phlogogène. Mais il différa de d'Arcet en ce qu'il n'exigea en aucune façon la putridité du pus pour engendrer la pyohémie. Il pensa que le pus pur possède en lui-même toutes les qualités pyrogènes et phlogogènes requises. Toutes les fois que le pus est putride, c'est de la septico-pyohémie qu'il s'agit.

Il définit d'ailleurs la pyohémie de la manière suivante : « Les fièvres pyohémiques (1) se développent par le fait de la pénétration dans le sang des éléments liquides ou solides (sérum ou globules) du pus. Cette pénétration peut se faire soit directement dans les vaisseaux lymphatiques ou sanguins, soit par l'intermédiaire de caillots préalablement imbibés de pus qui se fragmentent, se détachent et sont entraînés dans la circulation, servant de véhicules aux éléments du pus. » Le premier mode de pénétration a pour résultat la fièvre pyohémique simple, directe ou immédiate (*pyæmia simplex*). La pyohémie métastatique ou thrombo-embolique (*pyæmia multiplex*) est produite dans le second cas. La *pyæmia simplex* (Nachfieber de Billroth, ou fièvre inflammatoire, ou fièvre de suppuration) se déclare lorsque les conditions de la résorption du pus sont particulièrement favorables : par exemple dans le cas de suppuration phlegmoneuse superficielle (non incisée), alors que le pus non enkysté

(1) Hueter, Handbuch, etc. : die Pyämischen Fieber, S. 56.

se trouve en rapport avec les vacuoles lymphatiques du tissu cellulaire. C'est à cette forme qu'appartient la pyohémie sans abcès métastatiques. La pyohémie simple n'est pas en effet compliquée d'embolies, et, à l'exemple de O. Weber, Hueter tient pour assuré que le pus liquide est incapable de former des foyers métastatiques, et que les propriétés phlogogènes qu'il possède ont besoin d'être concentrées dans un embole pour devenir efficaces. C'est pourquoi l'examen cadavérique est à peu près négatif dans la pyohémie simple. La mort survient uniquement par le fait de la durée et de l'intensité de la fièvre allumée par l'action pyrogène du pus résorbé. La diminution de la coagulabilité du sang et la présence d'un foyer putride caractérisant la septicémie, le diagnostic différentiel entre cette maladie et la pyohémie simple n'a pas d'autre base que la conservation de la coagulabilité du sang et la présence d'un foyer purulent non putride. « Or, comme dans tous les processus putrides, dit Hueter (1), il se fait au moins quelques gouttes de pus, et que d'ailleurs toute suppuration un peu étendue est le siège d'un travail de putréfaction, il faut, pour constituer la pyohémie simple mortelle dans toute sa pureté, un foyer purulent qui ne soit pas en contact avec l'air et un examen cadavérique absolument négatif, » c'est-à-dire pas d'abcès viscéraux.

La pyohémie thrombo-embolique ou *pyæmia multiplex* résulte au contraire des traumatismes en général et des amputations ; elle a pour caractères la présence d'abcès viscéraux. C'est en réalité la pyohémie simple compliquée de thrombose veineuse et d'embolies spécifiques, c'est-à-dire douées des qualités phlogogènes que leur donne le pus non putride.

Hueter affirma d'ailleurs, après O. Weber, que les

(1) Hueter, Handbuch, etc. : *die Pyämischen Fieber*, S. 70.

deux propriétés pyrogène et phlogogène du pus étaient exclusivement dévolues au sérum. Pour lui le globule de pus n'était rien ; les expériences de M. Sédillot avaient simplement démontré que les globules pénétrés de sérum et agglomérés pouvaient jouer le rôle d'embolies phlogogènes. Il admit que l'infection pyohémique aussi bien que l'infection septicémique était le résultat de l'absorption endosmotique et quelquefois de la résorption des liquides de la plaie. « Dans les deux cas, dit-il (1), nous avons affaire à la résorption de liquides qui pénètrent par les parois des vaisseaux, imprègnent les thrombus et peuvent arriver aussi par les lymphatiques. »

D'ailleurs, il considéra la membrane granuleuse des plaies comme une barrière à l'absorption, ce qui, d'après lui, dépend de ce que cette membrane ne contient pas de lymphatiques. Il requit dès lors, pour l'absorption du pus par la plaie, deux conditions : soit une déchirure ou une maladie de la membrane granuleuse, soit une tension exagérée des tissus sous l'influence d'une suppuration surabondante.

Quant à la formation du thrombus, second facteur constitutif de la pyohémie thrombo-embolique, Hueter considéra comme favorables : 1° l'anémie aiguë résultant d'une hémorragie ; 2° la septicémie et la pyohémie simple, qui peut ainsi se métamorphoser en pyohémie multiple; 3° les maladies intercurrentes, etc., etc..

Il exigea d'ailleurs que le thrombus, pour être pyohémigène, subît une véritable transformation purulente. Cette transformation s'opérerait soit par imbibition du thrombus par le pus de la plaie, soit par suppuration ou dissolution purulente du thrombus sous l'influence d'une suppuration périvasculaire.

Mais la plaie en suppuration n'est pas la seule source

(1) Hueter, Handbuch, etc. : die Pyämischen Fieber, S. 89, 90.

d'intoxication qui fournisse dans la pyohémie des éléments pyrogènes et phlogogènes. Les foyers métastatiques suppurés déversent aussi dans la circulation leur contingent de principes infectants, et entretiennent ainsi la maladie dont ils sont eux-mêmes une des manifestations.

Telle est la pyohémie d'après Hueter, inspiré par les recherches de Virchow, O. Weber et Billroth ; voyons maintenant ce qu'est la septico-pyohémie, dans quelles conditions elle naît et jusqu'à quel point elle est nosologiquement justifiée (1).

« Après une blessure fraîche, le temps pendant lequel la fièvre septicémique pure peut se développer est court. La suppuration est apparente au bout de quelques jours ; mais elle se prépare tout de suite après la blessure, par une active prolifération cellulaire qui produit déjà de la matière pyrogène, laquelle concourt avec le poison putride à la production de la fièvre. Par conséquent, dans les quatre ou cinq premiers jours de l'évolution morbide, la septicémie domine, et la fièvre traumatique est une septicémie.

» Puis, par les progrès du travail de délimitation et de l'élimination des parties nécrosées et putréfiées, grâce à la suppuration, la résorption des matières pyrogènes provenant du pus prend une part prépondérante dans le processus morbide et la fièvre devient une septico-pyohémie simple. Lorsque tout résidu putride est éliminé et que la fièvre continue, il s'agit d'une pyohémie simple. Mais on ne peut pas affirmer que la forme pure de la fièvre pyohémique simple soit réellement fréquente. Le pus, en effet, vient toujours en un point quelconque en contact avec l'air atmosphérique, et devient nécrosique (nekrotisch) ; cette altération nécrosique s'explique en

(1) Hueter, Handbuch, etc. : die Septico-pyämischen Fieber 1869, S. 124, 125, 126.

outre facilement par l'alimentation défectueuse que fournit le sérum aux globules, lorsqu'ils s'accumulent en grande quantité et que les conditions de la putréfaction du pus existent. C'est à cette altération, véritable putréfaction, qu'est due la mauvaise odeur du pus.

» Il se fait alors une résorption des principes pyrogènes, non seulement du pus, mais des éléments putrides, et la fièvre produite est encore une septico-pyohémie. Le pus acquiert en outre des qualités putrides et une odeur infecte par son mélange avec le tissu cellulaire nécrosé et avec les différents déchets résultant du contact de l'air sur la plaie, et la fièvre pyohémique simple, qui est particulièrement fréquente dans les cas de rétention du pus, de fusées purulentes et de phlegmons, est plutôt une septico-pyohémie.

» Qu'un phlegmon se forme, par exemple, en dehors du contact de l'air à la suite d'une contusion sans rupture de la peau, la fièvre est dans ce cas une pyohémie simple pure; mais la plus petite incision ou perforation spontanée de la peau crée les conditions de la putréfaction du pus et de la nécrose du tissu cellulaire, et la pyohémie devient alors une septico-pyohémie simple.

» Les combinaisons de la septicémie et de la *pyæmia multiplex* sont nombreuses. Il a déjà été démontré suffisamment que la septicémie prédispose à la pyohémie multiple.

» En premier lieu, les thrombus veineux, au lieu de subir une simple inflammation purulente, subissent une métamorphose putride lorsque le pus du thrombus meurt par alimentation insuffisante et subit la putréfaction. On rencontre souvent, dans les autopsies, des thrombus infects aux voisinages des parties blessées et même quelquefois loin de ces parties; dans les cas de ce genre, lorsque par exemple après les blessures du genou on trouve, dans les veines de la cavité pelvienne, des thrombus putrides qui ne sont même pas en communication directe avec les parties blessées, on ne peut pas se défendre de l'idée que l'agent de la putréfaction passe dans la circulation et trouve dans le thrombus un milieu favorable à son activité. Lorsque le thrombus putride parvient à faire embolie dans les poumons, le foyer métastatique se produit alors sous l'influence combinée du principe phlogogène, du poison putride et du pus du thrombus. Les tissus peuvent même dans ces conditions se nécroser et tomber en putréfaction par le fait de l'intensité de l'inflammation; le foyer métastatique purulent devient ainsi un foyer putride.

» En second lieu, un thrombus qui n'a pas suppuré peut s'imbiber de liquide putride provenant de la plaie. Il entraîne alors, lorsqu'il fait embolie, le liquide putride dans les poumons; et là où l'embolie simple n'eût produit qu'une hyperhémie collatérale, il survient, grâce à la vertu phlogogène du liquide putride, un véritable foyer inflammatoire métastatique. La graisse peut également absorber les matières septiques et les transporter dans les poumons; les embolies graisseuses, absolument innocentes d'ailleurs en et par soi, peuvent ainsi aboutir à produire des foyers métastatiques.

» En troisième lieu, une septicémie déclarée et engendrée par le passage dans la circulation des matières putrides de la plaie, peut avoir pour résultat de donner à une embolie de l'artère pulmonaire, qui chez un sujet sain n'aurait occasionné que des phénomènes très passagers, la propriété de produire un foyer inflammatoire, et cela grâce à l'irritabilité des tissus créée par la septicémie.

» Les expériences de Panum contredisent, il est vrai, la fréquence de cette forme, mais elles n'en démontrent pas l'impossibilité.

» En quatrième lieu, des agents de la putréfaction provenant de l'air peuvent parvenir dans les embolies et les foyers inflammatoires métastatiques, et y exciter un travail de putréfaction, etc., etc. »

Il suffit de lire cette longue citation, à peu près textuelle, où est exprimée, par la plume d'Hueter, l'opinion de O. Weber et celle de Billroth, pour devenir convaincu : 1° de la rareté de la pyohémie pure, quelle qu'en soit la forme, simple ou thrombo-embolique ; 2° de la fréquence au contraire de la septico-pyohémie.

A vrai dire, sous le nom de pyohémie ou de fièvre pyohémique Hueter, et avant lui M. Sédillot, en 1849, ont décrit une maladie purement théorique, et ce qu'ils appellent septico-pyohémie est la véritable pyohémie de la clinique. Hueter est lui-même, au surplus, bien obligé de le reconnaître, puisqu'il avoue en propres termes que « le pus vient toujours en un point quelconque au contact de l'air et devient nécrosique » (Steht der Eiter an irgend einer Stelle mit der atmospharischen Luft in Verbindung und wird er nekrotisch), et que « la première incision ou perforation spontanée engendre les conditions de la putréfaction du pus et de la nécrose du tissu cellulaire, et la pyohémie simple devient alors une septico-pyohémie simple » (Aber die erste Incision, die erste spontane Perforation bringt die Bedingungen für die Faulniss des Eiters und des nekrotischen Bindegewebes, und sofort wird die Pyämie zur Septico-pyämia simplex) (1).

Or de quoi s'agit-il ici ? De la pyohémie ordinaire des blessés et des opérés que l'on observe à l'hôpital, de celle qui éclate chez les malades porteurs de plaies ouvertes et en suppuration, exposées à l'air et par conséquent se trouvant dans les conditions créées par « die erste Incision » ou « die erste spontane Perforation » de la peau.

(1) Hueter, Handbuch, etc. : die Septico-Pyämischen Fieber, S. 125.

D'ailleurs, qu'est-ce que le pus pur? c'est du pus récemment formé et qui n'a subi aucune altération. Or, dès sa formation, dès qu'il se réunit en collection, même au sein des tissus, et à bien plus forte raison à la surface d'une plaie, le pus subit une altération rapide sous l'influence soit des germes de l'air, soit de toute autre action que je ne veux pas préjuger.

C'est cette altération, toute primitive qu'elle soit, qui le rend délétère avant de le rendre infect; cette vérité a été expérimentalement et histologiquement établie. L'action bien reconnue de l'air sur les plaies ne s'explique pas autrement. Et si l'on analyse les expériences rapportées avec quelques détails par ceux des expérimentateurs qui, comme Günther, Boyer, Castelnau et Ducrest et M. Sédillot ont pratiqué des injections de pus en en indiquant la provenance, ne se contentant pas de dire simplement s'il était de bonne nature ou putride, on arrive à voir que, toutes les fois que l'injection a réussi, le pus provenait presque constamment d'une plaie en suppuration et exposée à l'air depuis un certain nombre de jours, ou d'un abcès récemment ouvert, mais primitivement fétide. Et quant aux cas où, comme l'ont fait O. Weber et Billroth, on a prétendu injecter du pus frais, récemment formé et par conséquent physiologiquement pur, les nombreuses manipulations nécessaires pour recueillir, filtrer et charger le pus dans la seringue et qui ont précédé l'expérience, en ont toujours multiplié les contacts avec l'air et par conséquent les causes d'altération. Les minutieuses précautions nécessaires à la réussite du pansement de Lister ne sont-elles pas du reste la preuve irréfutable de la facilité avec laquelle se fait la viciation des liquides de la plaie?

Cela étant posé, il est, je crois, permis de nier catégoriquement que Günther, Lebert, Castelnau et Ducrest, M. Sédillot, Gamgee, O. Weber et Billroth aient injecté du pus pur, du pus physiologique n'étant point le siège d'un travail de putréfaction au moins au début.

Il est vrai que O. Weber a montré que le pus putride est moins pyrogène que le pus qu'il disait être frais; mais on verra, au chapitre de la Théorie des germes, que cette conclusion n'a rien qui doive étonner.

En résumé, la doctrine de la pyohémie vraie ou de l'intoxication par le pus non altéré part d'un principe faux, en méconnaissant l'altération facile et rapide du pus au contact de l'air et même au sein des tissus; elle parle de pus pur lorsqu'il s'agit de pus à la première période du travail de la putréfaction, et elle ne reconnaît comme pus putride que le pus putréfié.

Je m'empresse d'ajouter que les partisans de cette doctrine en ont eux-mêmes ruiné les prémisses par leur zèle à adopter les principes et la pratique de la méthode antiseptique.

CHAPITRE IV

Doctrine miasmatique.

Les partisans de cette doctrine considèrent l'intoxication pyohémique comme d'origine miasmatique. Ils comparent la pyohémie à une fièvre infectieuse, telle que le typhus ou la peste, et accordent à la viciation de l'air par les miasmes une puissance pathogénique exclusive.

L'idée de rapporter l'infection purulente à la viciation de l'air remonte à Ambroise Paré, qui accusa positivement, en 1561 (1), « la constitution et la pourriture de l'air ».

J.-L. Petit, en 1790, fit aussi jouer un rôle à l'influence de l'air corrompu par la « peste ou les remuements de terre (2) ».

De tout temps d'ailleurs l'encombrement fut estimé la plus mauvaise des conditions hygiéniques pour les blessés ; mais personne n'avait songé à faire jouer aux miasmes qu'il engendre un rôle pathogénique spécial pour la production de l'infection purulente.

Plusieurs auteurs cependant n'avaient pas laissé que de comparer et même de confondre l'infection purulente et la phlébite avec la fièvre typhoïde.

En 1838, Tessier (3) vit dans l'encombrement l'une des causes provocatrices de la fièvre purulente.

En 1842, Bérard (4) en fit une cause de la phlébite.

(1) A. Paré, Opera, 1561, édit. Malgaigne, 1840; Traité de la peste, t. III, liv. XXIV, p. 361.

(2) J.-L. Petit, Traité des maladies chirurgicales, 1790, édit. 1837, p. 312, conclusion 6.

(3) Tessier, Diathèse purulente (Expérience, 1838, p. 81).

(4) Bérard, Art. Pus du Dictionnaire en 30 vol.; 1842, p. 481.

En 1844, Copland (1) rangea parmi les causes infectantes engendrant la phlébite les effluves animaux et les émanations provenant de malades confinés dans un espace clos. Il compara en outre, sous le rapport étiologique, l'infection purulente à l'infection paludéenne; mais je n'ai rien trouvé dans son ouvrage qui permît de lui accorder la priorité de la doctrine miasmatique véritable.

Au surplus, voici en résumé tout ce que cet auteur dit à ce sujet : « Parmi les causes de l'infection purulente il faut reconnaître : des agents contaminants ou des matières morbides formées dans une partie quelconque et infectant le système général : sécrétions morbides, purulentes, sanieuses ou autres, charriées dans la circulation et engendrant la fièvre hectique aiguë, des fièvres rémittentes adynamiques souvent accompagnées de phlébite, ou bien les dépôts purulents dans les viscères et les articulations;

» Des effluves animaux produisant des maladies et les propageant identiques ou semblables dans des circonstances favorables : infections conditionnelles et consécutives provenant de l'absorption d'émanations subtiles et impalpables; émanations des sécrétions et des résidus des êtres confinés dans un appartement clos et application directe de ces sécrétions, engendrant l'érésipèle, la pourriture d'hôpital, la phlébite et la fièvre puerpérale;

» Secrétions animales et matières animales septiques; infections généralement produites par le contact ou l'inoculation d'une matière palpable et ordinairement sporadiques : matière animale dans un état de putridité et de décomposition; inflammation diffuse et désorganisante du tissu cellulaire : inflammations des lymphatiques et des veines, etc. »

(1) Copland, Dictionary of practical Medicine, 1844, t. II, p. 347.

La doctrine miasmatique appartient en propre à M. A. Guérin (1), qui la proposa et la soutint en 1847 dans sa thèse inaugurale : « Je pense, disait-il (2) à cette époque, que l'état désigné aujourd'hui par la plupart des pathologistes sous le nom d'infection purulente ressemble à une fièvre typhoïde, au typhus, etc.... J'admets avec Dance, Blandin et leurs adhérents qu'il y a phlébite dans l'infection purulente; mais je diffère en ce que la phlébite n'est pas pour moi la cause première de la maladie, au moins pour la très grande majorité des cas.

» Pour Dance les veines d'une partie incisée, en s'enflammant, produisent du pus qui, se mêlant au sang, produit l'infection; pour moi le pus, quand il est formé, donne bien naissance à l'infection purulente, mais cette infection est la conséquence d'une autre qu'on peut appeler miasmatique et pestilentielle. Ainsi, pour Dance, la maladie est d'abord locale et ne se généralise que par le transport du pus et son mélange avec le sang. Pour moi l'influence miasmatique ou pestilentielle peut tout aussi bien se faire sentir sur les capillaires du poumon que sur les veines de la plaie qui suppure. »

Les caractères typhiques de la pyohémie étaient donc pour M. A. Guérin, dès 1847, les caractères capitaux qui devaient inspirer toute conception étiologique. Il s'agissait par conséquent pour lui d'une maladie générale à déterminations locales infectieuses, semblable au typhus.

« L'encombrement, disait-il (3), est la condition sous l'influence de laquelle naît la fièvre typhoïde; c'est du moins l'opinion la plus généralement reçue. Eh bien, si l'encombrement d'une salle de médecine produit la fièvre typhoïde, l'encombrement d'une salle de chirurgie donne le plus souvent naissance à l'infection purulente. On

(1) A. Guérin, de la Fièvre purulente, thèse de Paris, 1847, 30 janvier.
(2) Id., Ibid., p. 5 et 21.
(3) Id., Ibid., p. 19.

pourrait dire que la fièvre purulente est le *typhus chirurgical.* » Voilà pour la maladie générale ; quant aux déterminations locales, elles n'étaient qu'une conséquence ou l'effet de l'empoisonnement général; elles ne dépendaient nullement, comme dans la théorie de d'Arcet, d'une maladie locale surajoutée.

M. A. Guérin insistait aussi sur l'épidémicité de la pyohémie comme trait de ressemblance de plus avec le typhus.

Quant au poison lui-même, dont l'origine était l'encombrement, il le désignait sous le nom de *miasme*, comprenant sous cette vague dénomination toutes les émanations des blessés, tous les détritus plus ou moins purulents et infects, tous les déchets provenant des plaies et des pansements imbibés de sang et de pus. Il ne recherchait d'ailleurs pas quelle était la partie active et véritablement toxique de ces miasmes.

Quant aux voies d'absorption, il affirmait qu'elles résidaient uniquement dans la plaie et en déduisait même la conséquence thérapeutique « que l'on aura chance d'échapper à l'infection purulente toutes les fois qu'on ne laissera pas une plaie en contact avec l'air (1). »

La théorie de M. Guérin fit peu de prosélytes.

En 1851, Sir J.-Y. Simpson (2), pour qui la fièvre puerpérale et la fièvre chirurgicale ou pyohémie, étaient deux maladies voisines, crut à leur propagation par contagion indirecte et par infection résultant de l'encombrement. « Je suis de plus en plus convaincu, dit-il, que les chirurgiens comme les accoucheurs sont parfois pour leurs malades de dangereux intermédiaires, par l'inoculation d'une matière morbide ils produisent chez eux la fièvre chi-

(1) A. Guérin, de la Fièvre purulente, p. 28.

(2) Sir J.-Y. Simpson, Proceedings of medico-chirurgical Society, 16 avril 1851 (Edinburgh Monthly Journal of medical Science, juillet 1851, p. 52), traduit in Clinique obstétricale et gynécologique de Simpson, par G. Chantreuil; Paris, 1874, p. 468-472.

rurgicale, de même que les accoucheurs, par les mêmes procédés, déterminent chez les femmes en couches la fièvre puerpérale. » Il relata en outre l'observation d'un ouvrier qui, atteint de blessure à la main, eut un érésipèle; sa femme fut également atteinte de la même maladie, et sa fille, enceinte de sept mois, eut la fièvre puerpérale. Il pensa que la matière contagieuse était une sécrétion inflammatoire, semblable au cow-pox.

Cependant, en 1857, l'Huillier (1) considéra la pyohémie comme une maladie consécutive à une infection du sang, caractérisée par une tendance à produire des suppurations multiples et spéciales, et c'est dans les conditions hygiéniques, dans l'air vicié des hôpitaux, qu'il chercha la cause de l'altération primitive du fluide sanguin.

En 1862, Trousseau (2) n'était pas non plus éloigné de l'opinion de M. A. Guérin quand il disait : « Enfin je crois que, si l'infection purulente est le plus fréquemment la conséquence de la phlébite suppurative, je crois que dans certaines épidémies d'infection purulente il nous faut rechercher la cause de l'épidémicité, non dans l'encombrement, comme le voulait Tessier, mais dans un état particulier de l'atmosphère qui renfermerait à un moment donné des germes purulents, des globules purulents altérés, qui, en se déposant sur la plaie, source nécessaire et obligée de l'infection, agiraient de telle façon que la sérosité du pus de cette plaie serait modifiée d'une façon spécifique génératrice de l'infection générale. »

Trousseau ne méconnaissait d'ailleurs pas la physionomie typhique de l'infection purulente, mais il n'allait pas cependant jusqu'à identifier nosologiquement les deux maladies.

(1) L'Huillier, Recherches pratiques sur la nature et le traitement de l'infection purulente; thèse de Paris, 1857, p. 16.

(2) Trousseau, Leçons sur l'infection purulente recueillies par M. Dumontpallier (Union médicale, 1862, t. XIV, p. 360).

En 1863, Dumont (1), tout en reconnaissant l'origine purulente de la pyohémie, la classa au nombre des maladies virulentes et miasmatiques, l'altération nécessaire du pus étant d'après lui produite par des miasmes.

En la même année, M. Legouest (2) insista sur l'influence de l'encombrement pour la production des épidémies d'infection purulente.

Cependant, de 1860 à 1867, Roser (3), méconnaissant d'ailleurs entièrement les travaux de M. A. Guérin, se fit en Allemagne l'éditeur de la doctrine miasmatique ou zymotique. Il s'attacha par de nombreux exemples et d'amples dissertations à montrer les rapports existant entre la pyohémie et le typhus et les maladies zymotiques en général. Il imagina même qu'il devait exister un poison pyohémique « pyamisches Gift » (4) ou agent zymotique qui engendrait la pyohémie en infectant le pus des plaies. Il pensa que tous les pus n'étaient pas capables de produire la pyohémie, que le pus contaminé par le poison pyohémique possédait seul cette propriété. La plus ou moins grande abondance de ce poison dans l'atmosphère lui permettait d'expliquer les épidémies de pyohémie et les cas où la contagion semble indubitable. D'ailleurs Roser ne rechercha pas la nature de ce poi-

(1) Dumont, des Maladies virulentes et miasmatiques; thèse de concours d'agrégation, Strasbourg, 1863.

(2) Legouest, Chirurgie d'armée, 1863, 1re édition, p. 824.

(3) W. Roser, die Specifische Natur der Pyämie (Arch. der Heilkunde, 1860, B. I, S. 39-51); — zur Naturgeschichte der pyämischen Krankheitsformen (Ibid., S. 193-204); — zur Gerichtsärtzlichen Beurtheilung der Pyämiefälle (Ibid., B. I, S. 340-348 et 1863; B. IV 1863, S. 378-380); — Bitte der Pyämie ihren Namen zulassen (Ibid., 1862, B. III, S. 281-282); — zur Pyämiefrage (Ibid., B. III, 1862, S. 368-370, et B. IV, 1863, S. 92).

(4) Roser, zur Lehre von der septischen Vergiftung des Blutes (Arch. der Heilkunde, 1863, B. IV, S. 135-145, und S. 233-238); — zur Bekämpfung einiger Missverständnisse in der Pyämiefrage (Ibid., 1864, B. V, S. 257-265); — zur Bekämpfung weitere Missverständnisse in der Wundfieber und Pyämiefrage (Ibid., 1865, B. VI, S. 94, 95); — zur Verständigung über den Pyämiebegriff (Ibid., 1867, B. VIII, S. 15-24).

son pyohémique et n'essaya même pas d'en démontrer expérimentalement l'existence. Les seuls rapports cliniques qu'il constatait et relevait entre le typhus et la pyohémie en étaient à ses yeux la démonstration suffisante. Au reste, il tenait le poison pyohémique pour essentiellement différent du poison putride et différenciait la septicémie et la pyohémie. La septicémie résultait, pour lui, de la putréfaction des liquides qui baignent la plaie; la pyohémie était une intoxication de l'organisme par un poison spécifique au même degré que le poison de la variole. « D'après cela, dit-il, on voit que la septicémie et la pyohémie ne sont pas des processus de la même famille pathologique; mais que la pyohémie appartient (comme le typhus) aux maladies zymotiques spécifiques, tandis que la septicémie est un nom collectif pour désigner toutes sortes d'états du sang résultant de son mélange et de son intoxication. »

En 1868, M. A. Guérin reprit la parole pour affirmer sa doctrine par la plume d'un de ses élèves, M. Dibos (1). Ce dernier insista particulièrement, pour démontrer la nature miasmatique de l'infection purulente, sur l'épidémicité de cette maladie et sur ses rapports avec la fièvre puerpérale, dont elle a toutes les allures. La nature infectieuse (typhoïde) bien évidente de cette maladie, dit-il ensuite, montre le rôle important que l'on doit attribuer aux miasmes dans sa pathogénie.

Dans les hôpitaux et ambulances, où de nombreux blessés se trouvent réunis, l'infection purulente doit être attribuée dans la plupart des cas à un empoisonnement miasmatique, que cet empoisonnement ait lieu à la suite de l'absorption directe des miasmes par la plaie, ou à la suite de l'absorption des liquides de la plaie spécifiquement modifiés par des miasmes *vivants* ou pulvérulents.

(1) Dibos, de l'Infection purulente, thèse de Par 868, 25 janvier, nº 26.

« Les miasmes seraient produits par l'altération du pus à la surface de toute plaie ou des pièces à pansement ; mais il faut reconnaître qu'une activité particulière s'attache à ceux qui proviennent d'un malade déjà frappé d'infection purulente.

» C'est par infection que la maladie se transmet plutôt que par contagion médiate par les mains, couteaux, éponges, etc., des chirurgiens. »

On remarquera que MM. A. Guérin et Dibos admettaient déjà en 1868 la possibilité d'un organisme vivant comme agent efficace et constitutif des miasmes. D'ailleurs la capacité particulière attachée aux miasmes provenant d'un malade déjà pyohémique était rationnelle, et l'on pouvait en inférer la spécificité de la maladie ; mais comment comprendre que l'accumulation des blessés dans un espace restreint suffise à engendrer un miasme pyohémigène et spécifique? Si l'infection purulente est une maladie spécifique, il est évident qu'un malade qui en est atteint peut fabriquer des produits capables de régénérer le poison qui l'infecte lui-même, et par conséquent capables d'infecter ses voisins. Mais on ne saurait imaginer qu'un, et même deux, trois, dix ou cent malades non pyohémiques puissent par leur accumulation communiquer aux miasmes qu'ils exhalent la vertu pyohémique qu'ils ne possèdent point individuellement.

D'autre part, comment expliquer qu'un blessé engendre à la surface de sa propre plaie un miasme pyohémique capable d'empoisonner ses voisins et qui ne l'empoisonne pas lui-même? N'est-il pas le mieux placé pour être le premier contaminé?

En 1868, Billroth (1) lui-même ne fut pas cependant éloigné de se ranger parmi les partisans de la doctrine miasmatique ; mais il chercha à définir le

(1) Billroth, Pathologie chirurgicale générale, 1868, XXVIe leçon, p. 419.

miasme. « Je veux bien, dit-il, admettre l'origine miasmatique de la pyohémie, si l'on entend par miasme des matières purulentes, desséchées, pulvérulentes et peut-être aussi des organismes microscopiques. » Il insista d'ailleurs sur les vertus pyrogènes et phlogogènes de ces matières. Quant à la provenance, il concéda qu'un sujet non pyohémique pouvait engendrer un miasme infectant. Quant au mode d'infection, il admit exclusivement l'infection par la plaie.

Toujours en 1868, Braidwood (1) fit remarquer, au sujet du développement spontané et de la contagion de la pyohémie et par conséquent de sa spécificité, que les contagionnistes et les non-contagionnistes sont d'accord sur ce point que la pyohémie trouve dans l'encombrement un terrain propice à son développement. Il dit avoir constaté du reste que « si les moyens hygiéniques servent à empêcher la propagation de la pyohémie lorsqu'elle s'est montrée, et à empêcher ses réapparitions en supprimant un terrain qui lui est favorable, c'est-à-dire de la saleté et des mauvaises odeurs, cependant les malades placés dans les meilleures conditions hygiéniques ne sont pas exempts de ses ravages ». L'inoculation de la pyohémie par l'intermédiaire des mains qui pansent les blessés serait possible, mais non prouvée.

Au surplus, ajouta-t-il, les épidémies qui sévissent dans les hôpitaux n'ont pas les allures de la contagion : « On voit constamment cette fièvre survenir chez les malades d'une salle, tandis que ceux d'une salle à côté échappent. De plus, on a souvent remarqué que dans une salle où il y a nombre de malades sujets à prendre cette affection, un seul des malades est pris, et après sa mort un autre, et ainsi de suite. » Braidwood négligeait, on le voit, le degré

(1) Braidwood, on Pyœmia or suppurativ Fever, 1868, p. 222, 224, 227 (trad. Alling).

de réceptivité de chaque individu. D'ailleurs toutes ces difficultés trouveront une solution dans la théorie des germes.

Quoi qu'il en soit, le 18 mai 1869, M. A. Guérin (1) ouvrait à l'Académie de médecine de Paris la discussion sur la pyohémie par une communication au sujet de la curabilité de l'infection purulente et de l'efficacité du traitement par le sulfate de quinine; M. A. Guérin n'hésitait pas à reconnaître à ce médicament une action analogue à celle qu'il possède contre la fièvre paludéenne. « Rapprochant, dit-il, après avoir rappelé l'opinion qu'il soutenait dans sa thèse dès 1847, rapprochant l'infection purulente des autres maladies qui dépendent d'une altération du sang, j'ai pensé que la fièvre paludéenne n'en diffère que par la nature de l'agent miasmatique. Dans l'infection purulente, ce sont des émanations animales qui engendrent la maladie ; dans la fièvre paludéenne, ce sont des émanations végétales putréfiées. Le frisson qui dénote l'empoisonnement est tellement identique dans l'une et dans l'autre maladie, qu'il est impossible d'y trouver une différence appréciable. Dans l'une et dans l'autre il indique la pénétration de l'économie tout entière par le poison. » M. A. Guérin élargissait donc en 1869 le cadre des maladies voisines de la pyohémie ; il étendait à la fièvre palustre la comparaison qu'il avait limitée, en 1847, au seul typhus. Du reste, jugeant les théories du mélange du pus et du sang insoutenables, M. A. Guérin ne repoussait pas les idées de Virchow sur la leucocytose symptomatique rendant le sang puriforme, mais non purulent ; il en trouvait même la confirmation dans le fait maintes fois observé par lui du développement des plaques de Peyer, lésion qui avait

(1) A. Guérin, Bulletin de l'Académie de médecine, 1869, 18 mai et 8 juin, p. 347.

été pour lui un trait de ressemblance de plus entre la pyohémie et la fièvre typhoïde.

M. A. Guérin chercha en outre dans l'expérimentation la confirmation de sa doctrine. De concert avec M. Tillaux, il introduisit dans le tissu cellulaire d'un lapin un morceau de cadavre : l'animal fut empoisonné avant qu'il se fût formé la moindre goutte de pus et sans que l'on découvrît aucune lésion à l'autopsie. « Il faut donc avouer, conclut-il, que les substances animales putréfiées donnent lieu à des émanations septiques qui donnent la mort (1). »

La doctrine miasmatique ou du typhus chirurgical ne fut pas sans soulever des protestations au sein de l'Académie. M. Verneuil (2) fit remarquer « que le mot typhus ne s'applique en général qu'à des maladies infectieuses dont les miasmes pénètrent dans les voies aériennes sans nécessiter une solution de continuité. Or, dans une salle d'hôpital, ceux-là seuls qui sont atteints de blessures sont atteints d'infection purulente. Cela prouve bien que la plaie joue le rôle étiologique principal, soit en recueillant, à titre de surface absorbante, les virus venus du dehors, soit en produisant ce virus lui-même. » Mais l'objection était sans valeur. M. A. Guérin avait en effet pris soin d'insister sur le rôle joué par la plaie qui donnait au typhus son caractère chirurgical. MM. Coze et Feltz (3) n'avaient-ils pas en outre, en 1866, démontré expérimentalement la faible capacité d'absorption dont jouissent les poumons et le tube digestif lui-même pour les principes putrides. M. Verneuil entrait donc entièrement lui-même dans les idées de M. A. Guérin en accordant à la plaie le rôle de surface absorbant les virus

(1) A. Guérin, Bulletin de l'Acad. de méd., 1869, 8 juin, p. 355.

(2) Verneuil, Ibid., 1869, 8 juin, p. 364.

(3) Coze et Feltz, Recherches expérimentales, etc. ; Strasbourg, 1866.

venus du dehors; entre le mot virus et le mot miasme la différence était en effet bien faible.

M. Legouest (1) protesta aussi contre la dénomination de typhus chirurgical; bien que M. A. Guérin admette la nécessité d'une plaie en suppuration pour déterminer le miasme du typhus chirurgical et son absorption, « je rappellerai néanmoins, dit-il, que dans les hôpitaux encombrés des armées, si souvent envahis par ces redoutables épidémies, les blessés et les amputés succombent et au typhus, et au choléra, et à la dyssenterie, et au scorbut, et aussi à l'infection purulente, qu'ils devraient uniquement contracter, puisqu'ils y sont particulièrement disposés ». C'était évidemment une conclusion outrée: M. A. Guérin n'avait pas dit, en effet, que l'infection purulente fût le typhus, c'est-à-dire la forme que revêt le typhus chez les blessés; mais il avait seulement soutenu que c'était une maladie du genre typhus sévissant sur les blessés; il n'avait pas dit que le miasme du typhus fût le même que le miasme de l'infection purulente ou typhus chirurgical; il avait seulement prétendu que les deux maladies ont une origine miasmatique.

M. Legouest reconnaissait d'ailleurs absolument « la grande fréquence de l'infection purulente dans les hôpitaux encombrés de malades, où cette maladie revêt souvent un caractère épidémique, » et même que « ce fait indéniable semblait puissamment militer en faveur du miasme chirurgical » ; mais il cherchait plutôt à l'expliquer « par le mauvais état des plaies, l'érosion des veines qui le suit et ouvre au pus une voie de pénétration dans le sang (2) ».

En somme aucune objection sérieuse et péremptoire n'avait été élevée contre la doctrine de M. A. Guérin.

(1) Legouest, Bulletin de l'Académie de médecine, 1869, 15 juin, p. 381.
(2) Id., Ibid., p. 382.

M. Verneuil, en se constituant le champion de la doctrine septicémique, avait seulement opposé une théorie à une autre théorie et n'avait nullement fait la preuve de l'inanité de la doctrine du miasme chirurgical.

Cherchant des critiques et des contradicteurs, M. A. Guérin formula encore une fois et définitivement sa doctrine à la tribune académique le 6 juin 1871 (1), ajoutant que « les traumatismes intéressant les surfaces osseuses en même temps que les parties molles créent une réceptivité plus grande pour le poison ». Quant à la question des rapports de la fièvre traumatique et de la septicémie avec la pyohémie soulevée par M. Verneuil, il déclarait qu'à ses yeux, bien que la septicémie et la pyohémie fussent de la même famille, elles ne procèdent pas l'une de l'autre; et il ne reconnaissait aucune relation entre la fièvre traumatique et le typhus chirurgical. La discussion se concentra alors sur ce point, M. Verneuil soutenant l'unité des fièvres chirurgicales, que M. A. Guérin n'admettait pas. Mais quant à l'infection purulente, c'était la quatrième fois que M. A. Guérin en traitait à la tribune académique, et de la docte société il ne s'éleva qu'une voix pour assimiler l'une à l'autre la doctrine miasmatique et la doctrine septicémique, entre lesquelles on ne vit avec raison que des nuances.

Cependant Chassaignac (2) objecta que les blessés atteints de suppurations chroniques étaient respectés par l'infection purulente; or « s'il est un malade, dit-il, qui puisse être considéré comme plongé au sein des miasmes exhalés par le pus décomposé, c'est celui qui, portant sur lui-même une suppuration de mauvaise qualité, habite depuis des mois, des années même, une salle de chirurgie où se trouvent presque constamment des sujets atteints de

(1) A. Guérin, Bulletin de l'Académie de médecine, 1871, 6 juin.

(2) Chassaignac, Ibid., 1871, 16 août, p. 45

suppurations. Or ce malade est strictement respecté par les miasmes jusqu'à l'heure où il subit une grande opération, et ce n'est qu'à partir de ce moment qu'il devient apte tout d'un coup à contracter l'infection purulente. » L'objection semblait sérieuse; elle n'était que spécieuse. Il est évident en effet que la réceptivité, la puissance d'absorption d'une plaie récente pour le miasme est plus grande; mais d'un autre côté la nécessité d'un traumatisme récent n'est pas absolue : on voit l'infection purulente éclater chez des blessés presque guéris, alors que toute émotion première causée par la blessure est entièrement dissipée : la moindre écorchure de la plaie suffit alors à créer les conditions de la catastrophe.

La doctrine miasmatique restait donc intacte, telle que son auteur l'avait formulée. Comme l'avait fort bien jugé la majorité des académiciens, cette doctrine touchait en somme de fort près à la théorie septicémique.

La question de l'unité des fièvres chirurgicales, diversement interprétée par M. Guérin et par M. Verneuil, n'était d'ailleurs pas rédhibitoire, et les deux théories exigeaient la pénétration de l'organisme par un poison septique que les uns appelaient sepsine et les autres miasmes. Que le poison se fabriquât, ou au moins se multipliât dans la plaie aux dépens du pus ou du sang sous l'influence de l'air, qu'il fût toujours ou presque toujours importé par l'air atmosphérique, ce n'était là qu'un dissentiment peu important. Une question fondamentale restait en tous cas à résoudre, celle de la nature du poison. L'expression et l'idée de miasme était aussi vague et indéfinie que celle de virus traumatique : il restait à les éclaircir et à les déterminer.

DEUXIÈME DIVISION.

DEUXIÈME DIVISION

DOCTRINES RELATIVES A LA PATHOGÉNIE DES ABCÈS SECONDAIRES

La question de l'origine de la pyohémie n'est pas la seule qui ait agité la science au sujet de cette terrible complication des plaies. Si l'on a beaucoup discuté la cause de la maladie générale, les opinions les plus diverses ont aussi été proposées pour la pathogénie des lésions locales (abcès viscéraux, suppurations des cavités séreuses). C'est ainsi que se sont produites :

1° La doctrine de la métastase ou du déplacement de la cause de la suppuration ;

2° La doctrine du transport et du dépôt pur et simple du pus ;

3° La doctrine de l'inflammation et de la suppuration spontanées ou sous l'influence de la dyscrasie générale ;

4° La doctrine de l'embolie ou de l'obstruction vasculaire mécanique ;

5° La doctrine de la propriété phlogogène du pus ou de tout autre agent.

C'est l'histoire de chacune de ces doctrines que je vais essayer de retracer ici, consacrant un sixième chapitre à l'histoire des rapports constatés entre la pyohémie et les maladies osseuses et en particulier avec l'ostéomyélite.

CHAPITRE PREMIER

Doctrine de la métastase ou du déplacement de la cause de la suppuration.

La métastase était invoquée pour expliquer les lésions viscérales par les partisans des doctrines de l'influence nerveuse, des tubercules évolués et de la suppression de la suppuration : le travail de la suppuration, supprimé ou troublé dans la plaie, se reporte dans les divers organes. Je ne m'arrêterai pas à l'histoire de cette hypothèse surannée; j'en ai dit tout ce qu'il y avait à en dire à propos des doctrines qui l'invoquent.

Évidemment il ne s'agit ici que de la métastase vitale, si je puis m'exprimer ainsi, ou *sine materia*, telle qu'elle était autrefois comprise. A proprement parler, en effet, l'embolie par exemple constitue une véritable métastase; mais c'est une métastase matérielle qui propage et dissémine un élément morbide lancé dans la circulation par un phénomène purement mécanique; ce n'est pas une sorte de transplantation chimérique du travail qui s'opère dans la plaie. Grande est la différence : la confusion d'ailleurs est impossible, et il est inutile d'insister davantage (1).

(1) Voyez, pour plus de détails : Quinquaud, des Métastases; thèse de concours d'agrégation ; Paris, 1880.

CHAPITRE II

Doctrine du transport et du dépôt pur et simple du pus.

Le pus puisé dans la plaie ou sécrété par la veine est simplement transporté et déposé dans les viscères. C'est, on le voit, une théorie exclusivement inspirée par l'humorisme et où les solides ne jouent aucun rôle dans les phénomènes qui président à la formation des abcès. C'est, d'ailleurs aussi, la première explication raisonnable qui ait été donnée pour les abcès du foie consécutifs aux plaies de tête.

En effet A. Paré (1561), après avoir attribué à une congestion du foie les *aposthèmes* de cet organe, avait invoqué aussi le transport de la matière purulente; mais ce n'était évidemment pas chez Paré une conviction bien solide (1).

Boerhaave (2) 1720 attribua aussi au dépôt du pus dans les viscères les collections purulentes consécutives à la résorption du pus : «... et (pus), dit-il, collectum in visceris, pessimis collectionibus ea corrumpit, horum fonctiones turbat, ita infinitos, eosque gravissimos morbos efficit ».

(1) « Dont le foye ayant reçu plus de sang et d'esprits lesquels ne peuvent estre düement euentilés pour l'exiguité et l'angustie ; alors se fait fieure et apostème phlegmoneuse en sa propre substance, dont la mort s'ensuit. Ou si tu aimes mieux dire auec M. de la Corde, que Nature succombant sous le faix du mal vient à renuoyer vne partie de cette matière purulente auec le moins d'incommodité qu'il peut au foye par les veines et qu'ainsi soit, tout ceux un apostème se fait au foye, le cerueau blessé, meurent. » A. Paré, Opera, 1561, t. II, liv. VIII : des Plaies de tête, p. 32.

(2) Boerhaave, Aphorismi, etc.; 1720, aph. 406.

Le Dran, en 1731 (1), supposa que « la matière purulente, pompée par les vaisseaux sanguins, est portée dans le torrent de la circulation et s'arrête d'ordinaire au poumon et au foye ».

Cependant Quesnay, en 1749 (2), n'admit le simple dépôt du pus que comme exception.

En 1757, Foubert (3) se rangea à l'opinion de Boerhaave, que Morgagni (4) n'accepta, en 1761, qu'avec de grandes réserves.

En 1766, Cheston (5) dit que « le transport du pus d'un lieu à un autre est loin d'être rare et que cela s'observe fréquemment à la suite des grandes opérations, lorsque la force vitale est altérée et ne peut pas supporter le rejet du pus, qui est si nécessaire à la nature pour mener à bonne fin la cicatrisation d'une large plaie; que dans ces circonstances il y a peu ou pas d'apparence d'inflammation, et que le pus est plutôt disséminé, dans le viscère où il se trouve, qu'il n'est réuni en une ou plusieurs grandes collections ».

En 1771, Van Swieten (6) accepta sans longs commentaires le dépôt du pus dans les viscères.

Hunter, en 1783 (7), se borna à constater le mélange du pus et du sang, sans rechercher la destinée du pus.

J.-L. Petit, en 1790 (8), dit que « le pus qui reflue dans le sang, va se déposer dans le foie et les poumons ». Il ne reconnut d'ailleurs aux suppurations viscérales, consé-

(1) Le Dran, Plaies d'armes à feu, 1731, p. 64.

(2) Quesnay, Traité de la suppuration, 1749, p. 344.

(3) Foubert, Mém. cité in Mémoire de l'Acad. Roy. de méd., 1757, t. II, p. 365.

(4) Morgagni, de Sedibus, etc., 1761, 51e lettre.

(5) Cheston, Pathological Observations and Inquiries in Surgery, 1766, p. 38.

(6) Van Swieten, Commentarii in Aphorismi Boerhaave, 1771, aph. 406, t. I, p. 706.

(7) Hunter, Observations on the Inflammation of the internal Coats, etc., 1784. Paris, Œuvres de Hunter, 1840, t. III, p. 643.

(8) J.-L. Petit, Traité des maladies chirurgicales, 1790, p. 314.

cutives au reflux des matières purulentes, aucune origine inflammatoire : « Les abcès, dit-il, se forment en très peu de temps et avant qu'on ait eu aucun indice de suppuration, ce qui vient peut-être de ce que le pus qui est dans le sang est déjà tout formé et qu'il ne change presque point de nature. » J.-L. Petit fut le premier qui essaya de fournir un semblant de preuve à son opinion.

Palletta, en 1820 (1), expliqua les abcès pulmonaires consécutifs à la phlébite par le transport et le dépôt du pus sécrété par la veine. (Voy. p. 85.)

J. Rodriguès, cité par Mazet (2) (1821), invoqua aussi le dépôt pur et simple du pus, mais il ne fut guère plus sévère. Il pensa que le sang était le véhicule du pus, et « cette hypothèse lui servit à expliquer la rapidité avec laquelle de vastes foyers purulents se forment dans diverses parties, sans que ces parties aient été le siège d'une inflammation préalable ». C'était sous une autre forme l'opinion de J.-L. Petit.

En 1822, Gaspard (3) montra cependant que le pus déposé sur les membranes séreuses ou bien dans le tissu cellulaire y détermine une phlegmasie suppurative. Comment pouvait-on persister dès lors dans l'hypothèse de la formation des abcès viscéraux par accumulation et emmagasinement successif du pus dans les organes, si la première parcelle qui se dépose est un germe d'abcès inflammatoire ? Mais personne ne comprit, en 1822, la portée des expériences de Gaspard.

En 1823 parut la thèse de Velpeau (4), qui soutint aussi, pour expliquer les métastases de l'infection purulente, le transport et le dépôt dans les viscères du pus puisé

(1) Palletta, Exercitationes pathologicæ, 1820, ch. III, p. 20-21.

(2) Rodriguès, cité par Mazet, Journal complémentaire du Dict. des sciences médicales, 1821, t. X, p. 150.

(3) Gaspard, Mémoire physiologique, etc. (Journal de Magendie, 1822, p. 1).

(4) Velpeau, thèse citée, 1823, p. 22, § 21.

par endosmose dans la plaie qui le sécrète, et ne voulut admettre aucune intervention de la part des solides. « Le pus, dit-il, peut être pris tout formé dans les foyers où il se trouve rassemblé en grande quantité et parcourir ainsi tous les canaux vasculaires pour être déposé par eux dans les tissus des différents organes. » Pour le prouver, il cita une observation de fracture comminutive du tibia compliquée de plaie, terminée par la mort à la suite d'une ostéomyélite et de l'infection purulente. L'autopsie révéla des abcès multiples du volume d'une noix dans les poumons, le foie, la rate, le cerveau, le cœur. Velpeau s'efforça de montrer par les détails anatomiques que l'inflammation n'avait joué aucun rôle dans la production de ces abcès. « Le pus qui les formait, dit-il, était blanc, épais, bien conditionné. Il semblait qu'on avait fait artificiellement les petites poches qui le renfermaient, en écartant les fibres des organes dans le tissu propre desquels tous ces petits abcès étaient placés. Ils étaient tous parfaitement circonscrits, et le tissu de l'organe, dans leur intervalle, n'était pas autrement altéré, si ce n'est que la couleur en était plus prononcée que dans l'état naturel.... Quelque entêté qu'on soit du solidisme, ajouta Velpeau, je doute qu'on puisse se refuser à croire que dans ce cas le pus ait été déposé à peu près tout formé dans ces différents foyers. »

En 1824, Blandin (1) soutint cependant dans sa thèse que les abcès multiples des poumons étaient le produit d'une inflammation locale : « Ce sont de véritables pneumonies lobulaires suppurées. »

Mais en revanche Ribes, en 1825 (2), cita deux exemples d'abcès coïncidant avec une phlébite et ajouta que « ces deux abcès ne présentaient rien qui permît de les

(1) Blandin, thèse citée, 1824, n° 216, p. 14.
(2) Ribes, Mém. cité in Revue médicale, 1825, t. III, p. 5.

attribuer à l'inflammation, le pus semblait avoir été déposé là ».

La thèse de Velpeau n'était d'ailleurs qu'un prélude. Bientôt, en 1826, l'ardent champion de l'humorisme reprit les armes et défendit de nouveau sa doctrine dans la série des trois importants mémoires dont j'ai déjà parlé (1). « Il est aujourd'hui bien reconnu, dit-il, que, malgré les lois de la vitalité, tous nos tissus s'imprègnent, avec une plus ou moins grande facilité, des matières morbides et pulvérulentes avec lesquelles on les met en contact immédiat... Mais ce que l'on ne veut pas admettre, c'est que ces matériaux introduits dans le sang agissent autrement qu'en irritant les vaisseaux ou les autres éléments solides (c'était l'époque où Cruveilhier publiait son mémoire sur le siège immédiat de l'inflammation). Ce que l'on ne veut pas surtout, c'est que les matières absorbées puissent circuler sans changer de nature d'un organe dans un autre. Cependant, si des matériaux composés, tels que l'urée, l'alcool, le bleu de Prusse, etc., peuvent être charriés dans tous nos vaisseaux avec le sang sans se décomposer, pourquoi le pus n'en pourrait-il faire autant? »... « En rattachant toutes les collections purulentes au travail inflammatoire de chaque organe, ajoutait Velpeau (2), l'explication serait plus en rapport avec les théories médicales actuelles. Mais remarquons d'abord que la rate suppure très rarement, qu'il en est de même du cœur, des reins et même du cerveau; ensuite que la suppuration, résultat d'une phlegmasie dans le premier de ces organes, diffère considérablement de celle du second, celle-ci de celle du troisième, etc.; que le poumon seul suppure à peu près comme le tissu cellulaire; que cependant, dans les abcès métastatiques, le pus offre partout les mêmes

(1) Velpeau, Mém. cité in Revue médicale, 1826, t. II, p. 448.
(2) Id., ibid., 1826, t. III, p. 24.

caractères, et que les foyers sont tous au même degré, malgré la marche différente que suit l'inflammation dans ces divers organes; qu'à moins d'admettre la préexistence des phlegmasies, il faudrait qu'elles fussent bien aiguës pour que le pus se formât aussi rapidement et en aussi grande quantité. » D'ailleurs, dit-il encore (1), « comment se refuser à l'évidence, quand une foule d'organes sont comme imbibés de pus sans offrir la moindre trace d'inflammation »!

Quant aux suppurations des membranes séreuses ou synoviales, pas plus que les abcès viscéraux elles n'avaient, d'après Velpeau, une origine phlegmasique. Les conclusions qui terminaient les deux derniers mémoires étaient à cet égard aussi catégoriques que possible. « En résumé (2), disait-il, nous avons observé dans ces deux mémoires :

1° Que les sujets qui meurent de maladies aiguës à la suite des grandes opérations ou d'une suppuration abondante succombent le plus souvent à la pleurésie et à la formation d'abcès plus ou moins nombreux dans les viscères;

2° Que cette pleurésie, non décrite, forme une espèce particulière qu'on pourrait appeler pleurésie purulente des opérés;

3° Que cette pleurésie diffère de la pleurésie simple par sa marche latente et parce qu'elle est fatale;

4° Que les abcès sont toujours petits;

5° Que leur siège spécial est le foie et les poumons;

6° Qu'ils sont latents;

7° Que ces deux genres d'altération se manifestent sous l'influence de l'absorption du pus et de son transport dans la circulation générale. »

(1) Velpeau, Mém. cité in Revue médicale, 1826, t. IV, p. 380.
(2) Id., ibid., 1826, t. IV, p. 392.

A l'exemple de Velpeau, Maréchal, en 1828 (1), considéra que les abcès sont toujours très exactement limités, et que « si le tissu qui les entoure et les enveloppe immédiatement n'offre pas une intégrité parfaite, on n'y rencontre pas cependant les caractères anatomiques de l'inflammation, et surtout d'une inflammation assez intense pour être suivie de suppuration ».

Cependant Cruveilhier, en 1826 (2), et surtout Dance, en 1828-29 (3), protestèrent contre les errements de Velpeau et de Maréchal, et démontrèrent l'intervention d'un état inflammatoire local dans l'évolution des abcès viscéraux. « La manière dont ces noyaux de suppuration se développent, dit Dance, mérite une attention particulière. Du sang extravasé ou du pus contenu dans des veines capillaires paraissent être le premier élément de leur formation; bientôt succède une petite ecchymose d'un noir foncé, qui sert de base à un engorgement dur, arrondi et noirâtre, lequel s'infiltre de pus, se convertit dans très peu de temps en un véritable abcès qui se ramollit du centre à la circonférence, étant ordinairement environné par du tissu pulmonaire entièrement sain. Ainsi on peut admettre trois degrés dans leur développement : le premier consiste en une sorte d'infiltration sanguine au milieu de laquelle on rencontre quelquefois une ou plusieurs veinules pleines de pus; le second, dans la formation d'un noyau noirâtre, puis bleuâtre; le troisième enfin, dans un ramollissement et la conversion en un foyer purulent d'abord du centre, puis de la totalité de l'engorgement... Les trois degrés de cette altération sont assez souvent réunis dans le même poumon. » A cette description macroscopique, qui déjà était une réfutation

(1) Maréchal, thèse citée, 1828, n° 43, p. 14.

(2) Cruveilhier, Mém. cité in Nouvelle Bibliothèque médicale, 1826.

(3) Dance, Mém. cité in Arch. gén. de médecine, 1828-29, février 1829, p. 168 et 180.

de la doctrine de Velpeau, Dance ajouta : « Le mot métastase purulente est insuffisant pour exprimer ce qui se passe dans les lésions consécutives de la phlébite... 1° Les premiers degrés des abcès des poumons, dans ces circonstances, ne sont point des infiltrations purulentes, encore moins des abcès tout formés, mais, comme nous l'avons dit, une petite ecchymose, un point noir, puis un engorgement compact dans lequel se développe promptement la suppuration. 2° On ne conçoit pas comment ces engorgements seraient capables de se convertir en foyers purulents sans un travail inflammatoire préalable; 3° ni comment une si grande quantité de matière purulente, en supposant qu'elle fût uniquement le produit de la métastase purulente, pourrait provenir de la suppuration d'une seule veine qui, dans ces circonstances, n'est enflammée que dans l'étendue de huit à dix pouces. » Ce dernier argument n'avait, il est vrai, aucune portée pour Velpeau, qui niait absolument l'origine phlébitique des accidents; mais les deux premiers gardaient toute leur valeur.

En 1829, Legallois (1) soutint cependant que les matières purulentes absorbées pouvaient être évacuées par les émonctoires et que, les poumons étant les organes principaux de ces évacuations, il n'y avait rien que de naturel à ce qu'ils fussent le siège de prédilection des dépôts purulents.

Peu après Nichet (2) (1831) déclara, au nom de son maître Velpeau, mais sans preuves nouvelles, qu' « admettre que le pus se sépare du sang et s'épanche dans les organes, c'est interpréter fidèlement le langage des faits, c'est donner une explication applicable à tous les cas et à toutes les circonstances ».

(1) Legallois, Mém. cité in Journal hebdomadaire, 1829, t. III, p. 166.
(2) Nichet, thèse citée, 1831, n° 36, p. 306.

Mais en revanche Cruveilhier (1) (1833) apporta à l'appui de la théorie de Dance le poids de ses observations cliniques et anatomiques : « 1° La formation des abcès viscéraux, dit-il, est toujours accompagnée de symptômes généraux plus ou moins graves qui ne trouvent nullement leur explication dans l'état de la plaie ;

» 2° L'absence de symptômes locaux du côté des viscères ne témoigne pas de l'absence de l'inflammation de ces viscères ; car, d'une part il existe un très grand nombre de phlegmasies sans douleur, d'une autre part il n'est pas rare de voir ces abcès viscéraux précédés ou accompagnés de douleurs assez vives... ;

» 3° Sans doute il existe un certain nombre d'abcès qui ne présentent en dehors du kyste purulent aucune trace d'inflammation, en sorte que, dans ce cas, il semblerait que le pus a été déposé purement et simplement dans les mailles du tissu de l'organe ; mais cette absence d'inflammation, on ne l'observe que dans les abcès complets, si je puis m'exprimer ainsi ; car si les malades succombent à une période moins avancée de la maladie, on rencontre toutes les périodes de l'inflammation circonscrite des poumons et du foie : d'abord l'induration rouge, puis du pus infiltré, plus tard quelques gouttelettes de pus ramassées au centre d'une induration grise, enfin un véritable abcès parfaitement circonscrit... Les abcès viséraux sont donc idiopathiques, c'est-à-dire formés au sein même des viscères par un travail inflammatoire. Ce sont de gros tubercules, suite de pneumonies ou d'hépatites lobulaires. »

De 1833 à 1840, aucun travail ne traita de la question, qui resta indécise.

En 1840, Bérard et Denonvilliers (2), tout en avouant

(1) Cruveilhier, Anat. path. avec planches, 1833, livraison XI, p. 3.

(2) Bérard et Denonvilliers, Compendium de chirurgie, 1840, t. I, p. 380.

ne voir autour des abcès aucune trace d'inflammation, mais seulement « un léger changement de couleur sans altération dans la consistance, la vascularité et la cohésion » des viscères, ne se déclarèrent ni pour ni contre la théorie de Dance, ni franchement partisans de celle de Velpeau.

Cependant Velpeau, dans ses leçons orales (1839-41) (1), se montra moins exclusif qu'en 1826 dans ses conceptions pathogéniques. « Il me paraît démontré, dit-il, que les fluides altérés jouent ici le rôle principal; que la matière arrive dans ces foyers par une véritable métastase, après avoir été absorbée dans les points primitivement en suppuration; que l'inflammation, quand il s'y en développe réellement, n'est que secondaire, qu'elle est déterminée par une parcelle épanchée de ce fluide hétérogène introduit dans la circulation et qui forme épine au milieu des parties; qu'au moins c'est une phlegmasie toute particulière, *sui generis*, différant essentiellement des inflammations franches et par sa marche et par ses caractères. » Il y avait loin de là, on le voit, à l'ancienne pathogénie de 1826, selon laquelle tout le pus de l'abcès était entièrement déposé au lieu et place où il se trouvait, sans qu'aucune phlegmasie, aucune altération du solide intervînt dans sa production. D'ailleurs, Velpeau n'abandonnait pas complètement sa première manière de voir; il cherchait même à découvrir le processus particulier et intime du dépôt purulent. Ce qu'il niait en somme en 1839, c'était l'inflammation spontanée ou primitive des parenchymes viscéraux; ce qu'il prétendait, c'était la possibilité de leur inflammation secondaire, mais non la nécessité de cette inflammation consécutivement à un dépôt de pus lequel constituait toute la lésion dans la majorité des cas. « Oui, sans doute, disait-il, le

(1) Velpeau, Leçons orales, etc., 1839-1841, t. III, p. 14 et 74.

pus peut irriter par sa présence divers points des viscères et former ainsi autant de foyers phlegmasiques ou purulents; mais j'admets que, dans la majorité des cas, le pus traversant nos tissus peut s'y déposer en nature. On peut admettre, je crois, sans difficulté que le pus, qui est un corps étranger mêlé au sang, a une tendance continuelle à s'en séparer et à se porter au dehors par une voie quelconque. Tant qu'il est dans les gros vaisseaux et que la circulation n'a rien perdu de son activité, il ne peut s'épancher nulle part; mais dans le système capillaire, où le mouvement des liquides n'est plus qu'une sorte d'oscillation, où s'opèrent les nutritions, les diverses sécrétions, mille combinaisons nouvelles, tant de compositions et de décompositions, ses éléments ne doivent-ils pas faire effort pour s'agglomérer, se réunir et cesser de marcher avec les autres fluides? Cette agrégation toute chimique une fois commencée ne va-t-elle pas constituer un centre d'attraction pour des molécules analogues? En faut-il davantage pour amener le noyau d'un abcès? Il en est de cette sécrétion pathologique comme de la formation de l'urine, de la salive, de la bile dans l'état physiologique. Il me semble que cette sécrétion ou exhalation n'est pas plus difficile à concevoir dans un cas que dans l'autre. »

Pourtant la vérité établie par Dance et Cruveilhier trouva de nouveaux défenseurs en d'Arcet (1) (1842) et en Bérard aîné (2) (1842), qui déclarèrent avoir toujours constaté à l'autopsie les signes de l'inflammation autour des abcès; en Lebert (3) (1845) et en Castelnau et Ducrest (4) (1846) qui, sur les animaux en expérience,

(1) D'Arcet, thèse citée, 1842, p. 17, 18.

(2) Berard aîné, art. Pus du Dictionnaire en 30 vol., 1842, p. 486.

(3) Lebert, Physiologie pathologique, 1845, t. I, p. 313.

(4) Castelnau et Ducrest, Mém. cité in Mém. de l'Acad. Roy. de méd., 1846. Expériences passim.

ont toujours trouvé les mêmes lésions inflammatoires.

Monneret et Fleury (1) (1847) furent cependant moins affirmatifs. Ils donnèrent une description anatomique des abcès et déclarèrent qu'il s'ágissait toujours d'un dépôt de pus primitif et d'une inflammation secondaire. « Les observations nécroscopiques faites sur l'homme, dirent-ils, et surtout les expériences tentées sur les animaux, ont permis de suivre la marche anatomique des abcès métastatiques et de constater dans leur évolution les phases suivantes : Une injection circonscrite très fine, formant un point rouge dont le volume égale à peine quelquefois celui d'une tête d'épingle, est la première lésion par laquelle se traduisent les abcès métastatiques : bientôt le sang sort de ses vaisseaux et s'infiltre dans le tissu de l'organe, qui conserve d'ailleurs sa texture normale; mais l'épanchement devenant de plus en plus considérable, un caillot ne tarde pas à se produire. Ces épanchements, lorsqu'ils sont superficiellement placés dans un viscère tel que le poumon, le foie, etc., se présentent sous forme d'ecchymoses assez régulièrement circulaires, brunâtres ou noires. Si l'on pratique une coupe verticale sur les points altérés, on découvre un caillot plus ou moins considérable dont le centre est occupé par un point jaunâtre, lequel n'est autre chose qu'une gouttelette de pus; quelquefois cependant plusieurs gouttelettes semblables sont disséminées dans l'épaisseur du caillot. Soit par l'extension de la gouttelette centrale, soit par la réunion des gouttelettes disséminées, une collection purulente finit par se former, collection dans laquelle on ne rencontre plus aucune trace de tissu organique; celui-ci est refoulé et constitue les parois de l'abcès. » Et plus loin : « L'état des parois peut également fournir une donnée affirmative d'une grande valeur, mais non pas une donnée négative.

(1) Monneret et Fleury, Compendium de Médecine, art. PYOHÉMIE, 1847, p. 261.

Lorsque les parois d'un abcès viscéral ne présentent aucune trace d'inflammation, il devient évident que le pus ne s'est point formé dans le lieu qu'il occupe et qu'il y a été amené et déposé par le sang ; mais quand les parois sont constituées par un tissu enflammé il n'en résulte pas nécessairement que le pus n'a pas été déposé dans le lieu où siège l'abcès; car c'est la présence d'une gouttelette de pus apportée par le sang et arrêtée dans le système capillaire qui a pu déterminer autour d'elle le développement d'une phlegmasie circonscrite. » D'accord; mais dans le premier cas les signes de l'inflammation ont pu disparaître *post mortem*, et dans le second c'est, comme on le verra plus loin, la théorie de la propriété phlogogène du pus : une goutte de pus est déposée et devient cause de la suppuration qui forme l'abcès.

M. Sédillot et ses élèves se rangèrent catégoriquement, en 1847 et 1849, du côté des partisans de la phlegmasie primitive. Glæsel, entre autres (1) (1847) fit ressortir qu'on ne peut expliquer autrement « ces vastes collections de pus dans les viscères quand l'infection purulente a son point de départ dans un petit foyer, source d'une quantité de pus infiniment moindre. Comment et par quelle force ce pus venu de loin aurait-il écarté les fibres d'un tissu sain pour s'y creuser une cavité, si l'on ne veut admettre l'action désorganisante d'une inflammation préalable ? »

Désormais, d'ailleurs, la doctrine du simple dépôt du pus, de la métastase purulente pure et simple ne figure plus dans l'histoire de la pyohémie qu'à titre de souvenir. Les partisans les plus convaincus de cette théorie sont obligés de suivre Velpeau dans sa retraite et de céder devant l'évidence des faits. La question débattue n'est plus celle de la réalité de la phlegmasie viscérale. Les

(1) Glæsel, thèse citée, 1847, p. 23.

uns pensent qu'il s'agit d'une phlegmasie primitive ou spontanée sous l'influence de l'infection ou de l'altération purulente du sang. Les autres soutiennent au contraire qu'il s'agit d'une phlegmasie secondaire sous l'influence soit d'une obstruction vasculaire mécanique par un embole, soit de l'apport et du dépôt d'un agent dit *phlogogène* qui par sa seule présence provoquerait l'inflammation.

CHAPITRE III

Doctrine de l'inflammation et de la suppuration spontanées ou sous l'influence de la dyscrasie générale.

Bayle, en 1826 (1), avait conclu de ses recherches sur la fièvre putride, recherches purement médicales du reste, que « la dépravation humorale (du sang) peut donner lieu indistinctement à des affections inflammatoires ou gangréneuses d'un ou de plusieurs organes, sans qu'elle paraisse affecter constamment le même ». Mais Bayle n'avait pas en vue l'infection purulente, aussi ne peut-on réellement lui attribuer la priorité de l'interprétation pathogénique des abcès viscéraux qui nous occupe.

Cette priorité appartient en réalité à Dance. Après avoir combattu l'opinion de Velpeau et soutenu contre ce chirurgien l'origine inflammatoire des abcès multiples consécutifs à la phlébite traumatique ou utérine, Dance (2) (1828-29) fit remarquer que « d'ailleurs toutes les lésions qui surviennent dans la phlébite ne sont pas uniquement des infiltrations purulentes ou des abcès; on trouve quelquefois en même temps des noyaux inflammatoires, des ramollissements et des gangrènes sans trace de pus; enfin, les symptômes généraux qu'on observe dans tous ces cas indiquent un trouble de la plupart des fonctions qu'on explique beaucoup mieux par l'altération du sang provenant de son mélange avec le pus, que par une simple métastase purulente cheminant isolément à travers les vaisseaux et le cœur et déposée passivement

(1) Bayle, Mém. sur la fièvre putride et gangréneuse (Revue médicale, 1826, t. II, p. 117).

(2) Dance, Mém. cité in Arch. gén. de méd., 1828-29, février 1829, p. 180, 181.

dans les organes. Que si l'on admet au contraire que dans ces circonstances le pus est capable d'enflammer ces mêmes organes, pourquoi n'altérerait-il pas le sang avec lequel il est en contact?... D'après toutes ces raisons, il nous semble plus conforme à l'explication des faits d'admettre que le sang, s'imprégnant plus ou moins de molécules purulentes, devient un agent de perturbation générale et d'irritation locale dont les effets sont de déterminer des phénomènes généraux extrêmement graves, auxquels succèdent des inflammations promptement purifères. » Dance n'était d'ailleurs pas exclusif et ne niait pas qu'il fût possible que « le pus sécrété dans une veine enflammée et transporté dans les organes concourût directement et par lui-même à cette espèce de génération purulente ». Ce procédé pathogénique lui semblait toutefois exceptionnel, et la dépravation purulente du sang était invoquée par lui dans la majorité des cas pour les abcès, et dans la totalité pour les suppurations des cavités séreuses ou synoviales.

Reynaud (de Pelisanne) (1) (1828) admit après Dance que les épanchements purulents dans les séreuses étaient dus à l'altération du sang, mais aussi au voisinage des abcès. Quant aux abcès eux-mêmes, il leur reconnaissait une tout autre pathogénie.

Blandin (2) et Arnott (3), en 1829, adoptèrent au contraire entièrement les idées de Dance.

Tessier, en 1838 (4), ne croyait, il est vrai, ni à la phlébite ni à l'infection purulente; il niait la pénétration mécanique du pus dans le sang; cependant la façon dont il comprenait la genèse des abcès viscéraux rappelle absolument la théorie de Dance. En effet, il caractérisait la

(1) Reynaud (de Pelisanne), thèse citée, 1828, p. 25.
(2) Blandin, Mém. cité in Journal hebdomadaire, 1829, p. 591.
(3) Arnott, a Pathological Inquiry, etc. (Med.-chir. Transact., 1829, t. XV).
(4) Tessier, Mém. cité in l'Expérience, 1838, p. 1.

diathèse purulente par « la tendance générale de l'organisme à la production du pus dans les solides et dans les liquides coagulables de l'économie, » sous l'influence d'une cause générale inconnue. Pour lui comme pour Dance, il s'agissait donc de déterminations locales d'une dyscrasie ou d'une maladie générale. Tout en admettant l'inflammation, Tessier n'avait d'ailleurs pas étudié la nature intime du processus des lésions secondaires.

Aran, en 1842 (1), chaud partisan de la diathèse purulente, combla cette lacune et conclut, de recherches anatomiques complètes qu'il serait trop long de rapporter ici, qu' « en résumé, les abcès métastatiques sont toujours le résultat d'une pneumonie lobulaire d'une nature spéciale, il est vrai, et ils passent successivement par l'état d'infiltration purulente et d'abcès véritable ». Dance, comme on l'a vu, n'avait pas d'autre opinion.

Bérard (aîné), en 1842 (2), sans rejeter absolument l'idée que les molécules de pus arrêtées dans les capillaires formassent autant de corps irritants, pencha plutôt vers l'opinion que l'introduction du pus dans le sang causait, dans la constitution de ce dernier liquide et dans l'économie tout entière, une modification d'où naissait une tendance générale à la suppuration. « Ne perdons pas de vue, dit-il, que les abcès métastatiques sont l'indice d'un état grave qui peut causer la mort avant la manifestation de ces abcès et que cet état grave consiste dans une altération du sang. »

En 1845, Lebert (3), appuyant ses convictions sur les résultats de ses propres expériences, admit comme troisième phase dans l'évolution de l'infection purulente la diathèse pyogénique créée par le mélange du pus et du sang. Il se fondait sur la disparition constante des glo-

(1) Aran, Mém. cité in Gazette médicale, 1842, p. 644.
(2) Bérard aîné, art. Pus du Dictionnaire en 30 vol., 1842, p. 487.
(3) Lebert, Physiologie pathologique, 1845, t. I, p. 336, 337.

bules du pus injecté dans le sang, disparition constatée par lui au microscope, *post mortem*, pour refuser au pus toute action directe et locale dans la génération des abcès, et pour conclure à la fonte ou à la digestion du pus dans le sang.

D'autre part, et quant au processus anatomique présidant à ces lésions, il croyait à une hyperhémie capillaire, « à un état de plénitude et d'arrêt de la circulation tout différent de l'inflammation quant aux causes, et en montrant cependant les phénomènes locaux ».

Inflammation locale consécutive à une altération purulente du sang, tels étaient donc, pour Lebert comme pour Dance, les deux éléments générateurs des lésions secondaires de la pyohémie. La clinique avec Dance, l'expérimentation avec Lebert, avaient par conséquent abouti aux mêmes conclusions.

En 1846, Castelnau et Ducrest (1) en vinrent aussi à déduire de leurs expériences que l'altération humorale, l'intoxication du sang, était l'unique cause des abcès multiples. Ces auteurs tiraient leur conviction de la similitude complète qu'ils reconnaissaient entre les abcès multiples chirurgicaux et les abcès multiples médicaux. De leurs expériences d'injection de pus dans les veines ils conclurent seulement que le pus est le principe toxique dont la présence dans le sang a pour conséquence la génération des abcès ; mais ils repoussèrent absolument l'ingérence de toute action locale et mécanique de cette humeur, dont ils avaient du reste opéré la filtration préalable.

M. A. Guérin, en 1847 (2), sans entrer dans des détails circonstanciés sur l'intimité du processus pathogénique des lésions de l'infection purulente, les consi-

(1) Castelnau et Ducrest, Mém. cité, in Mém. de l'Acad. roy. de méd., 1846. Conclusions, p. 150.

(2) A. Guérin, thèse citée, 1847, p. 21.

déra comme l'expression anatomique de l'infection miasmatique de l'économie. Il les assimila aux bubons de la peste et aux abcès du typhus. C'était l'influence miasmatique ou pestilentielle qui agissait tout aussi bien « sur les capillaires du poumon que sur les veines de la plaie qui suppure ».

De même H. Lee en Angleterre (1) (1850) affirma, d'après ses observations et ses expériences, que la phlébite, aussi bien que les suppurations viscérales et séreuses multiples, sont la conséquence de la dyscrasie résultant du passage dans le sang d'un élément morbide qu'il croyait être le pus.

Wood, en 1856 (2), considéra les abcès viscéraux comme résultant d'un changement zymotique dans le sang produit par la pénétration d'un pus altéré.

D'autre part M. Robin (3) (1858) soutint que « ce ne sont pas les éléments anatomiques en suspension dans une humeur qui la caractérisent, qui lui donnent ses propriétés essentielles et en déterminent la nature; ce rôle appartient au fluide lui-même qui en compose la partie principale... C'est sur le sérum du pus qu'il faut reporter les idées relatives aux qualités infectieuses de cette humeur qu'on attribuait aux solides qu'il tient en suspension. »

Un peu plus tard Callander (4) (1860), puis Roser (5) (1860-64) expliquèrent les symptômes et les lésions par la seule altération du sang. Roser spécifia même, comme on l'a vu, que cette altération était due à un poison spécial, le poison pyohémique, lequel possédait au même degré et au même titre que le poison typhique

(1) H. Lee, on Inflammation of Veins, 1850, p. 45 à 48.

(2) Wood, a Treatise of the Practice of Medicine; Philadelphie, 1858, t. II, p. 254.

(3) Robin, art. Pus du Dictionnaire de Nysten, XIe édition, 1858-59, p. 1171.

(4) Callander, in Holmes's, System of Surgery, art. Pyœmia, 1860, t. I, p. 266.

(5) Roser, Mémoires cités, 1860-64.

la propriété de créer une maladie générale à déterminations locales.

Gross (1) (1864) adopta l'opinion de Lee.

En revanche Savory (2) (1866) professa un éclectisme peu compromettant : sans rejeter l'embolie, il déclara possible la production des suppurations multiples à la suite d'une « stase due au changement produit dans le sang par le mélange de liquides pathologiques, l'effet local de ce qu'on appelle empoisonnement étant une obstruction capillaire ».

Bristowe (3) (1866) soutint aussi une théorie combinée de l'obstruction capillaire et de la dépravation humorale. Le sang altéré serait, le plus généralement au moins, la seule cause des abcès ; mais ces abcès ne se développeraient que consécutivement à une thrombose capillaire suscitée elle-même par la dyscrasie.

Braidwood, en 1868 (4), sembla se rallier au système ou plutôt à l'hypothèse hybride de Bristowe.

Également en 1868, M. Dibos (5) déploya de nouveau le drapeau de la doctrine miasmatique et de la théorie pathogénique de son maître M. A. Guérin, que cet éminent chirurgien exposa d'ailleurs lui-même en 1871 devant l'Académie de médecine (6), résumant et justifiant en ces termes le mécanisme qui présiderait à la genèse des lésions viscérales et séreuses. « L'empoisonnement miasmatique, dit-il, n'a pas besoin de vos embolies pour expliquer les lésions du typhus chirurgical, pas plus que les médecins n'ont recours à la migration d'un caillot pour expliquer les gangrènes de la peste.

(1) Gross, System of Surgery, 1864; Multiple Abscess or Pyemia, t. I, p. 145.

(2) Savory, 1866, St-Bartholomew's Hospital Report, 1866, t. II, p. 16.

(3) Bristowe, in Reynold's System of Medicine, 1866, t. I, p. 207.

(4) Braidwood, on Pyœmia, 1868, trad. par Alling, 1870, p. 247.

(5) Dibos, thèse citée, 1868, passim.

(6) A. Guérin, Bulletin de l'Académie de médecine de Paris, 1871, 6 juin.

Si de la surface d'une plaie naissent des miasmes, des émanations délétères capables de donner lieu à une maladie qui a la plus grande ressemblance avec la fièvre jaune, la peste d'Orient, etc., pourquoi les émanations, en se mêlant au sang ne seraient-elles pas capables de mortifier certains de nos tissus, de donner lieu à cette nécrobiose pour l'explication de laquelle vous faites intervenir des embolies multiples? Pour moi, le poison, une fois mêlé au sang, altère toutes les sécrétions : la salive, l'urine et la sueur diminuent de quantité; les synoviales produisent du pus que l'on retrouve aussi dans le tissu cellulaire; les plaques de Peyer sont malades et souvent altérées comme dans la fièvre typhoïde; comme dans la fièvre jaune et dans la peste, il y a des hémorragies. Pouvez-vous ne pas être frappés de l'analogie qui existe entre ce qu'on appelle maintenant les infarctus et les anthrax charbonneux des grands typhus? Est-ce que les médecins vont faire intervenir l'embolie pour expliquer la gangrène et les bubons de ces maladies? Dans le typhus des salles de chirurgie il y a empoisonnement du sang, et le sang altéré produit les abcès et les infarctus. Voilà ce que l'on peut affirmer. Aller plus loin, c'est se jeter dans le domaine de l'hypothèse. »

C'était encore un processus pathogénique analogue qu'invoquait Chauffard (1) (1871). En effet, s'il niait l'infection du sang par un agent toxique extérieur, il croyait à une rupture de l'équilibre des forces vitales, dont le résultat était une sorte de dyscrasie aboutissant à une pyogénie générale. La dyscrasie était de cause interne pour Chauffard, tandis qu'elle était de cause externe pour M. A. Guérin; c'était la seule différence.

Quoi qu'il en soit, certaines expériences de Béhier et

(1) Chauffard, Bulletin de l'Académie de médecine, juillet 1871.

Liouville, de M. Hayem et de M. Vulpian, faites en 1873 à propos de la septicémie, semblèrent démontrer que la dyscrasie septique pouvait suffire parfois, mais non dans la majorité des cas. Ces expérimentateurs n'obtinrent en effet que rarement des lésions pyohémiques en injectant des liquides putrides bactérifères, mais ils en obtinrent réellement. D'ailleurs on verra plus loin que, d'après M. Chauveau et M. Pasteur, ces liquides n'ont agi, dans les cas dont il est question, qu'en vertu de propriétés phlogogènes que possèdent les agents de la putréfaction. Ce n'était donc pas la dyscrasie elle-même qui était en cause, c'était l'agent phlogogène mêlé au sang et porté dans les viscères. Cet agent phlogogène, c'est en réalité le miasme de M. A. Guérin et c'est aussi le globule de pus. Ainsi comprise, la théorie de l'inflammation spontanée ou primitive sous l'influence de l'altération du sang doit donc être confondue avec la doctrine de l'action d'un agent phlogogène.

CHAPITRE IV

Doctrine de l'embolie ou de l'obstruction vasculaire mécanique.

Je ne prétends pas ici retracer l'histoire de l'embolie; cette histoire est faite, et ne saurait être fondue avec celle des abcès métastatiques de la pyohémie. Parmi les mécanismes invoqués pour rendre compte de la pathogénie de ces abcès, l'obstruction vasculaire par un embole provoquant une stase et une inflammation purulente secondaire a été admise par un certain nombre de chirurgiens; dire sur quelles assises ces chirurgiens ont fait reposer leur opinion est tout le programme que je me propose.

Clayton (1) avait injecté du mercure dans la jugulaire et l'avait retrouvé quatre mois après dans un abcès du poumon.

Courten, en 1678, avait injecté de l'huile, C. Drelincourt, en 1693 (2), avait introduit du suif liquéfié dans les veines d'un animal; l'un et l'autre constatèrent l'arrêt de la matière injectée dans les capillaires des poumons et des inflammations locales de ces organes.

Magendie, en 1821 (3), avait étudié les effets de l'introduction des liquides visqueux dans la circulation.

Gaspard, en 1821 (4), avait injecté à dose massive

(1) Clayton, cité par Gaspard, Mém. phys. sur le mercure (Journal de Magendie, 1821, p. 196).

(2) Courten (1678) et C. Drelincourt (1693), cités par Gaspard, Mém. phys sur le mercure (Journal de Magendie, 1821, p. 178).

(3) Magendie, Note sur l'introduction des liquides visqueux dans la circulation (Journal de Magendie, 1821, p. 37).

(4) Gaspard, Mémoire physiologique sur le mercure (Journal de Magendie, 1821, p. 177).

du pus dans les veines d'un petit chien, qui avait été foudroyé; l'autopsie démontra une obstruction de l'artère pulmonaire. Il avait injecté aussi (1) du mercure, de l'huile, de la solution de gélatine ou de gomme adragante, et avait également produit des obstructions vasculaires, suivies d'induration et quelquefois de suppuration.

Mais le premier qui ait réellement songé à rapporter les abcès pyohémiques à l'obstacle formé à la circulation viscérale par l'accumulation du pus dans les capillaires, ou au moins le premier qui ait formulé cette opinion par écrit, est Reynaud (de Pelisanne) en 1828 (2). Le pus devient nuisible, dit cet auteur : « 1° par son mélange avec le sang, dont il altère la crase; 2° en formant un obstacle à la circulation dans les capillaires du poumon, comme le fait l'huile ou tout autre liquide d'une certaine consistance injecté dans les veines. » Reynaud (de Pelisanne) n'en pensa pas moins, il est vrai, que le dépôt pur et simple du pus pouvait être le mécanisme de la genèse des abcès, et ne considéra pas davantage les conséquences de cette obstruction vasculaire.

En 1834, Boyer (3), sans être très explicite, fut cependant d'avis que, si la partie soluble du pus est la partie toxique, la partie insoluble peut occasionner la mort en oblitérant les vaisseaux; mais il n'étudia pas le processus pathogénique de cette oblitération et ne dit même pas qu'elle ait quelque rapport avec les abcès consécutifs aux résorptions purulentes.

C'est d'Arcet, en 1842 (4), qui fut le véritable fondateur de la théorie de l'obstruction vasculaire appliquée à la genèse des abcès de la pyohémie. Assurément il ne décora pas du nom d'*emboles* les caillots, les globules de pus

(1) Gaspard, Mém. phys. sur le mercure, p. 166-175.
(2) Reynaud (de Pelisanne), thèse citée, 1828, p. 12.
(3) Boyer, Mém. cité in Gazette médicale, 1834, 29 mars.
(4) D'Arcet, thèse citée, 1842, p. 26 et suiv.

agglomérés ou la poussière d'or qu'il injecta; mais il établit, sur des expériences positives, la production de noyaux indurés quelquefois suppurés et en tout semblables à des abcès multiples pulmonaires, et il attribua la production de ces noyaux à une oblitération des capillaires par le pus concret injecté et à l'inflammation suppurative de la zone anémiée. Les citations que j'ai données (p. 179 et suiv.) du travail de d'Arcet ne peuvent laisser subsister aucun doute à cet égard.

D'Arcet n'accorda d'ailleurs aux amas de globules de pus aucune propriété spécifique, et c'est l'obstruction elle-même qu'il accusa d'engendrer le travail phlegmasique.

En 1842 (1) et en 1843 (2), M. Sédillot soutint aussi l'idée de l'obstruction vasculaire; mais il crut que ce n'était pas le pus, que c'étaient les détritus ulcéreux et putrides de la plaie qui constituaient les obstacles, et c'est à la qualité septique de ces détritus qu'il attribua surtout la puissance pyohémigène.

Au contraire Lebert, en 1845 (3), après avoir fait justice de la théorie de M. Sédillot, nia formellement l'intervention d'aucune embolie produite par le pus, s'appuyant sur ce fait, qui, prétendait-il, résultait de ses expériences et de ses observations microscopiques, que les globules de pus injectés dans le sang disparaissent en général, et que leur persistance est au moins exceptionnelle; que d'ailleurs, quand même les globules injectés se conserveraient, les globules des abcès pyohémiques sont ordinairement petits, peu développés, entièrement différents en un mot.

Castelnau et Ducrest (1846), Monneret et Fleury (1847), repoussèrent aussi la théorie de d'Arcet.

(1) Sédillot, Mém. cité in Gazette médicale, 1842, p. 568.

(2) Id., Mém. cité in Annales de chirurgie française et étrangère, 1843, t. VII, p. 129.

(3) Lebert, Physiologie pathologique, 1845, t. I, p. 324

C'est alors, en 1846, 1847, 1853-54, que parurent les importants travaux sur l'embolie en général et l'embolie dans la pyohémie en particulier, où Virchow jetait les fondements de la théorie définitive à laquelle il mit le sceau en 1856 et 1859 (1).

Après avoir réfuté, comme il a été exposé plus haut, l'hypothèse de la résorption purulente et de la phlébite suppurative, à laquelle il substitua la thrombose veineuse et la leucocytose symptomatique, Virchow, poursuivant la démonstration du mécanisme de la pyohémie, soutint, pour les abcès viscéraux, la pathogénie suivante : Le thrombus par son accroissement successif arrive à remplir la veine et s'étend jusqu'au tronc dans lequel elle se jette. Là il forme un bouchon qui proémine de plus en plus dans la lumière de la veine principale; bientôt ce thrombus *prolongé* n'est plus en rapport avec le thrombus *autochtone* qui lui a donné naissance (2); sans cesse balayé par le courant sanguin, il arrive à se briser, à se subdiviser en parcelles qui vont, soit dans la veine porte, soit dans l'artère pulmonaire, former des embolies à peu près aussi nombreuses que les parcelles emportées. Mais l'altération consécutive de la zone ischémiée par l'embolie diffère dans la pyohémie de ce qu'elle est dans les cas ordinaires. L'embole non pyohémique a des effets purement mécaniques, il produit simplement un infarctus hémorragique; l'embole pyohémique engendre au contraire des phénomènes vitaux, c'est-à-dire un infarctus suppuré ou putride. C'est du moins ce qui résulte des expériences entreprises par Virchow (3), qui expliqua ces différences par la spécificité des emboles pyohémiques.

(1) Virchow, Gesammelte Abhandlungen, 1856, S. 219-729, — Cellular-pathologie, 1859, trad. Picard, 1860, p. 163.

(2) Id., Frorieps Notizen, 1846, Januar, n° 794. — Gesammelte Abhandlungen, 1856, S. 225-232.

(3) Id., über Injection putrides Stoffe (Medicinische Reform, 1848, n° 15,

Virchow fit en effet des expériences 1° avec des substances animales (parcelles de coagulums sanguins et de muscles), 2° avec des particules de moelle de sureau, 3° avec des particules de caoutchouc.

Les particules de sureau, aussi bien que celles de caoutchouc, n'eurent que des effets mécaniques. Les vaisseaux (branches de l'artère pulmonaire) obstrués se rompirent et donnèrent lieu à des hémorragies.

Au contraire les substances animales, qui étaient naturellement en un état plus ou moins avancé de décomposition putride, produisirent les phénomènes suivants : Ce fut d'abord, comme avec le sureau, une obstruction vasculaire et, par suite, une coagulation du sang autour du bouchon embolique remontant jusqu'à la première collatérale, puis un processus inflammatoire. Le parenchyme pulmonaire s'engorgea et s'hépatisa autour de l'embole ; au milieu des noyaux hépatisés se montrèrent des points plus pâles dans lesquels le microscope permit de reconnaître des leucocytes d'un rouge grisâtre. Quelquefois il se fit une véritable infiltration purulente ; mais le plus souvent ce fut une nécrose du noyau inflammatoire et un foyer putride où ne subsistaient plus que les fibres élastiques du tissu pulmonaire. Lorsque les noyaux avoisinaient la plèvre, il se développait inévitablement une pleurésie purulente et hémorragique.

Virchow conclut de tout cela que « l'introduction de particules animales dans les veines et leur transport dans les branches de l'artère pulmonaire peut causer dans les poumons des foyers métastatiques purulents et putrides, » et il eut soin d'ajouter : « La formation de ces foyers ne

octobre); — über die Reform der pathol. und therap. Anschauungen durch die mikrosk. Untersuchungen (Arch. für pathologische Anatomie, 1847, B. I, S. 242) ; — Brandmetastasen von der Lunge auf das Gehirn (Arch. für path. Anat., 1853, B. V, S. 275-278) ; — über Ernährung und Brand (Handbuch der spec. Path. und Ther., 1854, B. I, S. 271) ; — über capillare Embolie (Arch. für path. Anat., 1856, B. IX, S. 307-308).

dépend pas de la simple obstruction des branches de l'artère. »

Virchow reconnut donc que l'embole doit posséder des qualités spéciales pour engendrer les métastases ; et d'ailleurs, il le dit lui-même, les foyers qu'il obtint en injectant des parcelles de fibrine et de muscles plus ou moins putréfiés, furent plutôt des foyers putrides que des foyers purulents. Il chercha même à démontrer expérimentalement que c'est à l'imbibition par des principes putrides que les thrombus doivent la propriété de fournir des emboles capables de produire des abcès. Il appliqua contre la veine jugulaire thrombosée d'un chien un morceau de muscle en putréfaction : le thrombus se ramollit, s'infiltra de principe putride, et des abcès se formèrent dans les poumons. Il renouvela l'expérience avec un muscle frais non putréfié : il n'y eut pas d'accidents. Cette expérience me semble d'ailleurs ne pas avoir la signification que lui a donnée Virchow; car les lèvres de la plaie faite pour dénuder la veine jugulaire, et qui naturellement étaient en contact avec le muscle en putréfaction, constituaient de nombreuses et puissantes voies d'absorption pour les liquides infectieux qui les baignaient.

C'est pour fournir à l'embole ses principes spécifiques que Virchow admit dans la pyohémie une dyscrasie septique (ichorrhémie, septicémie) qu'il invoquait du reste uniquement pour la genèse des inflammations purulentes des séreuses et des synoviales.

La thrombose veineuse avec embolies consécutives ne pouvait rendre compte que des foyers pulmonaires ou hépatiques. Quant aux foyers métastatiques des viscères de la grande circulation, Virchow (1) n'hésita pas à les rapporter à des embolies primitives dont la source

(1) Virchow, Archiv für pathologische Anatomie, 1847, B. I, S. 338.—Ge-

était une artérite ou une endocardite développée elle-même sous l'influence de la dyscrasie ichoreuse. L'anatomie pathologique ne fournit guère de preuves, cependant, à l'appui de cette opinion; les cas sont nombreux en effet où l'on trouve des abcès de la rate ou des reins sans qu'il y ait la moindre trace d'artérite ou d'endocardite.

En 1856, M. Michel (1) adopta la théorie de Virchow et invoqua comme source embolique non seulement la thrombose veineuse, mais aussi la desquamation endothéliale et les cristaux de sang qu'il disait avoir constatés dans le sang et dans les vaisseaux des malades pyohémiques. M. Michel n'était pas éloigné d'ailleurs de nier la nature inflammatoire des abcès viscéraux. « Dans les abcès métastatiques, dit-il, si j'ai pu quelquefois constater des traces évidentes d'inflammation, je suis obligé de dire que le plus souvent ces caractères m'ont fait défaut. On aurait dit un véritable ramollissement gangréneux des éléments composant le parenchyme. » Cette négation de l'inflammation dans les abcès métastatiques levait, on le conçoit, une des grosses difficultés contre lesquelles se heurte la doctrine de l'embolie toute pure.

Panum, en 1862 (2), poursuivit les recherches de Virchow sur l'embolie et la pyohémie; il fit à cet effet des injections de liquides inertes tenant en suspension des boulettes de cire de différents volumes : ces boulettes s'enkystèrent sans jamais engendrer de suppuration.

Dans une seconde série d'expériences, substituant des boulettes de cire à la poudre d'or employée par d'Arcet,

sammelte Abhandlungen, 1856, S. 711. — Arch. für path. Anat., B. IX, S. 307, B. X, S. 179. — Cellularpathologie, 1859, trad. Picard, 1860 p. 173.

(1) Michel, Mémoire sur le microscope (Mémoire de l'Académie de médecine de Paris, 1856, t. XXXI, publié en 1857).

(2) Panum, Experimentelle Beïtrage zur Lehre von der Embolie (Virchow's Archiv für pathol. Anat., 1862, B. XXV, S. 308-338, S. 433-530).

il injecta d'abord un liquide inerte contenant des boulettes de cire, puis au bout d'un certain temps un liquide putride : les symptômes de la septicémie se manifestèrent, mais il n'y eut qu'une hyperhémie autour des foyers emboliques. Panum recommença la même expérience avec du mercure au lieu de boulettes de cire. Il se produisit de petits foyers inflammatoires non suppurés, dus sans doute à l'absorption du mercure.

Enfin Panum injecta des coagulums de sang frais et des matières albuminoïdes desséchées; il en constata en général la résorption au bout d'un temps plus ou moins long, mais quelquefois aussi il observa des infarctus. De l'ensemble de ses expériences il conclut ce qui suit :

1° Des coagulums de sang frais, injectés dans les veines de l'individu qui les a fournis, peuvent faire embolies dans l'artère pulmonaire et susciter des noyaux de pneumonies lobulaires et des infarctus dans les poumons; mais cette action n'est pas constante; le plus grand nombre des coagulums se résorbent sans entraîner d'altérations dans le point où ils se sont arrêtés ;

2° L'intoxication putride artificielle n'a aucune influence essentielle sur ces résultats ;

3° Des bouchons de substances albuminoïdes préalablement desséchés et garantis pour quelque temps de leur propre décomposition, bien qu'on les ait imbibés de liquides putrides, se bornent à s'enkyster dans le parenchyme pulmonaire. Mais les lésions du poumon s'aggravent immédiatement si le corps étranger se décompose au sein des tissus, ou si l'on a injecté des bouchons de substances albuminoïdes en voie de décomposition ;

4° Dans ce dernier cas les embolies déterminent des foyers de suppuration.

Panum pensa en outre avoir absolument démontré que les différentes parties du poumon jouissent d'une prédisposition spéciale pour le développement des abcès; mais il avoua toutefois ignorer complètement la raison de cette prédisposition et soupçonna seulement l'accès de l'air dans le foyer embolique, grâce au voisinage d'une bronche affectée de catarrhe. Il n'admit donc pas la nécessité de l'altération du sang comme cause de l'action spéciale de l'embolie. Il crut que l'embole, pour être pyohémique, doit posséder en lui-même des agents de décomposition qu'une cause inconnue met en jeu, et il imagina que cette cause est l'accès de l'air.

Forster, en 1863 (1), adopta la théorie de Virchow, qui d'ailleurs prit grande vogue.

Savory, Baker, Bristowe (2) (1866) ne l'admirent au contraire qu'avec des restrictions.

Braidwood (3) (1868), la repoussa, mais en lui opposant des objections sans valeur.

D'ailleurs et pendant ce temps-là, O. Weber (4) (1864) apporta son contingent d'importantes expériences à la théorie de Virchow. Il se proposa de rechercher : 1° si les embolies capillaires de très petites dimensions suffisent pour produire des abcès volumineux; 2° si des emboles peuvent franchir la circulation pulmonaire et s'arrêter cependant dans d'autres organes pour y produire des abcès métastatiques. Pour résoudre la première question, il injecta du pus floconneux dans les veines à des chats (animaux très susceptibles de pyohémie). Il produisit des embolies capillaires microscopiques dans les branches de l'artère pulmonaire et il s'assura que les

(1) Forster, Manuel d'anatomie pathologique, trad. par Kaula, 1863, p. 322 et suiv.

(2) Savory-Baker-Bristowe, Mém. cités, 1866.

(3) Braidwood, on Pyœmia, 1868, trad. Alling., 1870, p. 246.

(4) O. Weber, Experimentelle Studien über Pyämie, Septikämie und Fieber (Deutsche Klinik, 1864, S. 462 und 473). — Handbuch der allgemeinen und speciellen Chirurgie von Pitha und Billroth, Erlangen, 1865, B. I, liv. I, S. 105.

thromboses veineuses secondaires autour des foyers emboliques, la fluxion collatérale et la fusion de plusieurs petits foyers voisins, aboutissent à former des infarctus d'un certain volume. Lorsque les différentes branches d'un bouquet de capillaires artériels se trouvaient obstruées à la fois, l'infarctus était naturellement plus considérable. La compression d'une artériole par un infarctus voisin entraîna aussi une coagulation dans cette artériole et par conséquent un nouvel infarctus.

O. Weber trouva dans l'infarctus des cellules gonflées et proliférées, du sang, de la matière colorante, des détritus moléculaires, des cellules stéatosées et décomposées; il considéra l'infarctus comme un foyer de nécrobiose autour duquel se développe un travail inflammatoire et suppuratif.

O. Weber obtint, par le même procédé d'injections, des abcès dans les viscères de la grande circulation, mais il ne put parvenir à produire des suppurations articulaires. Il conclut naturellement de la présence des abcès dans le foie, le cœur et les reins que des emboles très fins avaient pu franchir les poumons, puis avaient consécutivement assez augmenté de volume en se revêtissant d'une couche nouvelle de fibrine, pour ne plus pouvoir circuler dans les capillaires des viscères. Il aurait constaté d'ailleurs au microscope l'origine embolique des abcès du foie, des reins et de la rate.

Mais tout en affirmant pour la genèse des abcès la nécessité de migrations emboliques, O. Weber exigeait que l'embole contînt les éléments du pus, qu'il qualifiait du nom de *phlogogones* ou *phlogogènes*, pour être capable de développer les abcès de la pyohémie.

Au contraire, M. Feltz, en 1868 (1), se déclara parti-

(1) Feltz, Étude clinique et expérimentale sur les embolies capillaires, 1868, 1re édition, p. 170.

san de la théorie pure de l'embolie. Dans son grand travail sur les embolies capillaires, il chercha à expliquer en effet par cette théorie toutes les lésions pyohémiques.

Après avoir essayé de démontrer que l'on peut expérimentalement provoquer, presque à volonté, des abcès dans tous les organes et dans tous les tissus par l'injection intraveineuse de poussières organiques ou inorganiques, M. Feltz s'efforça d'établir une identité entre les lésions qu'il obtint et les lésions de la pyohémie. Il posa en principe que, dans les abcès métastatiques, il ne s'agit pas d'un véritable processus inflammatoire, mais d'un ramollissement nécrobiotique des noyaux indurés; mais il négligea complètement de fournir la preuve de cette proposition pourtant bien contestée.

« De toutes les lésions de l'infection purulente, dit-il (1), quel qu'en soit le nombre, il n'en est aucune que nous n'ayons reproduite dans nos expériences. Nous sommes surtout arrivé à ce résultat par l'injection de poussières dans la grande circulation. En employant des produits colorés nous avons pu les retrouver dans presque tous les parenchymes. Nous avons vu des artérioles et des capillaires oblitérés, par du charbon et de la fibrine desséchée, dans le poumon, le foie, la rate, le cerveau, la moelle, les reins; dans les membranes séreuses les plus ténues, comme le péritoine, la plèvre, les synoviales et les méninges; dans toutes les muqueuses, les muscles, le tissu cellulaire sous-cutané et la peau Nous avons fait dessiner des spécimens de la plupart de ces oblitérations. Nous sommes donc parfaitement sûr que les lésions multiples observées dans les organes de nos animaux sont bien le résultat de nos opérations, que les infarctus dépendent des embolies organiques et inor-

(1) Feltz, Ibid., p. 172.

ganiques injectées et que la suppuration ou le ramollissement constituent le dernier terme de l'infarctus hémorragique. D'un autre côté nous venons d'établir qu'au point de vue du processus pathologique on ne pourrait pas différencier les lésions produites par nous des oblitérations anatomiques qui caractérisent l'infection purulente.... Le mode de production des accidents locaux de l'infection purulente est-il donc le même que celui qui préside à la formation des métastases que nous obtenons par voie expérimentale? »

Telle est la question que M. Feltz chercha ensuite à résoudre. Après avoir constaté que la plupart des chirurgiens reconnaissent que dans la pyohémie il y a augmentation du nombre des globules blancs du sang, c'est-à-dire leucémie, il proposa la pathogénie suivante. « Il est parfaitement reconnu aujourd'hui, dit-il (1), que dans la leucémie proprement dite il y a souvent, sinon toujours, production d'infarctus, tout aussi bien dans les viscères qu'à la périphérie, et que ces lésions tiennent à des arrêts de la circulation dans les capillaires. Ces canalicules se remplissent de caillots composés d'éléments blancs, se déchirent souvent sous l'effort de la distension; d'où, d'une part, les hémorragies si fréquentes chez les leucémiques, et d'autre part les abcès multiples que l'on observe chez eux. Cette explication des infarctus et des hémorragies dans la leucocythémie, continuait M. Feltz, n'a rien de choquant, car Ascherson a parfaitement démontré qu'à l'état normal les corpuscules blancs du sang sont accolés aux parois des petits vaisseaux; les corpuscules rouges occupent le centre; ces derniers seuls circulent, leur viscosité en empêchant les blancs. Si donc les cellules blanches augmentent dans de plus fortes proportions, il en résultera forcément des oblitérations. »

(1) Felz, Ibid., p. 173.

La leucocytose suffirait donc seule à expliquer les foyers métastatiques de la pyohémie, à plus forte raison la desquamation endothéliale des artères admises par M. Michel et les cristaux du sang qui se formeraient aussi d'après le même chirurgien.

D'ailleurs M. Feltz croyait en outre à l'influence pathogénique de la thrombose veineuse et du passage du pus d'un abcès dans les veines. Mais alors, pour expliquer la multiplicité et la généralité des abcès, il invoquait l'hypothèse des embolies secondaires. Des thromboses secondaires se formeraient dans les veines autour des infarctus primitifs et deviendraient la source de nouvelles embolies qui seraient à leur tour lancées dans la grande circulation.

Quelque ingénieuse que soit la théorie de M. Feltz, elle est cependant inadmissible. Les prémisses en sont tout d'abord erronées : il est faux que le processus des infarctus des embolies ordinaires ou inertes soit semblable et même comparable au processus des infarctus pyohémiques, et il est faux que la nature de l'embole soit indifférente. Virchow lui-même s'est vu obligé d'accorder une sorte de spécificité ichoreuse à l'embole pyohémique pour expliquer le processus qu'il engendre. Tous les expérimentateurs qui ont poussé dans les veines des corps pulvérulents inertes, Gaspard, d'Arcet, Castelnau et Ducrest, Virchow, Panum, en ont constaté l'impuissance à peu près complète à développer de véritables abcès. Seul le mercure, entre les mains de Gaspard, de Cruveilhier, de Castelnau et Ducrest et de Panum, produisit des noyaux indurés avec parfois quelques points suppurés; mais le mercure n'est pas un corps inerte, il est absorbable et irritant. Quant à la poudre d'or, employée par d'Arcet, elle n'eut que peu d'effets, et elle fut injectée en même temps qu'un liquide putride. Mais indépendamment de cela, est-il possible d'invoquer aussi l'embolie avec M. Feltz pour la génération des suppurations dans les cavités séreuses? M. Feltz est peut-être le seul qui ait osé le faire. Il est en effet bien difficile d'admettre que la simple obstruction par un corps inerte d'un et même de quatre des vaisseaux d'une séreuse suffise à engendrer ces énormes pleurésies purulentes de la pyohémie; c'est même illogique et impossible.

Quant au rôle accordé par M. Feltz à la leucémie, c'est très ingénieux et même séduisant, mais c'est pure hypothèse. D'ailleurs, si la leucémie produit des dépôts de globules blancs et des hémorragies (leucémie néoplasique), elle ne produit ni infarctus vrais, ni abcès véritables. Et, d'autre part, les cas de leucocythémie pure, sans plaie ni traumatisme, ont un aspect clinique et des résultats anatomiques qui ne permettent pas de les confondre avec la pyohémie. Pure hypothèse également, ou tout au moins faits exceptionnels, que ces embolies par desquamation endothéliale des artères ou par les cristaux du sang.

Enfin la théorie des embolies secondaires n'est-elle pas absolument condamnée par ce fait que l'on trouve quelquefois des abcès dans les reins, la rate, le foie et point dans les poumons, et que souvent aussi les abcès les plus anciens siègent dans un viscère de la grande circulation. En résumé, M. Feltz a donc été obligé de multiplier les hypothèses plus ou moins solides pour appliquer à la pyohémie ses importants travaux sur les embolies capillaires.

Également en 1868, Billroth (1) se contenta de la théorie de Virchow. Il soutint que les abcès métastatiques reconnaissent tous pour cause la thrombose veineuse et l'embolie ichoreuse. Quant aux inflammations diffuses, plus difficiles à expliquer, il admit une prédisposition de

(1) Billroth, Pathologie générale, 1868, art. PYOHÉMIE, 26e leçon, p. 409.

certains organes à la suppuration. Il adopta pour les abcès des viscères de la grande circulation le système d'O. Weber et les attribua à de petits emboles qui auraient pu traverser les poumons sans y être arrêtés et n'auraient pris qu'ultérieurement du volume. Pour le foie, il invoqua l'observation de Busch, qui aurait remarqué qu'à partir du cœur droit il peut s'établir un mouvement récurrent du sang veineux dans la veine cave inférieure, mouvement assez fort pour permettre la migration d'emboles vers le foie.

Billroth montra d'ailleurs en même temps une certaine sympathie pour la doctrine miasmatique et tint un compte capital des matières phlogogènes; nous le verrons plus tard incliner vers la théorie des germes mitigée par un élément particulier qu'il désigna sous le nom de zymoïde phlogistique : tout cela prouve au moins que les convictions de Billroth au sujet de la thrombose et de l'embolie n'étaient pas sans admettre quelques desiderata.

En 1869, M. Bertin (1) fut obligé de reconnaître que si les abcès des poumons peuvent être attribués à des embolies, il n'est pas possible d'admettre cette pathogénie pour les abcès des autres organes. C'était en réalité renier entièrement la doctrine, car il n'est guère admissible que dans une maladie comme la pyohémie tel abcès relève d'un procédé pathogénique dont tel autre abcès ne relèverait pas.

Cependant la doctrine de l'embolie ichoreuse, portée devant l'Académie de médecine en 1871 et défendue par M. Verneuil, jouissait d'une faveur non équivoque, du moins pour la pathogénie des infarctus et des abcès viscéraux, tandis que les inflammations et les suppurations des séreuses et des synoviales étaient en général attribuées à l'empoisonnement du sang (Hirtz et

(1) Bertin, *Étude critique sur l'Embolie*, 1868, p. 268-296.

Straus (1) 1870). Au surplus, en 1871, M. Verneuil (2) n'admit pas seulement les embolies par des caillots veineux, il crut aussi aux embolies purulentes, pénétrant dans les vaisseaux à travers un thrombus suppuré. Il lui suffisait qu'un corps solide quelconque, imprégné de virus traumatique, fût porté dans la circulation et par elle dans les viscères, pour engendrer un foyer métastatique, lequel pouvait à son tour devenir la source de thromboses des veines capillaires environnantes et d'embolies secondaires se disséminant dans l'organisme entier et donnant naissance à de nouveaux foyers purulents. Les migrations emboliques constituaient même, pour M. Verneuil, des processus caractéristiques de la pyohémie, qu'il qualifia, comme je l'ai déjà dit, du nom de septicémie embolique. D'ailleurs l'éminent chirurgien ne s'engagea pas sur le mécanisme de la génération de l'abcès consécutif à l'embolie; il soutint seulement que parmi les emboles les uns sont tolérés et résorbés, d'autres, chargés de principes septiques, provoquent un travail inflammatoire (infarctus) et des abcès métastatiques. Une porte restait donc ouverte dans son interprétation à l'activité d'un principe phlogogène.

M. Colin, qui succéda à M. Verneuil à la tribune académique, soutint (3) que l'embolie purulente était seule en cause dans la pyohémie. A son avis, le pus non altéré serait même capable de produire les lésions métastatiques qui ne reconnaîtraient d'autre origine qu'une simple obstruction mécanique. « Le pus par lui-même, dit-il, ne crée pas un péril immédiat, imminent; il n'a par sa partie solide, par ses éléments figurés qu'une action mécanique; il donne lieu seulement à des embolies capil-

(1) Hirtz et Straus, Dictionnaire de médecine et de chirurgie pratiques, art. EMBOLIE. Paris, 1870, p. 638.

(2) Verneuil, Bulletin de l'Académie de médecine, 1871, 25 avril, p. 255.

(3) Colin, Ibid., 1871, 16 mai, p. 300.

laires qu'un travail inflammatoire périphérique convertit en dépôts métastatiques susceptibles de demeurer longtemps inoffensifs. »

Mais M. A Guérin (1) protesta au contraire de toutes ses forces contre la théorie des embolies. « Cette théorie serait très admissible, dit-il, s'il n'y avait qu'un infarctus; mais comme il y a souvent des infarctus et des abcès dans tous les organes parenchymateux, comme on trouve du pus dans le tissu cellulaire sous-cutané et dans les synoviales, voyez quel nombre d'embolies il nous faudra! » Il soutint en outre, et non sans raison, que la fragmentation du caillot embolique, la naissance d'embolies nouvelles ayant pour origine l'infarctus primitif du poumon, sont des explications qui ne sont que des hypothèses peu probables; que le poumon est un filtre infranchissable qui ne permet point d'attribuer à la doctrine des embolies les abcès du foie, des articulations, etc., etc.

A son tour M. J. Guérin (2) admit bien des migrations emboliques pour les abcès viscéraux, mais il invoqua surtout l'action phlogogène du pus pour les abcès musculaires, sous-cutanés et articulaires.

En somme, et malgré la faveur dont jouissait la théorie de Virchow, les esprits les moins prévenus ne pouvaient hésiter à voir entre toutes les lésions pyohémiques, abcès ou suppurations des cavités séreuses ou synoviales, une identité de nature indiquant une identité de pathogénie. Or, si l'on pouvait invoquer l'origine embolique pour les abcès, c'était impossible pour les suppurations dans les cavités séreuses ou synoviales; et personne n'osait suivre M. Feltz, qui n'avait pas reculé devant la généralisation de la pathogénie embolique aux deux espèces de lésions. D'autre part, l'hypothèse des embolies secondaires n'avait aucune base positive, pas plus

(1) A. Guérin, Bulletin de l'Académie de médecine, 1871, 6 juin, p. 322.
(2) J. Guérin, Ibid., 1871, 20 juin, p. 397.

que le système qui consistait à soutenir avec O. Weber que l'embole n'avait pris du volume qu'après avoir franchi les poumons, ni que l'idée de Virchow qui supposait une endocardite ou une artérite d'où proviendraient les embolies pour les abcès du foie, de la rate, des reins, etc. Mais, si théoriquement elle était peu satisfaisante, la doctrine de l'embolie répondait-elle au moins aux constatations anatomiques et histologiques? Nullement, s'il faut en croire M. Ranvier qui, en 1871 (1), n'hésita pas à la déclarer insoutenable.

Les recherches de M. Ranvier ont une valeur et une autorité également incontestables. L'éminent histologiste décrivit d'abord les lésions, telles qu'il les constata dans tous les organes (infarctus blancs, infarctus hémoptoïques, infarctus rosés intermédiaires entre les deux premiers). Les sujets, blessés de la guerre de 1870 morts d'infection purulente, avaient été autopsiés de deux à six heures après la mort, alors que le sang était encore chaud et par conséquent avant les premiers signes de la putréfaction. Dans les poumons, par des coupes fines, il constata : « 1° Des congestions et des hémorragies; 2° de la pneumonie purulente. Il n'y avait pas du tout d'obstruction capillaire par des masses emboliques. Au contraire, pendant la période ascendante des lésions les capillaires étaient remplis de sang ». (Je renvoie à l'original pour les détails histologiques et ne retiens que les conclusions.)

Après avoir montré que dans les infarctus rosés il s'agit d'une pneumonie catarrhale aiguë; dans les infarctus hémoptoïques, d'une hémorragie, et dans les infarctus blancs, d'une pneumonie purulente devenue caséeuse, M. Ranvier concluait pour les poumons que

(1) Ranvier, Note sur l'infection purulente lue à la Société des sciences médicales de Lyon en mars 1871 (Lyon médical, 28 mai 1871, n° 11).

« le processus est une pneumonie purulente commençant par une pneumonie catarrhale ».

Dans la plèvre il y eut toujours de la pleurésie purulente. Quant aux lésions du foie, elles présentèrent de grandes analogies avec celles du poumon : c'était « de la congestion avec suppuration non seulement interlobulaire, mais encore intercellulaire... soit une hépatite interstitielle qui devient purulente » ; en tous cas « l'infiltration purulente précède l'infarctus caséeux et la lésion débute au centre du lobule », c'est-à-dire qu'elle marche en sens inverse de la circulation.

Pour les cartilages il s'agissait aussi d'un processus vital; dans les os, c'était une ostéomyélite, constante dans les cas de fracture compliquée, c'est-à-dire « une inflammation diffuse analogue aux lésions du foie et des poumons ».

Enfin, après avoir indiqué la nécessité de distinguer la pathogénie des lésions locales et la pathogénie de la maladie générale, M. Ranvier concluait (1) : « La pathogénie des lésions est facile : on a affaire à des inflammations diffuses, il ne s'agit pas d'infarctus dus à des embolies... Il faut mettre complètement de côté la théorie de la thrombose et de l'embolie. Dans mes autopsies j'ai examiné avec grand soin les vaisseaux, les veines en particulier, et je n'ai pas trouvé les vaisseaux plus altérés que dans les plaies sans infection purulente. Si d'autre part on examine les infarctus produits par les embolies, on n'y trouve jamais de pus, jamais d'inflammation interstitielle; il peut y avoir de l'inflammation périphérique, mais jamais interstitielle. » M. Ranvier rejetait donc l'origine embolique des abcès viscéraux au nom de l'anatomie.

Au contraire M. Hayem (1871) n'hésita pas à recon-

(1) Ranvier, Ibid., p. 494.

naître un processus embolique dans tous les abcès métastatiques, qui, d'après lui, commenceraient par des taches anémiques dans le parenchyme des viscères (1). Après avoir décrit l'anatomie microscopique de ces taches anémiques et celle des abcès, il conclut : « Si l'on rapproche cette description (celle des abcès) de celle des taches pâles anémiques, on aura ainsi le tableau de la formation des abcès métastatiques par embolies capillaires, et l'on en conclura que bien certainement les infarctus décolorés ne sont autres que des abcès métastatiques en voie d'évolution et que ceux-ci prennent naissance de la manière suivante : Arrêt, dans les capillaires et quelquefois dans les artérioles, de globules blancs apportés par les artères hépatiques (M. Hayem étudia surtout les abcès du foie); coagulation du sang dans les branches de la veine porte ; pénétration dans les veines sus-hépatiques de quelques globules blancs qui ont franchi le réseau capillaire, et qui sont au moins en partie retenus par les coagulations qui se forment aussi dans les veines sus-hépatiques; puis, pendant l'évolution de ces troubles circulatoires, passage des globules blancs à travers les capillaires intermédiaires entre les rameaux artériels et porte d'une part, et les rameaux sus-hépatiques d'une autre, et production d'une infiltration purulente, puis de petites collections qui sont déjà de véritables abcès et qui par leur réunion formeront des foyers de plus en plus volumineux.

» En même temps destruction des cellules hépatiques dans les points où s'arrêtent et s'accumulent les leucocytes, mais pas de néoplasie cellulaire, soit dans les cellules du parenchyme, soit dans les cellules du tissu interstitiel. »

M. Hayem différait donc complètement d'avis avec

(1) Hayem, des Embolies capillaires dans la Pyohémie (Gazette hebdomadaire, 1871, 9 juin, n° 19).

M. Ranvier. Il insistait d'ailleurs, comme je l'exposerai plus loin, sur la nécessité pour les globules de pus de posséder des qualités spéciales qui les rendent aptes à produire des abcès.

Peu après, en 1872 et en 1875, M. Chauveau (1) prit en main la question des abcès pyohémiques et démontra expérimentalement l'insuffisance de la théorie de l'embolie. Il obtint en effet dans le cerveau des infarctus et des abcès miliaires en tout semblables aux abcès pyohémiques, en injectant dans la carotide, à des chevaux, du pus minutieusement filtré ou plutôt tamisé et incapable de s'arrêter et de produire des obstructions dans les capillaires. Comment soutenir dès lors la nécessité de l'embolie? Que dans certains cas, nombreux peut-être, il y ait embolie; que des emboles soient souvent les véhicules de l'agent sous l'influence duquel se produisent les abcès : c'est possible. Mais il faut forcément avouer que, même dans les cas de ce genre, les infarctus et les abcès ne sont pas dus au processus embolique, c'est-à-dire à l'obstruction vasculaire mécanique produite par l'embole, mais qu'ils résultent de la nature ou de la qualité même de l'embole. Telle est au surplus la manière de voir qui concilie les opinions et efface les contradictions de savants et de chercheurs aussi distingués que Virchow, Panum, O. Weber, Feltz, Verneuil, Ranvier, Hayem et Chauveau. L'histoire de la doctrine de l'agent phlogogène a donc à ce titre un intérêt tout particulier.

(1) Chauveau, Physiologie des virus (Revue scientifique, 1872, n° 2, 13 juillet, n° 4, 27 juillet). — De l'Agent pyohémique (Revue scientifique, 1875, septembre n° 11, p. 256).

CHAPITRE V

Doctrine de la propriété phlogogène du pus ou de tout autre agent.

La propriété phlogogène est la vertu que possède un corps quelconque de susciter, par sa seule présence, une inflammation des tissus vivants au sein desquels il est porté. Il importe d'insister au préalable sur la différence qui sépare la théorie de la propriété phlogogène et la théorie de l'embolie. La première méconnaît absolument la nécessité d'une obstruction vasculaire mécanique pour la genèse de l'abcès, elle n'accorde au moins à cette obstruction possible aucun rôle pathogénique ; la seconde, au contraire, considère l'obstruction vasculaire comme étant le mécanisme indispensable, *sine qua non*, du développement des abcès pyohémiques.

L'idée d'attribuer au pus la propriété phlogogène est fort ancienne, le nom seul est nouveau dans cette théorie. Le pus attire le pus, avaient dit les anciens en termes généraux ; mais Quesnay (1) (1749) fut le premier à appliquer cet adage à la résorption de la matière purulente : « On a quelquefois trouvé, dit-il, dans ceux qui meurent huit ou dix jours et même plus longtemps après que les premiers accidents de la résorption ont paru, des inflammations et des abcès ensemble, tantôt dans le mésentère, tantôt dans les poumons, le plus souvent dans le foie et quelquefois dans le cerveau ; d'où il paraît que les abcès qui se forment à l'occasion de cette ré-

(1) Quesnay, Traité de la suppuration, 1749, p. 344.

sorption sont rarement de simples dépôts produits par la seule collection des matières repompées, qu'ils sont au contraire presque toujours la suite d'une inflammation causée par ces matières. » Quesnay reconnaissait donc évidemment au pus résorbé la propriété de développer une inflammation dans les parenchymes qu'il infiltre, et c'est ainsi qu'il expliquait les abcès multiples consécutifs à la résorption.

En 1761, Morgagni fut moins explicite que Quesnay, mais il spécifia néanmoins qu'il suffisait d'une parcelle de pus pour provoquer une phlegmasie suppurative; toutefois il hésita sur la question de savoir si cette phlegmasie était due à une rétention ou à une irritation ; dans les deux cas, du reste, c'était la parcelle de pus qui jouait le rôle principal dans la genèse du foyer purulent (1).

Quesnay et Morgagni n'appuyaient leurs convictions sur aucune preuve matérielle; Gaspard apporta le premier un témoignage expérimental à la théorie de la propriété phlogogène du pus. Les quatre expériences entreprises par Gaspard (2) (1822) avaient pour but de démontrer la possibilité de l'absorption du pus par les séreuses et le tissu cellulaire. Impuissantes à fournir cette démonstration, elles prouvèrent au contraire la vertu phlogogène du pus. Ces expériences ont une telle importance qu'elles méritent d'être résumées.

(1) « Videtur secundum eas observationes, dit-il, pus in viscera aliunde invectum non puris formâ semper deponi, sed haud raro saltem nonnullas ejus particulas, cum sanguine permistas et prorsus disjunctas, in augustiis quibusdam fortasse glandularum lymphaticarum hærere; easque, ut in veneorum bubonum productione fit, obstruendo aut irritando, eoque humores præterituros retinendo distendere et multo copiosoris quam quod advectum est puris generationi, a rigoribus illis et horroribus significatæ causam præbere. Quâ ratione illud quoque intelligitur quomodo plus puris in visceribus et caveis corporis, sæpe deprehendatur quam modicum vulnus dare potuisset. » Morgagni, de Sedibus et causis morborum, 1761, 51e lettre: des Blessures et des coups à la tête.

(2) Gaspard, Mém. phys. sur les maladies purulentes et putrides (Journal de Magendie, 1822, p. 5).

Exp. I. — Le 18 septembre 1808, 2 gros (6 grammes) de pus furent injectés dans le péritoine d'un chien. Des symptômes d'infection septicémique se manifestèrent. Une péritonite purulente éclata et tua l'animal. Les lésions furent exclusivement celles de la péritonite purulente et de la septicémie.

Exp. II. — Le 25 septembre 1808, même expérience, mêmes résultats.

Exp. III. — Le 28 septembre 1808 du pus fut introduit dans la plèvre d'un chien; aucun accident ne survint; on sacrifia l'animal vingt heures après l'injection; on trouva une pleurésie purulente double.

Exp. IV. — Le 28 septembre 1808 du pus fut injecté dans le tissu cellulaire d'un chien; un abcès se développa dans le point injecté sans autres accidents.

De ces expériences Gaspard conclut que « le pus est susceptible d'être absorbé, quoique cependant il cause l'inflammation des membranes séreuses et du tissu cellulaire avec lesquels il se trouve en rapport ». Cette conclusion était à la fois trop générale et incomplète, et il eût été, je crois, plus juste d'y substituer la suivante : Le pus, dont la partie liquide est susceptible d'être absorbée par les membranes séreuses et le tissu cellulaire avec lesquels il se trouve en rapport, cause l'inflammation de ces membranes et de ce tissu.

Gaspard ne s'en tint pas là; il inocula, en 1822 (1), de l'eau putride dans le tissu cellulaire : il obtint un abcès gangréneux qui guérit. Dans la plèvre et le péritoine le résultat fut la mort avec accidents septicémiques, mais aussi avec pleurite ou péritonite. Gaspard insista encore, en 1824, sur les lésions locales engendrées par ces inoculations, qu'il compara aux effets produits sur l'endocarde par les injections putrides dans les veines.

(1) Gaspard, Mém. phys., etc. (Journal de Magendie, 1822, p. 21)

Ainsi l'eau putride aussi bien que le pus semblait donc, d'après les expériences de Gaspard, jouir de la propriété de provoquer des phlegmasies locales. Mais en y regardant de plus près, en analysant les expériences, on ne tarde pas à découvrir que dans les cas d'inoculation d'eau putride dans les séreuses les phénomènes engendrés par l'absorption des liquides septiques prédominent, et que les phénomènes locaux doivent être plutôt attribués à un travail de nécrose suscité par le contact des matières en putréfaction ; qu'enfin il existe une réelle différence entre le processus qui suit l'inoculation putride (abcès gangréneux) et le processus déterminé par l'inoculation du pus ordinaire (abcès simple) dans le tissu cellulaire. Dans le premier cas ce sont des symptômes généraux graves, puis un abcès gangréneux contenant de la sanie purulente plutôt que du pus ; dans le second cas c'est un abcès franc dans le point inoculé, sans autres accidents.

Gaspard lui-même vit bien d'ailleurs la différence ; car s'il reconnut au pus la puissance d'allumer l'inflammation, il se borna à comparer les lésions locales consécutives aux inoculations avec les lésions de l'endocarde qu'il avait observées après les injections d'eau putride.

En 1826, Leuret (1), Trousseau et Dupuy (2) firent après Gaspard des inoculations de liquides putrides non filtrés, et ils constatèrent des phénomènes de phlegmasie locale.

Cruveilhier (1826-33-34) reconnut au pus la puissance phlogogène ; mais ce n'était qu'à sa qualité de corps étranger introduit dans le sang qu'il accordait cette puissance. En 1826 (3), il avait formulé comme conclu-

(1) Leuret, Mém. cité in Arch. gén. de méd., 1826, t. XI, p. 98.

(2) Trousseau et Dupuy, Mém. cité in Arch. gén. de méd., 1826, t. XI, p. 373.

(3) Cruveilhier, Mém. cité in Nouvelle Bibliothèque médicale, 1826, t. IV, p. 153.

sion de ses expériences, et s'était efforcé d'élever au niveau d'un axiome, cette proposition : « Tout corps étranger introduit en nature dans le système veineux détermine, lorsque son élimination par les émonctoires est impossible, des abcès viscéraux entièrement semblables à ceux qui succèdent aux plaies et aux opérations chirurgicales, et ces abcès sont le résultat d'une phlébite capillaire de ces mêmes viscères. » Pour le prouver, Cruveilhier avait injecté diverses substances, et entr'autres du mercure, dans la jugulaire ; il avait montré des globules de ce métal disséminées dans les poumons, où ils étaient entourés d'une zone d'induration et plus tard de foyers purulents. Le pus, avait-il dit, donne les mêmes résultats ; mais il n'avait entrepris aucune expérience avec cette substance, ce qui ne l'empêcha pas de conclure que le pus agissait, à la manière du mercure, comme corps irritant. « Le pus, dit-il (1), en circulation avec le sang est arrêté dans les divers départements du système capillaire ; partout il détermine des phlébites capillaires ou des inflammations plus ou moins circonscrites qui parcourent plus ou moins rapidement leurs périodes pour produire des abcès. » Et plus loin : « Le pus mêlé au sang n'est plus du pus, mais bien un corps irritant. »

Cruveilhier accordait donc au pus la puissance phlogogène ; mais cette puissance n'avait, suivant lui, rien de spécifique : une épine implantée dans les tissus la possédait au même degré.

Les expériences de d'Arcet (2) (1842) « sur le premier produit de la décomposition du pus », de même que celles de Lebert (3) (1845) et de Castelnau et Ducrest

(1) Cruveilhier, Anat. path. avec planches, 1833, t. I, 2e partie : Organes respiratoires, phlébite et abcès viscéraux, etc., pl. I, II et III, liv. XI, p. 8, § 26.

(2) D'Arcet, thèse citée, 1842, p. 25.

(3) Lebert, Physiologie pathologique, 1845, t. I, p. 313.

(1846) (1) pourraient assurément être invoquées à l'appui de la doctrine qui nous occupe; elles ne prouveraient pourtant rien en sa faveur. En effet d'Arcet a conclu des siennes à la production d'un engorgement par obstruction mécanique; Lebert et Castelnau et Ducrest se sont appuyés sur les leurs pour admettre la théorie de l'inflammation sous l'influence de la dyscrasie purulente. Or rien n'autorise encore, dans ce que l'histoire vient de nous apprendre sur la puissance phlogogène du pus, à accuser de fausseté ces diverses interprétations. Tout ce qu'on peut dire, c'est que les expériences d'injection de pus de d'Arcet, de Lebert et de Castelnau et Ducrest n'infirment en rien la théorie de l'activité phlogogène du pus, et que leurs résultats peuvent aussi bien être expliqués par cette théorie.

Castelnau et Ducrest ont pourtant apporté une preuve de l'activité propre du pus que je ne saurais passer sous silence. Après les injections de pus, ces auteurs ont étudié les injections de matières pulvérulentes, se demandant quel degré de certitude il fallait reconnaître à la proposition de Cruveilhier ci-dessus énoncée, et jusqu'à quel point était vraie l'identité d'action que cet anatomiste attribuait au pus et au mercure.

Une revue rétrospective des injections faites dans le sang de matières autres que le pus et une série d'expériences pratiquées par eux-mêmes, conduisirent Castelnau et Ducrest aux conclusions suivantes : « En résumé (2) les expériences qui précèdent démontrent que les diverses substances étrangères, introduites dans la circulation, ont un mode particulier d'agir qui n'est pas celui du pus, et qui n'est pas en général de déterminer des abcès multiples; et encore, lorsque ces abcès multiples sont produits, ont-

(1) Castelnau et Ducrest, Mém. cité, in Mém. de l'Acad. Roy, de Méd., 1846. Expériences passim.

(2) Id., Ibid., p. 115.

ils des caractères anatomiques différents de ceux causés par le pus, et ne s'accompagnent-ils pas de cet ensemble de phénomènes qui est le cortège inséparable de ceux-ci. »

Le pus jouirait donc, d'après nos auteurs, d'une capacité particulière et propre de développer des abcès, dont ne jouiraient pas également les autres corps étrangers.

Glæsel, en 1847 (1), élève de M. Sédillot et par conséquent organe de l'opinion de son maître, soutint aussi un système où l'activité du globule de pus était implicitement reconnue, bien qu'elle fût encore réduite au degré de celle d'un corps étranger quelconque : « Le globule de pus, dit-il, versé dans le torrent de la circulation, arrive avec le sang dans les capillaires et s'y arrête. Agissant comme un corps étranger, il ne tarde pas à y donner naissance à une inflammation d'abord extrêmement limitée. Mais si une nouvelle quantité de pus s'y ajoute à la première, il se fait un nouvel engouement, une nouvelle inflammation, et le noyau ou bien se résorbe, ce qui est très rare, ou bien, parcourant les phases inflammatoires ordinaires, aboutit, à son dernier terme, à la suppuration, et l'abcès pyohémique est formé. » Glæsel avait d'ailleurs soin d'ajouter que l'action du pus n'est pas seulement mécanique ; il invoquait même à ce sujet deux expériences de M. Sédillot montrant en effet la perméabilité des capillaires au pus. Comment donc alors se fait la stase du globule du pus dans le capillaire ? « Les capillaires intacts et par conséquent perméables à un premier passage du pus, s'irritent bientôt sous l'influence de ce liquide, s'engouent et déterminent dès lors, par la diminution de leur calibre, l'arrêt du globule (2). »

L'activité phlogogène du globule de pus se devine au moins dans ces deux passages de la thèse de Glæsel; quant au mécanisme de la stase du globule, Stricker,

(1) Glæsel, thèse citée, 1847, p. 18.
(2) Id., Ibid., 19.

comme on le verra plus loin, devait plus tard démontrer ce que Glæsel avait soupçonné dès 1847.

En 1849, M. Sédillot (1) lui-même prit la question en main et avança plus loin que ses devanciers dans la voie qui devait mener à la démonstration positive de la puissance phlogogène du globule de pus. Il constata expérimentalement que parmi les éléments du pus les globules seuls possèdent la propriété de développer des inflammations suppuratives dans les viscères, et par conséquent contiennent seuls le principe que nous qualifions du nom de phlogogène. Cette conclusion ressort des expériences 8, 9, 10, 11 du livre de M. Sédillot, où du sang frais coagulé et trituré fut injecté sans qu'il s'ensuivît d'abcès viscéraux; des expériences 34, 35, 36, 37, 38, 39, 40 et 42, dans lesquelles de la sérosité purulente ou de l'eau putride filtrée furent injectées et ne produisirent que des accidents et des lésions septicémiques, telles que les avaient décrits Gaspard, sans traces d'abcès; enfin des expériences 33, 43, 44 et 45, où des globules de pus lavés à l'eau chlorée furent injectés et provoquèrent des abcès métastatiques bien formés. Donc, si la sérosité purulente privée de globules, si le sang coagulé et trituré sont incapables de provoquer des abcès dans les viscères, et que, d'autre part, les globules du pus privés de sérosité et même désinfectés par le chlore engendrent au contraire des foyers purulents multiples, il faut conclure que les globules jouissent seuls de la capacité phlogogène.

Bonnet (de Lyon) (2) (1855) crut positivement aussi à l'activité propre du globule de pus. « Lorsque le pus injecté dans les veines ou transporté dans la circulation à la suite d'une plaie, dit-il, produit des abcès viscéraux multiples, il est probable qu'il se dépose mécaniquement dans le système capillaire, où son passage éprouve des

(1) Sédillot, de l'Infection purulente ou pyohémie, 1849.

(2) Bonnet (de Lyon), Mém. cité in Gazette médicale de Lyon, 1855, p. 6.

obstacles par suite de l'étroitesse des vaisseaux; mais le pus transporté par la circulation et mécaniquement arrêté n'est qu'une partie de celui qui constitue les abcès métastatiques, comme l'ont constaté Gamgee et Faivre, qui ont trouvé le pus de ces abcès secondaires beaucoup plus considérable que le pus injecté ; ce dernier agit donc comme générateur d'un liquide analogue, soit qu'il produise une inflammation purulente, soit que son action ait quelque rapport avec celle d'un levain. »

Nous avons vû que Virchow lui-même en 1856 (1), tout en édifiant la théorie de la thrombose et de l'embolie, fut cependant obligé de convenir que l'embole, pour être infectant, c'est-à-dire pour produire l'abcès pyohémique, devait posséder des qualités spéciales qu'il puisait soit dans sa constitution ichoreuse, soit dans la dyscrasie (ichorrhémie, septicémie). Virchow avait reconnu dans ses expériences qu'entre le processus hémorragique simple de l'embole ordinaire et le processus phlegmasique de l'embole pyohémique, la différence était grande. Or, qu'était-ce autre chose que cette spécificité de l'embole, sinon la propriété phlogogène? Mais Virchow n'a point recherché quel était l'agent ou le principe actif de cette propriété ; d'ailleurs il accordait à l'embolie un rôle capital et prépondérant.

En 1859, Schiff (2) injecta du pus dans la plèvre d'un chien et détermina ainsi une pleurésie purulente ; mais il étudia surtout la fièvre et négligea la lésion.

Panum, en 1862 (3), tout en accordant, comme Virchow, un rôle nécessaire au processus embolique, reconnut cependant que pour être pyohémique, c'est-à-dire

(1) Virchow, Gesammelte Abhandlungen, 1856, S. 225-232 — über Capillare Embolie (Arch. für path. Anat., 1856, B. IX, S. 307).

(2) Schiff, über die Fieberhitze (Allgem. Wien. med. Zeitg., 1859, n° 41-42).

(3) Panum, Experimentelle Beïtrage, etc. (Virchow's Arch., 1862, B. XXV).

pour produire un abcès, l'embole devait avoir une constitution et une nature particulières et subir un travail spontané de décomposition ; mais il n'étudia pas la propriété phlogogène proprement dite.

Au contraire Flourens, en 1863 (1), apporta un très important contingent d'expériences démonstratives de l'activité phlogogène du pus.

Dans ses études sur les abcès du cerveau, ce savant physiologiste avait constaté à la fois la facilité avec laquelle le pus se produit et la facilité avec laquelle il se résorbe. Dix ou douze heures après l'introduction d'un corps étranger, il y a du pus ; et du quarantième au cinquantième jour, il n'y en a plus, l'animal est guéri. Comparant ces résultats aux phénomènes de l'infection purulente, il se demanda « comment, dans ses expériences, la résorption du pus amène la guérison, et, dans les opérations chirurgicales, la résorption du pus cause la mort? » Pour résoudre ce problème, Flourens entreprit une série d'expériences.

I. Deux ou trois gouttes de pus furent déposées sur la dure-mère de plusieurs chiens, mise à découvert à l'aide d'une couronne de trépan. Les animaux tombèrent dans un coma vigile : un flux perpétuel de pus s'écoula par l'ouverture du crâne ; au bout de deux ou trois jours au plus, la mort survint. On trouva à l'autopsie du pus dans le crâne autour du cerveau et dans les ventricules. Il n'y avait de pus dans aucun autre viscère.

II. Quelques gouttes de pus pris sur la dure-mère d'un des chiens des expériences précédentes furent portées dans la plèvre d'un autre chien parfaitement sain. Au bout de quelques heures l'animal mourut ; on trouva une pleurésie purulente double ; il n'y avait de pus nulle part ailleurs.

(1) Flourens, Note sur l'infection purulente (Comptes rendus de l'Académie des sciences, 1863, t. LVI, p. 241-244, 409-411 et p. 1025).

III. Du pus fut porté sur les muscles abdominaux d'un chien parfaitement sain. L'animal mourut au bout de quatre jours; on trouva une énorme infiltration de pus qui s'était glissée entre les divers muscles de l'abdomen.

IV. Jusqu'ici le pus avait été porté d'un animal sur un autre. Sur le même animal, Flourens prit du pus d'un viscère inoculé et l'inocula sur un autre viscère; du pus pris sur la dure-mère fut, par exemple, porté dans la plèvre; le cinquième jour l'animal mourut avec une pleurésie purulente. La même expérience réussit sur tous les viscères ou organes, même le péricarde.

Ainsi, du pus porté d'un animal sur un autre animal, ou, sur le même animal, d'un viscère sur un autre viscère, transmet à cet autre animal ou à cet autre viscère une affection purulente des plus violentes et qui finit par causer la mort. Flourens, tout en voyant dans ces résultats des preuves nouvelles de la résorption purulente, insista particulièrement sur cette genèse inflammatoire circonscrite dans le point de l'inoculation du pus. « Dans tous ces cas, dit-il, le pus a agi comme virus ou comme poison. En serait-il de même de toute espèce et même de toute qualité de pus? »

Pour répondre à M. J. Guérin, qui prétendait que le pus n'agissait comme poison que lorsqu'il avait été altéré par l'air, et parlait déjà des avantages de sa méthode sous-cutanée, Flourens renouvela ses expériences; mais au lieu de pus en nature il transporta des abcès enkystés tout entiers avec leurs kystes, et dont le pus était par conséquent, croyait-il, à l'abri du contact de l'air. Les résultats furent les mêmes. Il essaya au contraire du pus qui avait été exposé à l'air pendant trois jours, et ne réussit pas. Dès lors il conclut : « Le pus a donc une virulence propre et indépendante de l'action de l'air... Ce n'est que lorsque le pus est transporté d'un animal sur un autre, ou d'un organe sur un autre, qu'il agit comme poison. »

Quant à nous, nous reconnaissons sans peine dans les résultats des expériences de Flourens, dans cette virulence qui donne au pus la propriété inflammatoire, les effets de ce que nous appelons la propriété phlogogène.

En 1864, O. Weber s'occupa plus spécialement de l'étude et de la recherche des principes pyrogènes; ce n'est même qu'incidemment qu'il parla de l'action phlogogène, qui n'était à ses yeux qu'une conséquence de la pyrogénie.

Il reconnut pourtant, comme Virchow et Panum, la nécessité de l'embolie; il s'attacha même à rechercher comment de petits emboles pouvaient donner lieu à de gros abcès, et il n'invoqua pas, il est vrai, dans ce cas, l'activité phlogogène de l'embole. D'ailleurs, je le répète, cette propriété phlogogène était considérée par Weber comme une sorte de corollaire de l'action pyrogène (1). Il soutint que le principe actif pyrogène et phlogogène était liquide et cita à l'appui de son dire une expérience dans laquelle une pleurésie purulente fut produite sur un chien dans la plèvre duquel il avait injecté du pus pleural provenant d'un sujet atteint de pyohémie. Ce pus avait été préalablement filtré et dépouillé de globules purulents. Mais, d'autre part, O. Weber rapporta une série d'expériences d'injection de pus frais très soigneusement filtré et par conséquent privé non seulement de tout élément capable de faire embolie, mais aussi d'une grande partie de ses globules, où il n'aboutit à produire aucune lésion métastatique. J'ai d'ailleurs signalé plus haut combien il est illogique qu'un liquide soit phlogogène lorsqu'on le met en contact avec une membrane séreuse, alors qu'il ne l'est pas lorsqu'il circule dans la trame de cette membrane.

En 1865, Billroth (2), tout en considérant l'effet phlo-

(1) O. Weber, Mém. cité in Deutsche Klinik, 1864, n° 51, p. 497.
(2) Billroth, Mém. cité in Archiv für Klinische Chirurgie, 1865, p. 475.

gogène comme un satellite de l'effet pyrogène, fut cependant plus explicite que O. Weber. Il entreprit même trois séries d'expériences pour démontrer l'effet phlogogène et en découvrir l'agent.

Il injecta sous la peau à des animaux : 1° du pus de bonne nature; 2° du pus ichoreux; 3° des liquides putrides. Dans les trois cas il obtint des abcès au lieu même de l'inoculation. Gaspard, nous le savons, avait déjà pratiqué les mêmes expériences.

Billroth inocula en outre du pus d'abcès froids, mais sans résultat. Il prétendit encore que le pus frais est plus phlogogène que le pus putride!!

Enfin il rechercha le principe actif phlogogène et tenta de démontrer sa nature moléculaire. Pour ce faire il pratiqua trois injections sous-cutanées :

1° Avec du sérum sanguin transsudé, recueilli par la ponction d'une ascite; il ne se produisit ni inflammation, ni fièvre;

2° Avec l'exsudat séreux lié à une inflammation aiguë et contenant quelques globules de pus; il y eut une fièvre légère, mais pas de phlegmasie locale;

3° Avec du pus chaud pyohémique récemment formé; il se manifesta une inflammation locale violente et une fièvre vive.

Billroth conclut de là que l'activité phlogogène et pyrogène des liquides inoculés est en rapport avec la quantité des éléments corpusculaires qu'ils contiennent, ce qui militerait beaucoup, d'après lui, en faveur de la nature moléculaire des agents phlogogènes et pyrogènes.

Cette conclusion fut vivement critiquée par M. Chauveau (1) (1872), qui fit remarquer que les résultats des expériences de Billroth étaient ébranlés par cette considération, que les liquides injectés étaient différents. « Il

(1) Chauveau, Physiologie des virus (Revue scientifique, 1872, n° 2, 13 juillet).

eût fallu, dit-il (1), faire les trois injections avec la même humeur purulente, complète dans un cas, privée d'une partie de ses corpuscules dans un autre, et dans le dernier complètement dépouillée de ses éléments solides, c'est-à-dire, réduite à la partie séreuse. »

D'ailleurs, poursuivit M. Chauveau, les conclusions de Billroth sont complètement fausses. Si la sérosité d'une ascite n'est pas phlogogène, c'est parce qu'elle provient d'un processus qui n'est pas inflammatoire. Si le pus chaud est phlogogène, c'est parce que c'est un produit éminemment inflammatoire. Quant aux globules, ils n'y sont pour rien. En effet, la deuxième injection, pratiquée avec un liquide porteur de globules, n'a nullement été phlogogène. Les expériences de Billroth ne prouvent donc pas la nature moléculaire de l'agent phlogogène. Je me hâte d'ajouter que M. Chauveau ne protestait ici que contre la légitimité de la conclusion, étant donné les expériences.

L'année suivante Hemmer (2) (1866) parla d'abcès provoqués par des inoculations putrides.

En 1869, Hueter (3) admit en entier la théorie de Weber sur la propriété phlogogène du pus, qu'il attribua exclusivement à la partie liquide de cette humeur. L'embole ne serait, d'après lui, capable de produire un abcès que lorsqu'elle contient du sérum de pus.

En 1871, M. Ranvier (4) chercha, comme je l'ai dit, ailleurs que dans l'embolie la raison des abcès métastatiques de la pyohémie et inclina vers l'idée que les globules de pus infiltrés par des organismes inférieurs et ayant acquis ainsi de nouvelles propriétés, pénétraient dans la circulation, étaient arrêtés dans les organes et engendraient les abcès.

(1) Chauveau, Ibidem p. 37.
(2) Hemmer, Mém. cité; Munchen, 1866.
(3) Hueter, Handbuch, etc., p. 62 : die Pyämischen Fieber, 1869, B. I.
(4) Ranvier, Mém. cité in Lyon médical, 28 mai 1871, nº 11. p. 495.

M. Hayem, également en 1871 (1), partisan déclaré de l'embolie purulente, reconnut cependant la nécessité d'une transformation du globule de pus pour le rendre apte à former des embolies phlogistiques. « Nous avons vu, dit-il, que les embolies capillaires qui sont le point de départ des abcès sont dues à l'arrêt des leucocytes ou globules blancs, et nous avons admis avec M. Cohnheim que le pus était formé par le passage de ces éléments à travers les parois vasculaires.

» Or à l'état normal, dans les conditions physiologiques, les globules blancs cheminent sans encombre dans les vaisseaux; ils ne viennent pas se bloquer à la façon de fines particules étrangères dans les capillaires pour produire des désordres circulatoires, puis un nouveau foyer de suppuration.

» Sous quelles influences, pour quelles raisons ces éléments inoffensifs deviennent-ils non seulement corps étrangers, mais encore irritants? »

Recherchant cette influence, M. Hayem exposa que le leucocyte avant son extravasation constituait un élément normal du sang; qu'après son extravasation dans la plaie pour former le pus ou son emprisonnement dans un caillot, il était bientôt troublé dans sa nutrition et perdait ses caractères anatomiques et physiologiques. « Ces altérations, dit-il, peuvent être dues à des causes très variées, parmi lesquelles on compte l'ancienneté de leur extravasation ou de leur arrêt dans les vaisseaux; les modifications chimiques fort variables du sérum qui les tient en suspension, lorsqu'ils font partie constituante du pus; les propriétés des divers liquides exsudés, qui se mélangent avec le pus et en changent la nature et la composition; le développement dans ces

(1) Hayem, Mém. cité in Gazette hebdomadaire, 1871, 9 juin, p. 291 et suiv.

liquides d'organismes inférieurs qui adhèrent aux globules blancs et s'introduisent dans leur substance.

» Au microscope il est facile de voir que les globules de pus ou ceux que contiennent les détritus des caillots sont susceptibles de modifications nombreuses. Qu'il nous suffise de citer les altérations vésiculeuse ou colloïde, muqueuse, l'infiltration graisseuse, la présence de vibrions ou de divers organismes inférieurs, modifications qui s'accompagnent de la perte des propriétés physiologiques connues sous le nom de mouvements amiboïdes.

» D'ailleurs, même dans le pus frais, surtout lorsque le foyer communique avec l'air extérieur, les globules de pus, sans être nettement altérés anatomiquement, présentent fort rarement des mouvements amiboïdes comme ceux des leucocytes du sang, soit par suite du contact de l'air, soit parce que le sérum du pus n'est pas le milieu physiologique nécessaire à l'entretien de la contractilité des globules. »

M. Hayem était tellement persuadé de la nécessité pour les globules de pus d'acquérir cette propriété ou cette qualité spéciale phlogogène, qu'il ajoutait : « M. Verneuil a désigné sous le nom de pus pur celui qui, introduit dans les vaisseaux, ne produit aucun accident consécutif. D'après les remarques précédentes, si un pareil pus existe réellement, cela doit tenir non seulement à l'innocuité du sérum, mais encore à l'une des particularités suivantes : Transformation graisseuse des leucocytes, telle que les éléments puissent facilement être réduits en détritus granuleux (ce qui doit exister, ainsi que M. Hénocque l'a fait remarquer, dans les cas d'abcès froids invoqués par M. Verneuil) ; ou bien conservation normale des propriétés physiologiqnes des leucocytes, de sorte que l'introduction de ces éléments dans le sang ne produise qu'une leucocytose passagère.

» Presque toujours le pus déterminera des accidents,

et ceux-ci seront dus non seulement aux propriétés septiques de la partie liquide résorbée (septicémie), mais encore aux altérations physiologiques et anatomiques des leucocytes (embolies capillaires), et les lésions métastatiques offriront des variétés correspondantes à ces diverses altérations. »

A l'Académie de médecine, M. J. Guérin (1) (1871) admit aussi pour la genèse des abcès métastatiques articulaires et sous-cutanés une théorie qui n'était en réalité que celle de la propriété phlogogène fondée sur l'ancien adage « le pus attire le pus ».

Il prétendit que les abcès métastatiques sous-cutanés et articulaires sont produits par la migration du pus et des globules purulents à travers le tissu cellulaire et le long des gaines tendineuses; tandis que les abcès viscéraux sont produits par la migration des mêmes éléments à travers les vaisseaux capillaires, où ils font embolies et infarctus.

Pour établir cette doctrine, M. J. Guérin s'appuya sur :

1° L'œdème qui entoure constamment tout foyer purulent et qui serait causé par la migration du pus ;

2° Les fusées purulentes qui filent le long des gaines tendineuses;

3° L'action aspiratrice des mouvements, qui provoquent une tendance au vide autour des articles ;

4° L'expérience qui montre qu'une goutte de pus déposée dans le tissu cellulaire y provoque un abcès ;

5° Sur ce que les expériences qui consistent à injecter du pus dans les veines donnent des abcès pulmonaires, mais point d'abcès sous-cutanés. (Les expériences 7 et 11 de Castelnau et Ducrest fournissent des exemples contradictoires.)

Toutes réserves gardées sur l'activité voyageuse ac-

(1) J. Guérin, Bulletin de l'Académie de médecine, 1871, 20 juin, p. 398.

cordée au globule de pus, l'activité inflammatoire propre du pus n'en était pas moins formellement reconnue par M. J. Guérin.

Toujours en 1871, Recklinghausen (1) émit aussi des doutes sur la nature embolique des lésions pyohémiques. De même que M. Ranvier, il expliqua les abcès par une irritation locale déterminée par des micrococcus qu'il aurait rencontrés sous forme d'amas dans les organes abcédés.

C'est alors, en 1872, que M. Chauveau publia (2) un travail d'une importance capitale au sujet de la question qui nous occupe.

La doctrine de l'embolie était, en somme, généralement acceptée à la suite de la discussion de l'Académie de médecine et surtout du plaidoyer que M. Verneuil avait fait en sa faveur. La pyohémie était considérée comme étant une septicémie embolique par la plupart des chirurgiens ; la nature du poison septique et sa constitution semblaient être les seules inconnues du problème. M. A. Guérin, se faisant l'organe d'une minorité, avait bien protesté contre l'hypothèse des embolies secondaires ; aucune satisfaction n'avait été donnée à ses justes protestations. La difficulté d'expliquer les abcès de la grande circulation, ceux des muscles et des articulations par des embolies, même avec l'hypothèse imaginée par O. Weber, restait cependant le point faible de la doctrine.

Alors vint en 1872 M. Chauveau, qui soutint que toutes les expériences d'injection de pus jusque-là entreprises démontraient les propriétés phlogogènes du pus et nullement la théorie de l'obstruction mécanique.

Que l'on étudie en effet ces expériences et l'on verra :

(1) Recklinghausen, Verhandlungen der physikalisch Medizinischen Gesellschaft, zu Würzburg, 1871.

(2) Chauveau, Physiologie des virus (Revue scientifique, 1872, t. III, n° 2, 13 juillet, n° 4, 27 juillet).

Gaspard (1822) produire la mort immédiate, foudroyante lorsqu'il injecta du pus en quantité suffisante pour obstruer les vaisseaux, et ne produire au contraire que des ecchymoses (infarctus) viscérales, lorsqu'il injecta soit du mercure, soit du pus à doses faibles, à doses circulables, si je puis m'exprimer ainsi;

Boyer (1834) provoquer la mort par obstruction vasculaire en injectant des globules de pus concrets et incapables de circuler;

Au contraire Günther (1834) provoquer des abcès en injectant des doses faibles de pus bien filtré circulable à travers les capillaires;

D'Arcet (1842) n'aboutir sur 12 expériences qu'à produire 1 fois accidentellement des abcès douteux, parce qu'il injectait du pus décomposé à l'air et chargé de caillots oblitérateurs qui amenaient des stases, mais point d'abcès;

Au contraire, Lebert (1845) provoquer avec du pus bien filtré des ecchymoses viscérales (infarctus);

Castelnau et Ducrest obtenir des abcès avec du pus débarrassé avec soin des corps grumeleux capables d'obturer les vaisseaux;

Enfin MM. Sédillot (1849) et Gamgee (1855) n'obtenir des abcès véritables qu'avec du pus filtré ou des globules non agglomérés, délayés dans l'eau en tous cas avec un liquide dont la circulation est possible dans les capillaires.

O. Weber, il est vrai, n'obtint pas d'abcès (1864) avec du pus bien filtré et bien liquide, et il en obtint au contraire avec du pus floconneux; mais dans le premier cas le pus n'était-il pas trop bien filtré, trop bien privé de globules phlogogènes? et dans le second cas le pus floconneux contenait en tous cas de bien petits emboles, puisque O. Weber cherchait à produire des embolies microscopiques.

Donc en général les injections de pus n'ont pas agi en produisant des obstructions vasculaires ; et quant aux cas où cette obstruction était indubitable, il est juste de demander avec M. Chauveau (1) « qu'on veuille bien tenir compte des faits déjà acquis à la science par les travaux de Virchow et de son école sur les qualités spéciales que doit posséder l'embole pour être *infectant*, autrement dit, pour faire naître des processus inflammatoires ; et alors on sera convaincu que les localisations phlegmasiques survenues à la suite d'injections pyohémiques ont bien pour cause fondamentale la mise en jeu des propriétés phlogogènes du pus ».

Mais ces preuves rétrospectives sont insuffisantes ; l'expérimentation va, entre les mains de M. Chauveau, en fournir de plus convaincantes et de plus directes ; elle va nous renseigner en outre sur la nature des éléments du pus qui possèdent cette aptitude phlogogène, c'est-à-dire qu'elle va déterminer avec une précision quasi mathématique l'état physique de ces éléments.

Des injections sous-cutanées, puis des injections intra-vasculaires furent successivement pratiquées par M. Chauveau. Mais il importe absolument, avant d'entrer dans le récit de ces expériences, d'insister avec le savant physiologiste de Lyon sur la technique expérimentale.

M. Chauveau fit ressortir :

1° La nécessité de veiller à ce que les liquides injectés soient débarrassés de toute particule grossière capable de jouer le rôle de corps étranger et d'oblitérer les vaisseaux capillaires. L'humeur employée ne doit renfermer ni grumeaux ni caillots, les leucocytes qui en constituent la partie solide doivent être aussi indépendants que les globules sanguins dans le plasma. La filtration sur un tamis com-

(1) Chauveau, Physiologie des virus, p. 36.

posé de plusieurs couches de baptiste superposées donne à ce point de vue les meilleurs résultats. (1) ;

2° La nécessité d'opérer avec de très petites quantités d'humeur, afin d'avoir à comparer des effets minima : 15 gouttes de pus, étendues de 2 ou 3 fois leur volume d'eau distillée, suffisent chez les animaux de grande taille ;

3° L'obligation de ne provoquer aucun traumatisme, aucune irritation par l'introduction du pus dans le tissu conjonctif. La seringue de Pravaz armée d'une aiguille très fine répond entièrement à cette indication ;

4° L'excellence d'un filtre composé de plusieurs couches de papier Berzelius pour séparer les globules du sérum du pus.

Cela posé, M. Chauveau exposa les résultats de neuf séries d'injections sous-cutanées ou hypodermiques de pus non putride et dont voici le résumé :

1° Injections sous-cutanées de tous les éléments du pus très récemment formé (abcès chaud). A la dose de 1 centimètre cube, un liquide composé de 1/3 de pus pour 2/3 d'eau distillée est capable de produire un phlegmon qui se termine en cinq ou six jours par un abcès volumineux.

2° Injections sous-cutanées de sérum et des éléments granuliformes du pus, sans leucocytes. Un fait se dégage de ces expériences, c'est que le pus privé de ses leucocytes est encore phlogogène, mais à un moindre degré que le pus complet. Les phlegmons avortent et se résolvent.

3° Injections sous-cutanées de la partie séreuse du pus dépouillé de tous ses éléments solides (éléments granuliformes et leucocytes). Aucun effet phlogogène sensible ne se manifeste.

(1) Voy. pour les détails, Revue scientifique, 1872, t. III, p. 60.

Mais ne peut-on penser à la rigueur que les substances dissoutes dans le sérum concourent à la manifestation irritante des substances insolubles?

4° Injections sous-cutanées des éléments solides du pus isolés du sérum. L'activité phlogogène est absolument égale à celle du pus complet. Donc cette activité appartient en propre aux éléments solides du pus, le sérum n'y participe en aucune façon.

Il y avait lieu de se demander encore si ces éléments agissaient comme corps étrangers, c'est-à-dire mécaniquement, ainsi que le pensait déjà Cruveilhier en 1826 et en 1833, ou bien s'ils étaient irritants à cause de leur nature particulière, en vertu d'une propriété phlogogène spéciale inhérente à leur constitution moléculaire. Pour résoudre cette question M. Chauveau pratiqua des injections comparatives de sang frais dont la composition est analogue à celle du pus.

5° Injections sous-cutanées de sang frais. Les effets phlogogènes furent toujours nuls.

Mais une objection pouvait être élevée sur la différence de volume des hématies et des globules du pus.

6° Des injections comparatives de leucocytes extraits de ganglions lymphatiques sains furent alors pratiquées. Or, entre les leucocytes lymphatiques et les leucocytes du pus, l'identité de volume, de constitution et peut-être d'origine est complète. Cependant l'effet phlogistique fut absolument nul. Il faut lire, pour plus de conviction, dans l'original le détail de cette belle expérience qu'il serait trop long de rapporter ici : on y voit, sur le même animal, des injections de globules de pus provoquer des abcès et des injections de leucocytes lymphatiques, pratiquées à côté, rester inactives. Quoi de plus démonstratif?

7° De même, des injections de poudres minérales très fines restèrent sans effet.

8° Enfin, et comme nouvelle preuve indirecte, une huitième série d'expériences variées montra que l'activité phlogogène du pus varie avec le degré de dilution. Les injections pratiquées avec 1/3 de pus pour 2/3 d'eau donnent des abcès qui aboutissent franchement à suppuration; les injections pratiquées avec 1/5 de pus pour 4/5 d'eau donnent des phlegmons qui se résolvent.

Ainsi étaient expliquées la différence des effets obtenus par Billroth dans ses expériences 2 et 3 sur le principe phlogogène, et l'absence d'abcès métastatiques constatée par O. Weber à la suite d'injections de pus trop bien filtré, c'est-à-dire dépourvu de la plus grande partie de ses globules.

9° Billroth avait refusé au pus des abcès froids toute vertu phlogogène. M. Chauveau montra l'exagération de cette conclusion. Entre ses mains le pus d'abcès froid manifesta une activité faible, à la vérité, mais réelle, et cela tient sans doute à la médiocre intensité du processus inflammatoire originel et à l'ancienneté de l'humeur qui en résulte.

Les ingénieuses expériences qui précèdent avaient donc prouvé jusqu'à l'évidence l'activité phlogogène du pus sain, non putride, et démontré que cette activité appartient aux globules et aux éléments moléculaires du pus. M. Chauveau entreprit alors l'étude de la puissance phlogogène du pus putride, c'est-à-dire, du pus qui est le siège de phénomènes de putréfaction en voie de s'accomplir, et non pas « du pus dont tous les éléments sont putréfiés ».

Le pus qui servit à ces expériences provenait de sétons dans le canal desquels on sentait de la crépitation gazeuse. C'était donc bien du pus putride, pathologique et non pas artificiel ou putréfié dans un vase à expérience. 13 ou 14 gouttes de cette humeur additionnées de deux fois leur volume d'eau provoquèrent un phlegmon gangréneux qui aboutit à la mort par empoisonnement septique en trois jours et quelques heures. L'activité phlogogène du pus putride est donc considérable.

Des expériences comparatives d'injection, sur le même animal, de pus putride et de pus non putride, permirent d'établir la supériorité de l'activité du pus putride. Il s'agissait de découvrir la raison de cette supériorité. Or, de deux choses l'une, ou bien la supériorité est inhérente à la constitution moléculaire du pus putride, ou bien elle tient uniquement à sa nature putride. Dès lors, si l'affaiblissement par dilution du pus putride diminue ses effets irritants sans rien changer aux caractères gangréneux, la supériorité phlogogène tient à la constitution moléculaire; si l'affaiblissement par dilution diminue au contraire les caractères gangréneux, la supériorité tient à la putridité même; la constitution moléculaire des deux pus est identique.

Les résultats des expériences entreprises d'après ces principes furent concluants : « Là où le pus putride, étendu de deux ou trois fois son volume d'eau, produit un phlegmon malin rapidement mortel; le même pus, étendu dans six fois son volume d'eau, n'engendre plus qu'un phlegmon relativement bénin qui n'atteint pas sensiblement la santé générale et qui guérit toujours. » Dans le premier cas, c'est un phlegmon gangréneux sans tendance à la suppuration; dans le second cas, c'est un abcès avec du pus putride, il est vrai, et contenant une masse de microrganismes, agents de la putréfaction. Le pus est-il encore plus dilué, les résultats sont encore plus bénins et les produits de la putréfaction font défaut. M. Chauveau expliqua ce dernier effet de la manière suivante (1) : « La présence des agents de la putréfaction ne suffit pas pour engendrer les processus putrides. Il faut que l'inflammation provoquée par les matières injec-

(1) Chauveau, Physiologie des virus, p. 88.

tées dans le tissu conjonctif soit assez violente pour amener la mortification des tissus ; alors les agents de la putréfaction introduits par l'injection s'emparent des tissus morts et le phlegmon prend son caractère gangréneux. « Autrement les choses se passent comme avec les inflammations modérées déterminées par du pus non putride. L'identité de la propriété phlogogène dans les deux sortes de pus se trouve ainsi mise hors de toute contestation. »

Mais les éléments moléculaires sont-ils aussi dans le pus putride les agents de la propriété phlogogène ? Une nouvelle série de recherches permit d'établir irrévocablement « qu'un pus putride qui détermine des phlegmons gangréneux mortels lorsqu'il est mis en contact avec le tissu conjonctif, devient à peu près complètement inoffensif lorsqu'il a été parfaitement filtré ». La démonstration de l'état corpusculaire des agents phlogogènes du pus putride se trouve par conséquent complète. La seule différence qui subsiste entre le pus sain et le pus putride, au point de vue de la puissance phlogogène, réside donc uniquement dans l'intensité de cette puissance. Le pus putride détermine des inflammations si violentes qu'elles aboutissent à la gangrène. Mais pourquoi cette violence ? les agents et les produits de la putréfaction sont-ils donc eux-mêmes phlogogènes ?

En réponse à cette question, l'expérience apprend que :

1° L'inoculation de matières septiques (agents et produits) engendre des phlegmons gangréneux dont l'acuité est en raison du degré de dilution de la matière injectée. Les substances septiques sont par conséquent phlogogènes : Gaspard (1822), Leuret, Dupuy (1826), Hemmer (1866), Hueter (1868), M. Chauveau (1872).

2° Les microrganismes de la putréfaction, isolés des éléments propres du pus et de toutes les autres particules organiques qui peuvent être en suspension dans les liquides putrides, manifestent des propriétés phlogogènes évidentes.

3° La sérosité putride, dégagée de tout élément corpusculaire organisé ou non, mais chargée des produits dissous de la putréfaction, n'est pas sensiblement phlogogène.

Cette sérosité ne peut-elle cependant, en raison de sa toxicité non douteuse, intervenir d'une manière indirecte en mettant le tissu conjonctif dans les dispositions les plus favorables pour subir plus énergiquement l'action des agents phlogogènes? Pour résoudre ce problème, M. Chauveau étudia comparativement l'action des globules de pus sain lavés et dilués dans de l'eau distillée, et l'action des globules de pus sain lavés et dilués dans de la sérosité putride filtrée. Le véhicule des éléments phlogogènes différait donc seul. Dans ces conditions le premier pus donna naissance à un abcès inodore; le second, à un abcès putride fourmillant de microrganisme. La conclusion à tirer semble donc être que la sérosité putride, toxique, joue un rôle préparatoire; mais la difficulté de priver cette sérosité de tout microrganisme ne permet pas d'être absolu sur ce sujet.

Quant au pus pyohémique (1) injecté sous la peau, il se conduit comme du pus provenant d'une autre source. Retiré pendant la vie d'abcès sous-cutanés ou intermusculaires, il accuse cependant les caractères très nets de la putridité : il a une odeur très évidente d'eau sulfureuse, et quelques minutes après on y constate la présence du sulfhydrate d'ammoniaque. Il contient peu de microrganismes, mais il en contient. Toutefois l'intensité des phénomènes phlegmasiques qu'il provoque n'est point comparable à celle des phénomènes engendrés par le pus putride type, y compris celui des plaies. Les abcès développés par l'inoculation sont ordinairement

(1) Chauveau, le Poison pyohémique, etc. (Revue scientifique, 1872, t. III, p. 111).

bénins, le pus en est à peu près inodore et peu phlogogène. Pour obtenir un phlegmon terminé par un abcès à pus putride assez irritant pour déterminer par son transport sur les animaux des phlegmons gangréneux mortels, il a fallu injecter à peu près pur du pus pyohémique à odeur sulfureuse.

Les travaux de M. Chauveau ne s'arrêtent encore pas là. Après les injections hypodermiques, cet infatigable chercheur pratiqua des injections intravasculaires (1). Les résultats concordèrent entièrement avec ceux des inoculations sous-cutanées ; je me bornerai à en relater les conclusions finales :

1° La sérosité des humeurs inflammatoires débarrassée des éléments solides est éminemment pyrogène.

2° L'humeur complète est pyrogène et phlogogène.

Mais il s'agissait de savoir par quel procédé mécanique l'activité phlogogène localise ses effets dans les viscères. Le mécanisme unique, d'après M. Chauveau, est la rétention de l'agent phlogogène. Cette rétention a d'ailleurs lieu de deux manières : 1° Par embolie ou arrêt dans les capillaires, lorsque les globules efficaces sont agglomérés et incapables de circuler, et là est le lien entre la doctrine de l'embolie et la doctrine de la propriété phlogogène; 2° Par rétraction ou contraction des capillaires, c'est-à-dire, par le procédé soupçonné par Glœsel et M. Sédillot, démontré par Stricker et ses élèves, et invoqué par M. Hayem lorsque les globules sont d'une ténuité telle qu'ils peuvent librement circuler. Stricker (2) (1865), Leidesdorf et Stricker (3) (1865), et Joly (4)

(1) Chauveau, Revue scientifique, 1872, t. III, p. 236.

(2) Stricker, ueber die Capillaren Blutgefässe in der Nickhaut des Frosches (Sitzungsberichte der Wiener Akademie, 1865). — Studien über dem Bau und das Leben der capillaren Blutgefässe (Ibidem, 1865).

(3) Leidesdorf und Stricker, Studien über die Histologie der Entzundungserde (Sitzungsberichte der Wiener Akademie, 1865).

(4) Joly, ueber traumatische Encephalitis, Stricker's Studien, 1870.

(1870) ont en effet démontré qu'une molécule de matière irritante ne peut passer dans un capillaire sans en provoquer la contraction et s'engager ou s'inoculer dans l'épaisseur de sa paroi. En résumé, M. Chauveau avait clairement démontré :

1° L'existence de la propriété phlogogène du pus sain et du pus putride;

2° Le rôle essentiel joué par les éléments corpusculaires dans la manifestation de cette propriété; si bien qu'il faut conclure que le principe actif phlogistique réside en ces éléments ;

3° L'activité phlogogène considérable des humeurs putrides non filtrées;

4° L'activité phlogogène propre des microrganismes de la putréfaction.

Des faits et des observations nombreuses vinrent d'ailleurs confirmer les expériences de M. Chauveau.

Klebs, en 1872 (1), se déclara catégoriquement contre la séparation établie par Hueter, à la suite de Virchow et de son école, entre la septicémie et la pyohémie. Il affirma l'identité de ces deux maladies en se fondant sur le fait, évident pour lui, que les métastases (infarctus et abcès) accompagnent aussi souvent les accidents de la septicémie pure sans embolies que les accidents de la pyohémie avec embolies; c'était assez dire que les migrations emboliques n'étaient pas indispensables à la production des abcès, et qu'il suffisait de la pénétration dans le sang de principes septiques phlogogènes.

Samuel, en 1873 (2), se rangea à la même opinion. On verra plus loin (voy. Théorie des germes) le rôle que Birch Hirschfeld (1873) et Hueter lui-même ac-

(1) Klebs, Beïtrage zur pathologischen Anatomie der Schusswunden, Leipzig 1872.

(2) Samuel, ueber die Wirkung des Faulnissprocesses auf den Lebenden Organismus. (Archiv für experim. Pathol. und Pharm., 1873, B. II, n° 4, S. 317.)

cordèrent aux bactéries et aux monades dans la genèse des abcès.

D'autre part Béhier et Liouville (1), M. Hayem (2) affirmèrent, en 1873, avoir indubitablement provoqué, non pas d'une façon constante il est vrai, des abcès métastatiques véritables par la simple injection d'un liquide septique dépourvu de toute particule solide capable de jouer le rôle d'embolie.

M. Vulpian (3) crut même pouvoir invoquer la rapidité avec laquelle la mort survient en général après les injections de liquides septiques pour expliquer l'absence fréquente de ces lésions : « Ces faits, dit-il, sont de vrais types de septicémie à marche aiguë ou suraiguë. Je crois qu'il faut séparer de ces cas ceux où la mort n'arrive qu'au bout de plusieurs jours. On trouve alors d'autres lésions qui ont été bien étudiées par M. Béhier et dont quelques-unes ont au moins une ressemblance avec des altérations d'infection purulente. »

Toujours en 1873, M. Feltz (4) essaya même de différencier anatomiquement les infarctus purement septiques, c'est-à-dire purement phlogogènes, des infarctus où intervient un processus embolique. « Les infarctus qui naissent par l'inoculation des principes septiques, dit-il, sont caractérisés par ce fait que dans la zone d'élimination, au lieu d'une génération leucocytique on voit s'établir une dégénérescence granulo-graisseuse ou colloïde qui amène la destruction des tissus au moins aussi vite que la suppuration. »

(1) Béhier et Liouville, Bulletin de l'Académie de médecine de Paris; Discussion sur la septicémie, 4 février 1873.

(2) Hayem, Société de biologie, 1872, 21 décembre : sur la Septicémie.

(3) Vulpian, Bulletin de l'Académie de médecine de Paris, Discussion sur la septicémie, 1er avril 1873, p. 403.

(4) Feltz, Recherches expérimentales sur la pathogénie des infarctus et des processus inflammatoires dans la septicémie (C. R. de l'Académie des sciences, 1873, 2 juin).

Mais c'est assez sur ce sujet; l'histoire de la doctrine de la propriété phlogogène du pus ou de tout autre agent se confond désormais entièrement avec l'histoire de la théorie des germes, qui démontre le bien fondé de cette doctrine et découvre le principe actif phlogogène.

En résumé, sans nier les migrations emboliques dans la pyohémie, on peut affirmer :

1° Que l'intervention d'un agent phlogogène excitateur des inflammations métastatiques est évidente et indispensable ;

2° Que le pus est phlogogène et que, dans le pus, les globules sont les agents de cette propriété;

3° Que les éléments corpusculaires des liquides putrides sont phlogogènes;

4° Que les migrations emboliques ne sont point nécessaires, mais qu'elles sont fréquentes et n'ont pas d'autre rôle que de disséminer le principe phlogogène dans les organes;

5° Que l'agent phlogogène isolé peut se passer de véhicules et de migrations emboliques et peut être spontanément arrêté dans les tissus où il va manifester sa puissance.

Mais en quoi consiste le principe actif phlogogène du globule de pus? quelle est sa constitution ou sa composition? c'est ce que nous dira la théorie des germes.

CHAPITRE VI

Des rapports existant et constatés entre la pyohémie et les maladies osseuses, et en particulier l'ostéomyélite.

La gravité particulière des fractures avec plaies a été reconnue de tout temps; mais pendant de longues années les rapports existant entre les accidents de la résorption du pus ou de la phlébite et les inflammations des os ne furent en réalité qu'entrevus.

En 1790, J.-L. Petit avait spécialement désigné la présence du pus dans l'intérieur des os comme l'une des principales causes du reflux des matières purulentes (1).

Hodgson en 1815 (2), Breschet en 1819 (3), Breschet et Villermé en 1820 (4), avaient étudié la phlébite dans les cas de fractures par armes à feu ou d'amputation et en avaient remarqué la fréquence; Velpeau, en 1823 (5), avait rapporté comme type d'infection purulente une observation de « fracture comminutive du tibia compliquée de plaie, d'ostéomyélite et d'infection purulente ».

(1) « Les causes du reflux des matières purulentes, dit-il, sont : 1° la disposition et la structure de certaines parties, en conséquence de quoi le pus est plus longtemps à se former et à se manifester, mais surtout celles où il peut le plus facilement séjourner, comme sont la tête, le péritoine, le ventre inférieur, les articulations, les passages des tendons, l'intérieur des os, etc. » J.-L. Petit, Traité des maladies chirurgicales, 1790, édition, 1837, p. 312.

(2) Hodgson, a Treatise of the Disease, etc., 1815, t. II, p. 419.

(3) Breschet, de la Phlébite, in Jour. compl. du Dict. des sciences méd., 1819.

(4) Breschet, Villermé, art. PHLÉBITE du Dict. des sciences médicales, 1820, p. 347 et suiv.

(5) Velpeau, thèse citée, 1823, p. 22.

Cruveilhier (1) (1826) avait constaté dans une expérience célèbre la puissance d'absorption de la moelle des os. Il avait coupé la cuisse d'un chien à sa partie moyenne et déposé du mercure dans la cavité de la moelle. L'animal mourut au bout de quelques jours. Cruveilhier retrouva des parcelles de mercure dans les veines principales de l'organe médullaire, dans celles du membre injecté, dans la veine cave inférieure, le foie, les poumons, etc.

Blandin, en 1829 (2), avait traité en particulier « des accidents très fréquents à la suite des amputations », et il avait insisté sur la phlébite des veines du tissu propre et de la moelle des os pour rendre compte des cas où il était impossible de découvrir la moindre trace d'inflammation dans les autres veines.

Cruveilhier (3) (1833-34) avait signalé le danger particulier de la phlébite des veines des os pour la genèse de l'infection purulente. La phlébite des os était même la réponse sans réplique opposée à ceux qui objectaient l'absence d'inflammation des veines des parties molles.

Velpeau (4) (1839-41) avait dit que les inflammations des os étaient souvent le point de départ de l'infection purulente. Bérard aîné (5) (1842), Monneret et Fleury (6) (1844-47) avaient aussi accordé une importance considérable à la phlébite des veinules du tissu osseux du périoste et de la moelle.

(1) Cruveilhier, Mém. cité in Nouvelle bibliothèque médicale, 1826.

(2) Blandin, Mém. cité in Journal hebdomadaire, 1829, t. II, p. 579.

(3) Cruveilhier, Anat. path. avec planches, 1833; t. I, 2e partie, pl. 1, 2, 3, liv. XI. — Art. PHLÉBITE du Dictionnaire en 15 vol., 1834.

(4) Velpeau, Leçons orales, 1841, t. III, p. 1.

(5) « La suppuration des veinules des os, avait dit Bérard, est malheureusement une conséquence fréquente de leur division, et c'est là une des causes du danger des amputations dans la continuité des membres. » Bérard aîné, art. Pus du Dict. en 30 vol., 1842, p. 481.

(6) Monneret et Fleury, art. PYOHÉMIE in Compendium de méd. pratique, 1847, p. 269.

Mais, en somme, jusqu'en 1853 aucun traité de pathologie interne, aucune publication spéciale n'avait encore décrit l'ostéomyélite, ni, à plus forte raison, positivement étudié et spécifié les rapports existant entre cette maladie ou les autres phlegmasies osseuses et la pyohémie.

En 1853, Chassaignac (1) publia ses travaux sur les abcès sous-périostiques et sur l'ostéomyélite et créa le nom de typhus des membres pour désigner cette dernière maladie. Cette dénomination, en rappelant les caractères typhiques de l'inflammation osseuse, indiquait bien les points de ressemblance qui la rapprochent de la pyohémie; mais, en vérité, Chassaignac ne poursuivait nullement la démonstration d'une similitude entre les deux maladies.

C'est Th. Valette, en 1855 (2), qui le premier établit cliniquement et anatomiquement, sur de nombreuses observations et de nombreuses autopsies, les rapports existant entre l'ostéomylite et l'infection purulente; rapports tels qu'il y avait, d'après Valette, une sorte d'identité entre les deux maladies. Les principales conclusions étaient en effet les suivantes :

« 1° L'ostéomyélite des amputés peut se présenter sous la forme aiguë et sous la forme chronique;

» 2° Dans les deux cas elle s'accompagne presque toujours de l'infection purulente, sans qu'on puisse admettre que l'un des accidents a occasionné l'autre; ils semblent naître simultanément sous l'influence des mêmes causes générales.

» Les caractères anatomiques généraux sont ceux de l'infection purulente. »

Le doute subsistait donc, après la lecture de cet im-

(1) Chassaignac, Ostéomyélite spontanée diffuse, (C. R. de l'Acad. des sciences, 21 novembre 1853. — Gazette médicale de Paris, 1853, p. 769).

(2) Th. Valette, sur l'Osthéomyélite des amputés, analysé par Marjolin à la Société de chirurgie, le 12 décembre 1855 (Gazette des hôpitaux, 1855, p. 594).

portant travail, sur la question de savoir si l'ostéomyélite n'était pas simplement une lésion pyohémique, ou si au contraire la pyohémie n'était pas la conséquence presque fatale de l'ostéomyélite.

En la même année 1855, M. Gosselin (1), après avoir énoncé devant la Société de chirurgie la théorie que l'on sait sur les infections par les plaies (voy. p. 193), signala les dangers particuliers des lésions des os (fracas ou contusion) au point de vue de la production de ces infections et chercha même à s'en rendre compte. « Toutes les blessures, dit-il, ne sont pas suivies d'infection ; celles qui y exposent le plus sont celles des adultes, dans lesquelles les grands os de l'économie sont coupés, broyés, surtout quand la blessure met ces os en communication avec l'air et quand cet air est préalablement altéré par des matières organiques comme dans les salles d'hôpitaux. Il faut donc qu'il y ait dans la lésion des os une condition favorable à l'intoxication. Ici, nous avons à choisir entre deux hypothèses : 1° Ou bien les os ont un pouvoir d'absorption plus grand que celui des parties molles ; ils s'emparent des produits putrides et délétères provenant de la décomposition du sang, de la lymphe et du pus, produits que les parties molles elles-mêmes, à l'exception peut-être des grosses veines, n'auraient pas eu le pouvoir d'absorber. » Mais cette hypothèse n'est guère plausible, et d'ailleurs elle n'expliquerait pas la différence de gravité de l'ostéomyélite au point de vue de l'infection purulente chez les enfants et chez les adultes. Tout ce qu'on peut admettre, c'est que les os augmentent d'autant l'étendue de la surface absorbante. — « 2° Ou bien les os fournissent eux-mêmes la substance qui, s'altérant au contact de l'air, et parfois sans ce contact, se change en un poison

(1) Gosselin, Remarques sur les fractures en V ou cunéennes et sur les infections auxquelles elles donnent lieu (Mémoires de la Société de chirurgie, 1855, t. V, p. 147, publié en 1863).

qu'absorbent ensuite les veines soit des parties molles, soit des os eux-mêmes. Je ne puis croire que les sels terreux soient aptes à jouer ce rôle; mais je vois dans les os une substance organique albumineuse et graisseuse, la moelle, dont les altérations au contact de l'air, après la mort, donnent des produits de mauvaise odeur et dont les lésions pendant la vie pourraient bien donner naissance à des produits septiques et au poison que nous cherchons. » L'absence de cet élément dans les parties molles donne à cette hypothèse une valeur toute spéciale.

En 1858, à propos des ostéites épiphysaires des adolescents, M. Gosselin (1) revint encore passagèrement sur les conditions infectieuses particulières créées par la maladie osseuse. « Dans la maladie dont nous nous occupons, dit-il, l'infection arrive, selon moi, parce que le pus, provenant d'un organisme épuisé par une fièvre grave, s'altère facilement et fournit des matériaux toxiques au contact de l'air, et parce que ce même organisme affaibli ne peut lutter efficacement contre l'atteinte de l'empoisonnement miasmatique purulent. » C'était une explication un peu différente de la précédente; mais cette différence était en rapport avec le siège varié des deux maladies : l'ostéite épiphysaire et l'ostéomyélite.

En 1859, Chassaignac (2), dans la description qu'il donna des symptômes de l'ostéomyélite, reconnut la fusion symptomatologique de cette maladie avec la pyohémie. Le tableau qu'il traça de la maladie osseuse se rapporte en partie à l'infection purulente. « Les symptômes généraux, dit-il, sont de ceux qu'on a coutume de rencontrer dans les affections qui, soit par leur nature, soit par leur intensité, portent dans l'organisme

(1) Gosselin, Mémoire sur les ostéites épiphysaires des adolescents (Archives générales de médecine, 1858, t. XII, 5e série, p. 513).

(2) Chassaignac, Traité de la suppuration, 1859, t. I, p. 475.

un trouble profond. Quelques-uns même se rattachent aux phénomènes typhoïdes.

« Tout à fait au début, prostration, accablement, état fébrile intense, s'annonçant dans les cas graves par un frisson pénétrant. Ce frisson s'observe aux diverses périodes de la maladie, d'abord au début; en second lieu, mais cela n'est pas bien démontré, lors de l'invasion purulente des articulations; enfin comme phénomène initial de l'infection purulente, quand cette dernière vient compliquer l'ostéomyélite. Ce frisson est toujours suivi de sueurs et s'accompagne ou est précédé de la teinte ictérique de la peau, coloration que nous n'avons pas observée dans les cas d'ostéomyélite où il n'y a pas d'infection purulente. » Chassaignac distinguait donc l'ostéomyélite avec infection purulente de l'ostéomyélite sans infection purulente.

En 1860, J. Roux (1) signala les dangers de l'amputation secondaire pratiquée dans la continuité d'un membre atteint d'ostéomyélite; il prétendit que l'ostéomyélite dominait toute la chirurgie consécutive des coups de feu avec fracture et se compliquait souvent d'infection purulente.

M. Legouest (2) (1860), tout en contestant la nécessité et la fatalité de l'ostéomyélite des os atteints de coup de feu, affirma que « l'ostéomyélite aiguë ne peut être distinguée de l'infection purulente, comme le prouvent un grand nombre d'observations ».

Chassaignac, en 1859 (3), avait attribué une grande importance au pus huileux, comme signe de l'ostéomyélite aiguë; c'était même pour lui une des causes des acci-

(1) J. Roux, des Amputations secondaires à la suite des coups de feu, et discussion qui suivit cette communication (Bulletin de l'Académie de médecine, 24 avril, 1860).

(2) Legouest, Lettre à M. le président de l'Académie de médecine (Bulletin de l'Académie de médecine, 1er mai, 1860).

(3) Chassaignac, Traité de la suppuration, 1859, t. I, p. 475.

dents qui caractérisent cette maladie; mais il n'avait pas établi de rapport entre ce caractère huileux du pus et la production de l'infection purulente.

En 1862, Wagner (1), convaincu de la relation à établir entre l'ostéomyélite et la pyohémie, en chercha la raison dans l'embolie graisseuse. La graisse médullaire que l'on retrouvait dans le pus huileux passait, d'après lui, dans la circulation et allait produire des embolies capillaires dans les viscères. Il prétendit que l'inflammation déterminait une augmentation de pression dans le canal médullaire, et que la moelle liquide était ainsi exprimée à travers les canalicules de Havers sous le périoste et livrée à l'absorption. Les embolies graisseuses étaient d'ailleurs une cause générale de la pyohémie.

Wagner essaya de contrôler ces hypothèses par des expériences, il injecta de la graisse liquide dans les veines: il réussit à produire des embolies, mais point d'abcès.

Bergmann, en 1863 (2), développa la théorie de Wagner sans y rien ajouter.

O. Weber (1864) (3) fit aussi des expériences sur les embolies graisseuses, à la suite desquelles il affirma que les très fines émulsions de graisse ne causent dans la circulation que des dérangements très passagers; qu'au contraire la graisse non émulsionnée cause l'asphyxie, mais jamais ni infarctus ni abcès, à moins que l'embole graisseux ne soit chargé de principes septiques.

En 1864 Schwick (4) relata les expériences de Wagner et de Weber et confirma l'opinion de ce dernier.

En même temps Uffelmann (5) insista sur l'impor-

(1) Wagner, die Capillarembolie mit flussigen Fett, eine Ursache der Pyämie (Archiv. der Heilkrunde, 1862, B. III, Seite 221).

(2) Bergmann, zur Lehre von der Fettembolie. Dorpat, 1863.

(3) O. Weber, Mém. cité in Deutsche Klinik, 1864. — Handbuch der Allgemeinen und speciellen Chirurgie, 1865, B. I, H. I.

(4) Schwick, de Embolia adipe liquida effecta, Dissertatio, Bonn, 1864.

(5) Uffellmann (A.), Embolie der Lungencapillaren mit flussigen Fett (Zeitschrift fur ration. Medicin, 1864, B. XXIII, Seite 217).

tance des embolies graisseuses et essaya de les généraliser à la pathogénie de tous les abcès viscéraux.

Peu après Fayrer (de Calcutta), en 1865 (1), publia plusieurs observations de fractures compliquées d'ostéomyélite aiguë et suivies d'infection purulente; il vit entre les deux maladies une relation comme de cause à effet et conseilla l'amputation comme moyen curatif.

En revanche Allen (2) (1865) déclara ne reconnaître entre les deux maladies que des rapports incertains.

Cependant M. Dubuisson-Christot (3) (1865) prouva expérimentalement :

1° Que l'organe médullaire des os longs est celui qui, de tous les organes, jouit de la puissance d'absorption la plus active ;

2° Que cette fonction se fait d'autant plus rapidement que les os sont plus rapprochés du centre de la circulation;

3° Que la plus large part de cet acte physiologique doit être attribuée aux vaisseaux nourriciers des os longs.

En 1866, Busch (4) remplaça sur des chiens et des lapins la moelle des os par de l'huile colorée avec du cinabre. Au bout de 5 ou 10 minutes, il prétendit avoir trouvé dans les poumons des embolies graisseuses colorées par le cinabre.

En 1867, Fayrer (de Calcutta) (5) confirma de nouveau ses conclusions de 1865, en les appuyant sur de nouvelles observations très concluantes.

D'autre part Masse (6) (1867), pour qui l'ostéo-périos-

(1) Fayrer, Indian Annals of medical Sciences, 1865, octobre.

(2) Allen, Remarkson the pathological Anatomy of Ostéomyelitis with Cases (American journal of the med. Sciences, 1865, janvier, p. 60).

(3) Dubuisson-Christot, Sur la moelle des os, thèse de Paris, 1865.

(4) Busch, ueber Fettembolie (Virchow's Archiv. für path. Anat., 1865, B. XXXV, S. 325).

(5) Fayrer, Medical Times and Gazette, 1867, 7 septembre.

(6) Masse, des Abcès sous-périostiques aigüs, thèse de Paris, 1867, p. 35.

tite aiguë et l'ostéomyélite ne faisaient qu'une seule et même maladie, avança que dans l'ostéo-périostite aiguë les symptômes typhoïdes sont le prélude de l'infection purulente, et que la facilité et la fréquence de cette infection sont la conséquence du siège de la maladie. Il expliqua comme il suit le mécanisme de l'intoxication : « En vertu de la présence des éléments embryonnaires (sous le périoste), l'inflammation augmente rapidement en intensité et quelquefois aussi en étendue; les premiers désordres qui en résulteront seront, outre l'accumulation de matière plastique, la rupture des tractus fibro-vasculaires et le décollement du périoste. Or ces tractus fibro-vasculaires rompus forment autant d'orifices béants prêts à aspirer la matière septique purulente, qui se produit avec une promptitude extrême, car, comme le faisait remarquer Giraldès, l'effet de la maladie est de déterminer tout d'abord une sécrétion de pus. Si maintenant nous joignons à ces conditions la grande vascularité du périoste, la résistance qu'il oppose à la distension que lui font subir les produits morbides accumulés au-dessous de lui, nous comprendrons le passage dans le torrent circulatoire, la résorption purulente et, partant, les manifestations typhoïdes. »

Toute séduisante qu'était d'ailleurs cette explication, elle restait insuffisante. Comment comprendre en effet, d'après le système de Masse, que l'infection purulente ne complique pas toujours même la plus simple périostite aiguë? C'est qu'à l'effraction des vaisseaux ouvrant une large porte aux produits toxiques il faut joindre la suractivité de la production du poison dans telles ou telles conditions d'inflammation de la moelle, comme l'avait si bien dit M. Gosselin.

D'autre part, M. Ollier (1) (1867) insista sur la puis-

(1) Ollier, Traité de la régénération des os, 1867, t. I, p. 131.

sance d'absorption de la moelle. « Des liquides injectés pénètrent rapidement dans le torrent circulatoire, dit-il, et, dans les plaies des os les matières septiques peuvent suivre cette voie pour pénétrer dans l'économie; de là les dangers qu'on a toujours attribués à la décomposition et à la putréfaction de la moelle. » Mais M. Ollier ne fit aucune expérience originale; il se borna à rappeler celles de M. Dubuisson-Christot et en particulier les injections de cyanure de potassium (10 gouttes d'une solution concentrée) mortelles en 10 ou 20 secondes.

M. Feltz pratiqua, en 1868 (1), un nouveau genre d'expériences: il provoqua une ostéomyélite à deux lapins en implantant un clou de plomb dans le canal médullaire de leur fémur. Les deux animaux moururent et offrirent des infarctus dans les poumons et les reins. « De ces deux faits, dit-il, nous pouvons conclure que dans certaines circonstances les lésions osseuses graves déterminent des modifications du sang, par apport dans ce liquide de produits venant évidemment des foyers fracturés. De plus, il est prouvé que des détritus de cette nature peuvent voyager dans le torrent circulatoire et se déposer dans certains capillaires, par suite de causes qui nous sont inconnues, pour y provoquer des infarctus. »

Encore en 1868, Busch (2) s'efforça de déterminer définitivement la valeur des embolies graisseuses. Il démontra que, comme on l'avait prétendu, elles ne sont dues ni à l'agonie ni à la dégénérescence des capillaires, mais qu'elles coïncident le plus fréquemment avec les grandes blessures des os. Il soutint qu'elles sont principalement constituées par de la moelle osseuse; qu'elles produisent des ecchymoses et des apoplexies capillaires;

(1) Feltz, Traité des embolies capillaires, 1re édition, 1868, et 2me édition 1870, p. 312.

(2) Busch, Beïtrage zur normalen und patholog. Structur der Lungen, 1868 p. 31.

mais que la graisse n'étant pas phlogogène elles sont incapables de produire des abcès métastatiques, à moins d'être imbibées ou mélangées de produits septiques phlogogènes.

Cependant Mulot, en 1869 (1), reprit aussi la question et arriva à des résultats qui confirmaient fort peu la théorie des embolies graisseuses. Sur quatorze expériences d'injection d'huile dans le sang, ou de broiement de la moelle des os ou de fracture du tibia, il n'obtint d'embolie graisseuse (sans abcès, bien entendu) qu'à la suite des injections directes de corps gras dans le sang ou le canal médullaire. Ce qui semblerait prouver que les fractures et les ostéomyélites ne devraient guère donner lieu à ce genre de lésion. Toutefois il faut considérer que la pression qui se produit sous l'influence de l'inflammation est, comme l'a fait remarquer Hueter (2) (1869), une cause puissante d'absorption, produisant des effets comparables à ceux de la seringue à injection.

En 1871, M. Gosselin (3) insista particulièrement devant l'Académie de médecine sur la question de l'ostéomyélite et de la pyohémie; il fit même de l'affection osseuse la condition sinon indispensable, du moins la plus favorable du développement de l'infection. « Il est résulté de mes observations, dit-il, ce fait incontestable, que pour les coups de feu, ceux dans lesquels les parties molles sont intéressées sont très rarement suivis d'infection purulente, tandis que ceux dans lesquels les os sont intéressés et suppurent consécutivement en sont fréquemment suivis; et cet autre fait non moins incontestable que, parmi les os atteints et suppurant consécu-

(1) Mulot, d'une Complication des fractures; thèse de Strasbourg, 1869, nº 207, p. 19-31.

(2) Hueter, Handbuch, etc., 1869, B. I : die Septikämischen Fieber, S. 32.

(3) Gosselin, Bulletin de l'Académie de médecine de Paris, 1871, 28 mai, p. 189.

tivement, les plus gros, savoir, le fémur, le tibia et l'humérus, y exposent bien plus que les petits, en commençant par le radius, le cubitus, et en finissant par les phalanges. » Quant à l'explication de ce phénomène, après avoir rappelé celle qu'il avait proposée en 1855, M. Gosselin soutint (1) qu'il se passe dans les os des phénomènes analogues à ceux qui se passent à la surface des plaies ordinaires : épanchement de sang qui se putréfie, escarres médullaires et autres détritus organiques. Mais la putréfaction est ici d'autant plus facile que, par suite de la liquéfaction de la moelle causée par l'inflammation, il se produit dans les os des espaces à parois rigides que l'air vient remplir. La fièvre traumatique est le résultat de cette putridité primitive ; elle commence, se continue, croît et décroît avec elle ; elle cesse après élimination de toutes les putridités tant sur les parties molles que dans les os. « Mais trop souvent (2), lorsque le sujet était dans de mauvaises dispositions avant la blessure et lorsqu'il est dans de fâcheuses conditions sous le rapport de l'hygiène et de l'aération, la putridité continue dans le canal médullaire, la gangrène s'y propage, le pus y croupit, l'ostéomyélite y devient diffuse en même temps que putride, et fournit des matériaux toxiques qui finissent par se faire jour du côté de la plaie et se mettre en contact avec les vaisseaux absorbants. (M. Gosselin n'accordait donc aux tissus osseux et médullaires aucune puissance d'absorption particulière.) C'est alors que se développe trop souvent cette autre variété de fièvre qui caractérise l'infection purulente ou pyohémie. Il est vrai que les autopsies permettent de constater que le sang s'est altéré et que le pus a croupi dans une grosse veine de la région malade en même temps que dans le canal médullaire. On a pu trouver même la phlébite sans ostéomyélite.

(1) Gosselin, Bulletin de l'Académie de médecine, 1871, 16 août, p. 624.
(2) Id., Ibid., 1871, 16 août, p. 626.

C'est qu'il s'était produit alors une phlébite putride. » M. Gosselin formula donc ainsi une théorie complète des accidents traumatiques. Aux putridités du début correspond la fièvre traumatique, aux putridités consécutives la pyohémie. Dans les plaies des parties molles la source osseuse manquant, les putridités sont limitées et les accidents limités aussi ; on n'observe que les putridités « consécutives dans le cas où une grosse veine, se trouvant au voisinage de la plaie, est devenue le siège d'une phlébite putride, ou bien dans ceux où, la cavité étant profonde comme dans les suppurations articulaires, le pus séjourne et croupit d'autant plus facilement. » Dans les plaies avec fracas des os « la gangrène et la suppuration de la moelle osseuse constituent une source féconde de ces poisons organiques que les parties molles et leur graisse fournissent également, mais en proportions moindres et avec des qualités moins nuisibles ». C'est donc à la fois l'abondance et l'excès de toxicité qui caractérisent le poison fourni par l'organe médullaire.

Chauffard (1), après avoir contesté la plus grande fréquence des accidents traumatiques dans le cas de plaies avec suppuration des os, ne put cependant nier que l'ostéomyélite suppurée ne donnât à la fièvre traumatique un caractère insolite de gravité, ni qu'elle prédisposât à l'infection purulente; mais il se borna pour expliquer ce fait à invoquer la seule existence de l'affection osseuse, comme lésion surajoutée, doublant la lésion des parties molles, mais ne tirant aucune gravité spéciale de sa nature propre.

M. Verneuil (2) confirma les rapports signalés par M. Gosselin et proposa pour les expliquer trois hypothèses :

1° Le poison putride se forme plus aisément dans les

(1) Chauffard, Bulletin de l'Académie de médecine, Paris, 1871, 22 août.
(2) Verneuil, Ibid.

os. Mais bien des faits de septicémie foudroyante sans plaie osseuse doivent faire repousser cette idée.

2° Le poison putride est plus énergique, plus actif quand le tissu osseux et en particulier le tissu médullaire concourent à sa formation. Rien ne le démontre ; d'ailleurs, les lésions veineuses, les plaies articulaires étant également fort graves, faudra-t-il invoquer aussi un poison veineux, un poison synovial? On arrive *a posteriori* à de semblables conclusions, mais il faut se garder d'en partir.

3° Les lésions osseuses prédisposent spécialement à la septicémie grave, parce que plus que toutes les autres elles permettent et favorisent même la pénétration continue, prolongée ou à fortes doses du poison putride.

L'inaptitude du tissu osseux à toute élimination, l'absence dans les os du tissu conjonctif, qui constitue le seul rempart à l'absorption, l'anfractuosité des plaies osseuses sont autant de preuves en faveur de cette hypothèse.

Peu après, Demarquay (1) (1871) déclara à son tour que « toutes les fois que, dans les cas de fractures avec plaies il avait constaté, pendant la vie, les signes de l'infection purulente et après la mort les caractères pathologiques de cette affection, il avait constamment trouvé une ostéomyélite bien caractérisée affectant l'os ou les os fracturés ». D'ailleurs il fit remarquer que l'inflammation de la moelle ne pouvait être considérée comme l'effet de la pyohémie, puisqu'on ne la trouve pas lorsque les os ne sont ni fracturés, ni contusionnés ; c'en est donc bien la cause.

Demarquay vit dans la perméabilité des os aux liquides qui séjournent dans le canal médullaire la raison évidente de la relation étiologique existant entre les deux maladies. Il considéra que l'abondance et l'excès de

(1) Demarquay, Note sur l'ostéomyélite dans ses rapports avec l'infection purulente (Bulletin de l'Académie de médecine, Paris, 1871, p. 761).

toxicité du poison médullaire étaient de pures hypothèses ; tandis que la perméabilité des os était au contraire une propriété physique démontrable. Il en entreprit alors la démonstration par une série d'expériences. Il poussa, avec toutes les précautions de douceur et de lenteur nécessaires pour éviter la déchirure des tissus et l'effraction des vaisseaux, des injections de strychnine dans le canal médullaire des os à des lapins : ces animaux moururent empoisonnés. Sur une autre série de lapins il injecta « du pus dilué dans le canal médullaire, et les lapins sont morts d'infection purulente. A l'autopsie, on trouva tous les éléments pathognomoniques de cette affection. »

Il s'agissait de pénétrer plus avant dans l'intimité du phénomène et de savoir si les globules purulents s'introduisaient eux-mêmes dans la circulation.

Demarquay (1) pratiqua de nouvelles injections en se mettant toujours à l'abri de l'effraction des vaisseaux. Il injecta de la solution de fuchsine, de l'eau tenant en suspension du vermillon ou de l'oxyde de cuivre : la fuchsine, le vermillon, l'oxyde de cuivre passèrent dans la circulation et furent retrouvés dans les viscères. Il répéta les mêmes expériences sur tous les os longs du cadavre d'un enfant de huit ans, et toutes les injections vinrent ressortir par les veines émergentes des extrémités de ces os.

De tout cela Demarquay conclut à la pénétration des globules de pus eux-mêmes dans la circulation, et pour rendre compte de cette pénétration il émit l'hypothèse de l'ouverture directe des veines osseuses dans le canal médullaire, hypothèse que l'histologie déclare inexacte, ou bien leur cloisonnement par la simple membrane in-

(1) Demarquay, Recherches sur la perméabilité des os dans ses rapports avec l'ostéomyélite et l'infection purulente (Bulletin de l'Académie de médecine, 1871, p. 877).

terne, incapable de résister à la plus faible pression. Mais dans cette dernière hypothèse la prétendue perméabilité résulterait en réalité d'une effraction vasculaire.

Demarquay faisait d'ailleurs assez bon marché de la putridité du pus. Après avoir rappelé certains cas d'ostéomyélite spontanée terminée par infection purulente, il ajoutait : « Et quand on songe qu'une contusion discrète du fémur par une balle a pu amener une ostéomyélite et l'infection purulente, on se demande naturellement comment le contact de l'air à pu modifier les éléments du pus et produire la sepsine, cause, suivant quelques pathologistes, de l'infection purulente. »

Mais sans rien présumer au sujet de la sepsine, on peut toujours assurer que les cas d'infection purulente survenus à la suite d'ostéomyélite spontanée, avant toute incision cutanée, ne sont qu'exceptionnels, et ne peuvent par conséquent servir ni à infirmer ni à asseoir une doctrine. Une doctrine, en effet, doit répondre à la généralité des faits, mais ne saurait prétendre à les expliquer tous. La putridité des plaies et la septicémie concordent trop bien avec les symptômes cliniques de la pyohémie, et dirigent trop bien la prophylaxie chirurgicale, pour que quelques cas plus ou moins bien observés ou interprétés de pyohémie dite spontanée suffisent à prouver que ce ne sont que chimères et illusions. Au surplus, le pus de ces ostéomyélites spontanées n'est-il pas lui-même fétide? et a-t-on jamais positivement observé un exemple bien net de pyohémie sans suppuration fétide? La putridité elle-même ne peut donc être mise en question ; l'origine de la putridité, telle est quelquefois l'inconnue.

En 1872, Feltz (1) démontra aussi la puissance d'absorption des os et de la moelle. Il constata que les substances septiques et les alcaloïdes injectés dans le tissu

(1) Feltz, sur les Propriétés de la moelle des os (C. R. de l'Académie des sciences, 1872, 25 mars, p. 887).

spongieux des os sur le vivant, sont absorbés et agissent aussi vite que si on les introduisait directement dans les veines, et en second lieu que le pus, le lait et les poussières fines, de quelque nature qu'elles soient, organiques ou autres, passent dans le sang et les organes splanchniques aussi facilement que si on les injectait directement dans le torrent veineux. Les aréoles du tissu spongieux seraient, suivant Feltz, en communication directe avec les veines.

En 1873, M. Spillmann (1), après avoir établi la léthalité rapide et presque fatale de l'ostéite aiguë typhique, qu'il distinguait de l'ostéite aiguë inflammatoire, ne vit pas de relation nécessaire entre le développement de l'infection purulente et l'apparition des symptômes typhiques dans l'ostéite aiguë (abcès sous-périostique ou ostéomyélite). Il combattit l'idée de cette relation nécessaire, en s'appuyant sur ce fait que les symptômes typhiques paraissent quelquefois avant le gonflement local, et que les malades ne succombent pas tous à la pyohémie. Il préféra admettre qu'il existe une cause générale, une prédisposition non définie engendrant la forme typhique de l'ostéite aiguë et lui imprimant son caractère de malignité.

Peu après, les expériences de Maas (2) (1877) et de Kocher (3) (1878) montrèrent que lorsqu'on empêche l'accès de l'air ou lorsqu'on s'oppose à la putréfaction du pus dans le canal médullaire, on prévient tous les accidents septicémiques ou pyohémiques.

Je citerai enfin une thèse de M. Flournoy (4) (1878), où

(1) Spillmann, des Différentes formes d'ostéite aiguë (Archives générales de médecine, mai et juin 1873, p. 16, du tirage à part).

(2) Maas, ueber das Wachsthum und die Regeneration der Röhrenknochen mit besonderer Berucksichtung der Callubildung (Archiv für klinische Chirurgie, 1877, B. XX, S. 708).

(3) Kocher, zur Aetiologie der acuten Entzündungen (Archiv für klinische Chirurgie, 1878, B. XXIII, S. 101-105).

(4) Flournoy, Contribution à l'étude de l'embolie graisseuse, thèse de Strasbourg, 1878.

la question des embolies graisseuses fut sérieusement étudiée; puis une communication de M. Déjerine à la Société de Biologie (1879) (1). M. Déjerine fit sur les embolies graisseuses des expériences d'après lesquelles il se crut en droit de les attribuer uniquement aux fractures compliquées de plaie, surtout avec attrition de la moelle causant une ostéomyélite; mais il n'insista pas sur les rapports de ces embolies avec la pyohémie.

En résumé, et comme conclusion de l'étude des rapports a établir entre l'ostéomyélite et l'infection purulente, l'histoire me semble avoir démontré :

1° Que l'ostéomyélite est une des causes les plus puissantes et les plus fréquentes de l'infection purulente;

2° Que les os et la moelle osseuse enflammés fournissent les conditions les plus favorables à la putridité du pus, du sang et de la lymphe épanchés, et à l'absorption des produits septiques résultant de cette putridité;

3° Que les embolies graisseuses n'ont pas plus que les embolies d'une autre nature le pouvoir de produire les abcès métastatiques de la pyohémie, à moins qu'elles ne soient imbibées de pus ou de principes putrides phlogogènes;

4° Que ni l'ostéomyélite ni les embolies graisseuses ne sont indispensables à la genèse de la pyohémie.

(1) Déjerine, Société de biologie, Paris, 1879, 22 février.

TROISIÈME DIVISION

HISTOIRE DES DOCTRINES RELATIVES A L'AGENT TOXIQUE

L'histoire des doctrines relatives à l'origine de la pyohémie et à la pathogénie des abcès métastatiques nous à conduit à admettre que, dans la pyohémie, il s'agissait d'une intoxication par un agent jouissant de la double propriété pyrogène et phlogogène, ou par deux agents, l'un pyrogène, l'autre phlogogène.

Que l'on admette soit la septicémie embolique, soit la pyohémie vraie, soit la doctrine du typhus chirurgical, soit la théorie de la phlegmasie des viscères sous l'influence de la dyscrasie, soit l'embolie, soit la doctrine de l'agent phlogogène, dans tous les cas il faut convenir que l'origine des accidents généraux et des lésions locales est un agent toxique, dont il convient de se préserver pour défendre les blessés contre la terrible infection purulente. Les uns veulent que cet agent soit contenu dans le pus même louable et pur ; les autres soutiennent qu'il ne se trouve que dans le pus putride. La dissidence est sans importance, si tous admettent l'existence de cet agent et sa présence dans le pus putride.

Les recherches entreprises pour arriver à la découverte de cet agent ont donné naissance à deux doctrines : les uns ont affirmé que le poison putride est un corps chimique, minéral ou organique, à composition plus ou moins définie; les autres, comparant l'action de ce poison à celle d'un ferment, ont soutenu que c'est un corps organisé se reproduisant et se multipliant dans les liquides en putréfaction. De là deux doctrines : 1° Doctrine du poison putride chimique; 2° Théorie des germes.

CHAPITRE PREMIER

Du poison putride chimique.

Presque tous les expérimentateurs de la première moitié du siècle, qui ont constaté et étudié les propriétés toxiques des substances putrides, ont aussitôt recherché quel en était l'agent. La raison du travail de la putréfaction était, il est vrai, ignorée dans le principe, mais les produits ultimes de ce travail étaient connus ; ce furent ces produits qui furent d'abord accusés de la toxicité.

Recherches de Gaspard, Bonnet et Delore. — Gaspard, en 1822 (1), après avoir approfondi les phénomènes de l'empoisonnement putride, exposa que, « comme les substances animales et végétales en se décomposant par la putréfaction produisent de l'acide carbonique, de l'hydrogène sulfuré, du soufre et de l'ammoniaque, il serait bon de savoir lequel de ces principes a causé les effets observés ». Alors il injecta dans les veines des chiens des solutions de ces diverses substances. Des solutions d'acide carbonique, d'hydrogène sulfuré et de soufre n'eurent que peu d'action, ou tout au moins les troubles qu'ils produisirent n'eurent aucune ressemblance avec les accidents de l'intoxication putride. Quant à l'ammoniaque, ses effets furent réels et même mortels ; mais ils n'eurent pas de rapports avec les effets des matières septiques. Gaspard ne poursuivit pas ses recherches.

En 1834, Boyer (2) ne considéra dans le pus putride

(1) Gaspard, Mémoire physiologique sur les maladies purulentes et putrides (Journal de Magendie, 1822, p. 25).

(2) Boyer, Mém. cité in Gazette médicale, 1834, 29 mars.

que deux corps chimiques, l'ammoniaque et l'hydrogène sulfuré. Il fit des expériences, et observa que l'ammoniaque était le seul de ces deux produits qui se comportât à l'égard des globules sanguins comme les liquides en putréfaction : elle dissout le sang ; injectée dans les veines d'un animal, elle produit des symptômes typhiques et adynamiques, et engendre des hémorragies passives. Quant à l'hydrogène sulfuré, il ne produit que rarement des phénomènes analogues. Boyer conclut dès lors que l'ammoniaque ou le sulfhydrate d'ammoniaque était le poison putride.

Le sulfhydrate d'ammoniaque, découvert dans le sang putréfié par Vauquelin, fut aussi reconnu par Bonnet en 1837 (1) comme étant la raison chimique de la fétidité du pus altéré au contact de l'air. Bonnet en vit la preuve dans la coloration noire que donne le pus à tous les composés plombiques. Mais démontrer l'existence du sulfhydrate d'ammoniaque dans le pus ne suffisait pas pour en démontrer la toxicité. Quoi qu'il en soit, Bonnet attachait une telle importance à la présence de cette substance dans le pus, qu'il soutint que découvrir le sulfhydrate d'ammoniaque dans le sang c'était y découvrir le pus et faire du même coup le diagnostic *post mortem* de l'infection purulente.

En 1838, Gueterbrock (2) imagina que le principe actif du pus était un corps organique, sorte d'alcaloïde qu'il croyait avoir découvert et qu'il nommait *pyine*. Il négligea toutefois d'en déterminer la composition chimique.

Persoz, Nonat et Dumas (3) crurent, en 1841, qu'il pouvait se former de l'acide hydrocyanique pendant la

(1) Bonnet (de Lyon), Mémoire sur la composition de l'absorption du pus (Gazette médicale de Paris, 1837, 23 septembre).

(2) Gueterbrock, Essai physiologique sur le pus et la granulation (l'Expérience, 1838).

(3) Persoz, Nonat et Dumas. C. R. de l'Académie des sciences, 1841, 19 juillet.

suppuration. Ils se fondaient pour cela sur la coloration bleue ou verte que prennent quelquefois les pièces des pansements. L'acide hydrocyanique était, d'après ces auteurs, le principe toxique du pus putride. Mais aucune expérience confirmative de cette opinion ne fut rapportée.

D'Arcet, en 1842 (1), s'inquiéta peu de la nature du poison putride, dont il se borna à constater les effets. Il ne crut pas cependant à la toxicité du sulfhydrate d'ammoniaque, et pensa que le pus décomposé « doit ses propriétés délétères et vénéneuses à un composé organique volatil » qu'il compara à un ferment.

Alors Conté (2) (1842) démontra expérimentalement que ni le sulfhydrate d'ammoniaque de Bonnet, ni l'acide hydrocyanique de Dumas n'étaient les principes actifs du pus putride. Il chercha en outre à prouver que ce sont les éléments propres du pus qui, en s'altérant aux dépens de l'air à une certaine température, revêtent une vertu toxique.

Henle, en 1843 (3), déclara avoir retrouvé la pyine de Gueterbrock dans le mucus. La pyine, qui n'était autre que de la mucine, ne survécut d'ailleurs pas aux analyses sérieuses du pus.

En même temps, Andral (4) (1843) accusa de nouveau les composés ammoniacaux du pus et les compara aux émanations cadavériques. « Ce ne sont pas les globules de pus, dit-il, qui par leur présence semblent nuire au sang; je crois bien plutôt que ce qui alors détruit et les globules du sang et la fibrine, c'est quelque chose qui n'est plus du pus, c'est le produit ammoniacal qui s'est formé aux dépens du pus lui-même; et si, comme on n'en peut

(1) D'Arcet, thèse citée, 1842, p. 29.

(2) Conté, Recherches pour servir à l'histoire de la suppuration (Gazette médicale de Paris, 1842, 20 août).

(3) Henle, Anatomie générale, traduction française, 1843, t. I, p. 164.

(4) Andral, Essai d'hématologie pathologique, 1843, p. 120.

guère douter, ce produit ammoniacal est aussi ce qu'on emporte sur la pointe d'un bistouri qu'on a plongé dans un cadavre putréfié; s'il constitue la base de ces émanations délétères qui s'échappent des corps animaux ou morts ou entassés pendant leur vie, on comprend comment, dans ces cas en apparence si divers, le sang doit éprouver une altération identique quant à sa nature, et qui ne peut varier que quant à ses degrés, et comment aussi des symptômes de même ordre doivent résulter de causes qui paraissent si différentes. »

En 1854, Xavier Delore (1) déclara avoir trouvé du sulfhydrate d'ammoniaque dans l'urine des amputés et en général des malades atteints de pyohémie. En même temps il attira, le premier, l'attention sur la suppuration jaune ou orangée, qu'il supposa être un signe de pyohémie, et à laquelle il attribua pour cause la présence dans le pus de l'hématine du sang altéré au contact de l'air.

En 1855, Bonnet (2) insista de nouveau sur l'alcalinité du pus fétide due au sulfhydrate d'ammoniaque et ne reconnut pas d'autre origine à la toxicité des produits putrides.

II. *Du poison putride de Panum.* — Les expériences n'avaient jusqu'alors porté que sur les produits ultimes de la putréfaction; Panum (3) (1855) reconnut que le maximum d'activité toxique des substances putrides existe justement aux premières heures du travail, alors que les produits ammoniacaux n'ont pas encore pris naissance. Il entra dès lors dans une voie nouvelle. Il opéra sur des matières au début de la putréfaction, et prétendit

(1) Xavier Delore, Recherches sur le pus, thèse de Paris, 1854.

(2) Bonnet (de Lyon), Mémoire sur la nature et le traitement de l'infection purulente (Gazette médicale de Lyon, 1855, n° 1).

(3) Panum, Bdragdil laeren om den saakalette putride eller septiske infektion (Bibliotheck for Laeger, April 1855, p. 253-285); — zur Lehre von der putriden oder septischen Infektionen (Schmidt's Jahrbücher, 1855, t. Cl, Seite 56-59).

avoir isolé, par filtration, ébullition et une série de traitements par l'alcool, le poison putride. Tout en gardant des réserves au sujet de la détermination chimique de ce poison, il soutint :

1° Que le poison putride est stable, fixe, non volatil;

2° Qu'il n'est décomposé ni par l'ébullition ni par l'évaporation à siccité;

3° Qu'il est insoluble dans l'alcool absolu, soluble dans l'eau;

4° Que les substances albuminoïdes que l'on trouve dans les liquides en putréfaction ne sont vénéneuses que parce qu'elles s'imprègnent du poison septique; mais que le lavage à grande eau peut leur rendre leur innocuité;

5° Qu'au point de vue de l'énergie le poison putride n'a de comparable que le venin des serpents, le curare et les alcaloïdes végétaux.

Le poison de Panum différait donc de toutes les substances incriminées jusqu'à lui, substances que ce physiologiste avait d'ailleurs expérimentées sans succès. Panum injecta en effet, sans produire d'accidents graves, du carbonate d'ammoniaque, de la leucine, de la tyrosine, du butyrate, du valérianate et du sulfhydrate d'ammoniaque. Il essaya en outre comparativement des solutions putréfiées de sang, de chair musculaire macérée, de tissu cellulaire et d'excréments humains; il ne constata aucune différence dans leur toxicité.

Par l'injection de l'extrait putride isolé par lui, Panum dit au contraire avoir provoqué tous les phénomènes de l'infection septique, d'une manière aussi caractéristique que par l'injection du liquide putride originel d'où il provient. D'ailleurs Panum avait soin de spécifier que cet extrait n'était nullement un corps simple, mais plutôt un composé de plusieurs éléments toxiques ayant ensemble des rapports chimiques et physiologiques, de même que l'opium est un composé de plusieurs alcaloïdes.

En 1860, et surtout en 1863, X. Delore (1) publia deux nouveaux et importants mémoires sur le pus jaune safrané ou jaune de chrôme. Il soutint que le principe colorant est le même que celui de la bile et du pus bleu, et que c'est l'hématine du sang qui subit dans nos tissus une modification que nous ne savons pas reproduire; il appuya son opinion sur ce fait, constaté par lui, que lorsque le pus est jaune safrané la surface suppurante dégage de l'hématine avec une coloration plus intense. Il insista en outre sur le rapport, qu'il avait cru reconnaître dès 1854, entre la suppuration jaune et la pyohémie.

Gross (de Philadelphie), en (2) (1864), se borna à assimiler le poison putride au poison des piqûres anatomiques; il soutint en outre son inoculabilité.

De leur côté, Billroth et Hufschmitt (3) (1865) expérimentèrent l'acide sulfhydrique, le sulfure de carbone, le sulfhydrate d'ammoniaque, une dissolution concentrée de leucine et une autre dissolution concentrée de carbonate d'ammoniaque. La leucine produisit une élévation de température de 1 degré. Les injections répétées de carbonate d'ammoniaque produisirent un abaissement passager de température de 4°, 4 à 2°, 3. L'urée, les dépôts alcalins d'urine, l'acide sulfhydrique, le sulfure de carbone, le sulfhydrate d'ammoniaque, l'eau distillée, l'acide acétique restèrent, sous le rapport des variations thermiques, absolument sans effets.

(1) Xavier Delore, Gazette médicale de Lyon, 1860, p, 253. — Gazette médicale de Paris, 1863, p. 677.

(2) « Of the Nature of the Poison of Pyœmia, dit Gross, were are entirely ignorant. My own opinion is that it is similar to, if not identical with, that which so frequently leads to such bad effects in dissection wounds. Howewer this may be, it is certain that it is sometimes, if not generally, inoculable. » Gross, System of Surgery, Philadelphie, 1864, Multiple abscess or Pyœmia, t. I, p. 148.

(3) Billroth, Mém. cité in Archiv für Klin. Chir., 1865, Kap. XIII, S. 396.

L'acide sulfhydrique, resté inefficace entre les mains de Gaspard, Boyer, Bonnet, Billroth et Panum, sembla au contraire à O. Weber (1) (1864-65) être le poison putride. O. Weber tua un chat avec 1gr,62 et un gros lapin avec 3gr,24 de cet acide en solution saturée. Dans cinq autres expériences, faites avec des solutions étendues, il produisit une affection très analogue à l'inflammation intestinale que l'on observe dans la septicémie. Il constata toujours une élévation de la température.

O. Weber essaya aussi le sulfhydrate d'ammoniaque; 3gr,24 de ce composé suffirent dans un cas à tuer un chien, mais les effets furent inconstants; une seule fois, après des injections répétées, les symptômes eurent de l'analogie avec ceux de la septicémie; il y eut toujours une diarrhée fétide.

L'acide butyrique agit encore entre les mains de Weber comme un poison; mais les symptômes n'eurent aucune ressemblance avec ceux de la septicémie.

En résumé, d'après Weber, l'acide sulfhydrique serait le seul des corps expérimentés par lui dont l'action rappelât celle des liquides putrides. Mais les liquides putrides ne contiennent pas toujours de l'acide sulfhydrique, et ce corps lui-même n'a pas une efficacité bien constante; c'est pourquoi O. Weber déclara se ranger à l'opinion de Panum, et admit que la composition du poison putride est loin d'être simple.

Hemmer (2), en 1866, dont le mémoire fut couronné à Munich, arriva, quant au poison putride, aux conclusions suivantes :

1° Le poison putride peut être considéré comme un corps albumineux en voie de décomposition ;

(1) O. Weber, Mém. cité in Deutsche Klinik, 1864, S. 484-493, et 1865, S. 63.

(2) Hemmer, Mém. cité, 1866.

2° Comme tel il ne peut être ni liquide ni gazeux; il n'est pas volatil;

3° Le poison putride agit en quantité infinitésimale et peut être comparé sous le rapport de l'énergie aux poisons les plus actifs;

4° Le poison putride est soluble dans l'eau et insoluble dans l'alcool;

5° Il résiste à une température de 100°;

6° Il agit comme un ferment et détermine la putréfaction du sang;

7° Il agit sur les matières albuminoïdes contenues dans le plasma du sang;

8° On constate en général une grande analogie entre les injections putrides et les maladies infectieuses;

9° Dans les maladies infectieuses, les matières morbides sont des poisons putrides;

10° Ces matières ont les propriétés de ce poison;

11° Les actions diverses des matières morbides dans les maladies infectieuses tiennent à des modifications spéciales du poison putride.

On voit que ces conclusions étaient à peu près la reproduction de celles de Panum.

Quoi qu'il en soit, Hemmer entreprit encore une série d'expériences pour démontrer que les émanations putrides n'ont pas d'autre effet que de rendre l'air irrespirable et ne le rendent pas réellement toxique; qu'au contraire l'ingestion des matières putrides produit une septicémie fatale, de même que les injections sous-cutanées de liquides putréfiés.

Schweninger (1) (1866) confirma les expériences de Hemmer et ajouta seulement que le poison putride devient inactif au bout de sept mois et demi.

(1) Schweninger, über die Wirkung faulender organischer Substanzen auf den lebenden Organismus (Bayerisches ärztl. Intelligenzblatt, 1866, S. 42-47).

Fischer (1) (1866) trouva dans le pus frais une substance analogue à la myosine, du protagon, du sucre, une combinaison acide de phosphore et de glycérine, mais point d'acides volatils. Dans le pus décomposé et putride, il trouva au contraire des acides butyrique, valérianique et formique, plus de la leucine. Il pensa que ces derniers produits devaient prendre une part considérable dans le développement de la septicémie et de la pyohémie.

Frese (2) (1866) prétendit qu'en faisant bouillir du pus pour en séparer l'albumine en le défibrinant par le battage, on ne lui enlève aucune de ses propriétés, et que par conséquent le poison septique ne peut pas être considéré comme une substance albumineuse.

En 1867, Müller (3) entreprit de prouver que la puissance toxique des liquides putrides était due aux sels de potasse. Or les phénomènes de l'empoisonnement par les sels de potasse diffèrent absolument des phénomènes septicémiques.

En 1868, Klebs (4) montra que le pus frais donne par la teinture de gaïac une vive couleur bleue, ce qui est la réaction de l'ozone. Il conclut de là que l'ozone est le principe pyrogène du pus.

III. *De la sepsine de Bergmann.* — C'est alors que parurent les travaux de Bergmann (5) (1868) qui soutint que :

(1) Fischer, zur Lehre von den Pyämie (Centralblatt für den med. Wissenschaften, 1866, S. 225).

(2) Frese, EXPERIMENTELLE BEÏTRAGE ZUR AETIOLOGIE des Fiebers, Inaug. Diss., Dorpat. 1866.

(3) Müller, Experimentelle Studien über eine Krankheits und Todesursache, in faulenden Stoffen, das sogenannte putride Gift; Dissert. Munchen, 1867.

(4) Klebs, über Oxydationsvorgange und Warmebildung (Sitzungsbericht der Berner naturf Gesellsch. von 18 april, 1868); — die Pyrogene Substanz (Centralblatt für die med. Wissenschaften, 1868, n° 27).

(5) Bergmann, das Putride Gift und die putride Intoxikation; Dorpat, 1868.

1° L'action des substances organiques putréfiées n'est pas occasionnée par des animaux ou des organismes inférieurs; (Bergmann employa pour ses recherches des solutions traitées par l'alcool à 90 ou 94°, ou même l'alcool absolu, ou encore l'éther. L'alcool ou l'éther déterminait, disait-il, un volumineux précipité qui entraînait avec lui tous les organismes vivants, si bien qu'il lui a fallu jusqu'à vingt filtrations pour obtenir un liquide clair qu'il chauffait à 100° pendant huit heures et injectait ensuite à des chiens ou à des lapins);

2° Le principe délétère des produits de la putréfaction ne réside pas dans les parties moléculaires et insolubles, mais dans les parties liquides et solubles;

3° Ce principe est un corps azoté produit par la putréfaction et non un corps albumineux;

4° Ce principe n'est pas volatil et n'est pas un corps simple.

Ce corps azoté, Bergmann (1) (1868) prétendit l'avoir isolé en opérant, en collaboration avec O. Schmiedeberg, sur la levûre de bière putréfiée.

Après avoir pris par des lavages sur un filtre toutes les substances solubles, il chauffa la liqueur au bain-marie avec de l'oxyde de plomb, jusqu'à consistance sirupeuse; il reprit par l'alcool et chauffa à l'étuve pendant vingt-quatre à vingt-huit heures; il filtra et traita par l'acide sulfurique, qui précipita le plomb, puis par l'acide sulfhydrique qui acheva la précipitation. Il refroidit; la leucine se sépara. Il distilla l'alcool et reprit le résidu par l'eau. Cette dernière solution contenait le poison putride à l'état de sulfate. Bergmann lui donna le nom de *sepsine* (sulfate de sepsine). Cependant, de l'aveu même de l'auteur, la sepsine agit bien à la manière des li-

(1) Bergmann und O. Schmiedeberg, ueber das Schwefelsaure Sepsin (das Gift faulender Substanzen) (Centralblatt für die med. Wissenschaften, 1868 n° 32).

quides putrides, mais non pas d'une façon identique.

Bergmann avait extrait la sepsine de la levûre de bière; Schmidt (1) (1869) et Petersen (2) (1869) seraient parvenus à l'extraire du sang putréfié.

Également en 1869, Zuelzer et Sonnenschein (3) prétendirent, d'autre part, avoir isolé un nouvel alcaloïde septique innommé, qui n'était pas la sepsine et qu'ils comparèrent à l'atropine ou à l'hyoscyamine.

Toutefois l'isolement de la sepsine ou de l'alcaloïde de Zuelzer semble exiger un talent de manipulateur qui n'est pas dévolu à tout le monde, et rares sont les chimistes qui y parviennent; si rares que ces substances ne sont encore ni officiellement reconnues ni classées.

Cependant à l'Académie de médecine, en 1871, M. Verneuil (4) accepta franchement le poison putride ou virus traumatique et crut à la réalité de la sepsine de Bergmann.

M. Gosselin (5), moins affirmatif, se contenta de considérer l'existence d'un ou de plusieurs poisons putrides comme probable, sans qu'il fût encore permis d'en spécifier la nature ni la composition.

En 1872, M. Chauveau (6) insista sur la disparition de la toxicité dans les matières arrivées au dernier terme de la putréfaction, alors que leur oxydation est définitive et que leur réduction en acide carbonique et ammoniaque est parfaite. Or la sepsine et l'alcaloïde de Zuelzer avaient été extraites de matières complètement putréfiées.

Ravitsch (7) (1872) refit encore de nouvelles expériences avec le sulfhydrate d'ammoniaque; mais il n'ob-

(1) Schmidt, Untersuchungen über das Sepsin, Dorpat, 1869.
(2) Petersen, Beïtrage zur Kenntnis, etc., Dorpat, 1869.
(3) Zuelzer und Sonnenschein, Berliner klinische Wochenschrift, 1869, n° 12.
(4) Verneuil, Bulletin de l'Académie de médecine, 1871, 18 avril.
(5) Gosselin, Ibid., 1871, 28 mai.
(6) Chauveau, Mém. cité in Revue scientifique, 1872, n° 2, 13 juillet, p. 104.
(7) Ravitsch, zur Lehre von der putriden Infektion, 1872, p. 115.

tint pas des résultats plus complets que ses prédécesseurs.

En 1872 s'ouvrait la discussion sur la septicémie à l'Académie de médecine de Paris; la théorie du poison putride chimique perdit de plus en plus faveur à dater de cette époque et fit place à la théorie des germes. Ses partisans concentrèrent, en effet, leurs efforts contre la doctrine bactérienne, à laquelle ils opposèrent quelques faits expérimentaux, mais surtout des raisonnements. (Voy. Théorie des germes, 424.) D'ailleurs nous allons voir les plus ardents défenseurs du poison putride et de la sepsine, Panum et Bergmann, sacrifier eux-mêmes à la théorie des germes, dans l'impossibilité où les mit leur bonne foi scientifique de se refuser à reconnaître l'évidente intervention de bactéries.

Convaincu qu'il s'agissait d'un ferment, mais ne croyant pas à l'action des organismes microscopiques ou ferments animés, Senator, en 1873 (1), pensa qu'il s'agissait d'un ferment albumineux qu'il prétendit avoir isolé. Il traita du pus et des crachats purulents par la glycérine et en précipita une substance qui, injectée dans les veines ou inoculée sous la peau, aurait joui de propriétés pyrogènes évidentes.

De même M. Onimus (2) (1873) soutint, devant l'Académie de médecine de Paris, la nature albuminoïde du poison putride. Il appuya son opinion sur des expériences qui démontraient d'abord, suivant lui, l'inanité de la théorie des germes, et qui prouvaient, en second lieu, que le virus de l'infection putride n'est point une substance dialysable, ce qui permet de le rapprocher des matières albuminoïdes. Il invoquait en outre des expériences d'injection de liquides putrides qui s'étaient montrées

(1) Senator, Beïtrage zur Fieberlehre (Centralblatt für die med. Wissenschaften, 1873, S. 84).

(2) Onimus, Bulletin de l'Académie de médecine, 1873, 11 mars, 15 avril.

toxiques, bien qu'il crût y avoir détruit tous les microrganismes.

Pourtant Bergmann (1) (1873), tout en continuant à considérer la sepsine comme le véritable agent toxique pyrogène, se vit obligé d'accorder aux bactéries la propriété de fixer la sepsine, ce qui les rendait phlogogènes. (Voy. Théorie des germes.)

Max Wolf (2) (1873), Kussner (3) (1873) soutinrent, d'autre part, qu'il existait dans le pus pyohémique un agent toxique indépendant des bactéries. (Voy. Théorie des germes.)

Samuel (4) (1873), après avoir fait ressortir la confusion qui régnait encore dans la connaissance des produits chimiques de la putréfaction, admit l'existence d'un poison putride qui serait une combinaison de soufre et d'ammoniaque et qui engendrerait les phénomènes purement septiques.

De même, Hueter (5) (1873) considéra la septicémie pure ou infection putride comme étant causée par un poison chimique qu'il crut être la sepsine; mais il attribua la pyohémie à une infection par des monades.

En 1874, Kehrer (6) émit des doutes sur l'unité du poison et crut qu'il en existait plusieurs.

Panum (7) (1874), après avoir affirmé les conclusions de ses recherches publiées en 1855, exposa des argu-

(1) Bergmann, zur Lehre von den putriden Intoxikation (Deutsch Zeitschrift für Chirur., 1873, B. I, N. 4, S. 373.

(2) Max Wolf, ueber Pilzinjectionen (Med. Centralblatt, 1873, B. XI, N. 8, S. 114).

(3) Kussner, zur Bakterienfrage (Med. Centralblatt, 1873, B. XI, N. 32).

(4) Samuel, über die Wirkung des Faulnissprocesses auf den lebenden Organismus (Archiv. für experiment. Pathol. und Pharm., 1873, B. II, N. 4, S. 317).

(5) Hueter, Abschnitte über Monadämie, Pyämie in seiner allgemeinen Chirurgie; Leipzig, 1873.

(6) Kehrer, über das putride Gift (Arch. für experim. Pathol. und Pharm., 1874, B. II, N. 1, S. 33).

(7) Panum, das Putride Gift, die Bakterien, die putride Infektion, oder

ments nouveaux. Il montra que l'on pouvait extraire du canal intestinal et des fèces, par des lavages à grande eau, une substance dont l'inoculation produit l'infection putride : que d'ailleurs il se pouvait que cette substance fût un corps chimique soluble, bien qu'elle ne fût pas absorbée par l'intestin pendant la vie, puisqu'une solution de curare est aussi bien réfractaire à l'absorption intestinale.

Il invoqua en outre, comme preuve de la nature chimique du poison putride, l'absence d'incubation dans les phénomènes produits par les injections de liquides septiques. Il renouvela encore ses expériences de filtration et de traitement par l'alcool et par la chaleur.

D'autre part il dit positivement ne pas croire à la sepsine comme corps défini. Il fit remarquer en effet que la sepsine devait être employée à fortes doses pour être efficace, et que d'ailleurs on n'avait pas réussi à l'extraire de toutes les substances putrides, ni à l'extraire à tous les moments de la putréfaction. Il continua donc, en 1874, à croire à la constitution complexe du poison putride. Il ne pensa pas que ce fût un corps albumineux, mais il admit que l'albumine coagulée pouvait le fixer et le concentrer. Il n'en fut pas moins obligé d'ailleurs d'accorder aux bactéries un rôle efficace dans la genèse des accidents septicémiques; il concéda, comme on le verra plus loin (Théorie des germes), qu'elles possédaient à l'égal des coagulums albumineux la capacité de fixer et de concentrer le poison putride.

IV. *De l'alcaloïde de Zuelzer.* — En 1874, Zuelzer (1) revint encore sur l'analogie qu'il avait cru constater

Intoxikation und die Septikamie (Virchow's Archiv, 1874, B. LX, N. 3 et 4, S. 301).

(1) Zuelzer, ueber putride Intoxication (Réunion des médecins allemands naturalistes à Breslau — Berliner kliniskche Wochenschrift, 1874, N. 49, S. 623).

entre l'intoxication par l'atropine et la septicémie (dilatation pupillaire, paralysie intestinale, accélération du cœur). Il soutint en outre que les bactéries cultivées artificiellement et introduites en petites quantités dans la bouche, sous la peau, dans les vaisseaux de différents animaux, ne lui avaient jamais paru provoquer d'accidents septiques que lorsqu'il mélangeait au liquide de culture 0gr,02 à 0gr,05 de sulfate neutre d'atropine. En tous cas, il y avait une période d'incubation qui durait de 9 à 12 jours.

En même temps Riemschneider (1) (1874) affirmait aussi l'identité ou la similitude de l'atropine et de la sepsine. Mais rien n'est venu confirmer les faits avancés par Zuelzer et par Riemschneider.

En réalité, la théorie du poison chimique restait stationnaire et n'acquérait aucune démonstration positive. Ses partisans, au contraire, avaient été obligés d'en rabattre et d'accorder une place dans leurs conceptions à l'efficacité des microrganismes.

V. *Poison chimique et ferment albuminoïde de A. Hiller.* — Pourtant A. Hiller, en 1876 (2), s'efforça de définir la constitution et le nombre des poisons putrides.

Il formula d'abord les trois propositions suivantes comme conclusions des recherches expérimentales entreprises au sujet du poison putride :

1° L'effet des liquides putrides dépend de la quantité qui en a été absorbée (absolument comme pour tous les poisons chimiques connus) ;

2° Les liquides putrides ont des effets différents et engendrent des symptômes morbides variés suivant leur composition chimique ;

(1) Riemschneider, über den Einfluss der putriden Intoxication auf den Blutdruck. Dissert. inaug., 1874 (Centralblatt für Chirurgie, 1874, N. 39.)

(2) Arnold Hiller, ueber die Putride Gift (Centralblatt für Chirurgie, 1876, N. 10, S. 145; N. 11, S. 161; N. 12, S. 177).

3° Pour un même liquide putride les effets toxiques sont en rapport avec le degré et l'âge de la décomposition; le maximum de la toxicité est atteint aux premières heures de la putréfaction.

Les propriétés et les effets des poisons absorbés dépendent donc de l'altération chimique des matières putrides.

A. Hiller condamna alors la théorie des organismes microscopiques, en raison du nombre immense et irrationnel d'espèces qu'elle serait obligée d'admettre.

Il trouvait d'ailleurs à la théorie chimique l'avantage de pouvoir expliquer les différences d'efficacité des matières putrides, et de rendre compte du rapport existant entre la toxicité et la quantité absorbée.

Après avoir rappelé les travaux de ses devanciers et insisté sur l'insuccès au moins partiel des recherches entreprises, les différents produits isolés et désignés comme étant le poison putride, voire même la sepsine, n'ayant jamais qu'une toxicité analogue, mais non pas identique à la toxicité des liquides putrides, Hiller fit remarquer que les liquides putrides ne contiennent jamais isolément l'un de ces produits, mais qu'on les y trouve tous réunis. Aucun de ces corps (sulfhydrate d'ammoniaque, carbonate d'ammoniaque, sels de potasse, sepsine, etc.), ne réalise donc jamais complètement à lui seul les phénomènes de l'infection putride, tandis que leur mélange les réalise entièrement. Mais il importe de dire que Hiller ne tenta pas de faire la synthèse du poison putride, c'est-à-dire, de faire un mélange artificiel de sulfhydrate d'ammoniaque, de carbonate d'ammoniaque, de sels de potasse, de sepsine, etc., et de l'injecter dans les veines. Il conclut néanmoins que le poison putride n'est pas un corps simple, mais une combinaison compliquée dont l'efficacité dépend de la constitution de la substance en putréfaction et du degré de la putréfaction.

D'autre part, à l'exemple d'Onimus, de Bergmann, de Clémenti, de Schmitz et de Thin, Hiller soutint que le poison putride que l'on retrouve dans les liquides filtrés n'est pas à l'état moléculaire, mais qu'il est soluble. Il reconnut cependant que l'action des liquides filtrés se distingue de celle des matières en putréfaction non filtrées, en ce que ceux-là n'engendrent que des accidents généraux et point de lésions locales. Il en conclut que dans les matières putrides il existe une partie phlogogène insoluble qui reste sur le filtre et une partie pyrogène soluble qui passe à travers le filtre.

Hiller protesta d'ailleurs qu'on ne peut inférer de ces faits à la nature parasitaire de l'agent toxique. Les bactéries phlogogènes ne sont pas en effet les seules substances qui soient retenues sur le filtre : il y a en outre les éléments solides du sang, du pus, de la chair putréfiée. D'aucuns soutiendront que parmi ces substances il n'y a que les bactéries qui soient douées de propriétés toxiques; tel n'était pas l'avis de Hiller, qui pensait au contraire que le poison est formé aux dépens et au sein des éléments du sang et du pus, etc., et que les bactéries n'acquièrent la propriété toxique qu'au contact du poison formé. La plus grande toxicité des éléments solides ne s'expliquait pas autrement d'après lui, ces éléments concentrant le poison à la façon d'une éponge; c'était même là la raison des propriétés phlogogènes des éléments solides. Hiller ne recherchait d'ailleurs pas sous quelle influence s'opère la fabrication du poison putride aux dépens et au sein du sang, du pus, etc..

Il y avait donc, d'après Hiller, trois facteurs à considérer dans les inoculations et les injections de matières putrides : 1° la partie soluble, constituant la liqueur putride filtrée; 2° les matériaux putrides insolubles; 3° les microrganismes.

Ces facteurs réunis constituent le mélange putride.

Quant à savoir quel est le plus actif des trois, les expériences auraient démontré en général l'innocuité des microrganismes et la nocuité excessive des matériaux solides privés de microrganismes. D'ailleurs les matières putrides exposées à une température de 100° et plus pendant plusieurs heures et traitées par des agents chimiques détruisant les microrganismes, ne perdent rien de leur toxicité.

A. Hiller conclut donc que dans les matières putrides le poison est de nature chimique ; que ce poison n'a rien à faire avec les organismes microscopiques, et que l'empoisonnement putride peut être produit par des liquides putréfiés privés d'organismes. On verra, au chapitre de la Théorie des germes, combien cette conclusion est peu fondée.

En la même année (1876) A. Hiller (1) publiait encore un nouveau travail sur le poison putride. Considérant que la question était jugée pour les liquides putrides non albumineux, il convint que le doute pouvait subsister encore pour les liquides albumineux, où l'ébullition, les acides et l'alcool, tout en détruisant les microrganismes ou ferments animés, détruisent aussi les ferments inanimés ou albuminoïdes. Il proposa en conséquence de traiter les liquides de cette espèce par la glycérine, qui jouirait, d'après lui, de propriétés antiseptiques ou plutôt antiparasitaires évidentes, c'est-à-dire qui serait incompatible avec le développement des organismes et précipiterait, en leur conservant leur activité, les ferments non figurés et non organisés, tels que la pancréatinine, la pepsine, etc.

Hiller, à l'exemple de Senator (1873), mélangea en parties égales de la glycérine et de la chair musculaire en pleine putréfaction ; il laissa reposer vingt-quatre heures et filtra au moyen de la pompe pneumatique. La liqueur

(1) Arnold Hiller, ueber Extrahirbares, putrides und septikämisches Gift (Centralblatt für Chirurgie, 1876, N. 14, S. 209, N. 15, S. 225).

filtrée, absolument exempte d'organismes, était alcaline et précipitait par l'ébullition. Ce précipité, coloré en brun par le réactif de Millon, offrait toutes les propriétés des matières albuminoïdes et des peptones.

Plusieurs inoculations de ce précipité ou extrait putride glycériné, « putriden Glycerinauszug », furent pratiquées à des chiens et firent naître les phénomènes de la septicémie. Le sang des chiens ainsi septicémiés fut traité par la glycérine et donna un extrait toxique glycériné dont la virulence fut plus active que celle du premier extrait : Hiller inocula un troisième chien avec ce dernier extrait, ce troisième chien mourut et son sang donna un extrait glycériné dont la virulence fut encore extrême. Hiller reproduisit ainsi les expériences de M. Davaine dont il sera question plus loin (voy. Théories des germes, p. 424) et conclut que cet extrait glycériné contenait un ferment septique non organisé.

Après avoir nié l'influence des bactéries ou ferments animés, Hiller en était donc venu à admettre l'intervention d'un ferment septique; mais il continuait à considérer les bactéries comme des conséquences et non comme des causes de l'évolution morbide septicémique. D'après lui, la septicémie créerait dans l'économie malade des conditions propre à la croissance des bactéries en diminuant l'énergie de l'activité et de la résistance vitale; c'est pourquoi ces parasites, peu nombreux sur le vivant, abondent sur le cadavre et dans les tissus mortifiés où toute action vitale a disparu.

Hiller chercha ensuite à concilier les opinions contradictoires de Stich, Virchow, O. Weber, Thiersch, Hemmer, qui acceptaient l'hypothèse du ferment septique et de Panum, Billroth, Bergmann et Ravitsch, qui soutenaient qu'il s'agit d'un poison chimique. Les uns et les autres seraient dans le vrai d'après lui, et leur contradiction apparente tiendrait uniquement à ce que « dans une même liqueur putride, à des époques différentes, selon le degré de la décomposition, on trouve en prépondérance soit un ferment, soit un poison chimique ».

Hiller admit donc deux expèces de poisons putrides : un ferment et un agent putride; mais il avoua n'avoir pu réussir à les isoler tous les deux dans une même liqueur en putréfaction.

Il crut, au point de vue clinique, devoir distinguer trois formes d'infections :

1° L'ichorrhémie ou empoisonnement par un agent chimique ; c'est l'infection putride ordinaire : sa marche et sa gravité dépendent de la quantité de poison absorbée; elle n'est pas contagieuse.

2° La septicémie, ou empoisonnement par le ferment septique (putriden Glycerinsauszug) : contagieuse à un haut degré, sa malignité et sa virulence s'accroissent à chaque transmission à un sujet sain; elle sévit endémiquement et est, presque sans exception, fatale.

3° La pyohémie (infection purulente, septicémie embolique, pyohémie métastatique) n'est qu'une forme des deux infections précédentes compliquées de lésions locales.

Les travaux de Hiller ont une importance et un intérêt incontestables, mais ils ne sont pas certainement de nature à amener la conviction. Sans parler des poisons chimiques minéraux, tels que le sulfhydrate d'ammoniaque, le carbonate d'ammoniaque, les sels de potasse et la très hypothétique sepsine, dont la toxicité réelle n'a pas d'effets comparables à la toxicité des matières putrides, surtout dans la pyohémie, les preuves que donne Hiller de l'existence de son ferment septique ou extrait glycériné putride me semblent peu solides : aussi peu solides que les objections qu'il oppose à la théorie des germes, et qui seront refutées plus tard. En effet, les propriétés antiparasitaires de la glycérine sont-elles bien réelles? et Hiller s'est-il au préalable bien et dûment débarrassé de tous les microrganismes suspects, ou germes de microrganismes? Je ne le crois pas. Il y a déjà longtemps que l'on panse les plaies avec de la glycérine, et ce mode de pansement a toujours été incapable de préserver les plaies de l'invasion des parasites. Au surplus, dans un vase à expérience la glycérine n'agit pas comme antiseptique, elle n'empêche pas la putréfaction, elle n'en détruit pas les germes; elle ne joue que le rôle d'agent protecteur : « Elle est à peu près infermentescible, dit Gubler (1) (1874), et comme par sa consistance elle abrite parfaitement du contact de l'air en même temps qu'elle dissimule l'eau, dont elle est très avide, elle s'oppose par ce double moyen à la décomposition spontanée des substances organiques et spécialement à la fermentation putride. » Mais il faut pour cela une couche épaisse de glycérine qui forme une véritable cuirasse autour des matières putréfiables, car chaque parcelle de ces matières qui arrive au contact de l'air se putréfie. Or, Hiller mélangea en parties égales de la glycérine et des matières *en pleine putréfaction.*

D'ailleurs, où est la preuve que le précipité obtenu par Hiller n'était pas purement et simplement de l'albumine coagulée par l'ébullition ou même par la glycérine, qui, comme on sait, est très ordinairement acide et s'acidifie au contact de l'air? Qu'est-ce qui démontre que la glycérine au contact des produits de la putréfaction ne donne pas naissance par l'ébullition à des composés insolubles?

Enfin et surtout, puisque Hiller employa un mélange de glycérine et de matières *en pleine putréfaction* où les partisans de la théorie des germes, aussi bien que ceux

(1) Gubler, Commentaires thérap. du Codex, 2e édit., 1874, p. 481.

de la théorie chimique, reconnaissent qu'il existe des bactéries et des corpuscules germes (lesquels résistent à la température de + 100°, à l'alcool et aux acides), où est la preuve que le précipité de Hiller n'a pas entraîné des corpuscules germes de vibrion septique qui lui ont donné toute sa virulence? Hiller répondra peut-être qu'il a filtré le mélange avant de le traiter par l'ébullition. C'est fort juste; mais en vérité quelle garantie peut donner en pareille matière une filtration, si difficile qu'elle a dû être aidée par la machine pneumatique. « Alsdann wurde die Flussigkeit mittelst der Luftpumpe filtrirt?» (1).

Conclusion. — Pour ce qui est du poison putride chimique, personne n'est encore parvenu à l'isoler, ni même à en démontrer irréfutablement l'existence. Et quant au poison putride de Panum, de Hemmer et d'Onimus et au ferment septique de Hiller, rien ne prouve qu'ils ne doivent pas purement et simplement leur activité à des vibrions que Panum, Hemmer et Hiller ont cru avoir détruits, sans y avoir réussi. Les raisons invoquées pour établir la théorie du poison chimique ou du poison putride ont plutôt été des objections à la théorie des germes, dont bien peu, comme l'on verra plus loin, sont restées sans réponse. La seule démonstration véritable et catégorique eût été l'isolement d'un corps ou d'une série de corps définis dont l'injection intraveineuse eût engendré la septicémie : cette démonstration n'a pas été donnée.

(1) Hillier, Centralblatt für Chirurgie, 1876, N. 14, S. 211.

CHAPITRE II

Théorie des germes.

La théorie des germes attribue à des ferments organisés, à des protorganismes ou à leurs germes tous les méfaits des maladies infectieuses.

On sait que l'infection purulente, considérée par les uns comme une forme de septicémie, par les autres comme une entité morbide résultant de l'empoisonnement par le pus, est classée par tous dans le cadre des maladies infectieuses. Était-il possible de détacher de l'histoire de la théorie des germes un chapitre bien défini où il n'aurait été exclusivement traité que de la pyohémie? Je ne l'ai pas pensé; le chapitre dont il s'agit eût été absolument incompréhensible. Tout en élaguant autant que possible les questions incidentes, j'ai cru devoir accorder une place à quelques importants travaux dont les conclusions concernent indirectement la pyohémie. Ici d'ailleurs ce n'est pas la pyohémie qui a été l'occasion de la doctrine, c'est la doctrine qui a été généralisée jusqu'à englober la pyohémie.

L'histoire de la théorie des germes se divise en deux périodes distinctes :

1° La période préparatoire, antérieure aux travaux de M. Pasteur sur la putréfaction;

2° La période postérieure aux travaux de M. Pasteur sur la putréfaction.

§ 1. — Période préparatoire, antérieure aux travaux de M. Pasteur sur la putréfaction.

Il ne m'appartient pas de traiter ici du travail intime de la putréfaction et de la fermentation en général : je ne m'occupe que de chirurgie. Je ne parlerai donc pas des infusoires et des différentes classifications qui en ont été données, ni des études de M. Pasteur sur les fermentations alcoolique, butyrique, etc., bien que ces études aient préparé la théorie actuelle de la fermentation putride. Je me bornerai à relater les travaux où un rôle chirurgical a été accordé aux organismes et aux ferments, principalement au sujet de la pyohémie.

Après Kircher et quelques autres, qui imaginèrent l'hypothèse que les maladies infectieuses étaient produites par des *petits vers*, Braconnot émit, en 1831 (1), l'idée très lumineuse que « les principes virulents ne sont que des ferments ». Il se fondait sur ce que « les agents qui empêchent la fermentation annihilent aussi les propriétés virulentes des liquides morbides ». C'était presque toute la vérité.

Bientôt après Donné, en 1836 (2), signala la présence des organismes microscopiques dans le pus ; encore était-ce dans le pus chancreux. Ces animalcules, du genre *vibrio lineola* de Muller, il ne put d'ailleurs les retrouver dans le pus ordinaire ; aussi Donné fut-il tenté de leur attribuer la virulence vénérienne.

En 1837, Beauperthuis et Adet de Roseville (3) constatèrent aussi des microrganismes dans le pus chancreux.

(1) Braconnot, de la Fermentation comparée à la contagion (Journal de chimie médicale et de toxicologie, 1831, p. 705).

(2) Donné, Animalcules observés dans les matières purulentes et les produits de sécrétion des organes génitaux de l'homme et de la femme (C. R. de l'Académie des sciences, 1836, t. IV, p. 385).

(3) Beauperthuis et Adet de Roseville, C. R. de l'Académie des sciences, 1837, 2e série, t. V, p. 209.

En 1838, les mêmes auteurs (1) soutinrent que ces animalcules étaient causes de la putréfaction.

En 1841, Raciborski (2) vit une ressemblance entre le développement des pustules de variole et des foyers morveux et les phénomènes de la fermentation. « Dans l'un comme dans l'autre cas, dit-il, une parcelle d'un corps placé dans des conditions données, mêlée à une masse de liquide qui en contient les éléments, produit un mouvement de décomposition dont le résultat est la reproduction d'un corps de la nature de celui qui a été la première cause du mouvement. » Comparant d'ailleurs les abcès multiples chirurgicaux aux pustules de variole et aux foyers morveux, il ajouta : « L'analogie peut nous faire présumer qu'il doit en être de même pour les abcès viscéraux. Les qualités du liquide qu'ils contiennent témoignent en quelque sorte de leur origine et font supposer que c'est à l'action particulière du pus sur le sang qu'ils doivent leur existence. Cependant pour que le pus puisse produire une modification aussi remarquable dans la masse du sang, il faut qu'il soit en état de décomposition : le pus louable ne produira rien de semblable. » Raciborski considérait donc l'action du pus putride sur le sang comme absolument comparable à une fermentation; là était à ses yeux le secret de l'infection purulente. Il ne rechercha d'ailleurs pas, parmi les éléments du pus, celui qui joue plus spécialement le rôle de ferment.

En 1842, d'Arcet (3) prétendit que le liquide provenant de la décomposition putride, qui dans l'infection purulente engendre les symptômes généraux infectieux, doit ses propriétés à un corps « probablement analogue

(1) Beauperthuis et Adet de Roseville, C. R. de l'Académie des sciences, 1838, 1re série, t. VI, p. 357.

(2) Raciborski, Histoire des découvertes relatives au système veineux, etc. (Mémoires de l'Acad. Royale de médecine, 1841, p. 598).

(3) D'Arcet, thèse citée, 1842, p. 29.

à un ferment, azoté comme lui, comme lui presque organisé et jouissant de la propriété de continuer sur le sang l'action initiale engagée par son mélange avec lui. » C'était du reste pour d'Arcet une simple impression, plutôt qu'une conviction solidement assise.

Bérard (aîné) lui-même (1) (1842) sembla aussi deviner un ferment dans le principe actif du pus mêlé au sang : « Il n'est peut-être pas nécessaire, dit-il, qu'une grande quantité de pus en nature soit introduite dans le sang pour causer ces altérations, et alors on pourrait supposer que le principe nuisible qui a été produit se multiplie à la manière du virus et des ferments. »

En 1848, Fuchs (2), parla de la présence des bactéries dans certaines maladies septiques chez les animaux.

En 1850, M. Davaine (3) dit avoir découvert des vibrions immobiles dans le sang d'un mouton auquel il avait inoculé le sang d'un autre mouton atteint de sang de rate.

Puis Pollender (4) (1850) découvrit une infinité de bâtonnets dans le sang et les suffusions sanguines de bœufs morts du charbon. Un peu plus tard, en 1856, Brauel (5) relata l'histoire d'un chauffeur d'amphithéâtre mort après avoir aidé à l'autopsie d'animaux charbonneux, et dont le sang contenait une immense quantité de bâtonnets qui s'animèrent le troisième jour après la mort. Ce sang fut inoculé à des animaux qui moururent du charbon et dont le sang fourmilla de bâtonnets.

Mais d'autre part Panum, en 1855 (6), soutint que des matières putrides qu'il avait traitées par l'ébullition à + 100° pendant des heures entières, puis par l'alcool

(1) Bérard (aîné), art. Pus du Dict. en 30 vol., 1842, p. 489.
(2) Fuchs, in Sabatier, thèse de Strasbourg, 1865.
(3) Davaine, Société de biologie, 1850.
(4) Pollender, Casper's Vierteljahrsschrift, 1850, B. I, Heft. I.
(5) Brauel, Deutsche Klinik, 1856, n° 21.
(6) Panum, Bdragdil laeren, etc. (Bibliothek for Laeger, april, 1855, S 232.)

absolu, pour y détruire les organismes inférieurs, n'avaient rien perdu de leur toxicité.

En revanche Thiersch (1) (1856) conclut de ses observations que l'action des poisons putrides est, comme l'action des ferments, indépendante de la dose; que ces poisons, qu'il nomma métaboliques, n'agissent qu'en présence des matières albuminoïdes et par conséquent dans des conditions déterminées, de même encore que les ferments.

En 1857, Lebert (2), à propos de l'action pathologique des infusoires, déclara que dans les ulcères putrides, et surtout dans la pourriture d'hôpital, il lui avait semblé que « leur quantité était ordinairement très considérable; j'ai vu, dit-il, dans mes expériences sur des grenouilles, qu'un certain nombre d'entre elles périssaient n'offrant d'autre altération qu'un mauvais état des plaies pratiquées pour les expériences, qui étaient couvertes d'une innombrable quantité d'infusoires, soit de très grands vibrions, soit d'amibes ».

En 1861, Polli (3) attribua à un ferment organisé et animé pénétrant dans le sang avec la matière purulente ou putride dans laquelle ils ont pris naissance, l'altération du liquide circulatoire et les symptômes typhiques de la pyohémie et de la septicémie. Des injections préventives d'hyposulfite de soude dans les veines de chiens auraient, entre ses mains, rendu inoffensive l'introduction consécutive de substances putrides.

Enfin Tigri (4) (1863) publia onze observations d'où il crut pouvoir conclure que :

(1) Thiersch, Infections Versuche, etc., 1856, Munchen.

(2) Lebert, Traité d'anatomie pathologique générale et spéciale. Paris, 1857, t. I, p. 396.

(3) Polli, delle Malattie da fermento morbifico, Milano, 1861.

(4) Tigri, sur la Présence d'infusoires du genre Bacterium dans le sang humain; Sienne, 1863 (note présenté à l'Académie des sciences par Velpeau, le 12 octobre 1863, C. R., t. LVII, 2e série).

1° Dans le sang de l'homme, et dans des conditions spéciales de maladie, il peut se développer pendant la vie des infusoires du genre *bacterium;*

2° Dans le sang des cadavres, il se développe des infusoires du genre *monas et vibrio* qui peuvent être considérés comme les agents de la putréfaction.

Ici s'arrête la période préparatoire de la théorie des germes. Voici venir en effet les grands travaux de M. Pasteur sur la putréfaction, qui vont désormais servir de bases à des recherches plus précises. Jusqu'ici, en résumé, rien de net et d'assuré ne s'est encore dégagé; les auteurs signalent, mais avec hésitation, la présence des infusoires dans le pus ou dans le sang charbonneux, ils se bornent à comparer le travail pyohémique au travail d'une fermentation; mais aucun n'édifie de doctrine, aucun n'affirme que le poison septique générateur de la pyohémie ait quelque rapport avec les microrganismes.

§ 2. — Période postérieure aux travaux de M. Pasteur sur la putréfaction.

La véritable théorie des germes, la doctrine de la pathologie animée date des travaux de M. Pasteur sur la putréfaction.

I. *Théorie de M. Pasteur sur la putréfaction.* — En 1861, M. Pasteur (1) démontrait que la fermentation butyrique a pour agent un organisme ou vibrion *anaérobie*, c'est-à-dire vivant sans consommation d'oxygène libre.

En 1862 (2), il prouvait que dans l'air atmosphérique

(1) Pasteur, Animalcules infusoires vivant sans gaz oxygène libre et déterminant des fermentations (C. R. de l'Acad. des sciences, 1861, t. LII, 1re série, p. 344, 25 février).

(2) Id., Mémoire sur les corpuscules organisés qui existent dans l'atmosphère. Paris, 1862.

il existe une foule innombrable de corpuscules organisés qui sont des germes de fermentation.

En 1863 (1), il relatait de nouveaux exemples de fermentations déterminées par des vibrions anaérobies, à savoir : la fermentation du tartrate de chaux et celle qui aboutit à la destruction des matières animales et végétales mortes.

Enfin, également en 1863, le 29 juin (2), il exposait devant l'Académie des sciences de Paris ses recherches sur la putréfaction, dont l'extrait suivant donne une idée suffisante : « La conséquence la plus générale de mes expériences, dit-il, est fort simple : c'est que la putréfaction est déterminée par des ferments organisés du genre *vibrion.* » Les vibrions ferments de la putréfaction sont tous anaérobies ; voici à peu près les phénomènes qu'ils provoquent. Dans un vase clos la putréfaction ne commence à se manifester par des signes extérieurs qu'après un certain laps de temps, 24 heures au moins. Pendant cette première période, il se fait un travail qui aboutit à la disparition du gaz oxygène dans la matière putréfiable et à son remplacement par de l'acide carbonique. Lorsque le milieu est neutre ou alcalin, ce travail s'effectue sous l'influence de petits infusoires aérobies, c'est-à-dire vivant avec consommation d'oxygène libre, notamment le *monas crepusculum* et le *bacterium termo.* Lorsque l'oxygène a disparu, ces animalcules périssent et se précipitent au fond du vase.

Si le liquide est exempt de germes de ferment putride, tout reste indéfiniment dans cet état. Mais le plus souvent ces germes existent et se développent dès la disparition complète de l'oxygène. La putréfaction se déclare

(1) Pasteur, Nouvel exemple de fermentations déterminées par des animalcules infusoires pouvant vivre sans gaz oxygène libre, etc. (C. R. de l'Acad. des sciences, 1863, t. LVI, 1re série, p. 416, 9 mars — 20 avril).

(2) Id., Recherches sur la putréfaction (C. R. de l'Acad. des sciences, 1863, t. LVI, 1re série, p. 1189, 29 juin).

aussitôt et s'accélère à mesure que les vibrions se développent. La fétidité devient intense, mais elle est en proportion de la quantité de soufre qui entre dans la composition de la matière en putréfaction.

Le contact de l'air, loin d'être nécessaire à la putréfaction, lui est donc nuisible, l'oxygène faisant périr les vibrions putrides. La putréfaction au contact de l'air se produit cependant d'une façon plus complète, et voici pourquoi : Dans un liquide exposé à l'air, la soustraction du gaz oxygène dissous a lieu comme dans le premier cas. Mais les bactériums ne périssent que dans la masse du liquide ; ils subsistent à la surface et forment une couche protectrice qui se multiplie, s'épaissit et se renouvelle sans cesse, et qui protège d'autant mieux le reste du liquide contre l'accès de l'oxygène. Cette couche ou pellicule, à laquelle s'associent divers mucors et des mucédinées, permet par conséquent d'autant mieux le développement des vibrions ferments.

Alors, « d'une part, les vibrions (1) vivant sans la coopération du contact de l'air déterminent dans l'intérieur du liquide des actes de fermentation, c'est-à-dire qu'ils transforment les matières azotées en produits plus simples, mais encore complexes ; d'autre part, les bactériums, ou les mucors comburent ces mêmes produits et les ramènent à l'état des plus simples combinaisons binaires : l'eau, l'ammoniaque et l'acide carbonique ».

Mais lorsque la matière fermentescible est en couche très mince, avec accès facile de l'air atmosphérique, « la fermentation et la putréfaction peuvent être absolument empêchées et la matière organique peut céder uniquement à des phénomènes de combustion ». Alors, en effet, les vibrions anaérobies se trouvent forcément dans un liquide chargé d'oxygène, qui les tue.

(1) Pasteur, Recherches sur la putréfaction (C. R. de l'Acad. des sciences, 1863, 29 juin, p. 1192).

Au contraire « dans le cas de putréfaction à l'abri du contact de l'air, lorsque la pellicule de bactériums et de mucors n'existe pas, les produits de dédoublement de la matière putrescible restent inaltérables » et la putréfaction reste incomplète.

En résumé, la putréfaction est une fermentation aboutissant à la réduction des matières putrescibles. Il faut y reconnaître deux phases ou périodes : dans une première période, sous l'influence de ferments anaérobies du genre vibrion, on constate la transformation des matières azotées en produits plus simples, mais encore complexes ; dans une deuxième période, ces derniers produits sont à leur tour réduits en composés binaires les plus simples par l'activité d'infusoires aérobies (bactériums, mucors, etc).

M. Pasteur avait soin, en outre, de différencier la gangrène, qui est la cessation de la vie, et la putréfaction, qui est la décomposition des tissus et des liquides organiques. Il démontrait encore que dans l'état de santé le corps des animaux est fermé à toute introduction de germes extérieurs. Il avait réussi à extraire de l'intérieur du corps, à l'abri du contact de l'air, du sang et de l'urine, et ces liquides s'étaient conservés, sans manifester la moindre putréfaction au contact de l'air pur filtré à travers de l'ouate. Il déduisait de là qu'un organe ou un tissu gangréné, conservé rigoureusement à l'abri du contact de l'air, ou dans un air absolument privé de germes, pouvait échapper indéfiniment à la putréfaction.

La théorie de M. Pasteur ne fut pas acceptée sans conteste. Lemaire (1) (1863-64) chercha à prouver expérimentalement que les vibrions anaérobies étaient pure fiction ; il s'efforça d'en montrer l'identité morphologique avec les vibrions ou bactériums aérobies, concluant que

(1) Lemaire, C. R. de l'Académie des sciences, 1863, 2e série, t. LVII, et 1864, 1re série, t. LVIII.

deux êtres identiques ne pouvaient reconnaître des conditions d'existence si différentes, que du reste la putréfaction en vase clos commence, mais ne continue pas.

De l'avis de la majorité, la doctrine de M. Pasteur resta victorieuse.

II. *Premières applications de la théorie des germes au charbon et à la septicémie.* — La théorie des germes appliquée à la pathologie, ou la pathologie animée, n'est en somme que l'application au travail morbide de la doctrine éditée par M. Pasteur pour le travail de la putréfaction. Elle fut d'abord appliquée et discutée à propos du charbon ou sang de rate. L'origine bactérienne de cette maladie, soupçonnée par M. Davaine (1850), puis par Pollender (1850) et Brauel (1856-57), fut démontrée, en 1863 et 1864, par M. Davaine (1), qui constata que, lorsque l'on inocule du sang charbonneux porteur de bactéries, l'animal inoculé est infecté, et les bactéries se reproduisent et se multiplient dans son sang.

L'idée de la généralisation possible de cette origine aux autres maladies infectieuses ne tarda pas à se répandre; Signol (2) (1863) avait déjà signalé des bactéries dans le sang des chevaux atteints de typhus. Mais quant à la septicémie et à la pyohémie les recherches semblèrent au contraire démontrer d'abord que la toxicité n'appartenait pas à des microrganismes.

Panum avait en 1855, comme je l'ai dit, prétendu que l'énergie du poison putride résistait à l'ébullition prolongée et à l'alcool absolu.

En 1864, MM. Leplat et Jaillard (3) soumirent à l'Académie des sciences une série d'expériences d'où ils concluaient à l'innocuité propre des infusoires.

(1) Davaine, C. R. de l'Académie des sciences, 1863, 2e série, t. LVII, et 1864, 2e série, t. LIX.

(2) Signol, Bulletin de la Société vétérinaire, 1863.

(3) Leplat et Jaillard, de l'Action des bactéries sur l'économie animale (C. R. de l'Académie des sciences, 1864, t. LIX, 2e série, 1er août).

MM. Leplat et Jaillard avaient plus particulièrement en vue la pathogénie du charbon et les expériences de M. Davaine, mais on ne peut méconnaître à leurs travaux et à la discussion qu'ils soulevèrent un caractère plus général. Ils déclarèrent donc qu'ils trouvaient au moins prématurées les assertions émises sur le rôle à accorder aux microzoaires dans la production et la propagation des maladies contagieuses, telles que le charbon, la fièvre typhoïde, etc.. M. Davaine, dirent-ils, en inoculant du sang bactérifère, avait inoculé un liquide complexe ; il eût fallu n'opérer qu'avec des bactéries.

Pour juger la question, ces auteurs entreprirent une série de douze expériences où ils inoculèrent des liquides putrides et des liquides non putrides, chargés de bactéries dont ils avaient au préalable constaté l'identité et la vitalité. Ils conclurent :

« 1° Que les vibrioniens (bactéries et vibrions) provenant d'un milieu quelconque ne produisent aucun accident chez les animaux dans le sang desquels on les introduit, à moins toutefois qu'ils ne soient accompagnés d'agents virulents, qui eux seuls sont responsables des effets fâcheux qui peuvent survenir ;

» 2° Que si le véhicule injecté qui les contient est putride et en trop grande quantité, il y a empoisonnement septicémique ; mais qu'il ne se développe pas de maladies virulentes, puisque les mêmes phénomènes ne se reproduisent pas par l'injection du sang contaminé ! »

Ainsi MM. Leplat et Jaillard n'accordaient aucune efficacité aux microrganismes contenus dans les liquides septiques ; ils ne disaient même pas que les infusoires fussent les véhicules ordinaires du poison putride.

M. Davaine, dont les recherches étaient spécialement visées par MM Leplat et Jaillard, répondit (1) (1864)

(1) Davaine, C. R. de l'Académie des sciences, 1864 t. LIX, 2e série, 17 août.

que, la putréfaction détruisant les bactéridies charbonneuses, les conclusions de ses contradicteurs, qui avaient employé du sang putride, ne pouvaient s'appliquer au charbon.

Peu après il s'attacha, lui-même (1), à montrer qu'il existe une différence entre la nature de l'agent toxique de la septicémie et la nature de l'agent toxique du charbon : « L'agent toxique des matières putrides, dit-il, ne se régénère pas comme celui du sang charbonneux ; en un mot la putréfaction agit sur l'économie comme un poison, le charbon agit comme un virus. » M. Davaine ne semblait donc pas croire alors à la constitution organisée du poison septique.

Cependant Tigri chercha à concilier ou à expliquer les résultats contradictoires de MM. Leplat et Jaillard et de M. Davaine. Il fit remarquer (2) (1864) qu'il n'y avait rien qui ne fût connu dans les faits énoncés par MM. Leplat et Jaillard; que ces deux expérimentateurs avaient introduit dans l'organisme d'un animal vivant des bactéries prises sur des substances animales mortes et en putréfaction, et que dans ces conditions les bactéries ne pouvaient vivre dans un milieu où elles ne trouvaient pas les conditions de leur mode particulier d'existence. Il ajouta qu'il fallait distinguer avec soin parmi les infusoires « ceux qui se manifestent dans une des phases de la décomposition, et dont l'existence est nécessairement bornée à la durée de cette phase, et ceux qui, s'alimentant aux dépens des sucs préparés physiologiquement dans l'organisme animal, peuvent y vivre et s'y reproduire indéfiniment ». MM. Leplat et Jaillard

(1) Davaine, Nouvelles recherches sur la nature de la maladie charbonneuse connue sous le nom de sang de rate (C. R. de l'Acad. des sciences, 1864, t. LIX, 2e série, 22 août).

(2) Tigri, Considérations sur les infusoires du genre bactéries, présentées à l'occasion des observations de MM. Leplat et Jaillard (C. R. de l'Acad. des sciences, 1864, t. LIX, 2e série, 19 septembre)

employaient les premiers et n'obtenaient rien ; M. Davaine, Signol et Tigri employaient les seconds et obtenaient des résultats aussi positifs que frappants.

Tigri exigeait donc, pour constituer une puissance active aux bactéries, des conditions particulières d'existence aboutissant en réalité à une sorte de spécificité.

Cependant Pouchet (1) (1864), qui n'admettait d'ailleurs pas la théorie de M. Pasteur sur la putréfaction, refusa d'accorder aucun rôle étiologique aux bactéries et aux vibrions qu'il constata dans les produits de sécrétion des bronches, des fosses nasales et du conduit auditif externe. Il les considéra simplement comme des produits ou des résultats de la putréfaction de ces produits.

Mais en revanche Sabatier, en 1865 (2), relata l'observation d'un artilleur mort d'infection putride, dans le cœur duquel on trouva un énorme caillot contenant des globules déformés et un grand nombre de bactéries.

La discussion continua d'ailleurs entre MM. Leplat et Jaillard, d'une part, MM. Davaine et Pasteur de l'autre, sur le rôle de la bactéridie charbonneuse, que les premiers persistaient à contester et que les seconds affirmaient au contraire en invoquant des arguments laissés sans réplique.

En même temps Billroth (3) (1865) s'occupait aussi passagèrement de la théorie des germes à propos de ses recherches sur la fièvre traumatique et penchait vers l'hypothèse de la nature moléculaire de certains miasmes. Cependant il considérait que, puisqu' « on n'a pu prouver jusqu'à présent que chaque ferment fût nécessairement composé de corps vivants », on n'est pas « forcé de re-

(1) Pouchet, Production des bactéries et des vibrions dans les phlegmasies des bronches des fosses nasales et du conduit auditif externe (C. R. de l'Acad. des sciences, 1864, t. LIX, 2e série, 7 novembre).

(2) Sabatier, thèse de Strasbourg, 1865.

(3) Billroth, Mém. cité in Arch. für klinische Chirurgie, 1865, B. VI. Schlussbemerkungen zu Kap. XVI und XVII, S. 487.

garder toutes les substances infectieuses comme composées d'organismes animés. » D'ailleurs, ajoutait-il, « au point de vue chimique la question de savoir si les agents morbifiques, dans les maladies infectieuses, sont représentés par des organismes vivants ne me semble pas d'une importance capitale; car, comme on ne croit plus cependant aux effets du simple contact, il s'agit encore ici d'un changement de composition qui s'opère entre le corps étranger d'une part et le sérum sanguin, le mucus ou le sang lui-même de l'autre, selon que le corps infectant est mis en rapport avec les muqueuses, le tissu cellulaire sous-cutané, ou directement avec le sang : et, si les petits êtres animés auxquels il est permis de songer en ces circonstances provoquent le plus énergiquement et le plus rapidement le changement de composition dont il est question, ils ne le font cependant que parce qu'ils sont formés d'une matière chimique déterminée déjà entraînée dans un mouvement rapide; la matière qui constitue leur corps et qui dans ces conditions est le principe actif, peut aussi exister sans ces corps et si on la connaissait on pourrait fort bien la faire agir en dehors de l'influence d'un être vivant. » Billroth, on le voit, ne raisonnait que sur des hypothèses et concluait à une hypothèse.

III. — *Découverte de la double forme du vibrion septique.* — C'est alors que dans une série de travaux M. Pasteur, de 1866 à 1869 (1), annonça avoir reconnu que la maladie des vers à soie tenait à la fermentation des feuilles de mûrier dans le canal intestinal de ces animaux, fermentation putride sous l'influence des vibrions septiques ou de leurs germes. Il avait constaté, disait-il, chez les vibrioniens une sorte de parthénogenèse. Après qu'ils se sont reproduits pendant un certain temps

(1) Pasteur, C. R., Académie des sciences, 1866, t. LXIII, p. 135-902, 1868, t. LXVI, p. 1289, t. LXVIII, p. 1232 — Étude sur la maladie des vers à soie. Paris, 1870.

par division spontanée, on voit naître dans leur substance jusque là translucide et homogène en apparence, un ou plusieurs corpuscules plus réfringents que le reste du corps. Celui-ci se résorbe peu à peu autour des noyaux..... Ces corpuscules peuvent subir une dessiccation prolongée sans périr, et la poussière infectieuse qui en résulte répandue sur une feuille de mûrier provoque la flacherie de vers à soie qui en font leur pâture. Cette découverte fut, de l'aveu de M. Pasteur lui-même, le point de départ des applications qu'il fit de la théorie des germes aux maladies infectieuses et contagieuses. C'est en découvrant que la maladie des vers à soie, affection éminemment infectieuse et contagieuse, était dûe à des protoorganismes, c'est après avoir été confirmé dans cette idée par le succès des mesures prophylactiques qu'elle inspire, que M. Pasteur crut à la généralisation possible de cette étiologie aux maladies infectieuses qui sévissent sur l'homme.

Mais il n'est rien de plus difficile, surtout dans les questions scientifiques, que d'obtenir des chercheurs un certain respect, une déférence mesurée par la critique pour les travaux de leurs devanciers. Cette sorte de parthénogenèse des vibrions, affirmée par un savant de la valeur de M. Pasteur et sur laquelle l'éminent chimiste fit reposer tout son système, personne n'en mesura les conséquences, personne n'en tint compte et nous verrons bientôt, qu'une des principales objections élevée, en Allemagne surtout, contre la théorie des germes sera l'efficacité de liquides putrides traité d'après le procédé de Panum, par l'ébullition prolongée et l'alcool absolu. Or M. Pasteur montra que si l'ébullition et l'alcool tuent les bactéries ils restent sans effet sur le vibrion septique à l'état de corpuscule germe et provoquent même sa métamorphose en corpuscule germe; nous aurons à revenir plusieurs fois sur ce phénomène.

Je ne citerai que pour mémoire les travaux de Raison (1866) (1) qui crut constater que la filtration des liquides putrides à travers du charbon, procédé par lequel il se figurait les débarrasser des bactéries, donnait un produit plus toxique que les liquides eux-mêmes; de Frese (1866) (2) qui nia la nature moléculaire du poison putride en se fondant sur la toxicité du sérum purulent filtré; c'étaient là en effet de pauvres arguments, les meilleurs filtres étant de faibles obstacles pour les vibrions, dont les germes fourmillent d'ailleurs dans l'air atmosphérique.

IV. — *Expériences de MM. Coze et Feltz.* — En 1866, MM. Coze et Feltz (3) commençaient la publication de leurs importantes recherches sur la présence des infusoires et l'état du sang dans les maladies infectieuses. Après avoir, les premiers, constaté que le sang d'un lapin, septicémié par l'injection de substances putrides, possède une virulence, c'est-à-dire une puissance d'infection, beaucoup plus considérable que les substances putrides primitivement employées, MM. Coze et Feltz signalèrent l'apparition de la fièvre consécutivement aux injections septiques, et constatèrent que « cette fièvre infectieuse, traduite par une élévation de température, coïncide avec la présence dans le sang d'éléments organisés vivants, qui comme le dit M. Pasteur, ont la propriété de transporter l'oxygène sur toutes les matières organiques, les brûlant complètement avec un grand dégagement de chaleur ou les arrêtant à des termes de combustion variables. C'est au sang même que ces élé-

(1) Raison, Experimentelle Beïtrage zur Kenntniss der putriden Intoxikation und des putriden Giftes, Diss. inaug. Dorpat, 1866.

(2) Frese, Experimentelle Beïtrage zur Aetiologie des Fiebers. Diss. inaug. Dorpat, 1866.

(3) Coze et Feltz, Recherches expérimentales sur la présence des infusoires et l'état du sang dans les maladies infectieuses, Strasbourg, 1866-67-69 p. 21.

ments doivent soustraire l'oxygène et ainsi déterminer dans le liquide nutritif une profonde altération. »

De leurs expériences MM. Coze et Feltz conclurent d'ailleurs : 1° La toxicité des matières putrides appartient aux éléments solides ou moléculaires ;

2° L'on rencontre dans le sang, infecté par une injection putride, des bactéries, (bacterium punctum et bacterium catenula de Dujardin), d'un aspect et d'une grandeur déterminée qui paraissent se détruire dans l'arbre pulmonaire de la circulation ;

3° Le sang est profondément altéré, surtout les globules qui sont déformés, crénelés, étoilés et sont pénétrés d'infusoires ;

4° L'on constate une diminution dans l'oxydation des éléments protéiques et une légère diminution dans les combustions intra-organiques. : le sang renferme moins d'oxygène et plus d'acide carbonique..

Passant ensuite des constatations expérimentales aux déductions théoriques, MM. Coze et Feltz formulèrent la doctrine suivante (1). « Nous sommes tentés d'admettre de par tous ces faits, dirent-ils, qu'il y a un rapport direct entre les accidents de l'infection et les petits organismes étrangers qui viennent jouer dans le sang le rôle de ferments et s'y reproduire. Le sang d'ailleurs est un milieu parfaitement préparé pour un acte fermentatif; réaction alcaline, température, matières fermentescibles.

» La fermentation toutefois ne nous paraît pas complète, l'absence d'odeur putride très prononcée, la nature des ferments, bactéries qui ont pour mission de récolter l'oxygène, la rapidité de la mort et la facilité avec laquelle le sang préparé ainsi à la putréfection se putréfie après la mort, sont autant de faits qui nous font

(1) Coze et Feltz, Ibidem, p. 18.

penser qu'il ne se produit dans l'organisme que le travail tout initial de la fermentation dévolu aux bactéries, et que l'organisme brusquement envahi succombe rapidement à ces désordres avant d'arriver à la fermentation putride complète ». Ainsi pour MM. Coze et Feltz, la solution du problème était claire et nette; la bactérie constituait le poison septique; elle agissait en développant dans le sang un travail de putréfaction dont la mort était une étape, mais non pas la terminaison. Ces auteurs n'étaient d'ailleurs pas éloignés de penser qu'à chaque maladie répond un infusoire spécial et par conséquent une fermentation également spéciale.

Après les matières putrides proprement dites et le sang septicémique, ils expérimentèrent en effet le sang typhoïde et le sang varioleux non putréfiés, et comparant ensuite entre elles les trois espèces d'infections qu'ils avaient séparément étudiées, ils conclurent :

1° Les infections ont des caractères communs qui permettent de les reconnaître;

2° Chaque infection possède des caractères particuliers qui établissent sa spécificité.

Les caractères communs sont : l'état réfractaire de l'épithélium pulmonaire à l'absorption de la matière septique;

La septicité des éléments moléculaires solides;

L'élévation de température comme symptôme constant de l'infection;

L'altération et la déformation des globules rouges du sang;

La leucocytose;

La présence d'infusoires dans le sang.

Parmi les caractères différentiels on doit noter :

L'élévation brusque et unique (variole) ou progressive (septicémie, fièvre typhoïde) de la température;

L'espèce différente d'infusoires que l'on trouve dans

le sang : les bactéries de la septicémie et de la fièvre typhoïde sont analogues, mais de dimensions différentes (bacterium punctum et bacterium catenula de Dujardin); les bactéries varioleuses se rapprochent des espèces bacterium termo de Muller et bacterium bacillus de Pasteur.

On ne pouvait donc pousser plus loin l'application de la pathologie animée ou parasitaire. C'est en effet un véritable rôle de parasites que MM. Coze et Feltz accordaient aux microorganismes. La maladie n'était plus d'après eux que l'expression d'une lutte pour l'existence entre l'organisme et les infusoires qui l'envahissaient et vivaient à ses dépens ; lutte contre des ennemis multiples et différemment armés dont l'invasion créait dans l'économie une dyscrasie spéciale engendrant une réaction proportionnelle.

MM. Coze et Feltz ne purent d'ailleurs généraliser leur système. Ils échouèrent dans la découverte des infusoires de la scarlatine et de la fièvre puerpérale. Mais cet échec n'infirmait pas les conclusions de leurs premières recherches et trouvait une explication probable dans l'insuffisance des procédés d'investigation.

Il existait cependant une regrettable lacune dans les expériences des deux ingénieux physiologistes; ils avaient par l'analyse du sang septicémique, typhique ou varioleux découvert des bactéries auxquelles ils attribuaient la maladie; ils n'avaient pas reproduit ou synthétisé cette même maladie à l'aide de ces mêmes bactéries isolées de tout autre élément capable de toxicité.

V. — *Opinions de Hallier, Lister, Béchamp, Davaine,* (1868-69). — En 1867, Hallier (1) édita au sujet des germes et des bactéries une théorie qui mérite d'être citée en raison du crédit qu'elle a trouvé en Allemagne. Ce n'était en réalité qu'une variante de la théorie de

(1) Hallier, Gährungserscheinungen, Untersuchungen über Gährung, Faulniss und Verwesung, Leipzig, 1867

M. Pasteur. M. Pasteur considérait les microrganismes comme appartenant au règne animal; Hallier les considéra comme des végétaux, des champignons; les vibrions étaient pour lui des leptothrix, les bactériums des peniciliums. Le rôle respectif de ces végétaux et l'influence de l'oxygène sur leur vitalité restait d'ailleurs le même. Hallier affirma en effet que le contact de l'air empêchait la putréfaction complète. D'ailleurs au point de vue qui nous occupe, qu'il s'agisse de végétaux ou d'animaux, peu nous importe.

C'est en 1867 que parut le premier travail important de M. Lister (1) sur le traitement des plaies par la méthode antiseptique. Les travaux de ce chirurgien furent tous inspirés par les recherches de M. Pasteur, qu'il contrôla, adopta et appliqua à la pratique de la chirurgie.

M. Lister considéra la suppuration des plaies et la putréfaction du pus secrété comme les deux conditions pathogéniques primordiales des accidents septicémiques et pyohémiques. Il rechercha donc la cause de ces deux phénomènes et arriva à la conviction que l'un et l'autre sont des maladies de la plaie causées par le contact des germes de microrganismes flottant dans l'atmosphère. C'était là chez lui une conviction théorique, dont il s'inspira pour inaugurer la méthode de pansement antiseptique qui porte son nom. Mais les succès thérapeutiques de cette méthode furent bientôt le contrôle et la démonstration de la théorie (2).

Bientôt après Mialhe, en 1868 (3), renouvela l'idée que chaque virus avait son ferment particulier.

( ) Lister A new Methode of treating compound Fractures, Absess, etc., with Observations on the Conditions of Suppuration; (Lancet, 1867, vol. II, uillet, p. 95).

(2) Lister, On the antiseptic Principle in the Practice of Treatment in Surgery; (Lancet, 1867, vol. II, septembre p. 353), Illustrations of the antiseptic System of Treatment in Surgery; (Lancet, 1867, vol. II, novembre p. 668).

(3) Mialhe, C. R. de l'Académie des sciences, 1868, t. LXVI, 1re série, p. 270.

Presque en même temps MM. A. Béchamp et Estor (1868) (1) formulèrent devant l'Académie des sciences des idées originales sur le développement des bactéries qu'il faisait provenir des microzymas. D'aprés eux les microzymas sont des germes de ferments existant dans la plupart des tissus animaux vivants. Ce sont les granulations moléculaires que tous les histologistes ont observées. Ces microzymas existeraient dans toutes les cellules animales et conserveraient la forme apparente d'une sphère. En dehors de l'économie et sans l'intervention d'aucun germe étranger, les microzymas perdent leur forme normale; ils commencent par s'associer en chapelets, (torula) puis ils s'allongent de manière à représenter des bactéries, isolés ou associés.

Ces faits, toujours d'après MM. A. Béchamp et Estor auraient une importance considérable en pathologie; ils devraient faire admettre que dans les cas où les bactéries ont été notées dans le sang, il ne s'agit pas d'un fait de parasitisme ordinaire, mais bien du développement d'organismes constants et normaux. Les bactéries loin d'être la cause de la maladie en seraient au contraire les effets. Mais les microzymas auraient en revanche un rôle actif dans la production des états morbides. Les microzymas feraient les zymases (ferments solubles, poison putride) soit directement, soit en transformant quelque matière albuminoïde dans les cellules dont elles font partie intégrante.

Sous quelle influence et dans quel but s'opère cette transformation des microzymas en bactéries? Quelle cause provoque cette fabrication de la zymase ou poison putride, et en fixe la qualité? C'est ce que M. A. Béchamp négligea d'indiquer. Or il faut bien qu'elle existe cette influence et cette cause spéciale, sans quoi on ne com-

(1) A. Béchamp et Estor, C. R. de l'Académie des sciences, 1868, t. LXVI 1re série p. 421 et 859.

prendrait pas la persistance de la vie sans cesse menacée par les innombrables microzymas qui fourmillent dans chaque cellule. La théorie des microzymas trouva d'ailleurs peu de faveur.

Peu après Jules Lemaire (1868) (1) considéra toutes les maladies dites infectieuses comme produites par une invasion de l'organisme par les microzoaires ou leurs spores. Il pensa que, dans l'être vivant et sain, les infusoires n'existaient pas, parce qu'ils étaient détruits par les forces même de la vie résidant dans le sang; qu'il y avait toujours lutte entre eux et l'organisme; que la maladie provenait de la défaite de l'organisme et de la victoire des infusoires. Lemaire ne s'était d'ailleurs pas placé au point de vue chirurgical.

En la même année Christot et Kiener (1868) (2), après avoir insisté sur l'analogie existant entre la morve aiguë chez l'homme et la pyohémie, relatèrent 7 observations de morve, dont 1 chez l'homme, où ils avaient constaté sans exception des bactéries dans les humeurs et les organes.

En même temps Lortet (1868) (3) démontrait que toutes les granulations moléculaires virulentes ou autres peuvent à l'aide de leurs mouvements browniens, comme les leucocytes à l'aide de leurs mouvements amiboïdes, traverser les surfaces organisées intactes; ce qui avait pour conséquence la possibilité de la pénétration dans le sang des bactéries constatés à la surface des plaies.

(1) Lemaire, Le typhus, le choléra, la peste, la fièvre jaune, la dyssenterie, la fièvre intermittente et la pourriture d'hôpital sont-ils dus aux infusoires qui jouent le rôle de ferments? (C. R. Acad. des sciences, 1868, t. LXVII, 2e série, 28 septembre p. 653). — Recherches sur le rôle des infusoires pour servir à l'histoire de la pathologie animée; (Ibidem 1868, 12 octobre p. 739).

(2) Christot et Kiener, De la présence des bactéries et de la leucocytose concomitante dans les affections farcino-morveuses; (C. R. de l'Acad. des sciences, 1868, t. LXVII, 2e série, 23 novembre p. 1051.)

(3) Lortet, Société de biologie, 18 avril 1868 et Dictionnaire annuel des sciences et institutions médicales de Garnier 1868, art. Pus p. 396.

Toujours en 1868, M. Davaine (1) posa en principe qu'on ne peut douter que les phénomènes, provoqués par les vibrioniens dans les substances organiques inertes, se produisent partout où ces infusoires se développent. « La question (de la pathologie animée) se réduit donc à savoir si des vibrioniens peuvent se développer dans les liquides ou les solides de l'économie vivante. »

M. Davaine après avoir établi que les conditions de l'existence de l'organisme humain rendent possible son envahissement par les vibrioniens, s'attacha à montrer la différence qui existe entre les infusoires contenus dans les humeurs sécrétées et les matières normales telles que les matières intestinales, et les infusoires contenus dans des sécrétions morbides telles que le pus, au point de vue des conséquences morbides. « Les matières intestinales, dit-il, contiennent normalement, chez beaucoup d'animaux et chez l'homme même, des vibrioniens de diverses espèces; mais on conçoit que les changements produits dans la constitution de ces matières puissent n'avoir sur l'économie aucune action, au moins dans les conditions ordinaires. Il n'en saurait être tout à fait de même des changements qui surviennent dans les liquides qui, sortis déjà de l'organisme, ont encore cependant un contact immédiat avec des surfaces où l'absorption est très active, tels sont les cas où les vibrioniens se développent dans le pus... Toutefois si l'induction fait présumer que ces petits êtres n'y sont point complètement inoffensifs, la science n'a rien déterminé de positif à leur égard. Quant à l'action des vibrioniens trouvés dans le sang, M. Davaine maintenait ses conclusions de 1864; il signalait cependant la contradiction existant entre les résultats de ses expériences, d'après lesquels le virus de la septi-

(1) Davaine, Art. BACTÉRIE du Dictionnaire encyclopédique des sciences médicales. Paris, 1868, p. 30.

cémie ne se régénérerait pas, et les résultats des expériences de MM. Coze et Feltz qui avaient au contraire conclu à l'existence d'un ferment septicémique.

Pendant ce temps M. Lister (1868-69-70) (1) poursuivait sans relâche ses études prophylactiques inspirées par la théorie des germes et publiait une série d'observations confirmatives.

Mais d'autre part Weidenbaum, en 1869 (2), reprenant contre la théorie des germes un argument cher aux Allemands, affirma de nouveau que l'ébullition prolongée et répétée n'avait aucune influence sur l'énergie toxique des liquides putrides, pas plus que le traitement par certains agents chimiques incompatibles, d'après lui, avec l'existence des organismes microscopiques.

VI. — *Bactéries dans le sang des érésipélateux.* — Cependant l'examen du sang des blessés érésipélateux sembla confirmer la théorie des germes.

Volkmann, en 1869 (3), avait soupçonné dans l'érésipèle l'influence pathogénique des microphytes, mais il avait posé la question sans la résoudre « Ist es auch ein Gift? ein Ferment? »

En 1870, M. Nepveu (4) constata le premier dans le sang de malades atteints d'érésipèle traumatique des bactéries (bacterium punctum d'Ehrenberg). Sur 10 ob-

(1) Lister, Antiseptic Treatment in Surgery; (British medical Journal, 1868, t. II, p. 53, 101, 461). — An Address on the antiseptic System of Treatment in Surgery; (British medical Journal, 1868, 14 novembre). — Observations of ligatures of Arteries on the antiseptic System; (Lancet, 1869, 3 avril). — On the Effects of the antiseptic System upon the Salubrity of a surgical Hospital. Edinburg, 1870. — Remarks on a Case of a compound Dislocation of the Ankle with other Injuries; illustrating the antiseptic System of Treatment. Edinburg, 1870.

(2) Weidenbaum, Experimentelle Studien zur Isolirung des putrides Giftes, Dorpat, 1869.

(3) Volkmann, Handbuch der allgemeinen und speciellen Chirurgie, 1869, B. I. Abth. II, Erésipelas, S. 158.

(4) Nepveu, Note sur la présence des bactéries dans le sang des érésipélateux; (Société de biologie, 1870, 22 octobre.)

servations il en trouva neuf fois. La 10e observation négative avait trait à un érésipèle sur son déclin.

VII. — *Théorie de Beale.* — Quelque temps après Beale (1870) (1) soutint une théorie où il refusait toute influence aux bactéries. Les germes morbides ne seraient pas des corps minéraux, mais ce ne serait pas non plus des organismes végétaux ou animaux. Un poison subtil se formerait au sein des humeurs vivantes (bioplasma). Les germes organisés existeraient cependant dans chaque corps vivant : « Les plus hautes formes de la vie seraient saturées ou inter-pénétrées (interpenetrated) des formes de la vie inférieure. J'ai trouvé des bactéries, dit-il, chez des animaux dans l'intérieur de cellules dont les parois étaient tellement fortes qu'il semble impossible que ces organismes aient pu y pénétrer de l'extérieur. » Et il ajoutait : « Il n'y a probablement pas un tissu dans lequel les germes de bactéries n'existent pas, le sang lui-même n'en est pas exempt. » Il ne niait d'ailleurs pas le développement et la multiplication des organismes inférieurs sous l'influence des processus morbides ; mais il se refusait à voir aucune relation étiologique entre les deux phénomènes. Puisque, disait-il, ils se multiplient dans différentes maladies non spécifiques, c'est qu'ils n'ont rien à faire avec la forme morbide, d'ailleurs la putréfaction, où l'on voit une telle prolifération de bactéries, aboutit cependant à la destruction du poison septique.

Beale n'admettait comme maladies véritablement imputables à des organismes que les affections parasitaires proprement dites qui créent des lésions purement locales et n'entraînent aucune dyscrasie. Encore pensait-il que la germination du parasite exigeait une altération préalable du tissu sur lequel il devait s'implanter.

Quant aux véritables germes morbides, c'étaient, sui-

(1) Beale, Disease Germs, their Nature and Origin with Plates. London, 1870.

vant lui, les produits d'un protoplasma dégénéré, qui, incapable de former un tissu normal, engendre des éléments tels que le pus. Les germes seraient les parcelles de globules de pus détachées et desséchées. Plus intense serait l'altération du protoplasma, plus rapide serait la génération du produit et telle serait la raison de la virulence différente de corpuscules de même espèce.

En particulier dans la pyohémie, il ne pourrait être question de bactéries attendu que la putridité peut exister sans engendrer la pyohémie et que cette dernière peut naître sans putridité; le protoplasma dégénéré serait au contraire l'agent véritable de l'infection, soit qu'il se produise dans la plaie (pyohémie autochtone) soit qu'il provienne d'une plaie voisine (pyohémie hétérochtone).

La théorie de Beale n'était qu'une ingénieuse hypothèse et manquait de toute consécration expérimentale ou clinique. Je me bornerai à signaler, le vague extrême de cette expression de « protoplasma dégénéré » sur lequel repose tout l'édifice. Quant à la saturation des tissus et la pénétration des cellules par des bactéries, il est évident que ce sont là des phénomènes cadavériques ou des erreurs d'observation.

A l'Académie de médecine, en 1869 et en 1871, lors de la discussion sur la pyohémie, il fut question de miasmes et de putridité, mais personne ne parla encore ni de vibrions ni de bactéries ni de la théorie des germes.

Mais de 1868 à 1870 M. de Ranse (1) dans une série de remarquables articles, écrits surtout au point de vue médical, admit que l'existence et le rôle des microzymas était irrévocablement prouvé et n'accorda aux bactéries qu'une importance fort secondaire.

VIII. — *État de la théorie des germes en* 1871. — En résumé en 1871, lors de la discussion de l'Aca-

(1) De Ranse, Du rôle des microzoaires et des microphytes dans la genèse et la propagation des maladies; (Gazette médicale de Paris, 1868-69-70).

démie de médecine sur la pyohémie, la théorie des germes avait surtout été appliquée aux maladies internes et quelquefois à l'infection putride. La théorie de M. Pasteur sur la fermentation putride ou putréfaction était sortie victorieuse, au moins aux yeux de la majorité, des contestations auxquelles elle avait donné lieu. Il restait acquis que la putréfaction est l'œuvre de deux espèces d'infusoires, les uns anaérobies, les autres aérobies, ayant chacuns des fonctions tranchées et différentes; que les vibrions anérobies, qui sont les agents principaux de la putréfaction, peuvent revêtir deux formes, celle de vibrion et celle de corpuscules germes, forme sous laquelle ils résistent soit à l'ébullition, soit aux traitements par les acides et l'alcool. Si l'on avait ultérieurement tenu plus de compte de ces vérités, on eût évité bien des faux pas, bien des erreurs et bien des controverses inutiles; l'histoire va nous le prouver.

En second lieu la spécificité de la bactéridie charbonneuse avait été découverte, sinon irréfutablement démontrée par M. Davaine et malgré MM. Leplat et Jaillard. Cette spécificité qui devait, plus tard il est vrai, être mise hors de doute, est encore un fait que les expérimentateurs ont, surtout en Allemagne, un peu trop négligé au grand dommage de la simplicité et de la clarté de la théorie bactérienne.

En troisième lieu MM. Coze et Feltz avaient relaté les premiers des expériences qui démontraient la virulence progressive du sang septicémique et par conséquent la régénération du poison putride dans le sang de l'animal infecté.

En quatrième lieu, les partisans de la théorie des germes se partageaient en deux opinions : 1° les uns avec MM. Pasteur, Lemaire, Coze et Feltz et Mialhe croyaient à la présence des bactéries dans le sang des malades et considéraient la maladie comme une fermentation dont les caractères et les allures dépendaient de l'espèce de bactéries qui les provoquaient.

2° Les autres avec MM. A. Béchamp, Estor et de Ranse considéraient les bactéries comme un produit morbide, et croyaient à la formation d'une zymase ou poison putride spécial sous l'influence de mycrozymas ou granulations moléculaires, qui devenaient plus tard des bactéries.

Enfin les adversaires de la théorie des germes invoquaient avec Panum, Raison, Frese, etc., etc., la conservation de la toxicité dans les liquides putrides filtrés ou soumis à divers traitements chimiques prétendus incompatibles avec la vie des microrganismes; ou bien, avec MM. Leplat et Jaillard, soutenaient que les vibrioniens n'avaient d'efficacité que lorsqu'ils l'empruntaient aux liquides virulents au sein desquels ils vivaient.

Tel était à peu près en 1871 l'état de la science au sujet de la théorie des germes; les bases en étaient jetées, mais l'édifice s'élevait encore bien peu.

Une ère nouvelle s'ouvrit alors, au moins pour la théorie des germes appliquée à la chirurgie, ère féconde, où les travaux cliniques et expérimentaux se multiplièrent à l'envi, ère de révolution pour les doctrines et la pratique chirurgicales.

Il importe de remarquer au préalable que, si, ce qui ne me semble plus contestable aujourd'hui, il est démontré que les fermentations diverses acétique, alcoolique, etc., nécessitent des ferments spécifiques, tels que le mycoderma aceti ou la levure de bière et ne peuvent exclusivement se produire que par leur intervention, il est logique, en raison de l'unité de moyens employés par la nature pour arriver à des fins identiques ou semblables, il est logique, dis-je, d'admettre que toutes les fermentations ont leur ferment propre et indispensable : que dès lors, s'il est démontré que les maladies infectieuses telles que la septicémie et la pyohémie ont une parenté avec les fermentations putrides, dont elles ne seraient qu'un mode, il est rationnel d'admettre comme raison étiologique de ces maladies un ferment ou un vibrion véritablement spécifique. Les questions à résoudre étaient donc : 1° le degré de parenté de la septicémie et de la pyohémie avec la fermentation putride ; 2° la découverte du vibrion spécifique pathogéniquement responsable de ces maladies.

Cela étant posé examinons s'il est possible de trouver dans l'histoire des travaux relatifs à la théorie des germes appliquée à la chirurgie une réponse à ces deux questions

IX. — *Opinions de Ranvier, Recklinghausen, Chauveau, Burdon, Sanderson, Popoff,* (1871-72). — En 1871, M. Ranvier (1) avait constaté chez les malades atteints d'ostéomyélite et morts de pyohémie, « dans le pus du canal médullaire : des globules de pus, des cellules adipeuses et des cellules de la moelle, des bactéries, des vibrions et des micrococci, dénommés par Hallier protococci ; ces derniers avaient deux formes, granulations libres ou réunies les unes aux autres par cinq ou six. Je recherchai alors, ajoutait M. Ranvier, les mêmes organismes dans les abcès du foie, de la rate et du poumon ; dans tous je trouvai des granulations isolées, mais ni chaînes de protococcus, ni vibrions, ni bactéries. » M. Ranvier se déclarait porté à accorder à ces organismes une influence pathogénique. Après avoir montré que le globule de pus n'a pas qualité en tant que globule de pus pour produire l'infection purulente puisque la leucémie où ces globules sont nombreux n'a jamais produit les lésions de la pyohémie, « il s'y produit des ruptures vasculaires et des accumulations de globules blancs, mais rien qui ressemble aux lésions de l'infection purulente. » Il terminait en disant : « On regarde aujourd'hui les fermentations comme produites par

(1) Ranvier, Note sur l'infection purulente, lue en mars 1871 devant la Société des sciences médicales de Lyon ; (Lyon médical, 1871, n° 11, p. 393-495).

des microphytes et des animalcules, protococci, vibrions, bactéries. Or j'ai trouvé de ces organismes inférieurs dans le pus de l'ostéomyélite. Mais je ne voudrais pas néanmoins tirer encore de ce fait des conclusions. Il faut y revenir, et revoir s'il faut admettre que ces microphytes et ces animalcules pénètrent dans le globule blanc et avec lui dans le torrent circulatoire. »

En la même année Recklinghausen (1871) (1) expliqua les abcès de la pyohémie par une irritation locale déterminée par la présence de micrococci phlogogènes qu'il aurait rencontrés sous forme d'amas dans les organes abcédés.

Encore en 1871, M. Chauveau (2), sans parler spécialement de la pyohémie, déclara cependant se rallier entièrement à l'idée qu'il s'agit dans cette maladie d'une affection parasitaire. Il différencia d'ailleurs :

1° Une première catégorie de maladies contagieuses parasitaires proprement dites, dues à la présence de végétaux ou d'animaux qui se multiplient par génération directe ou à forme alternante; maladies dans lesquelles le végétal ou l'animal n'agit en général que par les irritations et les destructions qu'il détermine (trichine, gale) ;

2° Une seconde catégorie de maladies contagieuses de nature parasitaire qui « compose la classe des affections septiques ou septicoïdes, qui, dans l'état actuel de la science, doivent être considérées comme étant produites par la multiplication rapide dans le sang de protoorganismes ferments, dont les fluides nourriciers déterminent une sorte d'empoisonnement plus ou moins grave, suivant les espèces et suivant les conditions individuelles des sujets atteints. »

(1) Recklinghausen, Verhandlungen der Physikalisch, Medicinischen Gesellschaft zur Wurtzburg, 1871.

(2) Chauveau, Physiologie des maladies virulentes; (Revue scientifique, 1871, n° 16).

En même temps Burdon Sanderson (1871) (1) relatait les résultats d'une étude comparative qu'il avait faite du pus phlegmoneux et du pus pyohémique, relativement à l'existence des bactéries. De cette étude il concluait que le pus phlegmoneux est toujours exempt de bactéries et peut être conservé, à l'abri de l'air, sans qu'il s'y en développe. Qu'au contraire le pus pyohémique en contient et qu'il s'en peuple, lorsqu'il est conservé à l'abri du contact de l'air. Qu'une goutte de pus pyohémique portée dans un autre liquide y détermine la pullulation de ces organismes. Qu'il fallait donc reconnaître que les bactéries sont en puissance (potentially) dans le pus pyohémique.

Peu après MM. Ollier et Chauveau, en 1872 (2), rapportèrent qu'ils avaient constaté dans le pus d'abcès métatastiques des corps bactériformes en petite quantité, mais indubitables.

C'est alors que Burdon Sanderson (1872) (3) vint soutenir devant la Société pathologique de Londres l'idée de l'existence d'un poison pyohémique spécial et non identique au poison septique. Ce poison produit de l'inflammation et capable de faire naître la pyohémie, quand il pénètre dans le sang de sujets bien portants, serait contenu dans le pus de toute inflammation pyohémique secondaire. Quant à la nature de ce poison, l'éminent physiologiste anglais se bornait à noter que tous les pus pyohémiques contiennent des bactéries d'un caractère particulier, dont le nombre semble proportionnel à l'activité toxique de l'humeur. Il n'affirmait nullement d'ailleurs que ces bactéries fussent « the efficient Cause of Pyœmia » la cause efficiente de la pyohémie, il

(1) Burdon-Sandersen, Report of the medical Officer of the privy Council, 1871.

(2) Ollier et Chauveau, Revue scientifique, 12 janvier 1872, t. III, p. 111.

(3) Burdon Sanderson, Medical Times and Gazette, 18 mai, 1872. The Doctor, mai, 1872.

les considérait seulement comme « characteristic Inhabitants of infective Liquids and therefore very probably Carriers of Infection » des habitants caractéristiques des liquides infectieux et par conséquent très vraisemblablement les véhicules de l'infection.

Burdon Sanderson pensait démontrer le poison pyohémique par une expérience d' « Intensification » ou de culture, soi-disant imaginée par le Dr Klein. Il introduisait un liquide pyohémique dans la cavité péritonéale d'un cobaye et l'y laissait deux jours. L'animal ne paraissait pas affecté; cependant le liquide retiré du péritoine et injecté dans la cavité péritonéale d'un autre cobaye montrait une très énergique toxicité.

M. Chauveau (1872) (1) fit avec raison remarquer que ce n'était là qu'une expérience renouvelée de Gaspard (1808), bien que dans l'expérience de Gaspard la péritonite et les accidents mortels fussent moins rapides, ce qui pouvait provenir de ce que le pus employé par ce physiologiste n'avait pas subi l' « Intensification » dont le seul résultat est de permettre la multiplication des bactéries. M. Chauveau déclara d'ailleurs avoir obtenu le même résultat en injectant du pus provenant d'un séton et chargé de microzoaires. L' « Intensification » s'était faite dans le canal du séton. Le pus pyohémique « intensifié » de Burdon Sanderson et Klein se conduisait donc absolument comme le pus putride expérimenté par M. Chauveau; c'était simplement du pus putride et phlogogène qui ne possédait aucune propriété qui pût y faire admettre un poison spécifique.

M. Davaine expliqua plus tard (1872) (2) d'une autre façon l'expérience de Burdon Sanderson; mais il n'admit pas non plus la réalité du poison pyohémique. Il

(1) Chauveau, Le poison pyohémique devant la Société pathologique de Londres; (Revue scientifique, 1872, n° 2, 13 juillet).

(2) Davaine, Bulletin de l'Académie de médecine, 1872, septembre.

prétendit que l' « Intensification » était le résultat de l'infection putride. Le sang de l'animal inoculé le premier devenait septicémique, c'est-à-dire virulent sous l'influence de cette infection; les bactéries s'y multipliaient et le sang virulent transmettait ensuite par échange endosmotique ses propriétés au liquide pyohémique du péritoine.

En même temps M. Chauveau (1872) (1) démontrait que les microrganismes du pus putride, isolés des éléments propres du pus et de toutes les autres particules organiques qui peuvent être en suspension dans les liquides putrides, manifestaient des propriétés phlogogènes. Il ne désignait d'ailleurs pas autrement que sous le nom général de bactéries, les organismes qu'il avait expérimentés.

D'autre part Popoff (1872) (2) fit des injections intraveineuses de levure de bière (0 gr, 2 à 4 gr). Les animaux moururent avec des phénomènes septiques. Les doses plus faibles que 0gr,2, amenèrent simplement un état typhoïde. Pour démontrer que les produits de la fermentation ne jouent aucun rôle dans la production de ces accidents septiques ou typhoïdes, il injecta un mélange de sucre, d'acide succinique, d'alcool, de glycérine et d'eau. Aucun accident n'en résulta.

Pour prouver qu'il ne s'agissait pas seulement de migrations emboliques, il injecta des poussières inertes qui n'amenèrent que des troubles passagers purement mécaniques.

Popoff fit aussi des injections sous-cutanées de levûre et obtint des inflammations locales.

Il répéta les mêmes séries d'expériences avec des orga-

(1) Chauveau, Physiologie des virus; (Revue scientifique 13 et 27 juillet 1872 t. III.)

(2) Popoff, Untersuchungen über die Wirkungen der Bierhefe und der in der Pasteurschen Flussigkeit enthaltenem Organismen auf der thierischen Korper; (Berliner med. Wochenschraft., 1872, nº 43.)

nismes cultivés dans un liquide de Pasteur, les résultats furent les mêmes.

X.—*Microsporon septicum de Klebs.*—En même temps se produisaient en Allemagne des travaux spécialement consacrés à l'anatomie pathologique de la pyohémie.

Klebs (1872), après avoir affirmé l'identité de la septicémie et de la pyohémie, considéra que le pus injecté dans le sang s'était montré tantôt pyrogène, tantôt phlogogène, tantôt inoffensif; il en conclut qu'il est dès lors manifeste que la cause de l'infection septique n'est pas dans le pus lui-même, mais dépend d'une altération de ce liquide laquelle a pour agent le *microsporon septicum*. Klebs ne parlait donc pas de bactéries en général, ni seulement de bactéries de caractères particuliers, il spécifiait et qualifiait d'un nom l'organisme qu'il accusait des troubles de la septicémie et de la pyohémie.

Mais il ne suffisait pas d'affirmer, il s'agissait de prouver. Or Klebs soutint que l'examen microscopique des liquides de la plaie, des produits de sécrétion et des lésions qu'il avait relevées dans ses autopsies, lui avait toujours révélé la présence d'un fusoire spécial, celui qu'il nomme microsporon septicum et qu'il décrit comme représentant des productions généralement filiformes résultant de la juxtaposition en séries linéaires de corpuscules que l'on trouve souvent isolés qui atteignent à peine 1/2 ^{mm} de diamètre et qui se réunissent rarement en agglomérations considérables.

Klebs a trouvé le microsporon septicum non seulement dans le pus de mauvaise nature, mais aussi, bien que très rarement, dans le pus de bonne nature. Il prétendit que ce qui caractérise la plaie septique, c'est moins la présence que le mode de fixation de ces organismes dans les tissus eux-mêmes.

(1) Klebs, Beïtrage zur pathologischen Anatomie der Schusswunden. Leipzig, 1872.

Le microsporon septicum aurait une puissance de pénétration et de destruction particulière. Il cheminerait avec facilité dans les tissus et provoquerait autour de lui un travail de nécrose moléculaire. Il ulcérerait les vaisseaux et provoquerait ainsi les hémorragies secondaires dites septiques. Il entrerait dans les lymphatiques soit par les fentes lymphatiques du tissu conjonctif, soit puisé dans la plaie en même temps que des globules de pus.

Arrivées dans les veines, les spores s'accumuleraient derrière les valvules, y détermineraient l'inflammation de la membrane interne et une thrombose consécutive qui deviendrait la source d'embolies; de même dans l'artère pulmonaire. Le microsporon septicum engendrerait ainsi les abcès métastatiques, soit par sa propre efficacité locale, soit en déterminant des thromboses. Quant aux abcès du foie et des viscères de la grande circulation, les spores traverseraient en partie les poumons sans difficulté et aboutiraient ainsi dans le foie, la rate, les reins etc., où ils provoqueraient des suppurations.

Il y avait évidemment dans le travail de Klebs une partie hypothétique à laquelle il ne faut accorder qu'une valeur modérée. Klebs, je ne le crois pas au moins, n'a pas vu son microsporon ulcérant les vaisseaux et provoquant ainsi les hémorragies septiques; c'est aussi par pure induction qu'il lui accordait le pouvoir de déterminer des thromboses. Tout ce qu'il a constaté de positif c'est la présence du microsporon sur des cartilages ulcérés, sous la membrane pyogénique dans des points ulcérés et saignants de la plaie, au centre de caillots veineux et d'abcès métastatiques.

Les cas d'ostéomyélite spontanée suivie d'infection purulente seraient également dus au microsporon septicum; Klebs a trouvé en effet des spores dans la moelle osseuse suppurée. Il étendit sa théorie à plusieurs affections inflammatoires internes; les germes de bactéries, de monades et de microsporon, qui circulent en très petit nombre dans le sang à l'état normal, se développeraient et se multiplieraient sous l'influence de conditions pathologiques indéterminées.

XI. — *Opinions de Vogt, Greveler et Hueter* (1872). — Peu après P. Vogt (1872) (1) affirma après MM. Ollier et Chauveau que le pus pyohémique contient des bactéries pendant la vie. Un ouvrier amputé de la cuisse fut atteint de lymphangite; le sang pris dans les traînées rouges montra de nombreux organismes. Une pyohémie se déclara avec gonflement du poignet gauche. Une ponction fut faite dans l'articulation malade et donna un liquide purulent (suppuration métastatique) où le microscope découvrit encore de nombreuses bactéries. Ce même liquide injecté à un lapin causa la mort avec un abcès dont le pus était également chargé de bactéries. Une ponction semblable pratiquée dans le poignet droit donna un liquide exempt d'organismes et qui, injecté à un lapin, resta inefficace.

Toujours en 1872, Greveler et Hueter (2) injectèrent, dans la cuisse ou dans les sacs lymphatiques du dos d'une grenouille, 1 centimètre cube de pus putréfié chargé de monades; ils curarisèrent l'animal au bout de quatre à vingt-quatre heures, et examinèrent la circulation dans le mésentère, la langue et la membrane interdigitale. Ils constatèrent des troubles circulatoires rappelant le processus de l'inflammation, des dilatations et des obstructions de capillaires. Ils virent même quelques-uns des

(1) P. Vogt, Nachweis von Monaden in metastatischen Eiterheed am Lebenden; (Centralblatt für med. Wissensch., 1872, octobre, s. 690).

(2) Greveler et Hueter, Uber die Allgemeinen Kreislaufstœrungen nach Infection des Frosches durch monadenhaltige Flussigkeiten; (Centralblatt für die medicinischen Wissenschaften, 1872, novembre, nr 49, S. 769).

vaisseaux bouchés, tantôt par un ou deux leucocytes collés aux parois, tantôt par un amas de monades. Ils soupçonnèrent dès lors que les leucocytes infiltrés de monades devenaient plus adhérents aux parois vasculaires et moins circulables. En traitant des leucocytes par la potasse et l'ammoniaque ils réussirent d'ailleurs à dissoudre leur protoplasma et à mettre en liberté les monades qu'ils contenaient. Il s'agit de savoir si les lésions constatées par Hueter et Greveler n'étaient pas purement et simplement causées par la putréfaction des membres inférieurs de la grenouille curarisée, sous l'influence de la dose considérable (1^{cc}) de pus putréfié qu'ils injectèrent.

XII. — *La virulence progressive du sang septicémique devant l'Académie de médecine.* — Mais déjà s'était ouverte à l'Académie de médecine la discussion sur la septicémie par la fameuse communication de M. Davaine (1872) (1) au sujet de la virulence progressive du sang septicémique. Grande et justifiée, tout le monde se le rappelle, fut la stupéfaction de l'Académie, lorsqu'elle entendit M. Davaine annoncer à la tribune les fantastiques résultats de ses expériences et soutenir qu'un millionième et même un quatrillionième de goutte de sang septicémique possédait une virulence telle qu'un lapin inoculé succombait à bref délai.

Il y avait à la vérité de quoi surprendre et de quoi éveiller la méfiance des esprits les moins prévenus. Cependant rien n'était plus vrai; et cette incompréhensible toxicité de ces inimaginables dilutions était même la preuve la plus éclatante de la nature organisée et vivante du poison septique; c'était la démonstration la plus irréfutable de la théorie des germes qui seule, pouvait l'expliquer. Le fait d'ailleurs n'était pas absolument nouveau:

(1) Davaine, Communication sur la septicémie; (Bulletin de l'Académie de médecine, 1872, 17 septembre.)

MM. Coze et Feltz en 1866 (1) avaient en effet signalé cette progression de la virulence, mais ils n'avaient pas poussé leurs recherches aussi loin que M. Davaine.

Je n'entrerai pas dans le récit des expériences de ce dernier physiologiste, ce serait ici hors de propos; je me bornerai à en enregistrer les résultats et à relater l'explication qui en fut donnée. Les résultats c'était la constatation : 1° d'une virulence telle qu'une dilution au trillionième était encore toxique pour le lapin ; 2° de l'existence dans les liquides inoculés de corpuscules figurés et animés. Quant à l'explication, M. Davaine soutint que la virulence progressive dépendait uniquement de la reproduction et de la multiplication du virus septicémique, d'ailleurs identique au ferment de la putréfaction. Il admettait du reste intégralement la théorie de M. Pasteur au sujet de la putréfaction.

Il trouvait la preuve de l'identité du virus et du ferment dans une série d'expériences, faites par lui, dont les conclusions forcées et évidentes étaient que : « dans des conditions identiques, l'un et l'autre se produisent dans le même espace de temps; l'un et l'autre perdent leur virulence par une conservation plus ou moins longue; l'un n'est engendré dans l'organisme que par la pénétration de l'autre dans cet organisme; l'un et l'autre tuent également le lapin à des doses infiniment petites; enfin l'un et l'autre produisent chez l'animal inoculé des phénomènes identiques dans leurs manifestations et leur durée. »

Passant de ces données expérimentales aux déductions doctrinales, M. Davaine prétendit que la septicémie est une putréfaction, qui s'accomplit dans le sang d'un animal vivant par les mêmes procédés et par les mêmes agents que la putréfaction qui s'accomplit à l'air libre, c'est-à-dire par l'activité de vibrions. L'odeur cadavéreuse des

(1) Coze et Feltz, Recherches expérimentales, etc., 1866 (expériences).

septicémiques moribonds, la décomposition hâtive de leurs cadavres en étaient les preuves et ne pouvaient s'expliquer autrement. C'était la thèse déjà soutenue par MM. Coze et Feltz, rajeunie par des arguments nouveaux.

Les recherches et les expériences de M. Davaine étaient d'un intérêt capital pour les accidents chirurgicaux septicémiques ou pyohémiques. M. Verneuil (1872) (1) ne manqua pas de le faire ressortir : il y voyait une confirmation de sa théorie septicémique, car il n'y avait évidemment aucune différence à établir, « comme cause d'infection, entre le sang putréfié à la surface d'une plaie et le sang putréfié qu'on prend à l'abattoir pour l'injecter à un animal » comme l'avait fait M. Davaine.

En vain Chassaignac (1872) (2) essaya-t-il de frapper de nullité, au nom du bon sens et de la raison, les expériences de M. Davaine : ses raisonnements et sa logique ne purent pas plus que ses négations et ses railleries contre la brutalité des faits. En vain exposa-t-il encore que la « septiciculture » fournissait des armes à la doctrine homœopathique, dont elle employait, en vérité, les procédés de dilution. M. Bouley, d'abord incrédule puis converti par l'évidence, opposa (1873) (3) à toute cette argumentation théorique de nouvelles expériences faites en collaboration avec M. Davaine, et prit thème de l'objection tirée de l'homœopathie pour éclaircir aux yeux de tous la raison de la virulence progressive. « Est-ce qu'il y a rapport, dit-il, entre les substances inertes, minérales ou végétales administrées à des doses infinitésimales et l'inoculation des cellules ou, si l'on aime mieux, des spores vivantes des matières contagieuses qui trouvent au lieu où on les place toutes les conditions de leur développement rapide et infini ? » M. Pasteur avait dit à l'Académie des

(1) Verneuil, Bulletin de l'Académie de médecine, 1872, 8 octobre.
(2) Chassaignac, Bulletin de l'Académie de médecine, 1873, 14 janvier.
(3) Bouley, Bulletin de l'Académie de médecine, 1873, 21 janvier.

sciences qu'une nappe de liquides fermentescibles de l'étendue de la salle de l'Institut ensemencée avec quelques mycodermes se recouvrirait en vingt-quatre heures d'innombrables mycodermes. « Voilà comment se comportent, ajouta M. Bouley, les ferments de la contagion. En très peu de temps l'unité devient myriade. Mais jetez un grain de sel dans la nappe d'eau de M. Pasteur et le grain y restera à l'état d'unité. »

Ainsi d'une part l'on constate (MM. Coze et Feltz et Davaine) dans les liquides septicémiques des corpuscules figurés, des bactéries, et le virus septicémique a toutes les allures du ferment putride ; d'autre part la virulence persistante malgré des dilutions poussées pour ainsi dire à l'infini n'a d'explication possible que dans la reproduction et la multiplication à chaque dilution des germes apportés par la goutte de liquide septique, de telle sorte que la dernière dilution devient aussi riche que la première en éléments toxiques. Quoi de plus clair et de plus convaincant ; comment nier alors la nature organisée du poison septique ? Peut-on soutenir qu'un corps chimique aurait de telles allures ? Sur quel exemple, sur quelle analogie appuierait-on une telle hypothèse ?

Mais les faits avancés par M. Davaine et avant lui par MM. Coze et Feltz étaient-ils vraiment bien observés et bien véritables ? Ces physiologistes n'avaient-ils pas été victimes de quelque illusion ? Au moins pour les admettre définitivement, fallait-il qu'ils fussent sérieusement contrôlés. Ils le furent en effet.

Nous venons de voir déjà M. Bouley (1873) (1), qui, d'abord incrédule, avait été converti par la répétition des expériences de M. Davaine.

Peu après Béhier (1873) (2) soumit à l'Académie plusieurs séries d'expériences faites en collaboration avec

(1) Bouley, Bulletin de l'Académie de médecine, 1873, 21 janvier.
(2) Béhier, Bulletin de l'Académie de médecine, 1873, 4 février.

M. Liouville. Les animaux inoculés (des lapins) moururent entre ses mains moins rapidement cependant que ceux de M. Davaine. Tous offrirent des lésions du poumon, du foie, de la rate et du péritoine; chez quelques-uns ce furent même des infarctus et de vrais abcès métastatiques. Le sang contenait toujours « des corps arrondis doués ou non d'un appendice caudal, mais animés de mouvements très vifs, des bâtonnets plus ou moins animés; » il y avait de la leucocytose.

M. Vulpian qui, en 1872 (1) sceptique et railleur, demandait à M. Davaine si une goutte de liquide virulent diluée dans la masse d'eau du bassin du Luxembourg, ce qui représentait à peu près une dilution au trillionième, suffirait à communiquer la virulence à la totalité de l'eau du bassin, M. Vulpian entreprit cependant le contrôle expérimental. Ses expériences communiquées d'abord en partie à la Société de biologie (1872) (2), puis en entier à l'Académie de médecine (1873) (3), furent toutes confirmatives de celles de M. Davaine, au moins jusqu'aux dilutions au millionième.

Également en 1872 (4) M. Hayem avait déclaré devant la Société de biologie avoir déterminé une septicémie mortelle par l'inoculation de liquide péritonéal provenant d'un fœtus mort aussitôt après l'accouchement et qui contenait d'ailleurs des sphères et des bâtonnets. Il avait en outre relaté que sur des lapins, morts trois jours après une injection putride sous-cutanée, il avait trouvé dans les poumons et le foie des infarctus métastatiques semblables à ceux de la pyohémie.

Cependant quelques expériences furent aussi produites qui semblaient démontrer au contraire l'impuissance sep-

(1) Vulpian, Bulletin de l'Académie de médecine, 1872, 17 septembre.
(2) Vulpian, Société de biologie, 1872, 21 décembre.
(3) Vulpian, Bulletin de l'Académie de médecine, 1873, 1er avril.
(4) Hayem, Société de biologie, 1872, 21 décembre.

tique des bactéries. M. Onimus adressa à l'Académie de médecine (1873 (1) une note manuscrite résumant un travail bientôt publié intégralement par la presse. Après avoir fait ses réserves et en avoir appelé à l'avenir pour la connaissance plus complète de l'histoire des bactéries, M. Onimus concluait cependant que les bactéries sont un produit de décomposition putride et qu'elles ne sont nullement des agents virulents ou toxiques. Il contestait que le degré de virulence du sang putride fût proportionnel à la quantité de bactéries qu'il contient; le sang qui se putréfie hors du corps étant souvent peu virulent bien que très chargé de bactéries, tandis qu'au contraire, du sang septicémique récemment tiré de la veine est fréquemment si pauvre en infusoires que l'observation microscopique la plus attentive peut à peine en découvrir un seul. — Cette objection n'avait d'ailleurs guère de valeur; le sang putréfié hors du corps, très riche en bactéries, pouvait en effet être trop putréfié et par conséquent avoir perdu de sa virulence, et d'autre part, le sang récemment tiré de la veine peu putride et pauvre en infusoires devenait virulent par la multiplication de ces infusoires et le développement de la putréfaction.

M. Onimus déclarait néanmoins adopter la théorie de MM. Leplat et Jaillard et considérer les bactéries comme privées de toute toxicité et n'ayant rien à faire avec elle. Pour le prouver, il invoquait des expériences originales. Il disait avoir placé une poche de papier à dialyse, remplie de sang de bœuf, dans un bain d'eau distillée et avoir chauffé le tout. Au bout de quatorze heures l'eau était devenue lactescente et fourmillait de bactéries identiques à celles que contenait le sang. L'injection de quelques gouttes de cette eau sous la peau d'un lapin resta cepen-

(1) Onimus, Bulletin de l'Académie de médecine, 1873, 11 mars. — Contribution à l'étude de la septicémie ; (Gazette Hebdomadaire, 1873, 2e série, t. X, p. 26.)

dant inoffensive; tandis que l'injection du sang contenu dans la poche se montra éminemment toxique.

Ces expériences plusieurs fois répétées, quelquefois même avec du sang de lapins septicémiés eurent chaque fois les mêmes résultats. M. Onimus crut pouvoir en tirer les conclusions suivantes :

« 1° Le virus de l'infection putride n'est point un ferment organisé appartenant à la famille des vibrioniens;

2° Les organismes inférieurs n'ont par eux-mêmes aucune action toxique; ils semblent être le résultat et non la cause des altérations putrides ;

3° Le virus de l'infection putride n'est point une substance dialysable, ce qui permet de le rapprocher des substances albuminoïdes. »

M. Onimus ne niait pas d'ailleurs les résultats des expériences de M. Davaine, il en contestait simplement l'explication et substituait aux ferments organisés invoqués par M. Davaine, des ferments albuminoïdes dont il admettait l'existence.

Pourtant M. Vulpian (1) convaincu par ses propres expériences de la réalité de la virulence progressive déclara qu'il fallait positivement accorder aux bactéries un rôle capital. « Quelle que soit l'idée qu'on se forme sur la nature de la substance active, dit-il, on ne peut pas refuser un rôle extrêmement important aux bactéries, aux vibrions et aux corpuscules immobiles ou mouvants (micrococci, microsphères, germes de bactéries et de vibrions) qu'on y trouve. Il paraît très vraisemblable que si ces corpuscules ne sont pas le contage même du sang infectieux, il est tout au moins nécessaire qu'ils s'y trouvent ou qu'ils naissent pour provoquer ou produire les altérations spéciales que subit soit ce liquide soit l'humeur qui imbibe tous les tissus animaux. » Puis il ajou-

(1) Vulpian, Bulletin de l'Académie de médecine, 1873, 1er avril. p. 401.

tait à l'adresse des faits contradictoires opposés par M. Onimus : « Or ces corpuscules naissent et se multiplient plus ou moins facilement suivant les conditions qui leur sont offertes, et tels de ces corpuscules qui vivent et se multiplient dans un liquide organique deviendront inactifs et périront même dans un autre liquide. »

M. Vulpian signala aussi la virulence du sang putréfié de chien et du sang de lapin mort de septicémie expérimentale; ce dernier étant beaucoup plus actif que le premier. Il soutint d'ailleurs que l'identité des caractères morphologiques des bactéries et des vibrions n'entraînait pas l'identité des propriétés physiologiques : « Il est probable, dit-il (1), que ces différences, entre l'énergie irritative et infectieuse du sang altéré chez les lapins par septicémie expérimentale, et celle des liquides animaux putréfiés dans certaines autres conditions, expliquent en partie au moins les insuccès des expériences tentées en injectant divers liquides plus ou moins remplis de bactéries et de vibrions dans le tissu cellulaire des lapins et des cobayes... Quelle que soit la ressemblance apparente entre les vibrions, bactéries et autres corpuscules organisés d'un liquide putride, et ceux que l'on trouve dans le sang des lapins morts de septicémie expérimentale, ils peuvent être très différents en réalité, et l'insuccès des injections, faites sur des lapins avec un liquide chargé de ces corpuscules nés dans d'autres circonstances que celles où prennent naissance les corpuscules organisés des liquides infectieux, ne saurait prouver que les propriétés toxiques du sang septicémique de ces lapins ne sont pas dues à la présence d'organismes inférieurs de cette sorte. » M. Vulpian ne considérait d'ailleurs pas la question comme définitivement résolue, mais il n'en proposait pas moins pour la

(1) Vulpian, Ibidem, p. 403.

septicémie exprimentale du lapin le nom de *bactériémie* ou *mycétémie* (1).

Continuant la série de ses recherches M. Onimus adressait, toujours en 1873 (2), une seconde note à l'Académie. Celle-ci contenait les conclusions d'une nouvelle série d'expériences, dans lesquelles M. Onimus avait cherché à détruire directement dans le sang les bactéries et les vibrions qui s'y trouvent, et à voir quelle en était la virulence. Il constata que :

1° La congélation du sang a pour effet d'y faire disparaître les bactéries et les vibrions, or l'injection de quelques gouttes de sang congelé détermine néanmoins, en vingt-quatre heures au plus la mort des lapins;

2° La coagulation par l'alcool ne détruit pas les vibrions, et cependant sur sept lapins inoculés, un seul a succombé;

3° La coagulation par la chaleur semble établir une différence très marquée entre le sang septicémique provenant d'animaux morts de septicémie expérimentale et le sang putréfié ordinaire. Le sang putréfié ordinaire, chauffé à + 40°, détermine la mort en vingt ou trente secondes; le sang septicémique chauffé à + 40°, qui, dans les conditions ordinaires, a une virulence extrême, ne produit aucun accident.

M. Onimus concluait que « un sang virulent conserve sa virulence malgré la disparition des organismes vivants, et que d'un autre côté un sang peut n'avoir aucune influence toxique malgré la présence de ces organismes. »

Or la découverte faite par M. Pasteur de la double forme que peut revêtir le vibrion septique était là pour répondre à M. Onimus et expliquer toutes ses expériences. Il est clair en effet qu'aucun des traitements

(1) Vulpian, Ibidem, p. 420.

(2) Onimus, Bulletin de l'Académie de médecine, 1873, 15 avril.

auxquels M. Onimus avait soumis le sang septique n'avait pu détruire les corpuscules germes ou en empêcher l'accès. Mais les applications et les conséquences de cette découverte ne furent alors comprises par personne.

L'Académie avait renvoyé la première note de M. Onimus à une commission dont M. Davaine fut le rapporteur. Dans son rapport M. Davaine (1873) (1) se borna à soutenir que M. Onimus n'aurait été en droit de tirer de ses expériences les conclusions qu'il affirmait, que s'il avait préalablement prouvé que les vibrioniens contenus dans le papier à dialyse étaient les mêmes que ceux qui se trouvaient dans l'eau extérieure au papier. Or l'identité morphologique n'a pas pour conséquence l'identité d'espèce. « Quant aux vibrioniens en particulier, l'expérimentation a prouvé que des espèces différentes ont les mêmes caractères morphologiques ». M. Davaine avait vu en effet « des vibrioniens semblables en tous points et développés dans des liquides de nature différente périr en très peu de temps par leur transposition de l'un de ces liquides dans l'autre. » M. Davaine ne répondit pas d'ailleurs à la seconde note de M. Onimus.

M. Pasteur (2), invité par M. Bouillaud à prendre la parole, se rangea à l'opinion de M. Davaine. Il prit pour exemple le ferment lactique et le ferment butyrique, qui ressemblent à s'y méprendre, le premier au mycoderma aceti, le second aux vibrions des infusions exposées à l'air ; cependant les premiers sont aérobies et les seconds sont anaérobies : c'est-à-dire que les uns et les autres malgré leur identité de forme ont des conditions d'existence et des fonctions absolument distinctes.

XIII. — *Expérience du bistournage.* — Au surplus, les preuves s'accumulaient à l'appui de la doctrine des germes. Dans le but de transporter dans la pathologie

(1) Davaine, Bulletin de l'Académie de médecine, 1873, 22 avril, p. 466-469.
(2) Pasteur, Bulletin de l'Académie de médecine, 1873, 22 avril, p. 475.

comparée les expériences de M. Pasteur sur la putréfaction, M. Chauveau pratiquait sa célèbre expérience du bistournage.

M. Pasteur, en 1863, avait eu grand soin de distinguer la gangrène et la putréfaction. La gangrène était, avait-il dit, la mort des tissus, les produits n'en étaient toxiques que s'ils se putréfiaient, mais cette putréfaction n'était nullement forcée.

Déjà M. Davaine avait pratiqué (1873) (1) quatre expériences confirmatives de cette théorie. Trois fois il avait inoculé à des lapins du sang exempt de bactéries provenant de malades atteints de gangrènes variées mais non putréfiées, trois fois il n'avait obtenu aucun effet. Une fois il avait inoculé du sang bactérifère provenant d'un malade atteint de gangrène pulmonaire et par conséquent putréfiée et la mort avait été foudroyante. Il était donc prouvé par là que seuls les produits gangréneux putréfiés septicémient le sang et cela en le peuplant des bactéries qu'ils renferment.

Les expériences de M. Chauveau, portées devant l'Académie par la voix de M. Bouley (1873) (2) furent inverses.

On sait que le bistournage consiste à rompre par torsion sous-cutanée le cordon spermatique; le testicule se trouve ainsi séparé de ses vaisseaux nourriciers et libre dans ses enveloppes qui le protègent contre l'action de l'air. Il se greffe sur la tunique vaginale; mais la circulation supplémentaire qui s'établit à travers les adhérences est insuffisante, le testicule s'atrophie, se nécrobiose et disparaît. Tout est simple, les accidents sont nuls, parce que l'air ne peut intervenir et apporter sur l'organe condamné à mort ses germes de putréfaction.

(1) Davaine, Bulletin de l'Académie de médecine, 1873, 28 janv. p. 130.

(2) Bouley, Expériences de M. Chauveau; (Bulletin de l'Académie de médecine, 1873, 29 avril, p. 508 et 6 mai, p. 520.)

Telle est la théorie; M. Chauveau entreprit d'en donner la preuve. Si la bénignité de l'opération dépend de la non-intervention des germes putrides de l'air, les accidents doivent éclater lorsque ces germes pénétrent dans le sang. M. Chauveau injecta en conséquence, dans le système vasculaire d'un bélier, de la sérosité contenant des germes de putréfaction. Il attendit que la fièvre infectieuse, quelquefois mortelle, provoquée par cette injection, fut éteinte. Il pratiqua alors le bistournage. Dans ces conditions, cette opération provoqua la putréfaction de l'organe qui recélait en lui des germes putrides.

Mais plusieurs objections pouvaient être faites, M. Chauveau les prévint toutes :

1° Rien ne prouve quedans la sérosité injectée ce soient les germes qui agissent? Mais l'expérience, répétée avec de la sérosité soigneusement filtrée à travers des filtres spéciaux, c'est-à-dire privée de germes ou de vibrions, reste sans effet.

2° Rien ne prouve que ce ne soit pas la fièvre infectieuse elle-même qui cause la putréfaction de l'organe? Mais de deux béliers injectés avec la même sérosité et à la même dose, celui-là seul qui est bistourné voit survenir la putréfaction. Bien plus sur un même bélier, injecté de sérosité putride, si l'on bistourne le testicule gauche avant l'injection et le testicule droit après l'injection, le testicule droit seul se putréfie : preuve évidente et très ingénieusement fournie que c'est bien la pénétration des germes putrides dans l'organe qui en détermine la putréfaction, puisque celui des deux testicules, qui est séparé de la circulation générale avant l'injection, reste indifférent et résiste malgré l'infection de l'économie tout entière.

Il était donc clairement démontré que dans l'organisme tous les phénomènes de putréfaction n'ont d'autres fauteurs que les germes ou les vibrions; par conséquentque, dans la pyohémie comme dans la septicémie et toutes les autres maladies infectieuses qui sévissent sur les blessés, ces mêmes organismes sont le véritable poison.

En même temps enfin M. Bochefontaine (1873) (1) déclarait avoir répété les expériences de M. Onimus et avoir constaté que la congélation et la réfrigération intense n'avait aucune action destructive sur les bactéries et les vibrions.

En résumé de toute cette longue discussion sur la septicémie, plusieurs points importants s'étaient dégagés, qui étaient applicables à la pyohémie.

Si MM. Davaine et Bouley d'un côté, Béhier, MM. Liouville, Hayem et Vulpian de l'autre côté différaient sur des points de détail, au sujet des lésions cadavériques en particulier, ces savants expérimentateurs étaient en réalité d'accord sur le fait de la progression de la virulence et de la présence des microrganismes dans le sang septicémique. Tous aussi attribuaient la virulence à ces organismes, et l'on peut dire que la majorité des académiciens penchait vers cette opinion.

Les expériences de M. Onimus avaient été en partie réfutées par MM. Davaine et Vulpian. Quant aux expériences de la seconde note restée sans réponse, lors même que les corpuscules germes de vibrion septique n'en auraient pas expliqué les résultats, rien n'était moins catégoriquement démontré que la réelle disparition de tous les microrganismes dans les échantillons de sang essayés par M. Onimus; l'examen microscopique étant en ces matières absolument insuffisant.

Enfin pour confirmer les résultats déjà acquis, étaient venues les expériences de M. Davaine sur les produits

(1) Bochefontaine, De l'action du mélange réfrigérant de glace et de sel marin sur la vitalité des bactéries et des vibrions; (Bulletin de l'Académie de médecine, 1873, 6 mai, p. 512.)

gangréneux putréfiés et non putréfiés et celles de M. Chauveau sur le bistournage.

Ainsi la conclusion généralement admise semblait être que dans la septicémie le principe toxique et actif est de nature organisée, est une bactérie; que la septicémie a une parenté voisine avec la putréfaction et qu'il s'agit dans cette maladie d'un travail analogue à celui de la fermentation putride. Cette conclusion était basée sur l'expérimentation; elle était reconnue comme seule capable d'expliquer la virulence progressive.

Personne ne méconnaîtra l'importance de ces faits au sujet de la pyohémie et en particulier des accidents généraux de cette maladie, accidents dont la nature infectieuse et septicémique est indubitable.

Malheureusement les expérimentateurs qui suivirent eurent trop de tendance à ne tenir aucun compte des faits antérieurement acquis et des travaux de leurs devanciers. Particulièrement en Allemagne, on voulut bien citer les expériences de M. Davaine, mais on feignit de ne pas en comprendre la portée, et l'on se plut à remettre en question les conclusions qui en découlaient. De là un chaos d'expériences sans guide ni contrôle et de théories plus ou moins bien assises. Il sembla un peu trop facile à tout le monde d'entreprendre des expériences sur ces délicates questions, et plusieurs n'hésitèrent pas à formuler des conclusions contradictoires, alors qu'ils auraient mieux fait de se méfier d'abord de leur propre capacité expérimentale.

XIV. — *Expériences de Clementi, Thin, Stricker et Bergmann.* — En 1873, Clementi et G. Thin (1) puis Stricker (2) firent encore une fois des expériences de

(1) Clementi et G. Thin, Untersuchungen über die putride Infection; (Wien med. Jahrb., 1873, Heft., III, S. 292.)

(2) Stricker, Uber die Vergiftung des Blutes durch die Producte der Faulniss; (Gesselschaft der Aerzte zu Wien, 1873, 13 mai.)

filtration et d'ébullition de liquides putrides et constatèrent que ces liquides ne perdaient rien de leur toxicité; ils soutinrent aussi que le poison putride est dialysable.

Clementi fit même à part (1873) (1) des recherches sur la présence des bactéries dans le sang septicémique. Il conclut en déclarant douteuse la nature des éléments décrits par M. Vulpian dans ses expériences. Il s'adressa au procédé des cultures imaginé par M. Pasteur et n'obtint pas de régénération bactérienne efficace. Il en déduisit que la toxicité du sang septicémique n'est pas due à des infusoires. Toutes conclusions fondées sur des expériences dont les garanties d'exactitude étaient au moins problématiques : nous savons en effet à quoi nous en tenir sur la valeur des expériences de filtration et de traitements chimiques des liquides putrides : quant aux cultures de bactéries putrides dans le liquide de Pasteur (urine neutre) nous verrons plus tard, M. Pasteur lui-même ne pas les réussir dans les conditions ordinaires.

En revanche Bergmann (1873) (2) modifia ses premières affirmations sur la nature purement chimique des poisons septiques. Il fit des expériences avec des matières putréfiées de cinq à huit jours de date. Tout en attribuant encore à la sepsine un rôle toxique considérable, il reconnut qu'un liquide putride privé de bactéries par la filtration à travers de l'argile perd de son efficacité.

Il fit en outre congeler du sang putride et le porta ensuite à + 1° ou + 2°. Les premières parties liquides et privées de bactéries qui se dégagèrent n'eurent qu'une action septique passagère.

(1) Clementi, Experimentelle Untersuchungen über das Vorkommen von Bakterien im Kannichenblut bei Septikamie; (Med. Centralblatt, 1873, t. XI, nr 45. S. 705.)

(2) Bergmann, Zur Lehre der putriden Intoxikation; (Deutche Zeitschrift. für Chirurgie, 1873. B. I, nr 4, S. 373.)

Bergmann conclut que si la sepsine est seule efficace, elle se fixe aux bactéries qui lui doivent leur toxicité. C'était une véritable retraite et comme un hommage rendu à la théorie des germes par l'inventeur de la sepsine lui-même.

XV. — *Expériences de Samuel.* — Samuel (1873) (1) consacrait en même temps un important mémoire au rôle des microzoaires et cherchait à démêler dans la série des accidents septiques trois phases, auxquelles il faisait correspondre des infusoires spéciaux.

Il commença par déclarer que si l'on sait que la putréfaction est positivement effectuée par des organismes inférieurs, on ignore quelle est l'espèce de ces organismes qui est réellement efficace ou toxique; qu'au moins les expérimentateurs n'ont pas encore pu s'entendre pour le déterminer et le qualifier.

Puis il classa en trois catégories les effets des produits putrides sur l'organisme :

1° L'effet phlogogène, d'où naissent les inflammations;

2° L'effet septogène, d'où naissent les phénomènes putrides ou infectieux observés sur l'organisme vivant;

3° L'effet pyrogène, d'où naît la fièvre et la suppuration.

Samuel fit à ce sujet les observations suivantes sur une infusion de chair musculaire, disposée par couches de façon à être progressivement envahie par la putréfaction. — Après deux jours le microscope dévoila une quantité de bactéries, particulièrement des bacteriums termo; mais en hiver, même au bout de 7 jours, le liquide ne possédait encore aucune puissance septique et ne développait qu'une inflammation locale passagère.

(1) Samuel, Uber die Wirkung des Faulnissprocesses auf den lebenden Organismus; (Archiv für. experim. Pathol. und Pharm., 1873. B. I. nr. XXXVI, S. 317.)

Toutefois si les muscles provenaient d'animaux septicémiques, la septicité était plus précoce. Au bout de 8 jours la septicité commençait, on trouvait alors, au lieu de bactéries mobiles, des spores enchaînées en forme de chapelets qui disparaissaient au bout de quatre ou six semaines, pour être remplacées par des filaments plus ou moins ondulés et bouclés (bacillus et vibrions).

Plus tard et c'est ce qui indiquait la fin de l'effet septogène, il n'y avait plus qu'une masse de spores et de détritus de bactéries. C'était au milieu de la phase septogène qu'une goutte de liquide putride inoculé provoquait une septicémie foudroyante. L'effet pyrogène coïncidait avec l'apparition de nouvelles bactéries brillantes et mobiles, plus grosses, plus larges et plus brillantes que le bacterium termo.

D'après Samuel les matières septiques ne jouiraient d'ailleurs que d'une faible puissance de pénétration à travers les tissus, le moindre obstacle serait pour elles infranchissable; de là la rareté de la sépticémie dans les suppurations anciennes où la membrane granuleuse épaisse et organisée constitue un véritable rempart. Au contraire l'anémie artérielle créerait des conditions favorables, en raison du mouvement endosmotique qu'elle suscite.

Samuel ne put cependant constater dans le sang septicémique aucune prolifération de bactéries. Jamais non plus il ne vit chez les septicémiques de foyers métastatiques; il pensa cependant que la pyohémie est une forme de septicémie, compliquée d'embolies phlogogènes.

Samuel n'était d'ailleurs pas exclusif; il admettait d'après les allures de l'infection septique trois poisons :

1° Un poison volatil qui est une combinaison de soufre et d'ammoniaque;

2° Des microrganismes;

3° Une substance dont les effets sont passagers et qui

n'est détruite ou éliminée ni par l'ébullition ni par la filtration.

En résumé ce qu'il nous importe le plus de constater est que Samuel avait reconnu la présence d'infusoires de différentes formes dans les liquides septiques et avait essayé de déterminer la spécificité de ces différentes formes. D'après lui, le bacterium termo serait phlogogène; les spores réunies en chapelets (qui étaient des bactéries sphériques peut-être, ou encore et plus probablement des corpuscules germes de vibrions), et les vibrions produiraient les effets septogènes; les bactéries innommées plus grosses et plus brillantes que le bacterium termo seraient plus spécialement pyrogènes.

XVI. — *Expériences de Wolf et de Kussner.* — Encore en 1873, Max Wolf, (1) fit des filtrations à l'aide de la machine pneumatique et essaya aussi la méthode de congélation de Bergmann, pour débarrasser de bactéries les liquides putrides. Il ne réussit jamais à obtenir un liquide entièrement pur.

Sur 6 lapins, il fit des injections sous-cutanées avec le résidu de la filtration d'un liquide de Pasteur; tous les 6 périrent, et tous avec des suppurations locales.

Sur 6 autres lapins injectés avec la partie filtrée du même liquide, 5 périrent, 4 avec un foyer de suppuration.

De plus 6 injections faites avec du sang ou du pus putride furent suivies de mort rapide.

Max Wolf crut pouvoir conclure qu'il n'existe que des différences de degré entre l'activité toxique de la solution filtrée et celle de la solution non filtrée.

Sur les cochons d'Inde 46 expériences sur 37 animaux donnèrent pour résultats : 12 injectés avec du sang septique : 11 morts; 13 injectés avec le résidu concentré d'une solution de Pasteur, 3 morts; 6 injectés avec la

(1) Max Wolf, Uber Pilzinjektionen; (Med. Centralblatt, 1873, B. XI, nº 8 S. 114-130. — Pilzinjectionen; (Ibidem 1873 nº 32. S. 497.)

partie liquide d'une solution de Pasteur filtrée : 1 mort; 7 injectés avec du sang septique filtré : 2 morts; 8 injectés avec le même liquide additionné de bactéries : 1 mort. M. Wolf en conclut que l'effet toxique du sang septique ne doit pas résider dans les bactéries, mais bien dans quelque autre principe morphologique ou chimique retenu par le filtre.

Il injecta aussi des organismes par les voies aériennes à l'aide d'un appareil de Richardson. Chez des animaux auxquels il fit inhaler du pus pyohémique, 2 cochons d'Inde périrent de maladies intercurrentes; 2 vivaient encore au bout de 4 mois; 1 lapin eut une pleurésie purulente et une pneumonie des lobes moyens et inférieurs.

Max Wolf fit aussi des expériences avec du pus pyohémique. L'inoculation de pus pyohémique fut suivie de mort chez 11 cobayes. Au contraire sur 12 lapins inoculés avec des bactéries provenant de pus pyohémique, cultivées par le procédé de Pasteur, 4 moururent mais 8 vivaient encore au bout de 12 semaines. Du pus phlegmoneux donna les mêmes résultats. Il semblait ressortir de là que le pus pyohémique ou septique contient un élément actif indépendant des bactéries et qui ne se reproduit pas par la culture. Reste à savoir si les cultures avaient été faites dans des conditions favorables au développement des bactéries de la septicémie et de la pyohémie : mais ce qui est assuré, c'est que le procédé de filtration par la machine pneumatique est dédhibitoire.

Kussner, 1873, (1) produisit aussi des faits contradictoires de l'efficacité des bactéries. Il opéra des filtrations à travers de l'ouate bouillie; les recherches microscopiques et les cultures montrèrent la pureté absolue du liquide filtré. Malgré cela l'injection de ce liquide eut

(1) Kussner, Zur Bakterienfrage; (Med. Centralblatt, 1873. B. XI, nr 32, S. 500.)

toujours des effets semblables à ceux des liquides putrides bactérifères, mais jamais le sang des animaux injectés ne montra de bactéries.

Pour contrôler la pureté du liquide filtré Kussner a fait des cultures restées sans succès; nous verrons plus tard qu'il n'y a là rien d'extraordinaire, vu les conditions particulières que requièrent les cultures du vibrion septique.

XVII. — *Théorie des fièvres monadiques de Hueter.* — Ce fut encore en 1873 que Hueter (1) publia son très important et très intéressant chapitre sur les fièvres monadiques où il résuma les idées qu'il professait déjà depuis 1871 (2). Il affirma d'abord après MM. Coze et Feltz que les déformations variées des globules du sang septicémique n'ont d'autre cause que leur pénétration par les monades, terme générique qu'il adopta sans chercher à distinguer une espèce particulière. Il prétendit même que telle était la raison de l'absence souvent alléguée de ces organismes dans le sérum. Il considéra ensuite les monades comme éminemment phlogogènes, mais réserva la question de savoir si cette propriété leur appartient exclusivement.

Quant au processus phlegmasique qu'elles provoquent, voici comment il le comprit. Les monades se fixent entre les fibres musculaires des veinules; elles les détruisent, les paralysent et pénètrent dans la cavité de ces petits vaisseaux. Une voie est ainsi ouverte par laquelle les globules blancs s'extravasent pour former le pus. C'est, en somme, la théorie de Cohnheim plus l'action perforante des infusoires.

(1) Hueter, Abschnitte über Monadämie, Pyämie, in seiner allgemeinen Chirurgie. Leipzig, 1873.

(2) Hueter, Die chirurgische Behandlung der Wundfieber bei Schusswunden; Zusammengestellt aus klinischen Besprechungen in der Greifswalder chirurgischen Klinik; mai 1871; (Sammlung klinischer Voträge von R. Volkmann 1870-75, 22 Chir. nr 27. S. 95-118.)

Mais à côté de la propriété phlogogène, Hueter accorda aux monades la propriété pyrogène et émit à ce sujet une théorie de la fièvre et en particulier de la fièvre traumatique. La fièvre est, dit-il, un processus irritatif « ein irritativer Process. » L'agent de cette irritation ne peut être que soit l'agent phlogogène lui-même, soit un produit de l'inflammation. Or les monades jouent le rôle capital; si en pénétrant dans les tissus elles allument l'inflammation, en pénétrant dans la circulation, elles allument la fièvre. Quant aux produits de l'inflammation, on ne saurait leur reconnaître de rôle pyrogène, puisque la fièvre et la phlegmasie débutent souvent en même temps. Ces produits, c'est-à-dire les globules du pus n'interviennent qu'ultérieurement comme véhicules de monades. D'ailleurs la fièvre cesse lorsque, la membrane granuleuse étant parfaite, oppose un rempart aux monades et aux globules de pus infiltrés de monades. Hueter ne rejeta d'ailleurs pas la possibilité de l'activité pyrogène de certaines substances chimiques.

Il rapporta à trois sortes d'agents les différentes formes d'accidents des plaies :

1° Un agent chimique engendrant la fièvre septicémique;

2° Un agent organisé engendrant la fièvre diphthéritique ou monadique;

3° Un agent organique engendrant la fièvre pyohémique.

L'agent chimique n'est autre que la sepsine, dont Hueter admit l'existence en lui accordant des propriétés pyrogènes à laquelle il donna un rôle exclusif dans la genèse de la septicémie foudroyante.

Hueter pensa d'ailleurs que la septicémie se confond dans la généralité des cas avec la fièvre monadique ou diphthéritique « Monadämie » non pas que l'une soit une forme de l'autre, mais l'une et l'autre coexistent le plus souvent sur le même sujet.

Il considéra comme fièvre monadique : 1° la fièvre traumatique ; 2° la fièvre de la diphthérie des plaies ; 3° la fièvre de l'érésipèle.

La fièvre traumatique dépendrait de la pénétration des monades dans les vaisseaux lymphatiques ou autres ouverts par le traumatisme ; elle finirait dès la formation de la membrane granuleuse qui constitue pour les organismes un puissant obstacle.

Sous le nom de fièvre diphthéritique, Hueter comprit toutes les fièvres consécutives (Nachfieber de Billroth). Elles seraient toutes l'expression d'une maladie des granulations de la plaie pénétrées de monades, depuis le simple catarrhe et la diphthérie des plaies jusqu'aux formes ulcéreuses, pulpeuses et gangréneuses de la pourriture d'hôpital.

L'érésipèle, la lymphangite, le phlegmon seraient aussi causés par l'entrée des monades par une brèche du rempart constitué par les granulations, soit dans la couche de Malpighi de la peau, soit dans les tissus sous-cutanés.

Quant à la fièvre pyohémique, elle dépendrait absolument de la pénétration dans le sang, grâce à une rupture vasculaire, de l'agent organique qui n'est autre que le globule de pus. L'accumulation de ces globules en un point quelconque du système vasculaire produirait les suppurations métastatiques. Ce n'était pas à l'embolie, à l'obstacle mécanique opposé à la circulation et à la nutrition par ces globules accumulés, qu'Hueter accordait un rôle capital mais bien aux vertus phlogogènes qu'ils possèdent et qu'ils manifestent. Ces vertus phlogogènes, c'est aux monades et aux globules de pus eux-mêmes infiltrés de monades qu'elles appartiendraient exclusivement.

Hueter ne croyait pas, comme Klebs, que les monades fussent, à elles seules, sans véhicules et capables de produire des métastases, par la raison que, s'il en était ainsi, toute fièvre monadique devrait s'accompagner de métastases, ce qui n'existe pas. Mais il insistait cependant sur la nécessité de l'intervention des infusoires dans la genèse de la fièvre pyohémique, où ils seraient agents phlogogènes pour produire les abcès et aussi agents pyrogènes, puisque, comme on l'a vu, ils joueraient un rôle capital dans le processus de la fièvre. Cette séduisante théorie des accidents traumatiques, formulée par Hueter, n'est passible à la vérité d'aucune objection matérielle, mais elle repose malheureusement sur des faits encore très hypothétiques; elle trouve cependant un argument puissant dans les succès de thérapeutique qu'elle inspire.

XVIII. — *Théorie d'Eberth.* — Eberth (1872-73) (1) comprit la diphthérie de la même façon que Hueter. Ce sont les bactéries sphériques qu'il accusa de toutes les lésions diphthéritiques ou non. Dans la pyohémie (1873), il reconnut ces mêmes bactéries dans les abcès secondaires et à la surface des plaies. Il en aurait aussi rencontré au sein des organes sans qu'il y eût de suppuration; il se fondait même sur cette observation pour nier toute distinction possible entre la septicémie et la pyohémie. Et cependant, par une étrange inconséquence, il se défendit de considérer la septicémie comme une infection du sang par des organismes, disant qu'il en avait vu des cas non douteux sans bactéries dans le sang.

Malheureusement Eberth ne s'en tint pas là; il soutint aussi l'identité des bactéries de la diphthérie buccale et des bactéries de la diphthérie des plaies, en s'appuyant sur des expériences d'inoculation. Il inocula sur la cornée à des lapins des exsudats diphthéritiques, des dépôts plastiques de l'endocardite maligne, du pus d'une

(1) Eberth, Zur Kenntniss der bakterischen Mykosen. Leipzig, 1872. — Der diphtheritische Process; (Med. Centralblatt, 1873. B. XI, nr 8, S. 113). — Die Keratitis nach Trigeminusdurchschneidung; (Med. Centralblatt, 1873. B. XI, nr 32. S. 502.)

veine enflammée chez un pyohémique, etc., etc., et provoqua, dit-il, une inflammation diphthéritique. Il conclut de là « qu'il n'était pas possible d'établir une distinction entre les bactéries de la pyohémie et les bactéries de la diphthérie »; et il émit cette étrange doctrine que « la pyohémie métastatique est la plupart du temps une diphthérie à localisations multiples (1). » Et ce n'est pas de la diphthérie des plaies « Wunddiphtheritis » qu'il s'agit, c'est bien de la diphthérie buccale « Rachendiphtheritis ! (1873) »

C'est ici que la clinique et l'anatomie pathologique doivent joindre leurs protestations contre les exagérations et les empiétements illégitimes de la méthode expérimentale, lorsqu'elle aboutit à une aussi exorbitante théorie. Est-il possible en effet d'admettre le moindre rapport clinique entre la pyohémie et la diphthérie buccale? Le seul lien qui unisse les deux maladies est leur caractère infectieux; mais la variole, la scarlatine et le choléra aussi sont des maladies infectieuses! Qu'il soit logique de voir une relation entre la pyohémie et les maladies des plaies que les Allemands ont coutume de désigner sous le nom de diphthérie des plaies (Wunddiphtheritis), d'accord, et je ne proteste nullement contre ce système, je considère même que le mauvais aspect que prennent les plaies dans les cas d'infection purulente est un argument à faire valoir. Mais est-il un praticien qui puisse admettre une identité de nature entre cette diphthérie des plaies (Wunddiphtheritis) et la diphthérie de l'angine couennneuse (Rachendiphtheritis) et du croup? Je ne le pense pas, et ce ne sont pas des expériences d'inoculation sur la cornée de lapins qui pourront me convaincre d'erreur.

D'ailleurs à quoi aboutissent ces inoculations prati-

(1) « Die Pyämie ist also meistens eine Diphtherie, » Eberth, Med. Centralblatt, 1873 B. XI, nr 8, S. 114.

quées par Eberth (1873)? Elles provoquent une forme déterminée de kératite. Mais est-ce bien la matière inoculée, qui variait à chaque expérience, n'est-ce pas plutôt le procédé d'inoculation toujours identique qu'il faut accuser de ce résultat? On en sera convaincu, si l'on réfléchit qu'Eberth ne réussit à enflammer la cornée qu'en appliquant à sa surface un fil de chanvre ou de soie imbibé de liquide septique, et qu'il avait remarqué que l'inoculation véritable par une piqûre d'aiguille provoquait simplement une réaction locale et passagère. N'est-il pas évident dès lors que la cause de la kératite n'était autre que le séjour plus ou moins prolongé d'un corps étranger putride sur la cornée? Et quoi de surprenant, dans l'identité de forme que revêtait la phlegmasie cornéenne, puisqu'elle reconnaissait toujours la même étiologie!

Du reste Leber (1873) (1) produisit un hypopion grave en inoculant le lepthotrix que l'on trouve normalement dans la cavité buccale.

Puis Dolschenkow (1873) (2) provoqua des kératites absolument semblables à celles d'Eberth, avec des produits putrides ordinaires plus ou moins avancés, et ne réussit même que 29 fois sur 112 expériences.

XIX. — *Expériences et théorie de Birch-Hirschfeld.* — Les recherches de Birch-Hirschfeld (1873) (3) spécialement dirigées vers la solution du problème de la pyohémie sont plus intéressantes. Elles sont de deux espèces: 1° microscopiques; 2° expérimentales.

1° Recherches microscopiques. — Birch-Hirschfeld s'est d'abord imposé l'observation journalière et méthodique des liquides sécrétés par les plaies d'une série de

(1) Leber Ueber Entzundung der Hornhaut durch septische Infection; Med. Centralblatt, 1873. B. XI, nr 9, S. 129.)

(2) Dolschenkow, Impfung faulender Subztanzen auf die Kaninchen Hornhaut; (Med. Centralblatt, 1873. B. XI, nr 42-43, S. 656-673.)

(3) Birch-Hirschfeld, Untersuchungen über Pyämie; (Archiv der Heilkunde 1873. B. XIV, nr 3 und 4, S. 193.)

blessés. Dans le pus des blessés bien portants, il ne trouva le plus souvent aucun organisme inférieur ; les globules étaient réguliers et contenaient de fines granulations. Partout au contraire où il trouva dans les liquides de la plaie les organismes désignés par Cohn (1875) (1) sous le nom de bactéries sphériques (Kugelbacterien), il put avec certitude affirmer ou prévoir une maladie de la plaie (coloration grise, ecchymoses, état flétri de la membrane granuleuse, etc.). Alors les globules du pus se déformaient et se chargaient de grosses granulations ; alors l'addition d'acide acétique qui faisait disparaître les fines granulations des globules de pus sain mettait au contraire en plus pleine évidence les grosses granulations des globules du pus de mauvaise nature, et permettait de reconnaître que ces granulations n'étaient autres que des bactéries sphériques. Birch-Hirschfeld considéra donc les globules de pus altéré comme infiltrés d'organismes. Klebs, Beale, Waldeyer avaient soutenu la même opinion en l'interprétant différemment ; Hueter avait aussi parlé des globules de pus infiltrés de monades. Birch ne crut d'ailleurs pas que les bactéries pénétrassent les globules de par leur propre activité ; il pensa que les globules s'infiltent de bactéries comme ils s'infiltrent de matières colorantes.

La multiplication des bactéries était, suivant Birch, un signe de l'aggravation de l'état de la plaie. Mais la généralisation de cet état local dépendait de la nature de la plaie elle-même, de son âge et de sa configuration. Un ulcère à bords calleux pouvait, disait-il, être le siège d'altérations locales intenses, sans qu'il survînt de troubles généraux graves ; tandis que sur une plaie fraîche d'amputation, la moindre affection locale s'accompagne d'accidents généraux graves. On comprend dès lors que dans

(1) Cohn, Untersuchungen über Bakterien in Beïtrage zur Biologie der Pflanzen, 1875 Heft. 2.

un hôpital infecté, presque toutes les plaies soient malades et habitées de bactéries, et que cependant un traumatisme récent soit nécessaire pour provoquer la pyohémie.

Dans des cas où la pyohémie vint se greffer sur une affection locale de la plaie, Birch-Hirschfeld soumit aussi le sang à des examens microscopiques réitérés. Plusieurs fois ses recherches furent infructueuses, ses examens négatifs; mais d'autrefois aussi il constata, à n'en pas douter d'abord dans le sérum un petit nombre de bactéries sphériques; en second lieu, une multiplication des leucocytes et une infiltration de ces mêmes leucocytes par des granulations identiques à celles qui, dans le pus, ont été reconnues pour être des bactéries. Birch ne craint pas d'affirmer cette infiltration des leucocytes par des bactéries sphériques dans la plupart des cas de pyohémie. « On ne sait pas pourquoi, dit-il, on jugerait que cette infiltration est invraisemblable. Si les bactéries pénètrent dans la circulation, ne serait-il pas bien extraordinaire qu'elles ne fussent pas recueillies par les globules blancs comme toute molécule qui circule avec le sang? » Quant aux globules rouges qui revêtent la forme étoilée, Birch nia au contraire leur pénétration par des organismes.

En résumé de cette première série de recherches on pouvait conclure d'après Birch-Hirschfold que :

1° Il existe un rapport constant entre la présence des bactéries sphériques dans le pus et les maladies locales des plaies;

2° Les globules de pus altéré sont infiltrés de bactéries sphériques;

3° L'infection pyohémique est une conséquence de la généralisation de l'état pathologique local, grâce à un traumatisme de la plaïe qui permet la pénétration des bactéries sphériques dans le torrent circulatoire;

4° Le sang pyohémique contient le plus souvent des

bactéries sphériques, libres quelquefois, mais le plus généralement infiltrées dans les leucocytes.

L'opinion de Birch-Hirschfeld diffère, on le voit, fort peu de celle d'Hueter. Hueter dit en effet que la fièvre traumatique, la forme la plus simple de la fièvre monadique, et la fièvre pyohémique, sont les termes extrêmes d'une longue chaîne de possibilités morbides, dont les différentes formes de maladies locales des plaies sont les chaînons; et s'il ajoute que leur séparation est cliniquement nécessaire, il n'en pense pas moins que la fièvre pyohémique débute du jour où une rupture vasculaire ouvre les portes de la circulation aux globules de pus chargés de monades.

Birch-Hirschfeld croit que l'infection pyohémique résulte de la généralisation d'accidents locaux causés par la présence dans la plaie de bactéries sphériques lesquels pénétraient dans la circulation générale. Entre les deux théories l'analogie est manifeste.

2° Recherches expérimentales. — Birch-Hirschfeld fit en outre une série d'expériences d'une importance et d'un intérêt, qui n'échapperont à personne, au point de vue de la théorie des germes et des rapports existant entre la septicémie et la pyohémie. Ces expériences ont été analysées avec talent et concision par M. Klein (1873) (1) je ne saurais mieux faire que de puiser largement dans cet excellent travail.

Dans une première série d'expériences, Birch injecta du pus de bonne nature en petite quantité (une goutte étendue dans 3 ou 4 gouttes d'eau distillée bouillie). Ces injections furent parfois innocentes et d'autres fois elles ne produisirent qu'une auréole inflammatoire autour de la piqûre avec ou sans mouvement fébrile.

La seconde série d'expériences eut pour objet le pus

(1) Klein, Revue des sciences médicales de Hayem, 1873, t. II, p. 1022.

de mauvaise nature contenant des quantités variables de bactéries. Lorsque le nombre des bactéries était faible, l'animal ne présentait rien d'anormal dans les 6 à 8 jours après l'injection; mais au bout de ce temps, il survenait, souvent brusquement, une élévation de température (40° et plus) et les animaux succombaient au plus tard au bout de 16 à 24 jours. Ces effets étaient surtout produits par du pus provenant de malades qui furent plus tard atteints de pyohémie. Lorsque l'injection était faite avec du pus provenant d'un malade déjà infecté, les phénomènes morbides étaient beaucoup plus rapides. Cependant la marche de l'infection chez l'animal injecté était plus en rapport avec le nombre des bactéries contenues dans le pus qu'avec l'état général du malade qui avait fourni le liquide injecté. Les cas d'infection les plus intenses étaient dus au pus contenant des bactéries en colonies. Rarement les animaux dépassaient le 14e jour après l'injection; dans un seul cas l'animal survécut : il se produisit dans ce cas un abcès de la grosseur d'un œuf de poule et l'animal eut de la fièvre pendant 5 semaines.

L'autopsie fit constater à peu près toujours les mêmes lésions. Le tissu cellulaire sous-cutané était infiltré de pus autour du point d'injection dans une assez grande étendue; ce pus contenait de grandes quantités de bactéries sphériques. Le sang pris sur l'animal vivant était beaucoup plus riche en bactéries qu'au moment de la mort. Les organes internes étaient peu malades, à l'exception des reins qui présentaient le plus souvent une dégénérescence granuleuse de l'épithélium des canalicules, à l'intérieur desquels on pouvait constater des colonies de bactéries. Dans deux cas le poumon présentait des noyaux d'infiltration rouge gris, et dans un cas on trouva dans le foiedes amas de bactéries au centre de lésions analogues aux infractus pyohémiques que l'on observe chez l'homme.

La troisième série d'expériences fut faite avec du pus putride, c'est-à-dire contenant en grande quantité des bactéries de la putréfaction (Faulnissbakterien). Ce pus provenait tantôt de plaies gangréneuses où il avait déjà subi la putréfaction sur place, tantôt de plaies simples où il était de bonne nature, il était livré alors à la putréfaction avant d'être injecté.

Dans un cas le pus injecté contenait à la fois des bactéries sphériques ou un grand nombre de bactériums termo. L'animal sur lequel on avait injecté une demi-goutte de ce pus, étendue dans 3 gouttes d'eau distillée, présenta une élévation notable de température (+ 39° 4 à + 40° 6) dès une heure après l'injection. Le lendemain, la température devint normale. Le soir du 3e jour, nouvelle élévation (+ 41° 2) et de là jusqu'à la mort (15 jours après l'injection) mouvement fébrile continu. Ce fait parut à Birch une combinaison de l'infection purulente (par les micrococci ou les bactéries sphériques) avec l'infection putride (par les bacterium termo).

Birch avait remarqué également que le pus d'une plaie pyohémique, (contenant un grand nombre de micrococci, peut rester longtemps sans présenter de bacteriums termo lorsqu'il est à l'abri de la putréfaction. Injecté à l'état frais, ce pus produisit la pyohémie; tandis qu'après avoir été conservé à la température de + 12° à + 20° 6, à l'abri de l'air, il ne produit plus aucun accident.

Toutes les fois que le pus contenait des bacterium termo et lineola quelle qu'en fût la provenance, les résultats de l'injection étaient les mêmes que ceux produits par l'injection de toute substance putride. Lorsque la dose injectée était plus forte (2 à 6 gram.), on observait des phlegmons gangréneux, bien différents des phlegmons produits par le pus pyohémique. En injectant de ce dernier pus en quantité notable (1 à 2 gram.), on obtenait une élévation de température aussi rapide qu'avec les liquides putrides, et lorsque la dose était encore plus forte, la température s'abaissait, et l'animal succombait très rapidement.

En résumé Birch tout en rejetant l'opinion de Klebs et de Lister, d'après laquelle la suppuration aurait pour cause unique la présence d'un parasite, considère néanmoins comme acquis à la science que les qualités du pus varient avec la nature des infusoires qu'il contient. Le pus de bonne nature outre, ses qualités physiques reconnues, se distingue par l'absence de bactéries ou tout au moins par leur nombre très restreint. Le pus pyohémique contient principalement des bactéries sphériques qui seules sont capables de produire la pyohémie. Dès que cette variété de pus se putréfie, les bactéries sphériques font place aux bactéries cylindriques ou bacterium termo, et alors le résultat de l'injection devient une septicémie. Mais les deux espèces d'infection comme les deux espèces de bactéries peuvent se réunir et se confondre sur le même sujet, lorsque le pus pyohémique injecté est en train de se putréfier.

Birch-Hirschfeld est donc partisan déclaré de la spécificité des bactéries sphériques auxquelles il attribue exclusivement l'infection pyohémique.

Quant à la septicémie pure ou infection putride, il la sépare catégoriquement de la pyohémie, et l'attribue à l'activité des bactéries de la putréfaction (Faulnissbakterien, bactéries cylindriques ou bacterium termo).

Nous verrons plus loin combien cette opinion sur la dualité des infusoires provocateurs de la septicémie et de la pyohémie se rapproche de la théorie définitive de M. Pasteur. Birch affirme d'ailleurs que l'influence pathogénique des deux espèces de bactéries réunies peut concourir sur le même sujet et donner la forme connue sous le nom de septico-pyohémie. Et quant à la pyohémie elle-même, s'il la considère comme une entité morbide et non pas simplement comme la forme embolique de la septicémie ordinaire, il n'hésite pas à la classer dans le cadre des septicémies ou infections chirurgicales.

Riess (1873) (1) combattit l'opinion de Birch-Hirschfeld, mais avec des arguments peu solides que Birch réfuta sans peine (1873) (2).

XX. — *Expériences de Orth, Heiberg, Klebs, Onimus, Colin, Laborde, Traube, Gscheidlen et Kehrer.* — Orth (1873) (3), à propos d'une épidémie de fièvre puerpérale avec accidents et lésions pyohémiques, dit avoir toujours constaté, dans les exsudations péritonéales, des bactéries sphériques à l'exclusion des bactéries cylindriques. Chez trois enfants nouveau-nés, dont les mères étaient mortes septicémiques, il constata ces mêmes bactéries sphériques dans le liquide purulent contenu dans les vaisseaux du cordon. Il communiqua à deux lapins une septicémie mortelle en leur injectant, dans le péritoine, du liquide péritonéal provenant de femmes mortes en couches. Le sang de ces lapins, tiré de l'oreille et du cœur droit aussitôt après la mort, était chargé de bactéries sphériques. Orth était donc d'accord avec Birch-Hirschfeld sur la nocivité des bactéries sphériques et l'innocuité des bactéries cylindriques.

Heiberg (1873) (4) défendit aussi la spécificité des bactéries sphériques; il cita des observations avec nécropsies où le rôle de ces organismes comme agents phlogogènes semblait irréfutable. Après avoir, comme je l'ai dit, (Voy. p. 229) affirmé la nécessité de distinguer les accidents consécutifs propres à l'action traumatique elle-

(1) Riess, Uber sogennante Micrococcen; (Med. Centralblatt, 1873. B. XI, nr 37, S. 530.)

(2) Birch-Hirschfeld, Die Bakterien im Blut Pyamischer; (Med. Centralbatt, 1873, nr 39, S. 609.)

(3) Orth, Untersuchungen über das Puerperalfieber; (Virchow's Archiv, etc. 1873. B. LVIII, nr 3 et 4, S. 437.)

(4) Heiberg, Die puerperalen und pyämischen Process. Leipzig, 1873.

même, des accidents pyohémiques proprement dits, et avoir reconnu à la pyohémie quatre formes qui toutes ont pour origine la pénétration de l'organisme par une « *Materia peccans* », Heiberg rechercha la nature de cette susdite « *Materia* ».

Dans la plupart des cas, il trouva dans le sang et dans les abcès des micrococci ou bactéries sphériques. C'est surtout dans un cas de pyohémie avec abcès miliaires multiples des reins, qu'il prétendit avoir constaté l'évidence du rôle joué par ces bactéries : là tous les abcès avaient, dit-il, pour centre une artériole bourrée de micrococci. Quoi qu'il en soit et malgré ses constatations réitérées de la présence des bactéries dans la pyohémie et dans la fièvre puerpérale, il déclara positivement ne pas admettre que ces organismes fussent la cause unique de chacune de ces maladies et affirma la nécessité de l'intervention de conditions étiologiques autres mais inconnues (1).

Klebs (1873) (2) s'occupa de la question de savoir si dans le sang d'un animal sain et vivant, il peut se développer des micrococci. Il introduisit, par la veine jugulaire, dans le ventricule droit du cœur d'un chien, un long tube de verre fermé à ses deux extrémités dont une était finement effilée. Ce tube avait été au préalable

(1) Telle est aussi l'interprétation de Birch-Hirschfeld qui dit ; « Obwohl nun aus diesen Untersuchungen hervorgeht, dass bei Pyämie und Puerperalfieber Bakterien sehr haufig gefunden werden, so hält es Heiberg doch für unzulassig diese Organismen schon jetzals die einige Ursache jener Krankheiten zu rklaren. » Birch-Hirschfeld, Die neueren pathologisch-anatomischen Untersuchungen uber Vorkommen und Bedeutung niederer Pilzformen (Bakterien) bei Infectionskrankheiten Septikämie und Pyämie, Schmidt's Jahrbücher, 1875. B. 156, n^{r} 5, 6. S. 169 et 189). Cette phrase se trouve en contraduction avec la traduction résumée que M. Klein donna, en 1874, (Revue des sciences médicales de M. Hayem, 1874, t. III, p. 574) du travail de Heiberg. Pour Heiberg, dit M. Klein, « la bactérie seule constitue le corpus delicti. » Il y a là soit une erreur soit une exagération.

(2) Klebs, Beiträge zur Kenntniss der Mikrokokken ; (Archiv für experim. Path. und Pharm., 1873. B. I, n^{r} III, S. 31.)

lavé à l'acide sulfurique concentré, chauffé au rouge pendant 3 heures et fermé alors qu'il était encore rouge. L'extrémité effilée introduite dans le cœur fut rompue par un mouvement de latéralité. Le tube rempli de sang fut retiré et immédiatement fermé au chalumeau. Klebs put ainsi conserver du sang de chien aussi longtemps qu'il le voulut sans qu'il s'y développât ni bactéries ni monades. Au contraire dès que, brisant le tube, il permit l'accès de l'air sur le sang, les bactéries et les monades proliférèrent rapidement.

La discussion sur la septicémie, quelque temps interrompue, reprit cependant à l'Académie de médecine de Paris. M. Onimus adressa, le 9 septembre 1873 (1), une troisième note où il étudiait quelles sont les substances susceptibles d'empêcher ou de détruire la virulence des matières organiques septiques.

Il concluait que : 1° Le mélange de sang frais et d'alcool, ou d'acide sulfurique, ou de teinture d'iode, ou de sulfate de quinine et le chauffage à + 40° pendant 24 heures, diminuent mais ne détruisent pas la virulence;

2° Le sulfate de quinine enlève l'odeur putride, diminue le nombre des protoorganismes, mais n'empêche pas la virulence;

3° L'action de la chaleur est presque nulle;

4° Si l'on mélange de l'alcool ou de l'acide sulfurique, ou de la teinture d'iode à du sang déjà putride, on détruit la virulence, mais le liquide continue à renfermer des vibrions;

5° L'ébullition a une influence inconstante.

En résumé M. Onimus avait absolument prouvé l'insuffisance du traitement des liquides septiques par les agents chimiques et par l'ébullition pour y détruire les

(1) Onimus, Bulletin de l'Académie de médecine, 1873, 9 septembre, p. 1058.

organismes. Or l'on sait combien de fois en Allemagne des expériences de ce genre avaient été objectées.

Peu après, M. Colin (1873) (1) vint à l'Académie nier la septicémie comme entité pathologique, affirmant que ce n'était qu'une « réaction morbide donnée par certains animaux, mais que le plus grand nombre ne donne pas ». D'ailleurs dans le sang des animaux capables de septicémie, il prétendit que la virulence précédait l'apparition des bactéries de n'importe quelle espèce, et s'y développait en même temps que des granules mouvants de nature indéterminée. Quant à la production des altérations du sang, il admit l'ordre suivant :

1° Modification dans la forme des globules rouges;

2° Apparition et multiplication des granules mouvants;

3° Développement d'une certaine quantité de bactéries.

M. Colin contesta d'ailleurs que les granules mouvants fussent des bactéries en se fondant sur les raisons suivantes : « d'une part, ces fins granules ne manquent jamais dans le sang normal, ils deviennent seulement plus nombreux dans celui des septicémiques; d'autre part, ils ressemblent à ceux de la lymphe, de la substance des ganglions lymphatiques, de la rate, du pus, des dépôts caséeux. » — Quant aux bactéries, il ne leur accordait aucun rôle pathogénique, s'appuyant principalement sur le fait, qu'il disait avoir vérifié, de leur apparition tardive ou tout au moins postérieure à la virulence.

Le discours de M. Colin n'était qu'une première passe dans le long duel qu'il devait engager avec M. Pasteur au sujet du charbon et de la septicémie.

Peu après M. Laborde en 1874 (2), dans le but d'évi-

(1) Colin, Bulletin de l'Académie de médecine, 1873, 7 octobre, p. 1175 et 21 octobre, p. 1258.

(2) Laborde, Recherches sur la septicémie expérimentale; (Gazette médicale de Paris, 1874, n° 6, p. 71.)

ter la réaction locale, inévitable après les injections sous-cutanées telles que les avaient pratiquées MM. Davaine et Onimus, entreprit des expériences de transfusion artérielle directe de sang septicémique; comme Leuret en avait déjà fait en 1826 (1). L'animal transfusé mourut de septicémie; l'examen le plus minutieux et plusieurs fois répété du sang ne permit pas d'y découvrir de bactéries; mais M. Laborde ne dit pas qu'il ait essayé des cultures pour vérifier sans conteste cette absence d'infusoires.

Traube et Gscheidlen (1874) (2) reconnurent d'abord la vérité de la théorie de M. Pasteur sur la putréfaction; puis ils entreprirent de rechercher jusqu'où va la tolérance des animaux à sang chaud pour les bactéries de la putréfaction. Ils trouvèrent que les chiens et les lapins supportent, sans dommage permanent, une injection modérée de liquide chargé de ces bactéries. Du sang artériel d'animaux ainsi injectés, retiré du cœur et conservé avec toutes les précautions nécessaires déjà indiquées à propos du travail de Klebs, ne s'était même pas putréfié au bout d'un mois. Venait-on, au contraire, à injecter une *forte* quantité de liquide bactérifère, la mort survenait, et alors le sang, retiré de l'animal vivant et conservé dans des tubes désinfectés et fermés, se putréfiait cependant. Traube et Gscheidlen présumèrent que l'oxygène ozonisé des globules sanguins détruit les bactéries de la putréfaction, ce qui produit la tolérance aux doses modérées; et qu'au contraire l'oxygène ordinaire accélère le développement de ces mêmes bactéries. Ils ajoutèrent qu'à leur avis il y avait antagonisme entre

(1) Leuret, Recherches expérimentales sur les altérations du sang; (Archives générales de médecine, 1826, t. XI, p. 98.

(2) Traube et Gscheidlen, Versuche über Faulniss und den Widerstand des lebenden Organismusgegen dieselbe (Berliner klinische Wochens. 1874, nr 37. 14 sept. S. 467.)

les bactéries contagieuses et les bactéries de la putréfaction ; celles-ci détruisant celles-là.

D'autre part Kehrer (1874) (1) fit des expériences avec des substances dont la putréfaction était avancée (22 à 81 jours), ce qui, on le conçoit, ôte de la valeur à ses conclusions, puisque le poison putride a son maximum d'activité dans les premiers jours et, qu'en outre, bon nombre de partisans de la théorie bactérienne soutiennent que la bactérie pyohémique est détruite par la putréfaction. Quoi qu'il en soit, Kehrer conclut que la filtration altère et diminue la puissance toxique des liquides putrides ; que l'ébullition la détruit ; et que le principe toxique est à l'état moléculaire. Mais il ne se prononça pas sur la question de savoir, si le poison putride est un corps simple ou composé ; s'il a une constitution chimique déterminée; si les vibrions ou les autres organismes le contiennent ou le produisent.

XXI. — *Objections de Hiller.* — Hiller au contraire (1874) nia catégoriquement l'efficacité pathogénique des bactéries.

Birch-Hirschfeld, dans un compte rendu qu'il donna, en (1873) (2), du travail de MM. Coze et Feltz, avait déjà exprimé des doutes sur la question de savoir s'il était légitime d'attribuer la forme étoilée des globules rouges du sang à leur pénétration par des bactéries. Hiller, en 1874 (3), fit à ce sujet plusieurs observations et plusieurs expériences. Il constata d'abord que cette déformation des globules rouges n'était pas spéciale à la septicémie, mais qu'on la trouvait aussi dans le typhus, le rhumatisme articulaire, etc., que c'était en somme une altération purement fébrile. Il réussit même à pro-

(1) Kehrer, Ueber das putride Gift; (Archiv. für experim. Pathol. und Pharm., 1874. B. II, n° 1, S. 33).

(2) Birch-Hirschfeld, Schmidt's Jahrbücher, 1873, B. CLIV, S. 238.

(3) Hiller, Ueber die Veranderungen der rothen Blutkorperchen durch Sepsis und septische Infectione ; (Med. Centralblatt, 1874. B. XII, S. 323-337-355-360.)

duire artificiellement la déformation en étoile, sans intervention d'infusoires, en concentrant du sang, c'est-à-dire en y diminuant la proportion d'eau. Il résultait donc de là que la forme étoilée était simplement un effet de la déshydratation.

Mais les travaux critiques de Hiller au sujet de la théorie des germes ne se bornèrent pas là. Après avoir, en 1871, dans sa thèse inaugurale (1) justifié le crédit que gagnait alors la théorie bactérienne, Hiller, en 1874 (2), refusa aux bactéries une influence étiologique quelconque dans la production des infections septique ou pyohémique. Il nia qu'elles possédassent aucun pouvoir phlogogène ou pyrogène et qu'elles fussent capables de multiplication dans l'organisme vivant, et soutint qu'elles ne pouvaient se développer que sur le cadavre.

Il appuya son opinion sur les expériences suivantes. Il chercha à isoler les bactéries par des filtratrations réitérées; par la congélation, comme l'avait fait Bergmann; par la dialyse d'une infusion de tissu musculaire et de sérum sanguin, à la manière de M. Onimus; enfin il recueillit la pellicule, constituée d'infusoires, qui recouvre les liquides en putréfaction. Il injecta dans les veines les bactéries ainsi isolées sans jamais produire aucun dommage. Il en constata la présence dans le sang des animaux injectés pendant un jour, mais jamais au delà; et ce qui prouve, ajouta-t-il, que ces bactéries n'étaient pas mortes, c'est qu'une goutte du liquide injecté donnait par la culture une abondante pullulation.

Hiller (1874) (3) voulut aussi contrôler l'opinion de Klebs et de Lister qui attribuaient la suppuration aux

(1) Hiller, Untersuchungen über die Contagiositat purulenter Sekrete; Inaugural Dissertation, 1871.

(2) Hiller, Untersuchungen über die Bakterien und ihrer Beziehung zum menschlichen Organismus; (Allgc. Med. Centr. Zeitung, 1874, nr 1, S. 2.)

(3) Hiller, Bakterien und Eiterung; (Chir. Centralblatt, 1874, B. I, nr 33, S. 513.)

bactéries. Il fit à des lapins des plaies qu'il arrosa avec une liqueur bactérifère et qui guérirent cependant sans suppuration et sans accidents avec de bons pansements.

Quant à l'absence de suppuration, il se pouvait qu'Hiller n'eût pas employé les bactéries spécifiques de cet accident des plaies d'après Lister. Quant à l'absence d'accidents, l'organisation précoce de la plaie pouvait encore l'expliquer. Billroth n'avait-il pas en effet démontré, en 1865 (1), la puissante résistance que la membrane granuleuse oppose à l'absorption? Il avait fait une large plaie sur le dos d'un chien et l'avait pansée avec des liquides putrides et du pus altéré, lorsqu'elle était en pleine cicatrisation. La plaie n'avait point été modifiée. Un second chien, qui fut traité de la même manière, arracha son pansement, lécha sa plaie et la fit saigner. Des accidents septicémiques se déclarèrent aussitôt.

L'expérience suivante pratiquée par Hiller était plus importante. Il osa s'injecter, à lui-même, sous la peau jusqu'à un 1 gramme d'un liquide bactérifère (non putride) sans en rien ressentir, même localement.

A l'objection de la nocivité de certaines bactéries et de l'innocuité des autres, Hiller répondit qu'il avait indifféremment employé après lavage les bactéries du sang, du sérum, de l'urine, etc.. Il conclut donc à la neutralité complète de tous les microrganismes qu'il considérait comme des produits accidentels et indifférents.

Les expériences de Hiller et en particulier celles qu'il pratiqua sur lui-même semblent en vérité assez fortement ébranler la théorie des germes. Mais on appréciera plus loin quel fond il convient d'en faire, lorsqu'on aura vu M. Pasteur prouver que le vibrion septique, le seul dont il doive être ici question puisqu'il s'agit de liquides putrides, est anaérobie. Or Hiller, en filtrant et

(1) Billroth, Mém. cité in. Arch. für klin. Chir., 1865. Kap. XV. S. 443.

lavant ses bactéries, tuait inévitablement le susdit vibrion, dont la culture ne réussit d'ailleurs qu'avec des précautions multiples et minutieuses.

XXII. — *Henrot; pansement ouaté de A. Guérin.* — M. Henrot (de Reims) (1874) (1) soutint alors que les bactéries pénètrent par les bronches et n'agissent qu'au contact du sang préalablement rendu phlogogène par le mélange avec du pus. Il cita à l'appui de cette thèse l'expérience suivante : dans la jugulaire de deux lapins, un mélange d'eau distillée et de pus fut injecté, afin de rendre le sang phlogogène : à deux autres lapins, on fit une injection de corail pulvérisé en suspension dans l'eau. Un des premiers lapins et un des seconds furent placés dans un air parfaitement pur; ils n'éprouvèrent aucun accident. Les deux autres lapins furent placés dans une atmosphère empestée par des pièces anatomiques. Le lapin, qui avait reçu du pus, mourut en 3 jours; l'autre vivait encore au bout de 1 mois.

Il n'y avait là, il faut l'avouer, rien qui légitimât la conclusion de M. Henrot. Cela prouvait simplement en effet qu'un lapin déjà infecté par du pus, mais d'une façon insuffisante, était définitivement intoxiqué par des inhalations d'air putride; mais rien n'autorisait à généraliser cette conclusion à l'infection purulente, et à dire que ce fût là le mode habituel d'infection des blessés.

En cette même année 1874, M. A. Guérin (2) fit part à l'Académie des sciences des succès thérapeutiques de son pansement ouaté et en exposa l'origine et la théorie. Après avoir rappelé que de tout temps il avait considéré que l'infection purulente était d'origine miasmatique, il signala la confirmation et l'élan que les travaux de

(1) Henrot (de Reims), Théorie et traitement de certaines formes d'infection purulente et de septicémie. Reims, 1874.

(2) A. Guérin, Du rôle pathogénique des ferments dans les maladies chirurgicales, nouvelle méthode de pansement des amputés; (C. R. de l'Académie des sciences, 1874, 1re série, t. LXXVIII, p. 782.)

M. Pasteur sur la putréfaction avaient donné à sa doctrine. Inspiré par ces travaux, il avait été amené à conclure que les miasmes ne sont que des ferments putrides lesquels déterminent la décomposition du pus sécrété par la plaie, pénètrent eux-mêmes dans le sang, absorbés qu'ils sont par la plaie, et provoquent ainsi le typhus chirurgical. En protégeant la plaie contre l'accès de ces ferments, on devait dès lors éviter le typhus chirurgical. C'est ce que réalisa M. A. Guérin en enveloppant les moignons de ses amputés dans une épaisse couverture d'ouate, qui, comme M. Pasteur et Tyndall avaient réussi à le montrer, est un filtre impénétrable aux germes contenus dans l'air atmosphérique. En vertu de l'aphorisme *Naturam morborum ostendunt curationes*, M. A. Guérin arguait des succès de son pansement pour conclure à l'existence de germes putrides tenus en suspension dans l'air et à leur influence pathogénique. Il assurait d'ailleurs n'avoir jamais trouvé sous son pansement ni vibrions ni bactéries.

En réponse à la communication de M. A. Guérin, M. Pasteur (1874) (1) se demanda pourquoi le pus ne se putréfiait pas sous le pansement ouaté. Les germes des organismes ferments, aérobies ou anaérobies, existent en effet en plus ou moins grand nombre à la surface de la plaie et dans l'ouate au début des opérations et des pansements. M. Pasteur se déclarait porté à croire que l'ouate, agissant comme corps poreux modifiait la proportion d'eau contenue dans le pus, qui aurait alors un état physique ne permettant pas la multiplication des organismes. Il est en effet expérimentalement acquis que les ferments ne peuvent vivre dans les liquides concentrés ; la levûre de bière par exemple ne fait pas fermenter les sirops épais.

(1) Pasteur, Observations verbales au sujet de la communication de M. A. Guérin ; (C. R. de l'Académie des sciences, 1874, 1re série, t. LXXVIII, p. 867).

Cette interprétation de M. Pasteur est importante à noter, en réponse à ceux qui opposent que, sous le pansement ouaté, on trouve quelquefois des bactéries et des vibrions. Il peut en effet se faire que le pus ne soit pas amené par l'ouate à un degré de concentration suffisant pour empêcher tout développement d'infusoires et cependant que la multiplication de ces organismes ne soit pas assez considérable pour être suivie d'infection.

M. le professeur Verneuil (1879) (1) donne une explication différente des succès du pansement ouaté. Il ne croit pas que ce pansement ait en aucune façon la capacité d'empêcher les bactéries de pulluler dans les liquides de la plaie. Il pense que le lavage préalable de la plaie, avec une solution phéniquée forte, a pour effet de retarder la putréfaction de ces liquides, de telle façon que lorsque cette putréfaction commence, la membrane granuleuse est organisée et s'oppose à l'absorption du poison putride. Quant à l'ouate, elle a le seul avantage de permettre la rareté du pansement et par conséquent d'éviter les écorchures de la plaie, qui ouvriraient une porte à l'élément putride toxique. Mais s'il en était ainsi, ne devait-on pas, à la levée du pansement, constater l'odeur infecte que dégage d'ordinaire le pus putride? Or, l'on sait que ce qui caractérise justement le pansement ouaté bien fait est l'absence d'odeur.

XXIII. — *Opinion de Panum; embolies par des microrganismes.* — Pas plus que Hiller, Panum (1874) (2) ne se montra partisan de la théorie des germes proprement dite; mais de même que Bergmann il ne proscrivit pas entièrement l'intervention des bactéries. Tout en affirmant ses convictions quant à la nature chimique du poison putride, le savant chirurgien de Copenhague ne

(1) Verneuil, Clinique orale, 1879.

(2) Panum, Das putride Gift, die Bakterien, die putride Infektion oder Intoxikation und Septikämie (Virchow's Archiv., 1874. B. LX, S. 301).

put en effet se défendre d'accorder un rôle aux microrganismes. « Le corps putride est peut-être le résultat, dit-il, de la vie des bactéries (principalement du *bactérium termo* de Cohn), comme l'ergotine est le produit de la végétation du *claviceps purpura*. Peut-être y a-t-il une véritable sécrétion, peut-être une simple décomposition des corps albuminoïdes? » En tous cas les bactéries n'en sont pas moins dans cette hypothèse indirectement indispensables à l'infection.

Les recherches de Panum étaient toutes expérimentales, celles de Heiberg, en 1874 (1), furent toutes cliniques. Heiberg observa chez une accouchée, morte de fièvre puerpérale, une panophtalmie remarquable. Il existait à la surface de la muqueuse utérine et dans les reins des colonies de micrococci que l'on retrouvait dans l'œil malade, en particulier dans la cornée, dans le pus de la chambre antérieure, dans le canal de Schlemm et dans les vaisseaux propres de la choroïde où ils faisaient embolies. De même dans les artères de l'épiploon, il existait plus d'une douzaine d'embolies toutes constituées par les mêmes microrganismes.

Le cas de Heiberg ne fut pas isolé; Martini (1874) (2) rapporta presque en même temps plusieurs observations d'embolies des organes internes par les mêmes micrococci; observations où le rôle des microrganismes était capital et hors de toute contestation.

XXIV. — *Théorie de Billroth.* — Presque en même temps Billroth (1874) (3) publiait ses recherches sur les

(1) Heiberg, Ein Fall von Panophthalmitis puerperalis, bedingt durch Mikrokokken; (Med. Centralblatt, 1874. B. XII, nr 36, S. 561).

(2) Martini, Uber Mikrokokken-Embolien innerer Organe; (Archiv für Klin. Chirurgie, 1874. B. XVI, nr 1, S, 157).

(3) Billroth, Untersuchungen über die Vegetationformen von Coccobacteria septica und den Antheil, welchen sie an der Enstehung und Verbreitung der accidentellen Wundkrankheiten haben, Kritik der verschiedenen Methoden antiseptic Wundbehandlung. Wien, 1874.

différentes formes de végétation de la coccobacterie septique et sur la part qu'elle prend dans le développement des accidents traumatiques.

Comme Panum, Billroth concéda aux microrganismes un certain rôle dans la production des accidents qui compliquent les plaies; mais il n'admit en aucune façon qu'ils fussent les agents directs et essentiels de la maladie. Il commença son travail par une étude sur les différentes formes ou espèces morphologiques, des organismes microscopiques, dont il donna une nouvelle classification et une nouvelle nomenclature, ce qui ne pouvait réussir et ne réussit en effet qu'à augmenter la confusion qui régnait dans leur histoire. Quoi qu'il en soit, il n'admit que deux types : les coccos et les bactéries.

Les coccos sont sphériques; les bactéries sont allongées ou cylindriques. Ces deux types ne sont d'ailleurs que des variétés ou manières d'être d'une même espèce d'algue de la famille des oscillariées. — Suivant leur réunion par couple, par chaîne ou par colonies, ce sont : des diplococcos ou des diplobactéries; des streptococcos ou streptobactéries; des gliacoccos ou des gliabactéries.

Suivant leur volume, ce sont des micrococcos ou des microbactéries, des mésococcos ou mésobactéries, des mégacoccos ou des mégabactéries.

Quant à la coccobacteria septica, c'est un assemblage de coccos et de bactéries dans des proportions de grandeur et de quantité indéterminées.

La reproduction de ces organismes a lieu à l'aide de spores. Les spores de coccobacteria septica résistent à l'ébullition et à la congélation.

Cela étant posé, Billroh entreprit deux séries de recherches : 1° anatomiques ; 2° expérimentales, sur lesquelles il s'appuya pour édifier une doctrine.

Les recherches anatomiques consistèrent à examiner

le liquide péricardique de 200 cadavres pris au hasard pour y découvrir les microrganismes; 113 fois, l'examen resta négatif; 58 fois, il n'y eut que des bactéries; 18 fois, il y eut des bactéries et à la fois des micrococcos; 21 fois, il n'y eut que des micrococcos.

En y regardant de plus près et relevant les causes de la mort, Billroth constata pour les 200 cadavres que des organismes existaient surtout chez les sujets morts de maladies aiguës; il en trouva en particulier 18 fois sur 22 cas de pyohémie et très souvent chez les pneumoniques : au contraire, chez les sujets morts de maladies septiques, les coccobactéries n'étaient pas constantes. Il semblait donc qu'il existât un rapport entre le caractère inflammatoire de la maladie et l'apparition des microrganismes.

D'autre part, Billroth observa que le sang, le pus et la lymphe se putréfient plus rapidement que les infusions musculaires ou viscérales; que si le pus infect contient la plupart du temps des micrococcos, il ne provoque pas toujours la fièvre, témoin les cas d'abcès absolument clos dont le pus contient des organismes. Il en conclut que la présence des micrococcos dans le pus n'a pas d'influence absolue sur la production de la pyohémie et la marche infectieuse de l'inflammation. Il affirma que les organismes que l'on trouve dans les humeurs ou les tissus vivants ne sont autres que ceux que l'on trouve dans les tissus morts en putréfaction, et qu'il n'existe aucun caractère morphologique qui permette de reconnaître qu'un micrococco ou une bactérie est spécifique de telle ou telle maladie.

C'est pour prouver le non spécificité des microrganismes, que Billroth entreprit des recherches expérimentales. Par une série de transplantations de coccos et de bactéries dans des liquides différents, il chercha à démontrer que ces organismes s'acclimatent dans ces liquides en se métamorphosant suivant leur nature et leur composition. La forme de la végétation dépendrait donc de la composition du liquide et n'influerait pas sur cette composition. La forme de la végétation serait par conséquent un effet et non une cause.

Passant à l'exposé doctrinal, Billroth renouvela l'opinion de Lemaire (1868) et considéra que l'énergie vitale protège les humeurs et les tissus contre le développement des coccobactéries septiques dont les germes peuvent circuler ainsi avec le sang sans qu'il en résulte aucun dommage. C'est à un défaut de force vitale qu'il faut attribuer la présence de ces organismes dans le pus de certains abcès. D'ailleurs le développement des coccobactéries exige dans les humeurs une condition particulière sans laquelle ce développement n'a pas lieu. De même que ce sont les cadavres des sujets morts de maladies aiguës qui contiennent des coccobactéries en quantité la plus nombreuse, ce sont les plaies où survient un travail phlegmasique (Érésipèle, Phlegmon) qui sont surtout envahies par ces mêmes végétations.

C'est que, toujours d'après Billroth, dans les produits et les tissus inflammatoires il se forme une substance, un élément spécial *zymoïde phlogistique* de même nature que la pepsine ou la diastase salivaire qui transforme ces produits et ces tissus inflammatoires, change leur constitution et les rend essentiellement favorables au développement et à la multiplication des coccobactéries. Les phlegmons et les érésipèles, loin donc d'être causés par la présence des microrganismes créent au contraire les conditions les plus favorables à leur apparition en produisant le zymoïde phlogistique. C'est ce zymoïde qui est l'agent phlogogène, et qui propage la phlegmasie locale. C'est en fixant et disséminant le zymoïde, grâce auquel elles vivent, que les coccobactéries deviennent véritablement des agents infectieux. En résumé le zymoïde est tout; la coccobactérie, en et par soi, n'est rien ou n'est qu'un produit indifférent; la coccobactérie « zymoïdée » acquiert les propriétés les plus nocives. Partout où le zymoïde existe, la coccobactérie apparaît et se développe. Le zymoïde peut, à lui seul, propager l'inflammation et même la disséminer dans l'organisme; mais la coccobactérie lui est d'un aide considérable dans cette œuvre, grâce à sa puissance de reproduction et de multiplication.

A côté du zymoïde phlogistique, Billroth admit également un *zymoïde septique*. Le premier appartient à la pyohémie; le second appartient à la septicémie. L'un et l'autre peuvent coexister et sont d'ailleurs très voisins, sinon identiques.

Ces zymoïdes phlogistique ou septiques sont au surplus une pure hypothèse.

Il est positif que l'apparition des accidents traumatiques, dont les germes sont accusés, coïncide le plus souvent avec des phénomènes inflammatoires locaux ou généraux (Phlegmons, Lymphangite, Fièvre, etc.). Billroth prétend que le travail phlegmasique est la condition préalable nécessaire au développement des organismes; d'autres pensent au contraire, que ce sont les organismes qui causent les phlegmasies. Or peut-on ne pas remarquer qu'en admettant la théorie de Billroth, on ne comprend pas que toute phlegmasie spontanée, telle que la pleurésie aiguë, ne soit pas suivie d'accidents infectieux?

A cela Billroth objecte que le zymoïde ne résulte pas de toutes les inflammations, et que sa production n'est pas constante! Mais alors sous quelles influences et dans quelles conditions naît-il? Si la preuve de son existence est uniquement la présence des coccobactéries; s'il ne naît que dans les conditions où l'on trouve d'habitude des coccobactéries, n'est-il pas aussi admissible d'attribuer à ces organismes toutes les hypothétiques qualités qu'on accorde au zymoïde, et de considérer dès lors le travail phlegmasique comme l'effet et non comme la cause de la présence des organismes.

Examinons d'ailleurs de plus près les raisons sur lesquelles Billroth s'appuie pour admettre ce chimérique zymoïde :

1° Toutes les formes d'organismes sont des manières d'être d'une seule et même algue. — Mais l'unité d'espèce et d'origine de toutes les formes de microrganismes n'est nullement démontrée. On ne peut en effet contester la vérité de la démonstration faite par M. Pasteur de l'existence des vibrions aérobies et des vibrions anaérobies. Or il est impossible d'admettre que des organismes qui exigent des conditions de vie si différentes aient la même origine, soient de même espèce et par conséquent remplissent les mêmes fonctions;

2° Les microrganismes existent surtout dans le liquide péricardique, chez les cadavres qui ont succombé à des affections inflammatoires (pyohémie, pneumonie, etc.). — Or rien d'étonnant à ce que l'on rencontre plus particulièrement des organismes sur les sujets morts de pyohémie et même de pneumonie, puisque ces maladies sont la pyohémie toujours, et la pneumonie dans certaines conditions, de nature infectieuse;

3° Il n'existe aucun caractère qui permette d'attribuer aux divers organismes une spécificité morbide. — Mais s'il n'existe le plus souvent aucun caractère morphologique qui permette de reconnaître la spécificité de telle ou telle bactérie; cela ne prouve pas que cette spécificité ne soit réelle; témoin la bactéridie charbonneuse, dont la spécificité est aujourd'hui démontrée;

4° La forme de végétation des microrganismes dépend du milieu dans lequel ils se trouvent. Il n'y a pas d'espèces différentes, il y a des formes différentes de coccobactéries. — Or, que la forme de végétation dépende du milieu, c'est-à-dire que telle forme, qui se multiplie dans tel milieu, se métamorphose en une autre forme lorsqu'on la transplante dans tel autre milieu, cela signifie qu'on n'a point transplanté seulement la première forme, mais aussi des germes de la seconde qui pullulent exclusivement;

5° Les germes de coccobactéries peuvent sans danger circuler avec le sang et exister dans le pus de certains abcès. — C'est en tous cas fort douteux au moins pour toutes les espèces ou formes de végétations;

6° Les coccobactéries empruntent donc au milieu où elles vivent les qualités nocives qu'elles peuvent montrer. — Mais quand même il serait démontré que les bactéries ne peuvent avoir par elles-mêmes rien de spécifique, cela ne prouverait pas l'existence d'un zymoïde comme source de l'infection. En effet si les bactéries vivent, c'est aux dépens des liquides où elles se trouvent, c'est en les décomposant, et si tant est qu'on hasarde des hypothèses, celle qui considère les bactéries comme sécrétant ou fabriquant le poison aux dépens de leur liquide nourricier est assurément plus admissible. D'ailleurs et sans qu'il s'agisse de sécrétion de poison, il y a la question de la putréfaction que Billroth aurait dû vider, avant d'édifier sa théorie : or c'est la question préjudicielle capitale, c'est le criterium auquel il faut tout rapporter dans la théorie des germes. Ceux, dont l'opinion, respectable au moins, est que la septicémie et la pyohémie sont des putréfactions ou des fermentations putrides, *sui generis*, ne parlent pas de sécrétion de poison; ils parlent d'un travail de décomposition également *sui generis* du sang sans trop s'occuper des produits de cette décomposition et ne considérant que la dyscrasie qu'elle engendre.

J'avoue du reste ne pouvoir me rendre compte des succès incontestables et de moins en moins contestés de la méthode des pansements antiseptiques, par la théorie de Billroth, aussi bien que par tous les systèmes qui n'accordent aux bactéries qu'un rôle de véhicules. Car enfin, on ne saurait évidemment prétendre que les bactéries soient, dans la plaie, les seuls corps capables de remplir ces fonctions de véhicules; les globules de pus doivent être considérés aussi comme entièrement aptes à ces fonctions. A quoi sert alors un pansement dont le but et le résultat sont de s'opposer au développement de ces bactéries? Le pansement ouaté pas plus que le pansement de Lister n'empêchent pas toujours l'inflammation des plaies; le zymoïde phlogistique peut par conséquent se fabriquer malgré eux. Pourquoi donc n'y a-t-il pas alors infection générale pyohémique ou septicémique. Si l'air ni ses germes n'interviennent pas, en un mot, pour produire ce terrible zymoïde, qui se fabriquerait au sein des tissus enflammés, d'où vient que ce soient justement les procédés de pansement qui s'opposent à l'accès de l'air ou qui empêchent ou tout au moins diminuent la multiplication des germes apportés par l'air; que ce soient les pansements antiseptiques qui préviennent, avec le plus de succès, et l'inflammation elle-même, et la septicémie, et la pyohémie?

Que si l'on répond que c'est parce que ces pansements sont précisément antiphlogistiques. Je répliquerais qu'ils n'ont d'abord aucune prétention à cela; qu'en second lieu, s'ils agissent comme des antiphlogistiques, c'est en défendant la plaie contre l'air et ses germes phlogogènes; enfin en troisième lieu, que tous les antiphlogistiques excellents que l'on connaît, et qui ne sont pas antiseptiques, devraient avoir les mêmes vertus; ce qui n'est pas.

Toujours en 1874, A. Frisch (1), dans un long travail inspiré par Billroth, étudia le mode de propagation des

(1) A. Frisch, Experimentelle Studien über die Verbreitung der Fäulnissor-

microrganismes dans les tissus et les phénomènes inflammatoires provoqués sur la cornée par l'inoculation de liquides bactérifères.

Après avoir soutenu qu'à l'inverse de ce qu'avait dit Samuel, toutes les formes d'organismes apparaissent à la fois et que la production de telle ou telle de ces formes ne correspond pas à tel ou tel stade de la putréfaction, A. Frisch admit que la coccobacteria septica se propage à travers les tissus dans le sens où elle rencontre le moins de résistance; que sa progression résulte surtout de sa pullulation rapide; qu'elle produit un certain relâchement des tissus, mais qu'il n'est pas vraisemblable que les dégénérescences anatomiques des tissus en soient le résultat. Il soutint que les germes de l'air ou que les germes qui pénètrent certaines parties exposées à l'air sont l'origine des bactéries retrouvées ultérieurement dans les organes, au milieu desquels ils parviennent à travers les pores des tissus.

Quant au rôle des microrganismes dans la production des différentes inflammations, Frisch constata que, dans une série d'inoculations, des amas, en forme d'étoile, de bactéries sphériques ne se multipliant pas semblèrent n'exercer qu'une action mécanique; tandis que, dans d'autres cas l'inflammation provoquée par des organismes en voie de multiplication, prenait un caractère progressif. Il semble donc résulter de là que les organismes ne possèdent eux-mêmes aucune spécificité, qu'ils n'agissent qu'en se multipliant, c'est-à-dire en décomposant les liquides qui les contiennent. Serait-ce donc aux produits chimiques, mis en liberté par la décomposition qu'il faut rapporter les diverses formes de phlegmasies? Mais l'injection de ces produits reste sans effet analogue. !

En résumé, considérant qu'il n'existe aucune diffé-

ganismen in den Geweben und die durch Impfung der Cornea mit pilzhaltigen Flussigkeiten hervorgerufenen Entzundungsersdheinungen. Erlangen, 1874.

rence dans la forme, le volume, la couleur, etc., des éléments organisés que l'on trouve dans les produits inflammatoires; que les mêmes organismes cultivés dans les mêmes liquides suscitent souvent des réactions différentes; tandis que des amas de bactéries sphériques éveillent d'autre part les mêmes réactions que des amas de bactéries cylindriques; Frisch conclut qu'on ne doit attribuer aucune importance aux différentes formes des végétations d'organismes. Considérant d'autre part que l'on ne peut attribuer au liquide inoculé en même temps que les bactéries la différence d'efficacité des inoculations, ou l'innocuité des injections de ce liquide isolé par filtration, Frisch n'hésita pas à mettre cette différence sur le compte du processus vital ou de la manière de vivre et de se multiplier des organismes. En vivant et se multipliant les bactéries produisent une substance spéciale qui seule est nocive. L'énergie de leur vie et de leur reproduction dépend assurément de la qualité du liquide qui les renferme et les nourrit, et l'on conçoit alors que la production du poison dépend aussi de ce liquide. Mais ce poison ne saurait exister sans les microrganismes qui en sont les producteurs et les véhicules.

Frisch, n'entrait d'ailleurs dans aucune considération particulière au sujet de la pyohémie, à laquelle ses conclusions sont pourtant applicables.

Pas plus que Billroth, il n'avait du reste péremptoirement démontré l'indifférence de l'espèce des bactéries au point de vue de la septicémie. Il n'avait parlé en effet que de la forme morphologique. Or on sait déjà que des bactéries de deux espèces bien tranchées, l'une aérobie, l'autre anaérobie peuvent revêtir une forme identique. L'importance de cette question de la nature aérobie ou anaérobie des bactéries fut au surplus toujours absolument méconnue en Allemagne.

XXV. — *Présence des bactéries dans le sang vivant;*

Tiegel et Landau. — Peu après Tiegel (1874) (1) chercha à résoudre le problème de la présence des germes de coccobactéries septiques dans le sang des animaux vertébrés pendant la vie. Il fit ses observations en s'entourant de précautions multiples. Une portion d'organe fut isolée sur l'animal vivant, avec un fil de soie trempé dans de la paraffine chauffée à +110° et +115° C. et fut immergée elle-même dans la paraffine qui forma ainsi une enveloppe isolante.

Tiegel constata un développement plus ou moins rapide de bactéries au centre des divers organes qu'il examina, et conclut par conséquent à l'existence des germes dans le sang vivant.

Quant à la raison qui empêche leur développement pendant la vie, il admit avec Billroth « que les spores de coccobactéries ne sont pas, dans l'état où elles se trouvent dans l'organisme vivant, capables d'assimiler les corps albumineux ». Ce qui en réalité n'expliquait pas grand chose.

Les expériences de Klebs (1873) et de Tiegel étaient, on le voit, en contradiction; l'un ou l'autre se trompait par conséquent. Or on ne peut hésiter à juger le procédé de Klebs plus minutieux et plus capable d'empêcher l'accès, dans le sang observé, des germes de l'air. En tous cas qu'importe que le sang contienne ou non des germes de bactéries, si ces bactéries ne sont pas nocives, s'il ne s'agit pas de germes de vibrions septiques par exemple?

Landau (1874) (2) fit une série d'expériences avec du sang pris à des hommes atteints soit de simple fièvre traumatique, soit de septicémie, soit de pyohémie etc, recueilli et conservé dans des tubes, d'après le procédé de Klebs.

(1) Tiegel, Uber Coccobacteria in gesunden Wirbelthierkörper; (Archiv für pathol. Anat. und Phys., 1874. B. LX, S. 453.)

(2) Landau, Zur Aetiologie der Wundkrankheiten; (Archiv für Klinische Chirurgie, 1874. B. XVII, S. 527).

Il commença par établir positivement que :

1° Le sang d'un animal bien portant conservé dans un tube bien désinfecté ne se putréfie pas;

2° Le sang d'un animal bien portant conservé dans un tube non désinfecté se putréfie bientôt;

3° Le sang d'un animal, infecté pendant la vie avec un liquide putride, se putréfie bien qu'on l'enferme dans un tube parfaitement désinfecté;

4° Le sang d'un animal, auquel une petite quantité de liquide bactérifère a été injectée, ne se putréfie point dans un tube désinfecté.

Quant aux échantillons de sang humain malade qu'il observa, il constata qu'au bout d'un mois, ils n'étaient pas encore en putréfaction quand les tubes qui les contenaient avaient été désinfectés.

Landau soutint que cela prouve simplement que le sang pyohémique ou septicémique ne contient pas de bactéries de la putréfaction, mais ne démontre nullement l'absence ou la non existence de bactéries spécifiques.

Il entreprit alors de prouver qne les bactéries spécifiques ne provoquent point la putréfaction. Il cita des expériences où il avait constaté que le sang, riche en spirilles, d'un malade atteint de typhus recurrens ne se putréfiait pas, non plus que le sang d'un varioleux ou d'un typhique ordinaire. Il aurait pu citer aussi le sang charbonneux qui ne se putréfie pas sous l'influence de la seule bactéridie et dont la putréfaction détruit même la virulence. Il conclut d'ailleurs, que puisque le sang qui contient manifestement des organismes spécifiques ne se putréfie pas spontanément, on peut aussi bien croire à la présence de pareils organismes dans le sang pyohémique et le sang septicémique.

En résumé, quant aux accidents traumatiques Landau formula que : 1° La fièvre traumatique est due aux produits des bactéries de la putréfaction;

2° La pyohémie et la septicémie ont pour origine un seul et même poison différent du poison putride et fabriqué par des organismes spéciaux.

XXVI. — *Travaux divers parus en* 1874 *et* 1875. — Weigert, en 1874 (1), soutint d'autre part qu'il existerait une infinité de bactéries, résultant de ce que chaque micrococcus prend des propriétés vitales spéciales selon le milieu où il se trouve et par conséquent donne naissance par suite des décompositions qu'il opère en accaparant l'oxygène, à des produits chimiques agissant comme virus morbides; mais Weigert ne fit aucune application particulière de sa thèse à la pyohémie.

Sans produire aucun travail original Virchow (1874) (2) admit que les organismes de la putréfaction suffisent à expliquer, en grande partie au moins, les accidents locaux, et, en certaines parties, les accidents généraux de nature infectieuse. Il pensa qu'en dépit de l'apparente similitude des microrganismes, il fallait reconnaître leurs différentes espèces et la spécificité de quelques-uns d'entre eux; qu'ils agissaient dans les tissus et les liquides du corps à la manière des ferments sur les substances fermentescibles, et que c'était le produit de leur fermentation qui constituait la substance toxique; que s'il n'était pas nécessaire que les microrganismes pénétrassent dans le sang pour créer l'intoxication, l'absorption du produit de la fermentation qu'ils provoquent étant suffisante, leur présence était néanmoins indispensable à la fabrication de ce produit.

Quant aux applications cliniques et à la pyohémie en particulier, on sait que Virchow exigeait pour l'embole

(1) Weigert, Beïtrage zur pathologisch Anatomie der Pocken; Breslau, 1874 (Berlin Klinisch Wochenschraften, 1874, nr 44).

(2) Virchow, Vortrag über die Fortschritte der Kriegsheilkunde, etc., besonders in Gebiete der Infektionskrankheiten. Berlin, 1874, (Allgem. milit-ärztl., Ztg. 1874 nr 36 und 41.)

métastatique des qualités ichoreuse et qu'il croyait aux métastases liquides également ichoreuses; les bactéries devenaient le principe actif des emboles et des métastases liquides.

Birch-Hirschfel (1875) (1) comme conclusion d'un remarquable travail historique sur la question qui nous occupe, fit remarquer que la plupart des recherches expérimentales, dont les résultats combattent la théorie des germes, se fondent sur l'inefficacité des bactéries, provenant de substances putrides efficaces, et cultivées dans un liquide de Pasteur. Or, dit-il « il faut répondre à cela que les substances putrides infectieuses contiennent, outre les bactéries de la putréfaction, de nombreuses espèces de microrganismes très différentes morphologiquement et pathogéniquement. Il est alors possible que le liquide de culture ne soit favorable qu'à une forme de bactéries innocentes qui s'y développe d'un facon prépondérante. » Billroth avait déjà signalé la fausseté du système qui déclare le liquide de Pasteur (urine neutre) propice au développement de toutes les formes possibles d'infusoires. Les spirilles du typhus recurrens par exemple meurent dans ce liquide. Birch ajouta qu'il avait « très souvent observé que du pus riche en streptococcos et gliacoccos donne, dans le liquide de Pasteur, une abondante prolifération de bactérium termo. » Sans se prononcer d'ailleurs sur la théorie de Billroth et sur les allégations de A. Frisch, Birch-Hirschfeld sembla en 1875, ne rien retrancher des conclusions de son travail de 1873.

D'autre part M. Gosselin (1875) (2) déclara, au nom d'une commission chargée par l'Académie des sciences

(1) Birch-Hirschfeld, Mém. cité in Schmidt's Jahbrücher, 1875. B. 166. nr 5, S. 199.

(2) Gosselin, Rapport sur le travail de M. A. Guérin; (C. R. de l'Académie des sciences, 1875, 1re série, p. 82).

d'étudier et de rapporter le travail de M. A. Guérin (1874), avoir constaté tantôt l'absence, 1/3 des cas, tantôt la présence (2/3 des cas) des vibrions et des bactéries sous le pansement ouaté. Les bons effets de ce pansement n'en étaient d'ailleurs pas amoindris; le pus n'était même pas putride.

M. Gosselin attribuait uniquement le succès du pansement à sa rareté et à la compression qu'il exerce. Quant au rôle à accorder aux ferments : « Nous sommes loin, dit-il, de nier leur intervention possible dans la pathogénie de l'infection purulente et nous acceptons qu'il est bon d'en préserver les plaies. Seulement il résulte de ce qui précède que les ferments n'agissent pas d'une façon nuisible sur toutes les matières organiques. Parmi les conditions qui rendent leur action dangereuse se trouve l'altération que donne aux tissus et aux liquides exposés à l'air, une inflammation traumatique intense. » M. Gosselin ne parlait cependant pas du zymoïde phlogistique de Billroth et de ses hypothétiques fonctions.

M. Pasteur (1875) (1) déclara n'être pas entièrement de l'avis de M. Gosselin. Il attribua la présence des infusoires sous le pansement ouaté à l'application insuffisante du principe dont ce pansement s'inspire. Il pensait au surplus que la suractivité vitale réparatrice, dont toute blessure est le siège, constitue la force première qui lutte contre l'influence pernicieuse des microrganismes.

D'autre part, M. Trécul (1875) (2) émit l'opinion que les bactéries provenaient d'une transformation des matières albuminoïdes sous l'influence de l'ouate; M Trécul est comme on le sait, le contradicteur déclaré de la théorie de M. Pasteur sur les fermentations.

(1) Pasteur, A propos du rapport de M. Gosselin; (C. R. de l'Académie des sciences, 1875, 1re série, p. 94-95).

(2) Trécul, C. R. de l'Académie des sciences, 1875, 1re série, p. 96.

En même temps paraissait un grand travail de M. Nepveu (1) (1874-75) évidemment inspiré par la lecture de Billroth. Les recherches et les examens cadavériques du professeur de Vienne y étaient citées, analysées et comparées à quelques observations originales.

Les conclusions, très voisines de celle de Billroth, étaient les suivantes : M. Nepveu considérait les organismes que l'on trouve dans les exsudats et les tissus, comme morphologiquement semblables aux organismes de la putréfaction à l'air libre et il niait le dogme de la spécificité de certaines espèces. Il déclarait même ne pas reconnaître de rapport de cause à effet entre les organismes et la putréfaction, et n'était pas éloigné de croire à la possibilité de la putréfaction sans intervention d'infusoires.

Au point de vue pathogénique, à l'exemple de Billroth, il pensait que les microrganismes ne peuvent se développer que dans un milieu préalablement préparé, et que les substances putrides dont les propriétés phlogistiques sont connues, forment pour ces organismes le milieu nutritif par excellence. M. Nepveu ne disait pas que ce fût un milieu nécessaire; c'est le seul point qui le séparait de Billroth.

Au sujet des maladies locales des plaies, il n'affirmait ni ne niait le rôle étiologique des microrganismes; mais quant à la pyohémie il renouvelait la déclaration qu'il avait déjà faite à la Société de Biologie (2) (1875), disant qu'il n'avait jamais examiné de sang pyohémique sans y avoir constaté des bactéries. M. Nepveu était donc bien partisan de l'étiologie bactérienne de la pyohémie, mais il ne se prononçait pas sur la question de la spécificité.

(1) Nepveu, du Rôle des organismes inférieurs dans les maladies chirurgicales (Gazette médicale de Paris, 1874, n°s 47 et 50, 1875 n°s 1, 10, 13, 14, 19).

(2) Id. Présence des bactéries dans les collections sous-cutanées (Société de biologie, 27 février, 1875 p. 88).

En 1875 M. Feltz (1) fit, à l'Académie des sciences, communication de recherches récentes qu'il avait faites sur la nature de l'agent toxique de la septicémie. Des expériences antérieures l'avaient, on le sait, conduit à soutenir que les organismes inférieurs sont les éléments pathogéniques de cette maladie. Pour contrôler cette assertion, il voulut employer les procédés de ses contradicteurs et essaya de priver les liquides putrides de bactéries par la filtration : jamais il ne put y parvenir, « malgré de nombreuses tentatives à travers toute espèce de filtres, même ceux réputés infaillibles en Allemagne (charbon, pierre ponce pilée, sable fin, couches multiples de coton) ».

M. Feltz entreprit en outre une série d'expériences cherchant à détruire les infusoires dans les liquides septiques; il constata que la diminution de la toxicité du sang putréfié coïncide toujours avec une diminution parallèle dans le nombre et l'activité vitale des microrganismes.

En troisième lieu, il constata que du sang ayant passé par toutes les périodes de la putréfaction et desséché en plein air, détermine constamment au bout d'un certain temps des phénomènes de septicémie. Il déclara qu'on était dès lors en droit d'admettre « qu'il reste toujours dans les matières inoculées des germes qui, introduits dans le sang normal, y développent le travail septique, dont les infiniment petits sont l'indice le plus certain »; que par conséquent les matières putréfiées et desséchées peuvent rester toxiques.

Encore en 1875, M. Bouloumié (2) publia les conclusions d'observations multipliées faites en collaboration

(1) Feltz, Recherches sur l'agent toxique de la septicémie (C. R. de l'Académie des sciences, 1875, 1re série, 1er mars. p. 553, et 31 mai, p. 1338).

(2) Bouloumié, Résultat de recherches et d'observations sur l'existence des microrganismes dans les suppurations, leur influence sur la marche des plaies (Mouvement médical, 3 avril 1875, n° 14, p. 221).

avec Demarquay. Je ne citerai que les principales, non pas que toutes n'aient une importante valeur, mais parce que toutes ne nous intéressent pas directement :

« — 1° Le pus provenant d'une collection quelconque sans communication avec une plaie, ne renferme que des points mobiles très réfringents, jamais de microzoaires ou microphytes véritables ;

2° Le pus des plaies renferme toujours des microzoaires ;

3° Le pus d'un abcès développé au voisinage d'une plaie en renferme toujours aussi ;

4° Aucun pansement ne met d'une manière absolue les plaies dans de telles conditions que le pus ne contienne pas de microrganismes ;

5° Le mode de pansement influe surtout sur le nombre et la vitalité des microrganismes trouvés dans les suppurations ;

6° Les microrganismes trouvés dans le pus des plaies sont les mêmes, quel que soit le pansement employé.

Ces microrganismes peuvent être considérés comme développés antérieurement au pansement.

Les microrganismes trouvés dans le pus des plaies n'exercent pas sur elles et sur l'individu une action morbigène égale dans toutes les circonstances. »

« — 1° Les microrganismes en petit nombre et peu mobiles, la plaie et l'individu étant d'ailleurs dans de bonnes conditions, n'entravent en rien, du moins en apparence, la cicatrisation ;

2° Les microrganismes très nombreux, très prolifères, détruisent par liquéfaction les néocytes, pénètrent dans les parties voisines de la plaie et amènent la formation d'abcès de voisinage ;

3° Les microrganismes envahissent l'économie tout entière par le système lymphatique et le système veineux ; mais l'organisme sain résiste, et de la fièvre et des évacuations critiques sont les seules conséquences de cette généralisation ;

4° Les microrganismes ayant envahi un organisme déjà débilité, incapable de résistance et préparé en quelque sorte aux fermentations, la fièvre septicémique se déclare, et le blessé meurt sous l'action combinée du toxique venu de la plaie (la bactérie) et du virus qu'elle a engendré par la décomposition des éléments. »

M. Bouloumié ni Demarquay n'hésitaient donc pas, à la suite de leurs longues et patientes observations, à reconnaître l'influence des bactéries sur la production des accidents des plaies ; mais ils exigeaient une sorte de préparation des malades, ou du terrain sur lequel devaient s'ensemencer les germes morbides, pour que la septicémie et la pyohémie éclatassent réellement et aboutissent au terme fatal. Peut être eût-il été désirable que M. Bouloumié insistât davantage sur les causes et les agents de cette débilitation préalable.

XXVI. — *La théorie des germes devant la Société pathologique de Londres.* — Pendant que M. Lister poursuivait ses études sur la chirurgie antiseptique (1), le 6 avril 1875, s'ouvrait à la Société pathologique de Londres une discussion sur la théorie des germes. La question fut posée devant la Société par Charlton Bastian (2) qui entreprit de rechercher « la vérité sur la théorie des germes telle qu'elle est ordinairement comprise, ou le rapport existant entre les organismes inférieurs et les inflammations virulentes et leurs dérivés d'une part, et les fièvres contagieuses de l'autre ». La première partie du discours, la seule qui nous intéresse,

(1) Lister, on Recent Improvment in the Details of antiseptic Surgery (Lancet, 1875, vol. II). — Au Address of the Effects of the antiseptic Treatment upon the general Salubrity of surgical Hospitals (Edinburgh, août 1875, and British medical Journal, décembre 1875).

(2) Charlton Bastian, Transactions of the pathological Society. London, 6 avril, 1875, p. 262.)

avait pour titre. « Application de la théorie des germes aux inflammations virulentes et leurs dérivés; gonorrhée, ophtalmie purulente, érésipèle, pourriture d'hôpital, fièvre puerpérale, pyohémie, septicémie, etc. ».

Bastian s'efforça de prouver l'inanité de la théorie et d'éloigner « la possibilité d'une relation de cause à effet entre les organismes inférieurs et les maladies en question ». Il essaya de démontrer d'autre part que « les bactéries que l'on trouve dans les tissus et les fluides infectés sont, pour la plupart, des produits pathologiques, qu'elles sont engendrées dans l'intérieur du corps ou descendent d'organismes ayant une telle origine, et qu'elles ne sont nullement des êtres préexistants et venant de l'extérieur ».

Les preuves qu'il invoquait étaient, en résumé, les suivantes :

« 1° Les injections intraveineuses de microrganismes réputés infectieux restent le plus souvent absolument inoffensives.

2° Il existe des microrganismes quelquefois dans le sang lui-même et très souvent dans un grand nombre de parties du corps humain ou du corps des animaux, sans qu'il en résulte aucune maladie. On les trouve dans le tube digestif et les voies respiratoires, dans les débris épithéliaux et les conduits cutanés. Il en entre incessamment dans le canal alimentaire, à chaque repas, de nouvelles légions qui pénètrent jusque dans les ganglions mésentériques et même dans l'économie tout entière. On peut en découvrir à la surface de toutes les plaies.

3° Quant à la septicité de certaines espèces et à l'innocuité de certaines autres, Bastian n'acceptait pas comme péremptoires les arguments fournis à l'appui de cette opinion; il ne reconnaissait qu'une espèce modifiable à un degré extraordinaire.

4° Il a été démontré, d'une part, que la virulence de certaines substances contagieuses diminue en proportion directe de l'augmentation des bactéries dans ces substances, et d'autre part il est également prouvé qu'une substance énergiquement contagieuse et fraîchement produite perd à peine quelques-unes de ses propriétés contagieuses, après avoir été soumise pendant quelques minutes à une chaleur humide que nul être vivant ne peut supporter (212° Fahr° + 100° C.), ou après avoir été exposée à l'influence de l'alcool bouillant qui est également reconnue comme absolument mortelle pour tout être vivant. »

Tous ces arguments, d'ailleurs peu nouveaux, étaient loin d'être sans réponse : 1° la toxicité des injections pratiquées dépend de l'espèce des bactéries; 2° les organismes que l'on trouve dans le canal alimentaire ne pénètrent pas forcément dans l'économie; d'ailleurs la présence de bactéries dans le sang normal ne prouverait que l'innocuité de certaines espèces; 3° quant à la spécificité, il ne suffit pas de la nier ni de déclarer que les arguments qui la prouvent ne sont pas péremptoires : il faudrait opposer soi-même des arguments certains, qui démontrent qu'elle n'existe pas; 4° l'extinction de la virulence par la putréfaction est un argument en faveur de la spécificité, et l'on sait à quoi s'en tenir au sujet du traitement des liquides putrides par l'ébullition et par l'alcool.

Quoi qu'il en soit, édifiant après avoir critiqué, Bastian soutint que « l'existence même des organismes inférieurs dans les tissus et les fluides des personnes malades, doit la plupart du temps être imputée à certaines modifications (le changement d'alimentation, par exemple) dans la constitution et la vitalité de ces tissus et de ces fluides et que les bactéries apparaissent là comme produits pathologiques, soit par hétérogénèse, soit par naissance directe dans les fluides qu'il nomme *archébiosis*, c'est-à-dire par génération spontanée.

Il arguait en faveur de cette opinion de ce que :

1° On trouve des bactéries en quantité dans les déchets épithéliaux et dans l'intérieur des cellules épithéliales elles-mêmes ;

2° L'examen microscopique porte à croire que les bactéries contenues dans les cellules y sont engendrées; en effet : *a*) elles n'apparaissent que dans les cellules mortes; *b*) elles semblent dériver des granulations moléculaires qui constituent la cellule ou les corpuscules de mucus. — Il y aurait donc dégénérescence bactériale comparable et parallèle à la dégénérescence graisseuse des éléments cellulaires épithéliaux et muqueux ;

3° Les bactéries apparaissent inévitablement dans le sang humain quatre ou cinq jours après la mort ;

4° Les bactéries absentes sous la phlyctène d'un vésicatoire chez les apyrétiques, y apparaissent dès que la température s'élève et que la fièvre s'allume ;

5° L'introduction sous la peau, sans contamination extérieure possible, d'un irritant chimique, tel que l'ammoniaque, développe un abcès dans lequel on constate des myriades de bactéries.

S'occupant alors du transport supposé des bactéries ou de leurs germes par les poussières qui voltigent dans l'air, justement comme les prétendues particules contagieuses sont transportées par les bactéries elles-mêmes, Bastian ne trouva aucune expérience probatrice de cette théorie. « Les particules contagieuses, dit-il, ne pouvant se mouvoir seules, doivent avoir recours aux bons offices des bactéries pour les porter, et ces dernières *porteuses* sont malheureusement si délicates, qu'elles ne peuvent se soutenir seules dans l'atmosphère et doivent pour se maintenir invoquer l'appui de quelques grains de poussière atmosphérique, qui, bien que beaucoup plus pesants que les particules contagieuses, sont néanmoins librement transportés par l'air dans toutes les directions ». Je ne sais trop du reste où Bastian a trouvé que la théorie des germes avait besoin de toutes ces chimériques séries de supports et de particules contagieuses.

En somme, et malgré la longueur du réquisitoire, aucune objection capable de condamner la théorie des germes n'avait été produite par Bastian, qui avait au contraire accumulé hypothèses sur hypothèses pour expliquer la présence des bactéries et avait entièrement méconnu la valeur des expériences et des travaux publiés avant lui.

Après Bastian, Burdon Sanderson (1) (1875) prit la parole et se borna à répondre par un exposé de faits :

1° L'injection dans le sang de bactéries qui semblent identiques à celles que l'on trouve dans les tissus peut n'être suivie d'aucun résultat pathologique.

2° L'injection dans le sang de liquides albumineux légèrement septiques et contenant des bactéries fait naître la fièvre.

3° Bien que les bactéries n'aient rien de commun avec la production de la matière pyrogénique, la matière pyrogénique ne peut pas être séparée des bactéries; toutefois on peut « tuer les bactéries en les brûlant dans l'alcool bouillant sans détruire l'agent qui provoque la fièvre. »

4° Cependant, dans toute phlegmasie qui amène la destruction des tissus, les bactéries existent et se forment dans les liquides expulsés : bactéries sphériques, micrococci ou microsporon septicum ou coccobacteria septica.

5° Dans l'érésipèle, par exemple, on trouve des bactéries, dès le début de la maladie dans les papilles, de la peau

(1) Burdon Sanderson, Transactions of the patholigical Society. London, 1875, 6 avril.

affectée et dans les lymphatiques environnants; on n'en trouve plus dès que la peau devient saine. Cela prouve qu'il existe un rapport intime entre les microrganismes et la maladie, et aussi qu'il s'agit d'un phénomène initial ne pouvant être considéré comme un résultat des diverses modifications produites par la phlegmasie.

Maclagan (1) (1875) s'occupa surtout de l'influence des germes dans les fièvres spécifiques, mais il généralisa aussi sa théorie aux accidents chirurgicaux et à la pyohémie. La théorie physico-chimique, dit-il, ne saurait expliquer la fièvre; il n'en est pas de même de la théorie des germes. Il est reconnu que dans les fièvres spécifiques le poison de chacune d'elles est reproduit en énorme quantité. Or, si ce poison est un organisme étranger, « il est évident que la grande consommation d'éléments vitaux qui doit se faire pendant la rapide formation de millions de ces organismes, ne peut manquer de produire de désastreux effets ». Que ces organismes soient des animaux ou des végétaux, il leur faut de l'eau et de l'azote; or tous les phénomènes de la fièvre signifient augmentation de la consommation d'eau et d'azote. « En notant que chaque principe contagieux possède des propriétés particulières, en constatant qu'il faut pour la propagation de la contagion quelque chose de plus que les éléments nécessaires au développement organique (eau et azote), car la fièvre s'éteint au bout de 7, 14, 21 jours et ne se reproduit plus en général chez le même sujet, bien que le germe ait encore à sa disposition de l'eau et de l'azote; et en observant encore que ce qui donne à chaque fièvre ses traits distinctifs n'est pas tant une particularité des symptômes généraux, que l'existence locale de complications et de lésions inflammatoires dans les tissus ou les organes; en observant tout cela, nous ne pouvons

(1) Maclagan, Transactions of the pathological Society. Lond., 1875, 20 avril.

manquer de voir qu'il existe probablement une connexion entre les complications locales et les propriétés spécifiques de la contagion... C'est, je crois, dans les organes et les tissus, dont les affections impriment à chaque forme de fièvre son caractère spécial, et là seulement, que les particules contagieuses trouvent ce quelque chose qui est nécessaire à leur fécondation et à leur propagation, en dehors des conditions de leur développement organique. » Ce quelque chose est le second facteur nécessaire à la production des fièvres spécifiques, le contage étant le premier. Maclagan s'attacha à démontrer ce second facteur : tous les parasites des animaux ou des végétaux ont leur siège de prédilection et ne sauraient se développer ailleurs; les ascarides et autres dans le gros intestin; les tænias dans l'intestin grêle, etc., etc.; l'analogie conduit à attribuer une propriété semblable aux organismes contages. Chaque parasite et chaque contage ne trouverait ainsi le second facteur de ses conditions d'existence et de multiplication que dans un certain ordre de tissus ou dans tel organe déterminé. La maladie durerait et le contage vivrait et pullulerait tant que ce second facteur subsisterait dans l'organe envahi par le parasite.

Passant à l'application de son hypothèse à la chirurgie, Maclagan localisa dans la plaie le second facteur nécessaire aux germes des fièvres chirurgicales. Il n'entra d'ailleurs pas dans des détails circonstanciés au sujet de la pyohémie.

La nécessité d'être complet m'oblige à la trop longue exposition de toutes les théories hypothétiques. Mais en ce qui concerne la pyohémie, la théorie de Maclagan n'est même pas soutenable. Comment en effet admettre la localisation dans la plaie du second facteur nécessaire au développement de la pyohémie, lorsqu'on considère la multiplicité et la variété des localisations qui caractérisent cette maladie ? Et pourtant quelle maladie chirurgicale plus que la pyohémie ressemble aux fièvres dites spécifiques?

Tout le monde est d'accord, dit John Dougall (1) (1875) pour conclure que la présence des bactéries dans une partie quelconque d'un organisme vivant est un signe certain de décomposition putride. Mais les uns font des bactéries des causes et les autres des résultats de cette décomposition.

John Dougall s'efforça d'éclaicir cette contradiction, il fit remarquer que les bactéries ne peuvent exister que dans un milieu neutre. Or, de deux solutions aqueuses de sérum sanguin, l'une, neutre, contint des bactéries et répondit pendant une année au réactif de l'albumine (ce qui prouvait que la décomposition putride n'était pas terminée), l'autre, acide, ne contint pas de bactéries, mais seulement des torula et des touffes de fungus, et ne répondit plus au bout de trois mois aux réactifs de l'albumine, preuve que la décomposition putride était complète, et par conséquent qu'elle avait été bien plus active que dans la solution bactérifère.

Bien plus : dans une solution de sérum sanguin, si l'on ajoute 1/8 ou 1/10 de son poids de potasse caustique, la décomposition est complète au bout de deux mois sans qu'on y puisse découvrir aucun organisme microscopique. On peut au contraire avoir des solutions organiques de tartrate d'ammoniaque chargées de bactéries, où la putréfaction ne se développe pas. Donc, continua John Dougall, la putréfaction n'est pas la conséquence de la présence des bactéries, et peut se produire sans elles.

Mais J. Dougall ne tenait compte que des bactéries aérobies de la surface du liquide putride, dont le rôle

(1) John Dougall, Transactions of the pathological Society, London, 1875, 20 avril.

consiste à transformer les produits de la putréfaction; il oubliait qu'au centre des liquides sont les vibrions anaérobies, c'est-à-dire les véritables acteurs de la fermentation putride. Il avait absolument négligé, dans son contrôle de la théorie de la putréfaction, de suivre les indications opératoires de l'auteur de la théorie, de M. Pasteur.

Quoi qu'il en soit, à l'égal de Bastian, J. Dougall considéra les bactéries comme de simples produits putrides au même titre que les produits chimiques.

Il soutint du reste que les antiseptiques agissent non sur les bactéries en les tuant, mais sur le sol sur lequel elles se développent, en le modifiant. Puis il se livra, au sujet de la pyohémie, à des considérations aussi curieuses que démonstratives de son inexpérience chirurgicale. D'après lui l'acide phénique, loin de prévenir la pyohémie en favoriserait la contagion! « Il a été aussi avancé, dit-il, que l'acide carbolique (phénique) prévient la pyohémie... Ainsi que je l'ai fréquemment expérimenté, l'acide carbolique, mêlé en grande quantité à la lymphe vaccinale, la conserve pendant 36 heures, loin de l'annuler. J'en infère que si le poison pyohémique est formé, l'acide carbolique des pansements, loin de l'annuler, le conserve, et par conséquent favorise sa dissémination et la contagion! » En faut-il davantage pour ruiner la doctrine de Dougall, qu'il résume en ces mots : « Tous les virus infectieux et contagieux se produisent ou peuvent se produire spontanément, soit dans le corps, soit à l'extérieur du corps : dans le corps, par quelque perversion inconnue des sécrétions, amenée principalement par une violation prolongée des lois de l'hygiène; hors du corps, par quelque synthèse chimique sur laquelle nous ne savons rien : des atomes de matière azotée s'introduisent dans l'organisme et en affectent les sécrétions de façon à y faire naître le poison. » Dougall était donc réellement partisan du dogme de la spontanéité morbide.

Crisp (1) (1875) rappela les recherches de M. Davaine sur les bactéridies du charbon, il en contesta les conclusions et adopta la théorie de Dougall.

Hutchinson (2) (1875) admit la théorie des germes pour les fièvres spécifiques, mais il préféra la théorie physico-chimique pour les inflammations contagieuses et virulentes. Il crut d'ailleurs à une autre série d'affections contagieuses où les produits de l'inflammation, les globules purulents par exemple, sont eux-mêmes les agents de la contagion. Mais il faut que ces produits de l'inflammation, que le pus, soient vivants. Le pus d'un abcès est mort et déjà dégénéré; le pus n'est contagieux que lorsqu'il est tout récemment formé. Le pus contagieux n'est dangereux que pour les tissus semblables aux tissus qui l'ont sécrété. Dans le pus contagieux le principe actif est la pellicule ou membrane d'enveloppe des globules!

Comme conclusion, Hutchinson en arrivait à donner le pas à la méthode antiphlogistique, qui prévient l'inflammation et la formation du pus contagieux, sur la méthode antiseptique, qui prévient la putréfaction du pus. L'expérience thérapeutique et les succès de la méthode antiseptique seraient la condamnation de la théorie de Hutchinson; mais cet auteur prétendit que la méthode antiseptique n'a de succès que justement parce qu'elle est antiphlogistique, aussi s'attacha-t-il à vanter les vertus de l'acide carbolique pour prévenir l'inflammation.

Knowsley-Thornton (3) (1875) trouva la théorie des germes très avancée en ce qui concerne la chirurgie et très peu en ce qui concerne les fièvres spécifiques. Il assimila la théorie du pus contagieux de Hutchinson à la

(1) Crisp, Transactions of the pathological Society. Lond., 1875, 20 avril.
(2) Hutchinson, *Ibid.*
(3) Knowsley-Thornton, *Ibid.*

théorie du zymoïde phlogistique de Billroth. Ces deux théories lui semblèrent d'ailleurs imparfaites, parce qu'on ne saurait concevoir la cause originelle des deux substances (pus contagieux, zymoïde phlogistique), et que, si on les suppose préexistantes dans les tissus, on ne saurait comprendre quelle cause les rend actives et pernicieuses. D'ailleurs sous le pansement antiseptique il peut se produire de l'inflammation de la plaie : pourquoi cette inflammation reste-t-elle aseptique? Il n'y a alors ni putridité, ni troubles généraux intenses, ni aucun microrganisme dans le pus, et l'inflammation se résout dès qu'on en supprime les causes (tension compression, corps étranger).

D'autre part si la substance toxique est fabriquée dans les tissus eux-mêmes, on ne s'explique pas comment les antiseptiques, qui la détruisent une fois produite à la surface de la plaie, n'en enrayeraient pas la fabrication. En outre, dit toujours Thornton, s'il existe une parenté entre le zymoïde phlogistique et le zymoïde septique, on ne s'explique point comment, lorsque le premier se produit, le second ne se produit pas aussi.

Thornton pensa qu'il était plus conforme à la vérité d'admettre que les germes de bactéries ou d'autres organismes inférieurs trouvent dans les sécrétions des blessures un milieu favorable à leur développement, qu'ils causent par leur multiplication des altérations dans ces liquides, et que l'absorption de ces liquides engendre les accidents. Il crut d'ailleurs à un rapport possible entre l'espèce des organismes et la nature des accidents.

Murchinson (1) (1875) ne fit que renouveler les arguments et la théorie de Bastian. Il considéra cependant que la multiplication du principe contagieux dans l'individu infecté est un puissant argument en faveur de la théorie des germes; attendu qu'on ne connaît aucun

(1) Murchinson, Transactions of the pathological Society. Lond, 1875, 4 mai.

phénomène chimique semblable. Il cita cependant l'oxamide ($C^2H^2O^2N$) qui est transformée en oxalate d'ammoniaque quand on la fait bouillir avec des acides. Si l'acide employé est de l'acide oxalique, une petite quantité d'acide suffit à transformer une grande quantité d'oxamide. « En d'autres termes, l'agent de la transformation est considérablement multiplié sans l'intervention d'aucun germe... De même, ajouta-t-il, il est certainement possible que le contage ne soit multiplié ni par le développement des germes, ni par une action chimique, mais que les particules contagieuses, agissant comme le pus ou les corpuscules tuberculeux, excitent par leur contact une nouvelle formation de particules semblables. » Quand on est sur la voie des hypothèses, Murchinson a prouvé qu'on ne saurait plus s'arrêter.

Wagstaff (1) (1875) considéra qu'en état de parfaite santé il n'y a pas de bactéries dans le sang, mais qu'il existe des états de santé relative où l'on en trouve : il cita par exemple le cas d'un infirmier d'une salle d'érésipélateux dans le sang duquel il constata des bactéries, Il affirma d'ailleurs qu'on ne trouve quelquefois pas d'organismes dans le sang même, en état de maladie fébrile, mais qu'on en trouve toujours chez les blessés dont les plaies sont exposées à l'air, dans le sang des érésipélateux, dans le sang et dans le pus des abcès viscéraux des pyohémiques. Sans se prononcer sur l'origine de ces bactéries Wagstaff ne douta pas cependant qu'il n'y eût une relation entre leur présence et la gravité des processus pathologiques.

Good'hart (2) (1875) contesta l'exactitude des observations d'où l'on a conclu à la présence des bactéries dans le sang; mais il admit cependant que les bactéries

(1) Wagstaff, Transactions of the pathological Society. London, 1875, 4 mai.
(2) Good'hart, *Ibid.*

peuvent agir en vertu d'une puissance particulière d'absorption pour les contages.

La discussion de la Société pathologique de Londres avait, en résumé, assez souvent touché aux fièvres chirurgicales et à la pyohémie; mais elle n'était pas sortie du domaine de la théorie pure. Peu d'observations cliniques, peu d'expériences concluantes avaient été produites. Aussi est-il bien difficile, pour ne pas dire impossible, de dégager une acquisition solide au profit de la science de cette longue série de discours dont quelques-uns furent remarquables, mais dont bon nombre manquèrent d'originalité. En réalité, au moins pour ce qui est de la pyohémie, la théorie des germes, à la clôture de cette discussion, n'avait ni avancé ni reculé.

XXVIII. —*Spécificité du pus pyohémique, expériences de Chauveau.* — En revanche, en la même année 1875, M. Chauveau (1) apporta de nouveau le tribut de lumineuses expériences à l'étude de la pyohémie.

Les diverses injections de pus dans les veines avaient démontré que le pus non putride n'est pas infectant, mais que tous les pus putrides sont plus ou moins aptes à déterminer des lésions et des accidents pyohémiques. M. Chauveau rechercha les conditions de putridité du pus putride qui le rendent pyohémigène, ou, plus exactement, qui lui permettent, quand il s'introduit dans les vaisseaux, de produire les inflammations secondaires disséminées circonscrites, ou diffuses, de l'infection purulente.

Il injecta, avec la seringue de Pravaz, dans l'artère carotide de chevaux, entre 5 et 20 gouttes de pus putride soigneusement tamisé et additionné de 2 ou 3 parties d'eau.

(1) Chauveau, de l'Agent pyohémique, Conférence au congrès scientifique de Nantes (Revue scientifique, 1875, septembre, n° 11, p. 256).

Des phénomènes généraux septicémiques chez tous les animaux, des abcès milliaires encéphaliques identiques aux abcès pyohémiques chez un certain nombre, furent les symptômes et les lésions observés.

Le bilan général des expériences fut le suivant : 28 expériences ; 8 avec du pus non putride furent négatives, 20 avec du pus putride furent positives. Sur les 20 expériences positives, faites avec du pus putride, 14 animaux guérirent, 6 moururent. Une inoculation fut pratiquée sous la peau à 20 animaux témoins avec chacun des échantillons du pus putride expérimenté.

Le pus injecté aux 6 animaux qui périrent donna aux animaux témoins des abcès gangréneux d'une gravité exceptionnelle, mortels 4 fois sur 6.

Dans les 14 autres expériences, les abcès produits chez les animaux témoins furent putrides, mais relativement bénins.

Le pus expérimenté, toujours putride, provenait de foyers fermés ou de plaies exposées se présentant avec des caractères de bonne nature, pour les 14 expériences suivies de guérison ; pour les 6 expériences suivies de mort, c'était du pus malin provenant de plaies exposées de mauvais aspect.

M. Chauveau conclut : « Pour que le pus introduit dans le torrent circulatoire soit apte à déterminer des lésions pyohémiques, il ne suffit pas qu'il soit putride, il faut encore que la putridité de ce pus se soit développée dans des conditions spéciales. On doit admettre pour ce pus une sorte de spécificité. » Quelle est la cause de cette spécificité ? M. Chauveau ne le disait pas ; mais, si l'on se reporte à ses travaux de 1871 et de 1872, on devine sans peine que c'est à la présence de microrganismes spéciaux qu'il avait le plus de tendance à l'attribuer.

XXIX. — *Objections de Hiller ; expériences de Shcüller.* — L'année 1876 fut peu féconde en travaux sur la question des bactéries. Les conceptions théoriques semblèrent céder le pas aux études pratiques.

Cependant A. Hiller (1) (1876) comme je l'ai déjà indiqué (voy. p. 381), prit argument contre la théorie des germes de la nécessité d'admettre « autant d'espèces de micrococci qu'il y a de substances toxiques, de modes de décompositions organiques, et de phases dans ces décompositions, et qu'il y a de maladies infectieuses, sans compter la quantité d'infusoires inoffensifs qui pullulent dans l'air ». Quant aux expériences où les injections de bactéries ont réussi, il en expliqua le succès par l'injection concomitante du poison putride.

Hiller ne considérait, en somme, que la doctrine de la spécificité des microrganismes. Or, sans parler de la multiplicité des bactéries spécifiques, qui a son pendant dans la multiplicité des poisons putrides chimiques et qui n'est pas un argument bien sérieux ; si l'on n'est pas d'accord expérimentalement ni morphologiquement sur les caractères à attribuer à la bactérie spécifique de la pyohémie, par exemple, on ne l'est pas davantage, on l'est même encore moins sur la nature, la composition et l'état chimique du poison putride.

Hiller n'avait d'ailleurs pas été sans comprendre quel puissant argument est pour la théorie des germes la virulence progressive du sang septicémique. Il comprit que ce phénomène ne pouvait avoir d'explication que par l'intervention d'un ferment. C'est alors que, tenant toujours rigueur aux bactéries, il proposa son ferment septique ou extrait putride glycériné, dont j'ai déjà suffisamment parlé. (Voy. p. 383.)

Schüller (2) (1876) apporta au contraire un nouveau

(1) A. Hiller, Mém. cité in Centralblatt für Chirurgie, 1876, 11 mars, n° 10, S. 146-147.

(2) Schüller, Experimentelle Beïtrage zum Studium der septischen Infektion (Deutsche Zeitschrift für chirurgie, 1876, B. VI, und Centralblatt für Chirurgie, 1876 nr 16, S. 249).

tribut d'expériences à la théorie bactérienne. C'est aux bactéries sphériques qu'il attribua la septicémie et la pyohémie.

Il abandonna du sang d'animaux sains à la putréfaction dans un ballon de verre bouché avec de l'ouate : des bactéries cylindriques s'y développèrent exclusivement. Il fit la même expérience, en s'entourant des mêmes précautions, avec du sang d'hommes porteurs de suppurations anciennes et la plupart fébricitants : des bactéries s'y développèrent uniquement tant qu'il maintint le sang à l'abri de l'accès de l'air ; des bactéries cylindriques apparurent aussitôt qu'il permit l'accès de l'air. Il conclut de là que les germes de bactéries sphériques existaient dans le sang expérimenté par lui, et que les bactéries sphériques et les bactéries cylindriques sont deux espèces différentes et génériquement indépendantes.

Schüller fit en outre des injections intraveineuses avec des bactéries cylindriques ; elles se montrèrent peu toxiques : si les animaux moururent, ce qui fut rare, ce fut toujours après formation de phlegmons diffus.

Il rechercha en outre quelles sont les voies de pénétration des bactéries dans les vaisseaux. Il isola une portion de veine entre deux ligatures et y injecta des bactéries sans résultat.

Il pratiqua à la partie supérieure de la cuisse d'une grenouille une ligature embrassant tout le membre, sauf l'artère et la veine crurales et le nerf ischiatique, puis il poussa une injection de bactéries à la partie inférieure de la jambe : il n'y eut pas d'accidents. Dès qu'il lâcha la ligature, le cortège des accidents apparut au contraire.

Chez un lapin et chez un chien, il lia le canal thoracique à son embouchure dans la veine sous-clavière et pratiqua une injection de bactéries dans la paroi abdominale : les bactéries ne se montrèrent dans le sang que lorsque la ligature fut levée.

En résumé, Schüller conclut que :

1° Les bactéries ne pénètrent pas dans le sang à travers les parois des vaisseaux, mais bien par l'intermédiaire des lymphatiques;

2° Les altérations du sang dans la septicémie tiennent à la présence des bactéries sphériques et non à la présence d'un corps putride dissous.

XXX. — *Spécificité de la bactéridie charbonneuse.* — Le 30 août 1877 à l'Académie des sciences, le 17 juillet 1877 à l'Académie de médecine, M. Pasteur (1) annonçait qu'à l'aide de cultures et d'ensemencements de la bactéridie charbonneuse dans l'urine pure ou à peu près neutre, il était parvenu à compléter la découverte de M. Davaine et à isoler la bactéridie pour en démontrer définitivement et irréfutablement la spécificité. « On peut donc, dit-il, appeler aujourd'hui le charbon, la maladie de la bactéridie, comme la trichinose est la maladie de la trichine, comme la gale est la maladie de l'acarus qui lui est propre. »

Le fait était important, non pas seulement pour la question de la pathogénie du charbon, mais aussi pour la question de la théorie des germes en général. Démontrer la spécificité d'un microrganisme pour une maladie infectieuse donnée, n'était-ce pas, en effet, démontrer implicitement l'existence possible d'un microrganisme spécifique pour les maladies de même nature?

M. Pasteur ne s'arrêta d'ailleurs pas en si bon chemin. M. P. Bert avait, d'abord en 1874 (2), prétendu qu'il existait une putréfaction sans organismes, et en second lieu, en 1877 (3), affirmé avoir produit le charbon sans bacté-

(1) Pasteur et Joubert, C. R. de l'Académie des sciences, 1877, 30 avril, p. 900 — Bulletin de l'Académie de médecine, 17 juillet, 1877, p. 781.

(2) P. Bert, Société de biologie, 7 février, 1874, p. 143.

(3) Paul Bert, Société de biologie, 1877, 13 janvier, et C. R. de l'Académie des sciences, 31 mai 1877, p. 1130.

ridies. Dans l'un et l'autre cas, il disait avoir tué les microrganismes à l'aide de l'oxygène comprimé, dans lequel en effet ils ne peuvent pas vivre, et avoir vu s'effectuer cependant, ici l'infection charbonneuse, là la putréfaction. Or M. Pasteur avait, en 1865, prouvé que les vibrions putrides peuvent affecter les deux formes que l'on sait : bâtonnets que l'oxygène comprimé, les corps chimiques, tels que l'alcool, et la chaleur humide (+ 100°) peuvent détruire, et corpuscules germes, forme qu'ils revêtent au contact de l'oxygène et sous laquelle ils résistent à une température de + 120° et au traitement par l'alcool absolu et l'air comprimé. De plus, en 1876, le Dr Koch (1) avait découvert que les bactéridies peuvent subir la même transformation. D'ailleurs M. Bert avouait bientôt son erreur devant la Société de biologie, et la spécificité de la bactéridie restait démontrée aussi bien que le rôle des organismes dans la putréfaction.

Si j'ai rapporté cet incident, c'est qu'il intéresse au suprême degré l'histoire des germes dans la septicémie et la pyohémie. Qui ne se souvient, en effet, que la principale objection faite à la théorie bactérienne de ces deux maladies était tirée du succès des injections intraveineuses pratiquées avec des liquides putrides soumis à l'ébullition (+ 100°) pendant plusieurs heures et à un traitement par des agents chimiques incompatibles avec la vie des vibrions sous leur forme de bâtonnets?

Cette objection ne tombe-t-elle pas naturellement, si les vibrions septiques peuvent revêtir une forme qui leur permette d'échapper à l'action destructive qu'on leur oppose?

XXXI. — *Schizomicètes de Nægeli; Chauvel.* — C'est également en 1877 que Nægeli (2) publia ses intéres-

(1) Koch, cité par Pasteur, 1877, Acad. des sciences, p. 901; Étiologie du sang de rate, Beïtrage zur Biologie der Bacillen, 1876.

(2) Nægeli, Niederen Pilze in ihren Beziehungen zu den Infektionskran-

santes études sur les organismes infectieux et leur rapport avec les maladies infectieuses. C'est, il est vrai, un chapitre d'histoire naturelle et de pathologie générale qu'écrivit Nægeli, mais les idées qu'il professa étaient entièrement applicables à l'infection purulente. Il appela *schizomicètes*, ou levures des pourritures, les champignons ou organismes végétaux de la fermentation putride et se déclara plutôt porté à supposer qu'il en existe « un petit nombre d'espèces qui se rapportent peu aux espèces et aux genres admis aujourd'hui, et dont chacune parcourt un cycle de formes déterminées, mais assez nombreuses, de sorte que plusieurs espèces peuvent se montrer sous des formes analogues et avec un mode d'action semblable ».

Quant à la spécificité des microrganismes, Nægeli la considéra comme résultant à la fois de l'espèce et d'une sorte d'acclimatation dans tel ou tel milieu; elle serait, si j'ai bien compris, en partie originelle et en partie acquise. « Chacune des espèces véritables de schizomicètes, dit-il à ce sujet, ne se borne pas à se présenter sous les formes différentes de micrococcus, bacterium, vibrio et spirillum, mais peut encore se montrer comme agent d'acidification du lait, ou agent de putréfaction, ou comme agent producteur de plusieurs formes de maladies. Chaque espèce a la propriété de s'adapter à des milieux différents et de s'y présenter sous des formes morphologiquement et physiologiquement distinctes. » « Je suppose que les schizomicètes acquièrent des caractères d'adaptation plus ou moins prononcés, suivant que pendant un grand nombre de générations ils se nourrissent des mêmes aliments, exercent la même action de fermentation ou bien fournissent l'occasion de déterminer cette action; je suppose qu'ils prennent ainsi de

kheiten und Gesundheitspflege, Munichen, 1877; traduit in Revue internationale des sciences de de Lanessan, 1878, nos 1, 4, 6, 10.

préférence telle ou telle forme morphologique (micrococcus, bacterium, etc.); et que physiologiquement ils deviennent plus actifs en vue de telle ou telle décomposition. » En tous cas la maladie serait le résultat d'une lutte pour l'existence entre le schizomicète et l'organisme. « Il s'agit de savoir si ce seront les éléments de l'organisme ou les schizomicètes qui auront le pouvoir d'agir sur les liquides nourriciers, d'en tirer des matières nutritives et d'y produire des changements. » Combien il y a loin de cette série de suppositions et de théories aux conclusions nettes et précises et aux expériences catégoriques de M. Pasteur!

Peu après M. Chauvel (1) (1877) publiait une étude critique sur l'action de l'air sur les plaies et passait en revue les différentes théories proposées au sujet des bactéries. Il étudiait les bactéries : 1° au point de vue de la possibilité de leur action pathogénique; 2° au point de vue de leur spécificité.

« S'il était démontré, disait-il, que les organismes inférieurs existent partout et notamment dans le corps humain, soit à l'état de germes, soit à l'état de complet développement, il deviendrait bien difficile de les accuser de produire la fermentation putride. » M. Chauvel ne croyait donc pas à l'existence d'organismes inoffensifs! D'ailleurs la présence des bactéries ou de leurs germes dans le sang normal et sain n'est ni démontrée, ni généralement admise. Beale, Tiegel, Billroth, M. Béchamp, Bastian y croient, à la vérité; mais encore ces auteurs ne pensent-ils pas que les bactéries ou leurs germes circulent dans le sang à l'état complet, et invoquent-ils des influences spéciales et des conditions particulières qui en permettent le développement. Rien de

(1) Chauvel, de l'Action de l'air sur les plaies, étude critique (Recueil de mémoires de médecine et de chirurgie militaires, 1877, novembre et décembre, n° 181, p. 545).

plus hypothétique et même de plus étrange que la dégénérescence bactérienne de Beale et de Bastian; et M. Béchamp compte en réalité peu de partisans de sa théorie des microzymas. D'autre part Billroth ni Tiegel n'affirment point, ils se contentent de croire possible l'existence des germes de bactéries dans le fluide sanguin. En réponse aux expériences de Tiegel, il y a du reste les expériences de Klebs et celles de Landau. Enfin M. Pasteur affirmait encore, en 1877, que « le sang d'un animal en pleine santé ne renferme jamais ni organismes microscopiques ni leurs germes, qu'il est imputrescible au contact de l'air pur ».

Quant à la spécificité des bactéries, M. Chauvel concluait que « dans l'état actuel de la science, jusqu'à ce que des recherches plus attentives ou des grossissements plus considérables aient permis de distinguer parmi les microrganismes des espèces bien et nettement caractérisées, l'hypothèse des germes spécifiques ne peut pas être acceptée ». Je pense, pour moi, qu'après la démonstration donnée par M. Pasteur de la véritable spécificité de la bactéridie charbonneuse, il n'y a plus rien d'impossible dans cette prétendue hypothèse.

M. Chauvel ne se prononçait d'ailleurs pas entre la théorie de la fermentation de M. Pasteur et la théorie chimique de Gay-Lussac; il énonçait ensuite les différentes hypothèses émises pour expliquer l'influence des germes dans l'infection purulente; mais il se contentait d'exposer la question sans chercher à la résoudre et ne trouvait matière à conviction nulle part.

XXXII. — *De l'infection purulente spontanée.* — En 1877, M. Domec (1) soutint la possibilité de la pyohémie spontanée ou d'origine interne et s'efforça de réagir contre l'influence exagérée, suivant lui, accordée au contact

(1) Domec, de l'Infection purulente sans plaies exposées, thèse de Paris, 1877.

de l'air sur les plaies, dans la genèse des accidents pyohémiques. Il ne nia pas cette influence, mais il crut à la production spontanée du poison septique sans qu'on puisse invoquer l'influence du milieu. Il avait soin de dire que, « s'il est généralement admis, depuis les recherches de M. Pasteur, que la putréfaction a lieu sous l'influence des organismes inférieurs venus du dehors, il n'est pas moins certain qu'elle peut exister sans cette intervention ». C'était faux: les expériences de M. Pasteur et de Tyndall le démontrent absolument. M. Domec ne fournissait d'ailleurs aucune preuve de l'énormité qu'il se contentait d'affirmer comme la chose la plus simple du monde, sans avoir l'air de comprendre qu'il soutenait ainsi la génération spontanée, puisqu'il lui était cependant impossible de nier la présence des organismes dans les matières putréfiées.

Quoi qu'il en soit, M. Domec recherchait et citait des observations et des exemples de pyohémie dite spontanée. Par une minutieuse analyse des faits publiés (1), il s'efforçait de démontrer que la phlébite survenue sans plaie extérieure pouvait être suivie de pyohémie.

Il relatait ensuite les cas de pyohémie consécutifs à une artérite ou à une endocardite (2), et, de même que pour la phlébite, il s'ingéniait à prouver l'impossibilité, pour chaque cas particulier, de trouver dans le milieu la raison de la forme infectieuse ou non infectieuse.

(1) Schutzenberger, Gazette médicale de Strasbourg, 1849, p. 50.
Wilson, London medical Gazette, 1838.
Lelong, thèse de Paris, 1869.
Bamberger, thèse de Strasbourg, 1849, obs. II, p. 16.
Béhier et Hardy, Traité de pathologie interne, t. II, p. 770.
Bellouard, Bordeaux médical, 1873, p. 202.
Verneuil, de Certaines formes graves de coup de fouet, Mémoire lu à l'Association française pour l'avancement des sciences. Clermont-Ferrand, 1876, obs. III (Archives générales de médecine, 1877, p. 31).
Raynaud, Gazette hebdomadaire, 1873, p. 214.

(2) Voy. les observations citées au chapitre : Pyohémie par artérite, p. 133.

Il décrivait les accidents consécutifs à l'ouverture d'un foyer purulent dans le torrent circulatoire, et aux maladies suppuratives du système lymphatique.

Il citait des cas de pyohémie qui auraient succédé à des érésipèles, à des phlegmons, à des abcès musculaires, à des lésions osseuses, même à des fractures simples, à des caries osseuses, à des abcès par congestion, à des hépatites, des splénites, des pneumonies, des gastro-entérites, des pyélites et des pyélo-néphrites, et se refusait à jamais trouver aucune raison qui militât en faveur de l'influence pathogénique du milieu.

M. Domec n'allait pas jusqu'à soutenir que les cas de ce genre fussent absolument fréquents, mais il en contestait cependant l'extrême rareté.

L'authenticité ou la vérité du diagnostic de pyohémie a été contestée dans tous les cas cités; mais n'y eût-il qu'un seul cas de bien observé et de bien réel, que cela suffirait à motiver une réfutation de la théorie éditée par M. Domec.

Je ne puis suivre en effet M. Domec dans ses déductions et méconnaître l'influence de l'infection par le milieu dans tous les cas qu'il relatait. Eh quoi, d'ailleurs! hésitez-vous, pour l'érésipèle, à invoquer une inoculation de matière septique par une voie imperceptible qui le plus souvent vous échappe, mais que vous ne mettez pas en doute? Pourquoi donc alors vous montrer plus difficile pour la pyohémie? Faites-vous la moindre difficulté à identifier au point de vue pathogénique l'érésipèle dit traumatique ou des blessés et l'érésipèle spontané ou médical? Non. Eh bien, quelle étrange sévérité, quelle bizarre inconséquence est donc la vôtre au sujet de la pyohémie! Y a t-il une plaie : vous invoquez à chaque instant une inoculation par un traumatisme quelconque imperceptible de la surface suppurante; et s'il n'y a pas de plaie, il n'y a plus d'inoculation possible! Comme si la moindre écorchure ne pouvait pas être suffisante pour ouvrir une porte à l'intoxication; comme si l'absorption des germes par les voies aériennes, l'intoxication par l'air inspiré, pour être moins facile que par une plaie, était absolument impossible!

Pourquoi donc les lésions interstitielles sont-elles en général si bénignes, si l'air et ses germes ont si peu d'influence?

En résumé, sans nier les cas de pyohémie dite spontanée, on doit, je crois, les considérer comme des faits exceptionnels, mais qui sont aussi bien relevables de la théorie des germes que toutes les maladies infectieuses, telles que le typhus, la variole, etc. Que si l'on objecte encore que les cas de pyohémie de cette espèce n'ont pas les caractères infectieux aussi prononcés que les cas de pyohémie ordinaire, je répondrai que la variole, par exemple, ce type de maladie infectieuse et contagieuse, offre aussi les formes les plus variées et les plus bénignes.

XXXIII. — *Théorie de MM. Pasteur, Joubert et Chamberland.* — D'ailleurs la théorie des germes reçut bientôt de M. Pasteur une nouvelle et puissante impulsion.

Après l'étude de la maladie charbonneuse, M. Pasteur s'attacha plus spécialement à l'étude de la septicémie, en collaboration avec MM. Joubert et Chamberland. Le 22 janvier 1878, il affirma devant l'Académie de médecine (1) les propositions suivantes, se réservant de les démontrer ultérieurement.

« I. Il existe plusieurs sortes de septicémie ou d'infection putride.

» II. Il y a plusieurs vibrions septiques dont les propriétés physiologiques diffèrent par quelques points essentiels : dans ce qui suit j'ai particulièrement en vue le vibrion septique proprement dit, l'un des plus dangereux.

» III. Le vibrion septique n'a pas besoin d'air pour

(1) Pasteur, Bulletin de l'Académie de médecine, 1878, 22 janvier, p. 54.

vivre : non seulement il vit sans air, mais le contact prolongé de l'air pendant quelques heures le tue et le détruit en lui conservant sa virulence.

» IV. Quand il se développe dans un liquide au contact de l'air, c'est que le liquide a une certaine épaisseur et que les vibrions des couches profondes sont protégés par les organismes des couches superficielles.

» V. Le vibrion septique vit et se multiplie dans le vide parfait comme dans le gaz acide carbonique le plus pur; » dans ces conditions le vibrion se transforme en corpuscules germes.

« VI. Les germes de vibrion septique peuvent fournir une poussière que le vent transporte, que les eaux tiennent en suspension.

» VII. Même dans l'oxygène comprimé à plusieurs atmosphères, ces germes conservent leur vitalité et leur facilité de reproduction.

» VIII. Ces germes sont féconds dans le vide et dans l'acide carbonique le plus pur, si une matière nutritive appropriée est à leur disposition.

» IX. Parmi les ferments microscopiques de maladies, et parmi les organismes dont la présence provoque ou complique les manifestations morbides, il existe : 1° des êtres qui sont exclusivement aérobies; 2° des êtres qui sont à la fois aérobies et anaérobies; 3° des êtres qui sont exclusivement anaérobies.

» X. Les dénominations et classifications des vibrions proposées dans ces dernières années ne sauraient être établies, comme ont cru pouvoir le faire les Drs Cohn et Billroth entre autres, d'après des considérations morphologiques. Le vibrion septique, par exemple, passe, suivant les milieux où on le cultive, par des formes, par des longueurs, par des grosseurs si différentes, qu'on croirait avoir sous les yeux des êtres spécifiquement séparés les uns des autres. »

L'importance de ces déclarations de M. Pasteur n'échappa à personne, et l'Académie attendit avec une certaine impatience la démonstration promise.

Pourtant M. Legouest (1) (1878) ne put retenir une critique anticipée, et protesta qu'il n'y avait pas de comparaison à établir entre l'infection de la clinique et l'infection ou la fermentation du laboratoire. C'était, en réalité, récuser le témoignage de la méthode expérimentale.

Mais surtout M. Le Fort (2) (1878), à propos de la discussion sur la désarticulation coxo-fémorale, réunit contre la théorie des germes un faisceau d'objections. Cette théorie ne saurait expliquer, dit-il :

1° Le mécanisme de l'infection purulente sans plaies extérieures;

2° La rareté de l'infection purulente dans les plaies simples quelle qu'en soit l'étendue, et sa fréquence dans les plaies même étroites qui intéressent les os ou les tissus riches en vaisseaux;

3° La rareté de la pyohémie chez les enfants et sa fréquence chez les vieillards;

4° La rareté de la pyohémie à la campagne et sa fréquence dans les hôpitaux.

M. Le Fort tirait encore argument contre la théorie des germes des succès de la méthode de pansement par la ventilation (Bouisson, de Montpellier) et par l'exposition complète des plaies à l'air (Rose, école de Moscou). Si l'air apporte les germes, dit-il, comment comprendre les succès de ces pansements ?

M. Pasteur s'empressa de répondre aussitôt à M. Le Fort qu'il démontrerait, de la façon la plus irréfutable et la plus satisfaisante pour ses exigences, la théorie de l'influence étiologique des vibrions sur la septicémie et sur l'infection purulente. Il soutint que les faits objectés par

(1) Legouest, Bulletin de l'Académie de médecine, 5 février 1878, p. 102.
(2) Le Fort, *Ibid.*, 19 février 1878, p. 151 et 165.

M. Le Fort plaidaient au contraire en faveur de la théorie.

Bientôt après M. Colin (1) (1878) contesta la spécificité de la bactéridie charbonneuse, prétendant que la virulence se manifeste dans les ganglions lymphatiques avant l'apparition de cet infusoire. Une discussion fort vive fut soulevée ; le dernier mot resta encore à M. Pasteur et à sa doctrine.

M. Sédillot, à l'Académie des sciences (2) (1878), déclara que la théorie des germes jetait un grand jour sur la question des accidents chirurgicaux, et créa le nom générique de « microbes » pour désigner tous les organismes inférieurs.

D'autre part, M. D'Abbadie (3) (1878) relata que, sur les bords de la mer Rouge, le seul procédé de guérison de la « plaie d'Yémen » est l'exposition à l'air de la région atteinte, et il crut voir dans ce fait la preuve que l'air des régions de la mer Rouge ne devait pas contenir de microbes.

Enfin, à l'Académie de médecine, M. Le Fort (4) (1878), tout en continuant à repousser la théorie des germes pour la pyohémie, crut cependant à la contagion de cette maladie, qu'il classa à côté des maladies miasmatiques, sans s'inquiéter de la nature du contage.

Ce fut le 29 avril 1878 que M. Pasteur (5) fournit à l'Académie des sciences, et le 30 à l'Académie de médecine, la démonstration qu'il avait promise, et exposa sa théorie définitive.

L'importance, je dirai même la solennité historique du sujet explique la place étendue que je donne ici à cette communication.

(1) Colin, Bulletin de l'Académie de médecine, 5 mars 1878, p. 199.
(2) Sédillot, C. R. de l'Académie des sciences, 11 mars 1878, p. 634.
(3) D'Abbadie, *Ibid.*, p. 640.
(4) Le Fort, Bulletin de l'Académie de médecine, 19 mars 1878, p. 264.
(5) Pasteur, Joubert et Chamberland, la Théorie des germes appliquée à la

Le procédé employé par M. Pasteur, et MM. Joubert et Chamberland ses collaborateurs, pour isoler la bactéridie charbonneuse et démontrer sa virulence exclusive, est le procédé de l'ensemencement et des cultures en dehors de l'économie dans des liquides propres à la nourrir, par exemple dans l'urine pure et à peu près neutre. Une goutte de liquide virulent est déposée, c'est-à-dire ensemencée dans 10 centimètres cubes de liqueur privée de virulence : c'est la première culture. On fait ainsi une série d'ensemencements successifs, chacun ayant pour semence une goutte de la culture précédente. On arrive de cette façon à avoir des cultures qui ne contiennent que les éléments successivement multipliés et régénérés dans chaque culture, c'est-à-dire des vibrions. Que resterait-il, en effet, en dehors d'eux? Rien qui ne se fût multiplié comme eux. Or que pourrait-on supposer qui se soit multiplié et qui puisse constituer un virus? Comme éléments insolubles : des corpuscules comme ceux que M. Chauveau a décrits dans le vaccin? Mais dans ce cas la liqueur prendrait une teinte opaline par suite de la multitude des corpuscules : or sa transparence est complète. D'ailleurs, en 1877 M. Feltz (1) réussit à séparer les vibrions septiques et les corpuscules. Il plaça dans le fond d'une éprouvette du sang septicémique, puis une couche d'eau, en évitant le mélange des deux liquides. La couche d'eau devint très riche en vibrions; les corpuscules inertes tombèrent au fond du vase. La couche d'eau seule resta septique. Comme éléments solubles : une sorte de diastase? Mais la liqueur, filtrée sur un filtre capable de retenir les vibrions, reste inoffensive, tandis que les vibrions retenus sont essentiellement virulents.

Telle est la méthode des cultures. Après l'avoir em-

médecine et à la chirurgie (C. R, Académie des sciences, 29 avril 1878, p. 1037, et Bulletin de l'Académie de médecine, 30 avril 1878), p. 432.

(1) Feltz, C. R. de l'Académie des sciences, mai 1877, p. 1324.

ployée avec succès pour la bactéridie charbonneuse, M. Pasteur essaya d'y soumettre le vibrion septique ou microbe prélevé sur un animal mort de septicémie.

Ce vibrion avait d'abord été reconnu au microscope dans le sang septicémique; il s'agissait de l'isoler et d'en démontrer la virulence exclusive. Après des essais infructueux de culture à l'air libre et d'inoculations, l'idée vint que le vibrion septique était anaérobie.

Pour se confirmer dans cette idée, M. Pasteur étala à l'air, en très mince épaisseur, quelques gouttes de sérosité septique préalablement démontrée virulente. Au bout d'une demi-journée le liquide était devenu inoffensif. D'ailleurs les cultures de vibrion septique dans le vide ou en présence de gaz inertes réussirent à merveille.

S'il en est ainsi, si l'air atmosphérique a une telle action destructive sur les vibrions septiques, comment le sang, qui contient de l'oxygène, peut-il devenir septique par les poussières que l'air renferme?

C'est ici qu'intervient la transformation que le contact de l'oxygène fait subir aux vibrions. L'oxygène de l'air tue d'abord une certaine partie des vibrions qui l'absorbent et sollicite, d'autre part, la métamorphose des vibrions subsistants en corpuscules germes que l'air transporte. « Que l'on prenne, dit M. Pasteur (1), de la sérosité abdominale à vibrions septiques, tous ceux-ci en voie de génération par voie de scission, et qu'on expose ce liquide au contact de l'air, avec la seule précaution toutefois de lui donner une certaine épaisseur, ne fût-elle que d'un centimètre, et en quelques heures voici l'étrange phénomène auquel on assiste : Dans les couches supérieures, l'oxygène est *absorbé*, ce qui se manifeste déjà par le changement de couleur. Là le vibrion meurt et disparaît. Dans les couches

(1) Pasteur, Acad. de méd., 1878, p. 436.

profondes au contraire, au fond de ce centimètre d'épaisseur du liquide septique que nous supposons mis en expérience, les vibrions, protégés contre l'action de l'oxygène par leurs frères qui périssent au-dessus d'eux (en l'absorbant), continuent à se multiplier par scission, puis peu à peu ils passent à l'état de corpuscules germes, avec résorption du restant du corps du vibrion filiforme. » Ainsi les vibrions adultes seuls sont tués par l'oxygène, les germes au contraire ne craignent plus l'action destructive de l'air et perpétuent la virulence.

Quant à l'oxygène du sang, qui est en combinaison intime avec les hématies, les vibrions qui pénètrent dans le sang l'absorbent : ils en meurent, mais ils préparent ainsi un milieu de germination favorable à de nouveaux vibrions ou à leurs germes. Cette absorption de l'oxygène du sang, et cette mort consécutive du vibrion, c'est une des phases de la lutte pour l'existence entre l'économie infectée et les vibrions infectants.

Du reste la transformation du vibrion septique en corpuscules germes est absolument indépendante de toute action nutritive de l'oxygène de l'air ; elle se fait aussi bien dans le vide ou en présence des gaz inertes. Bien plus, ces germes, une fois formés, même dans le vide, sont absolument stériles au contact de l'air ; c'est-à-dire qu'ils sont bien capables de reproduire un vibrion septique, mais ce vibrion meurt aussitôt formé. Encore faut-il, pour que cette stérilité persiste, que l'oxygène soit en quantité suffisante, car les premières germinations, en absorbant l'oxygène qui les tue, peuvent devenir une protection pour les germes restants.

Il ressort de là comme conséquence thérapeutique que le meilleur moyen, théorique au moins, de défendre une plaie dans des conditions de putridité contre les germes de vibrions septiques et contre les vibrions septiques eux-mêmes est de la laver avec de l'eau aérée ou de faire affluer à sa surface l'air atmosphérique, et ainsi sont expliqués les succès des méthodes de pansement par ventilation ou exposition à l'air pur (Bouisson, Rose, d'Abbadie, école de Moscou).

Lorsqu'on prend de l'eau commune à titre de semence pour une culture, il peut arriver que l'on obtienne un seul organisme, et l'on rencontre souvent un vibrion ou microbe à la fois aérobie et anaérobie « sous la forme (1) (dans les premières heures de la culture) de petits boudins très courts tournoyant sur eux-mêmes, pirouettant, s'avançant en se dandinant, d'un état mou gélatineux, flexueux, qui saute aux yeux malgré le peu de longueur des individus. Bientôt tout mouvement s'arrête, et alors il ressemble absolument au *bacterium termo*, comme celui-ci légèrement étranglé dans sa longueur, quoique spécifiquement très différent de ce bacterium. »

L'inoculation de ce microbe a pour effet la production d'un abcès avec grande abondance de pus. C'est un microbe essentiellement phlogogène. De même que le vibrion septique et la bactéridie charbonneuse, il jouit de la propriété de se diffuser dans l'organisme, il pénètre ainsi dans les organes et y produit des abcès métastatiques. Les abcès qu'il provoque ne sont pas nécessairement mortels, ce sont des accidents purement locaux. Il se multiplie cependant dans le pus de chacun des abcès, qu'il a lui-même provoqués, et qui deviennent ainsi un centre d'infection générale. Il donne des abcès, soit lorsqu'il est inoculé sous la peau, soit lorsqu'il est injecté dans les veines. Le microbe mort donne aussi des abcès; mais l'animal auquel on injecte le microbe vivant meurt le plus souvent, tandis que l'animal, à qui on injecte le microbe mort, survit toujours.

Ce microbe phlogogène peut s'associer au microbe

(1) Pasteur, Ibid., p. 451.

septique; l'infection produite est alors, suivant les proportions de chaque microbe, une infection purulente septicémique ou une septicémie purulente. Les abcès sont dans ces conditions toujours putrides et malins.

Le microbe phlogogène est le principe actif de la propriété phlogogène du globule de pus prétendu sain; le microbe phlogogène et le microbe septique réunis constituent les principes actifs du pus putride.

Ainsi M. Pasteur avait démontré par ses ingénieuses cultures l'existence d'un vibrion septique et l'existence distincte d'un vibrion purulent ou phlogogène; le premier générateur de la septicémie, le second générateur de l'infection purulente pure, celle que M. Sédillot, en 1849, avait désignée sous le nom de pyohémie vraie, celle que O. Weber et Hueter ont plus tard décrite; forme sinon théorique, du moins rare, où les symptômes septiques font défaut. Enfin l'union du microbe septique et du microbe purulent engendre la pyohémie septicémique, c'est-à-dire la terrible complication des plaies que tout le monde connaît.

On se souvient que Birch-Hirschfeld, en 1873 (1), avait été conduit par ses observations cliniques et microscopiques et par ses expériences à des conclusions analogues. Les « Kugelbakterien » ou bactéries sphériques étaient pour lui les agents de la pyohémie; les « Faulnissbakterien » ou bactéries de la putréfaction, étaient cause de la septicémie; les deux espèces de microbes pouvaient concourir sur le même sujet.

Mais Birch était loin d'avoir apporté à sa théorie des preuves aussi péremptoires que celles que M. Pasteur a fournies à l'aide de ses cultures, et la nature aérobie ou anaérobie des deux microbes lui avait complètement

(1) Birch-Hirschfeld, Untersuchungen über Pyämie (Arch. der Heilk., 1873. B. XIX, nr 3, n. 4, S. 193).

échappé, de même que les métamorphoses des Faulniss-bakterien ou vibrions septiques.

Quoi qu'il en soit, il s'agit d'examiner si M. Pasteur avait bien réellement répondu aux objections tant expérimentales que cliniques des adversaires de la théorie des germes.

1re Objection. — La filtration d'un liquide septique n'en diminue pas la virulence. — Or plusieurs expérimentateurs et MM. Pasteur, Joubert et Chamberland eux-mêmes ont pratiqué cette filtration, et lorsque les filtres sont suffisants, lorsque le liquide filtré ne donne plus aucune pullulation par la culture, l'injection de ce liquide filtré reste constamment inoffensive.

2e Objection. — Le traitement des liquides putrides et virulents par l'ébullition prolongée (+ 100°), l'oxygène comprimé et différents agents chimiques prétendus capables de détruire les microrganismes, n'altère pas la toxicité de ces liquides. — M. Pasteur a démontré que le vibrion septique peut revêtir une forme, celle de corpuscules germes, sous laquelle il devient indifférent aux traitements sus-indiqués.

3e Objection. — L'injection des liquides contenant des bactéries putrides cultivées dans l'urine pure et neutre, reste inoffensive. — MM. Pasteur, Joubert et Chamberland ont démontré que les cultures de vibrion septique pratiquées sans précautions restent sans succès; que ces cultures ne réussissent que dans le vide ou hors du contact de l'oxygène de l'air, libre ou dissous. Les cultures faites dans ces conditions donnent des vibrions véritablement septiques.

4e Objection. — La pyohémie est rare dans les plaies simples et larges, et fréquente dans les plaies étroites et profondes qui intéressent les sinus veineux, ou la gaine des vaisseaux, ou le tissu osseux. — C'est que les plaies simples et larges sont amplement exposées à l'air, dont l'oxygène tue les vibrions septiques, et que les liquides sécrétés y sont toujours en couches minces, et par conséquent y sont toujours oxygénés. Tandis que les plaies étroites et compliquées, qui intéressent les sinus veineux, ou la gaine des vaisseaux, ou le tissu osseux, sont ordinairement anfractueuses, et qu'il s'y produit des fusées purulentes et des phlébites; que dans ces conditions les liquides sécrétés sont peu ou pas oxygénés, et que le vibrion septique peut alors s'y multiplier à foison hors du contact de l'air. C'est qu'en outre les régions à sinus veineux et le tissu osseux sont très aptes à l'absorption des liquides septiques.

Les succès des pansements par ventilation ou large exposition des plaies à l'air pur s'expliquent de la même façon.

De même aussi la rareté de la pyohémie à la campagne, où les germes de microbes septiques sont en même temps plus rares, vu la moindre fréquence des foyers de putréfaction.

5° Objection. — La pyohémie et les fièvres chirurgicales sont rares chez les enfants et fréquentes au contraire chez les vieillards. — C'est une question de résistance vitale et de plasticité que M. Pasteur a aussi complètement éclairée. L'activité des échanges nutritifs, étant plus grande chez les enfants, exige un sang plus oxygéné, et l'excès d'oxygène est incompatible avec la vie et l'activité toxique du vibrion septique.

MM. Mathieu et Urbain (1) (1872) ont, il est vrai, démontré que, dans l'enfance comme dans la vieillesse, le sang fixe et contient absolument une moindre quantité d'oxygène, parce qu'il renferme moins de globules colorés

(1) Mathieu et Urbain, des Gaz du sang, expériences physiologiques sur les circonstances qui en font varier la proportion dans le sang artériel (Archives de physiologie normale et pathologique, 1871-72, t. IV, décembre 1872, n° 6, p. 722.)

par l'hémoglobine. Mais chez l'enfant, la rapidité ou la fréquence de la respiration est appelée à suppléer à la pauvreté du sang en hémoglobine. D'ailleurs la plasticité des tissus et la facilité avec laquelle s'obtiennent les réunions immédiates, chez les enfants, expliquent suffisamment pourquoi la pyohémie est rare chez eux.

6e Objection. — La théorie des germes ne saurait expliquer le mécanisme des infections purulentes sans plaies extérieures. — Or l'inoculation du microbe septique n'a pas besoin d'une large blessure; une simple écorchure suffit, de même que pour l'érésipèle. En second lieu, si les voies respiratoires sont peu propices à l'absorption des germes, elles n'y sont pas absolument réfractaires.

7e Objection. — La pyohémie ne survient qu'à la suite des traumatismes récents. — C'est qu'une membrane pyogénique bien organisée et saine constitue un rempart infranchissable pour les germes et les vibrions. Au surplus, c'est là précisément un des arguments les plus puissants à opposer à la théorie du poison putride chimique et dissous : la membrane pyogénique absorbe en effet par endosmose tous les poisons chimiques dissous dont on l'arrose, c'est au contraire un filtre infranchissable pour les microrganismes.

Quant à l'action du vibrion septique sur le sang, M. Pasteur attribue l'intoxication à une putréfaction véritable, survenant après la désoxygénation préalable opérée par les premiers vibrions infectants. Il regarde d'ailleurs comme une question secondaire celle de savoir si le vibrion est toxique par lui-même ou par la décomposition qu'il engendre, ou s'il sécrète un poison; il lui suffit d'avoir établi son intervention indispensable.

M. A. Guérin (1878) adopta, comme on le pense bien, avec enthousiasme la doctrine de M. Pasteur, qu'il éleva à la hauteur d'une révolution scientifique. Répondant d'autre part à M. Le Fort, il fit remarquer que la théorie du contage sacrifiait malgré elle à la théorie des germes; car le contage n'est autre chose qu'un germe.

M. Le Fort (1878) protesta contre cette interprétation, mais il ne put cependant pas dire ce qu'était le contage et se borna à en nier la nature organisée.

La communication de M. Pasteur n'en avait pas moins produit sur l'Académie une vive impression. Si elle n'avait pas convaincu tout le monde, elle avait cependant paralysé les critiques. M. Pasteur avait en effet répondu ou fourni matière à réponse à toutes les objections précédemment élevées contre sa doctrine. Il avait en outre affirmé des faits et des expériences; il fallait le combattre avec les mêmes armes pour le convaincre d'erreur. Il s'agissait de prouver qu'il se trompait, qu'il avait mal vu, mal observé ou mal interprété les phénomènes sur lesquels il édifiait sa théorie : c'est ce que personne n'a entrepris de faire.

M. L. Jullien de Lyon (1) (1878) fit au contraire des expériences pour démontrer la propriété phlogogène des bactéries. Il injecta dans l'œil à des lapins quelques gouttes de liquides contenant des bactéries cultivées dans l'eau distillée et produisit des phlegmons très intenses.

Peu après fut soutenue la thèse de M. Magnin (2) (1878) qui, surtout consacrée à l'histoire naturelle des bactériens, traita cependant de leur rôle en chirurgie, et en particulier dans la septicémie et l'infection purulente. M. Magnin soutint l'idée de la sécrétion d'un virus par les microbes. « A la surface d'une plaie granuleuse, dit-il, n'offrant à l'absorption aucun orifice vasculaire ou lymphatique, il est permis de croire que le microbe ne constitue qu'un danger

(1) L. Jullien, in thèse de Magnin, 1878, p. 155.

(2) Magnin, des Bactéries, thèse de concours d'agrégation ès sciences naturelles. Paris, 1878, p. 154.

aléatoire. Qu'il se multiplie dans une mesure plus ou moins considérable, il absorbera une plus ou moins grande quantité d'oxygène et donnera peut-être naissance, par suite de la décomposition chimique, à un virus à la surface de la plaie, laquelle du reste n'en parviendra pas moins à la cicatrisation. Mais qu'une solution de continuité vienne à dissocier l'épaisse couche de bourgeons charnus; que par les mouvements du malade, par ceux qu'on lui imprime pendant les pansements, les pressions, les manipulations, auxquelles il était naguère d'usage de les soumettre, une déchirure soit produite, l'agent infectieux pourra pénétrer tant dans le courant sanguin que dans les lymphatiques, et la porte sera ainsi ouverte aux complications soit locales, soit générales. »

Les complications locales sont les abcès de voisinage dus à la propriété phlogogène du microbe, et la formation consécutive de nouveaux abcès à la suite des premiers. En fait de complications générales, la pénétration du microbe dans le sang et son transport dans les organes déterminent les abcès métastatiques.

Mais M. Magnin ne formulait ces propositions qu'avec une extrême réserve, il terminait même son travail par une conclusion restrictive un peu timide.

Cependant M. Colin (1), dans une communication sur les causes de la mort dans les affections charbonneuses et septicémiques, affirma encore une fois avoir constaté la virulence du sang charbonneux ou septicémique avant l'apparition des bactéries, et attribua la mort à une altération du sang qu'il laissa à la chimie le soin de déterminer.

M. Pasteur protesta. M. Bouillaud et M. Rochard (2) déclarèrent qu'en découvrant dans l'air atmosphérique

(1) Colin, Bulletin de l'Académie de médecine, 10 décembre 1878, p. 1255.
(2) Pasteur, Bouillaud, Rochard, Ibid., p. 1272 à 1278.

une multitude de corps figurés qui pénètrent dans le sang, M. Pasteur avait fait faire un pas immense à l'étiologie des maladies contagieuses, miasmatiques et virulentes, rapportées jusqu'à lui à une vague intoxication.

Le 17 décembre 1878, M. Panas (1), à propos d'un mémoire de M. Lannelongue sur l'ostéomyélite, rapporta les expériences de Maas et de Kocher sur le tissu de la moelle osseuse, d'après lesquelles les accidents généraux septiques de cette maladie n'éclatent pas lorsqu'on a réussi à empêcher l'action de l'air ou à enrayer la putréfaction par des antiseptiques.

M. Colin (2) saisit l'occasion pour dire qu'il ne croyait pas plus à l'influence de l'air qu'à l'influence des bactéries pour produire la septicémie ou la putréfaction. Il prétendit avoir pratiqué le bistournage et avoir obtenu la gangrène et la putréfaction du testicule en froissant simplement cet organe sans entamer la peau du scrotum.

Mais M. Colin resta seul de son opinion, contre laquelle s'élevèrent MM. Bouillaud, Bouley, Chauveau et Trélat, en opposant tout un faisceau de preuves cliniques et expérimentales.

D'ailleurs la majorité des chirurgiens inclinait de plus en plus vers la doctrine de M. Pasteur.

M. Perrin, entre autres (3) (1879), prit à tâche d'apporter à cette doctrine un nouveau tribut de preuves cliniques, qu'il tira de la trop positive influence de l'air sur les plaies et des succès thérapeutiques de la méthode antiseptique, inspirée par les travaux de M. Pasteur, quels que soient d'ailleurs les procédés mis en usage.

D'autre part M. Trélat (4) (1879) concluait en affirmant l'influence des microbes sur la putréfaction et protestait

(1) Panas, Bulletin de l'Académie de médecine, 17 décembre 1878, p. 1288.
(2) Colin, Ibid., p. 1301.
(3) M. Perrin, Ibid., 21 janvier 1879, p. 47.
(4) Trélat, Ibid., 11 février 1879, p. 106.

avec beaucoup de raison qu'il ne fallait pas s'acharner à contester la base de la doctrine de la septicémie. N'est-ce pas, en effet, tous droits réservés à la critique, n'est-ce pas attarder la science que de remettre en question des problèmes bien et dûment résolus, tels que celui de la putréfaction?

Peu après M. Davaine (1) (1879), après avoir montré que la température de l'atmosphère où vivent les animaux les rend plus ou moins aptes à contracter la septicémie, insistait sur ce fait que, de même que la découverte de la bactéridie charbonneuse a prouvé l'entité morbide du charbon, de même l'entité morbide de la septicémie est démontrée par la découverte du vibrion septique.

M. Hervieux (2) (1879) déclara, pourtant avec preuves à l'appui, ne pouvoir admettre la théorie des germes pour la fièvre puerpérale, qui ne sévit que dans quelques localités circonscrites et s'attaque même à des sujets placés en dehors de l'état puerpéral.

Mais en résumé, malgré quelques dissidences venant surtout de la part des médecins accoucheurs, la théorie des germes avait conquis ou converti la plupart des chirurgiens.

A la Société de chirurgie, M. Després persista seul à nier la septicémie et l'utilité des pansements antiseptiques; la discussion porta principalement sur la valeur relative des différents procédés de pansements et des agents antiseptiques.

Cependant si M. M. Perrin (3) (1879) se plaça franchement dans les rangs des panspermistes, M. Verneuil (4) (1879) avoua qu'il ignorait encore si les bactéries sont

(1) Davaine, Bulletin de l'Académie de médecine, 18 février 1879, p. 121.
(2) Hervieux, Ibid., 11 mars 1879, p. 238.
(3) M. Perrin, Bulletin de la Société de chirurgie, 12 février 1879, p. 153.
(4) Verneuil, Ibid., 19 février 1879, p. 179.

réellement cause ou effet de la septicémie, si la putréfaction est engendrée par les bactéries ou au contraire si les bactéries sont engendrées par la putréfaction, si l'agent toxique est un être vivant ou un poison chimique.

Mais M. Trélat (1) (1879) rappela que les expériences de M. Pasteur et de M. Davaine ont donné des résultats positifs et saisissants auxquels les adversaires de ces expérimentateurs n'ont su opposer jusqu'ici que des appréciations et des raisonnements.

M. Le Fort (2) (1879), qui prit aussi part aux débats, se montra devant la Société de chirurgie bien moins sévère qu'à l'Académie pour la théorie des germes. Sans l'adopter cependant, et après avoir renouvelé l'objection tirée de la différence de bénignité des plaies à la ville et à la campagne, il convint que M. Pasteur, en invoquant la spécificité d'un vibrion particulier, avait fait faire un pas à sa doctrine. Pourtant, ne tenant point compte de cette spécificité, il objectait qu'on avait trouvé sur des plaies bénignes des vibrions, dont il ne qualifiait d'ailleurs pas l'espèce, et que d'autre part le sang d'individus malades de septicémie et d'infection purulente avait été examiné pendant la vie et après la mort par M. Pasteur lui-même sans qu'il pût y découvrir aucun microbe. Cette dernière objection n'était pas sans importance, mais elle n'était pas capitale. Tous les examens pratiqués par M. Pasteur n'avaient pas été négatifs, et les résultats positifs des injections pratiquées par M. Pasteur avec des vibrions septiques n'étaient pas moins irréfutables.

Enfin M. Hervieux, à l'Académie (1879) (3), essaya de faire concorder l'influence non douteuse de l'encombrement avec la théorie des germes. Si le microbe septique existe partout, dit-il, comme on le prétend, on ne

(1) Trélat, Bulletin de la Société de chirurgie, 5 mars 1879, p. 224.
(2) Le Fort, Ibid., 19 mars 1879, p. 250.
(3) Hervieux, Bulletin de l'Académie de médecine, 6 mai 1879, p. 481.

peut dire que l'encombrement, qui, cela est démontré, produit les fièvres infectieuses, crée le microbe. Mais on peut penser que l'encombrement, par la viciation de l'air qu'il produit, prépare au microbe un milieu de culture des plus favorables.

Quelque temps après MM. Debove et Miquel (1) (1879) renouvelèrent une expérience démontrant : 1° que tous les microrganismes ne sont pas également nocifs, et que la bactérie commune (être aérobie), par exemple, est absolument inoffensive; 2° que ce n'est pas par la consommation de l'oxygène du sang que les vibrions sont nocifs, puisque la bactérie commune, qui s'empare avec avidité de l'oxygène partout où elle le trouve, peut être injectée dans les veines sans produire aucun trouble.

Tout récemment enfin, MM. Gosselin et Alb. Bergeron, dans une étude essentiellement pratique sur les antiseptiques (1879) (2), affirmèrent leurs convictions sur la théorie des germes en considérant les vibrions comme le signe le plus positif de la putréfaction commençante, et en concluant que le mode d'action des antiseptiques est double. Ils admirent : 1° la destruction possible par l'antiseptique des germes atmosphériques dont le développement produit la décomposition putride et les vibrions... 2° une modification favorable imprimée au sang par le contact de l'antiseptique... altération antiseptique... imputrescence. Modification qui, en résumé, transforme le sang et les liquides putrescibles en un milieu de culture inhabitable pour les vibrions. MM. Gosselin et Bergeron montrèrent en outre que l'activité, ou plutôt que la durée de l'activité des antiseptiques est mesurée par le développement plus ou moins précoce et abondant des vibrions de la putréfaction.

(1) Miquel, Étude sur les poussières organisées de l'atmosphère (Annales d'hygiène publique, etc., octobre 1879, p. 358).

(2) Gosselin et Alb. Bergeron, Étude sur les effets et le mode d'action des

XXXIV. — *Conclusion.* — En résumé aucun fait péremptoire, aucune expérience contradictoire n'avaient été opposés aux faits et aux expériences sur lesquels M. Pasteur avait assis sa doctrine. La théorie des germes avait éveillé des méfiances, elle avait même soulevé des contradictions, elle n'avait pas éclairci toutes les obscurités, mais elle n'avait laissé debout devant elle aucune objection rédhibitoire, et mieux qu'aucune autre théorie elle répondait à toutes les questions soulevées par le problème du poison septique.

D'ailleurs la théorie des germes peut encore invoquer un argument sur la valeur duquel l'attention n'a pas été suffisamment attirée ; elle est essentiellement probable et rentre dans le cadre général des phénomènes vitaux. M. Dumas disait, il y a plus de vingt ans : « Les fermentations sont toujours des phénomènes de même ordre que ceux qui caractérisent l'accomplissement régulier des actes de la vie animale. Le ferment nous apparaît comme un être organisé. Le rôle que joue le ferment, tous les animaux le jouent ; on le retrouve dans toutes les parties des plantes qui ne sont pas vertes. Tous ces êtres ou tous ces organes consomment des matières organiques, les dédoublent et les ramènent vers les formes les plus simples de la chimie minérale. Il faut souvent plusieurs fermentations successives pour produire l'effet total. » Or ces considérations peuvent aussi bien s'appliquer aux organismes animaux.

En effet, l'être entier, l'être anatomique, est essentiellement constitué de cellules douées chacune de propriétés particulières et qui, réagissant les unes sur les autres et sur les liquides qui les baignent, manifestent la vie sous toutes ses formes. On peut dire que la vie est

substances employées dans les pansements antiseptiques (C. R. de l'Académie des sciences, 1879, t. LXXXIX, 2e série, 6 octobre, p. 594).

une fermentation nutritive sous l'influence des hématies, des leucocytes et des épithéliums; que les fonctions et les sécrétions sont des fermentations *sui generis*, fonctionnelles et sécrétoires, sous l'influence des différentes cellules propres aux organes et aux glandes.

L'activité cellulaire préside donc aux actes et aux fermentations physiologiques. Quoi d'étonnant dès lors à ce que l'activité cellulaire préside également aux actes ou aux fermentations pathologiques? En réalité, la nutrition est-elle autre chose qu'une décomposition salutaire des liquides nourriciers dont les produits entretiennent l'individu? tandis que la septicémie est une décomposition fatale dont les produits empoisonnent l'individu. Dans les deux cas les liquides livrés à la décomposition sont identiques, les ferments seuls diffèrent.

Mais la probabilité n'est qu'un faible appoint à l'actif d'une théorie.

Est-il donc possible de tirer de la longue série de travaux que nous venons de parcourir des conclusions formelles en faveur de la théorie des germes? Je ne le pense pas; je crois qu'il faut encore s'en tenir à des présomptions, quelque fortes qu'elles soient; car la consécration complète de la clinique et de l'anatomie pathologique, manque aux faits expérimentaux les mieux démontrés. On peut cependant faire le départ des faits que l'on doit considérer comme acquis et des faits probables, mais encore incomplètement dégagés.

I. On doit considérer comme acquis les faits suivants :

1° La théorie de M. Pasteur sur la putréfaction (1863, Pasteur);

2° Les deux espèces de vibrions aérobies et anaérobies (1863, Pasteur);

3° Les deux formes (vibrions et corpuscules germes) que peut revêtir le vibrion septique (1865, Pasteur; 1878, Pasteur, Joubert et Chamberland);

4° La virulence progressive du sang septicémique (excessive chez le lapin), dont la seule explication possible est la reproduction du virus pour ainsi dire à l'infini (1866, Coze et Feltz; 1872, Davaine; 1873, Davaine, Bouley, Béhier, Vulpian, et même, 1876, Hiller);

5° La nécessité de l'intervention des germes ou des vibrions des liquides putrides pour engendrer dans l'organisme les phénomènes de la putréfaction (1873, Chauveau, expérience du bistournage);

6° La septicité des injections intraveineuses de liquides chargés de vibrions septiques, et l'innocuité des injections de liquides complètement privés de vibrions par une filtration suffisante (1873, Chauveau; 1878, Pasteur, Joubert et Chamberland);

7° La présence d'organismes inférieurs dans le pus des plaies, constatée par presque tout le monde;

8° La présence de bactéries dans le pus des abcès métastatiques (1871-1872, Ranvier, Burdon Sanderson, Ollier et Chauveau, P. Vogt);

9° La spécificité que doit posséder le pus que l'on injecte expérimentalement dans les veines pour être capable d'engendrer des lésions pyohémiques (1872, Burdon Sanderson; 1873, Hueter, Birch-Hirschfeld, et surtout, 1875, Chauveau);

10° La puissance phlogogène des bactéries (1872, Chauveau, Klebs; 1873, Samuel, Hueter, Birch-Hirschfeld, Heiberg; 1878, Pasteur, Joubert et Chamberland;

11° L'utilité et le succès des pansements qui mettent la plaie à l'abri des germes de l'air, soit en empêchant l'accès de celui-ci, soit en changeant les conditions physiques du pus, de façon à le rendre inhabitable pour les bactéries (pansement ouaté de M. A. Guérin), soit en les détruisant dans la plaie et autour de la plaie (pansement de Lister, pansement par ventilation ou exposition à l'air)

(1867, Lister; 1874, A. Guérin, Pasteur; 1875, Gosselin, Pasteur; 1879, Gosselin et Alb. Bergeron);

12° La spécificité de la bactéridie charbonneuse (1863, Davaine; 1876, Koch; 1877, Pasteur et Joubert);

13° La spécificité et la nature anaérobie du vibrion septique; la spécificité et la nature à la fois aérobie et anaérobie du microbe purulent ou phlogogène (1878, Pasteur, Joubert et Chamberland). Personne, en effet, n'a contredit ni infirmé les expériences de M. Pasteur qui l'ont amené à ces conclusions.

II. Quant aux faits probables, mais incomplètement dégagés, ce sont;

1° La présence des bactéries dans le sang septicémique ou pyohémique (1866, Coze et Feltz; 1868, Christot et Kiener; 1870-1872, Nepveu; 1872, Klebs; 1872-73, Davaine, Bouley, Béhier et Liouville, Vulpian; 1874, Landau; 1876, Schüller);

2° L'infiltration des globules blancs du sang ou des globules de pus par des organismes inférieurs (1872, Ranvier; 1873, Hueter, Birch-Hirschfeld);

3° La capacité que posséderaient les microbes de faire embolie (1873, Martini, Heiberg).

L'importance de ces conclusions, quelqu'incomplètes qu'elles soient, n'échappera à personne; elles contiennent en effet, sinon une doctrine nettement formulée, au moins les éléments d'une doctrine. Quant à la pyohémie, dont il faut admettre les liens de parenté avec la septicémie, ne retrouve-t-on pas dans les faits acquis tout ce qu'il faut pour en expliquer la genèse? L'influence de l'air et de la putridité de la plaie est expliquée par l'action des microbes sur le pus. Les symptômes généraux trouvent leur raison dans l'absorption soit des agents, soit des produits de la putréfaction du sang ou de la lymphe épanchés ou du pus sécrété, et dans l'action décomposante des microbes sur le fluide sanguin en circulation.

Les symptômes locaux ou plutôt les lésions locales, qui ne sont expérimentalement reproduits que par l'injection d'un pus doué de qualités spécifiques, sont relevables de la pénétration dans le sang et de l'arrêt dans les viscères du microbe purulent ou phlogogène, ou du globule de pus infiltré de ce microbe.

Mais, il faut bien l'avouer, toute cette doctrine repose principalement sur des inductions logiques et des expériences positives : les consécrations cliniques et anatomiques en sont rares. Il en est une très certaine cependant ; on la trouve dans les succès de la méthode des pansements antiseptiques, dont l'action germinicide et à la fois *imputréfiante* me semble avoir été démontrée avec toute la rigueur scientifique désirable par les récentes études de M. le professeur Gosselin et de son aide M. Alb. Bergeron.

Quant aux consécrations anatomiques, les observations de P. Vogt (1872), qui constata des bactéries dans les lésions pyohémiques, de MM. Coze et Feltz (1866), Nepveu (1872), Hueter, Birch-Hirschfeld (1873), Landau (1874), Schüller (1876), qui en ont constaté soit dans le sang, soit dans les globules blancs du sang pyohémique, demanderaient à être plus généralement confirmées.

Mais avant tout il faudrait, je pense, qu'il y eût entre les chercheurs une sorte de convention sur les classifications et les dénominations à employer ; il faudrait surtout des figures avec des descriptions nettes et concises des organismes inférieurs qui sont le plus spécialement incriminés dans la septicémie et la pyohémie. N'est-il pas probable que les granulations trouvées dans le pus des abcès pyohémiques par M. Ranvier (1871), les bactéries d'un caractère particulier dont parle Burdon Sanderson (1872), le microsporon septicum de Klebs (1872), les monades de Hueter (1873), les bactéries sphériques de Birch-Hirschfeld (1873), les micrococci de Heiberg

(1873), la coccobacteria septica de Billroth (1874), le microbe purulent de M. Pasteur (1878) sont soit le même organisme, soit des formes ou manières d'être du même organisme. Une des grandes sources des contradictions qui semblent exister entre les partisans de la théorie des germes ne serait-elle pas supprimée, s'il y avait plus d'unité dans les classifications ou plus de précision dans les descriptions? La passion de la réforme et de l'invention est souvent funeste, surtout dans la science, où la vérité et non l'originalité doit toujours être le point de mire. Que d'éminents chercheurs eussent mieux fait de contrôler, par exemple, la réalité de ce fait de la vie avec ou sans oxygène (aérobie ou bien anaérobie) des organismes inférieurs, et en particulier des vibrions de la putréfaction, sur lequel l'illustre patron de la panspermie fait reposer tout l'édifice de sa théorie, plutôt que de s'ingénier à établir des classifications nouvelles, ornées de dénominations plus ou moins baroques, et que leur apparente simplicité ne saurait suffire à justifier! M. Pasteur, M. Davaine et M. Chauveau ont toujours parlé de faits expérimentaux, on leur a trop souvent répondu par des hypothèses.

Quant à moi, considérant :

1° Que la virulence progressive du sang septicémique, démontrée par les expériences de M. Davaine, ne peut être expliquée autrement que par l'intervention des bactériens ou de leurs germes; et que la similitude entre la septicémie et la putréfaction ressort également des expériences de M. Davaine;

2° Que l'expérience de M. Chauveau sur le bistournage a prouvé que les phénomènes de putréfaction ont les mêmes agents dans l'organisme et hors de l'organisme;

3° Que les expériences de M. Chauveau sur l'agent pyohémique ont démontré que le pus devait jouir d'une spécificité pour être pyohémigène;

4° Que la dernière communication de M. Pasteur aux Académies repose sur des expériences et des découvertes que personne n'a jusqu'ici contredites, et que les inductions qu'il en a tirées sont parfaitement logiques; que ces faits et ces découvertes ont fourni réponse suffisante à toutes les objections principales opposées à la théorie des germes;

5° Que les méthodes de pansement qui s'inspirent des recherches de M. Pasteur sont les plus efficaces;

Je reste convaincu que la théorie des germes appliquée à la septicémie et à la pyohémie est vraie; je crois à son avenir et à sa consécration définitive.

FIN.

TABLE DES MATIÈRES.

TABLE DES MATIÈRES

TROISIÈME PARTIE.

DEUXIÈME DIVISION.

TROISIÈME DIVISION

FIN DE LA TABLE DES MATIÈRES

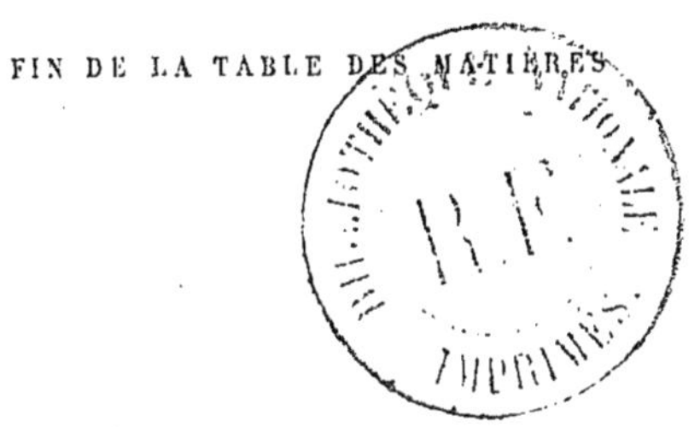

PARIS. — IMPRIMERIE ÉMILE MARTINET, RUE MIGNON, 2.

www.ingramcontent.com/pod-product-compliance
Ingram Content Group UK Ltd.
Pitfield, Milton Keynes, MK11 3LW, UK
UKHW020255230726
13925UKWH00001B/62